"Ich beantworte 1.500 Fragen zu Hormonen, Stoffwechsel und Ernährung"

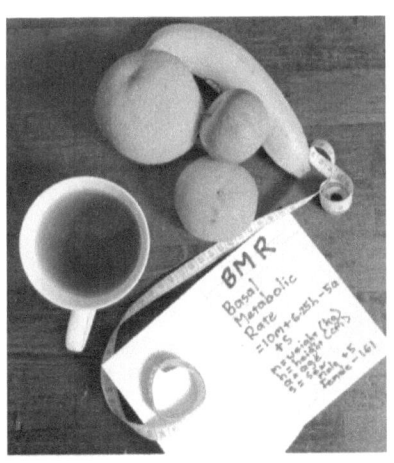

Dr. Mario Vega Carbó

Endokrinologe

Ertausgabe, 2019

An meine Tutorin, Dr. Silvia Marín, Ernährungsexpertin.
An meine Eltern, meine Frau und meine Kinder, die mich rechtzeitig
verschulden.
Für meinen Cousin Miguel Carbó Riverón, möge Gott ihn in seiner
Herrlichkeit haben.
Und jeder Mensch, der sein wertvollstes Gut in der Gesundheit hat.

Inhaltsverzeichnis

3

4

5

6

8

9

Einführung

Medizinische und berufsspezifische Begriffe können manchmal zu verwirrend und für die Allgemeinheit schwer verständlich sein.

Die Angehörigen der Gesundheitsberufe sind an technische Besonderheiten gewöhnt und vergessen bei der Diagnose und Therapieberatung oft, dass die ihnen vorgelagerten Patienten oder ihre Familien keine Mitarbeiter sind, die das gleiche Vokabular wie sie verwenden.

Oftmals müssen Menschen, die bereits von einer Krankheit überwältigt sind, klar und prägnant verstehen, was mit ihnen geschieht, was die Ursachen ihrer Beschwerden sind und wie man damit umgeht.

Um sie bei dieser Aufgabe zu unterstützen, präsentiert Dr. Mario Vega Carbó "I Answer 1.500 Questions on Hormones, Metabolism and Nutrition", ein leicht zu lesendes Buch, das jedem zugänglich ist und einfache Erklärungen zu diesen Themen bieten soll.

In einer Reihe von Interviews stellt der Fachmann in einfacher und didaktischer Sprache die Entstehung der wichtigsten endokrinen Erkrankungen, ihre häufigsten Symptome, ihre Risiken und die beste Behandlung dar.

Der Text ist in zwölf Teile gegliedert und widmet sich Themen wie Ernährung, Fettleibigkeit, Diabetes, Osteoporose, Kleinwuchs bei Kindern, frühe sexuelle Entwicklung, Menstruationsstörungen, Unfruchtbarkeit, Erektionsstörungen, Gigantismus, abnormale Cholesterin- und Triglyceridwerte, Kalziumstoffwechsel, Hyperthyreose, Hypothyreose, Bluthochdruck und Drüsentumore.

Darüber hinaus gibt es spezielle Abschnitte über die wichtigsten Hormonstörungen bei Kindern, Schwangeren und älteren Erwachsenen sowie ein Kapitel über Ernährung und Ernährungsberatung zur Vorbeugung und Kontrolle verschiedener Krankheiten.

Wir laden Sie ein, diese Seiten zu lesen und in die Welt des endokrinen Systems und seiner Drüsen einzutreten, die für die natürliche Produktion von Hormonen verantwortlich sind, die unseren Körper regulieren..

Das Warum dieses Buches

Die Bedeutung der Endokrinologie

Wenn bei einem Patienten ein hormonelles Problem wie Diabetes oder eine Schilddrüsenerkrankung diagnostiziert wird, ist es üblich, dass der Arzt einen Endokrinologen aufsucht.

Vor diesem Hintergrund stellen sich viele die Frage, was diese Spezialität ist, welche Funktion sie hat und wie sie uns helfen kann.

Die Endokrinologie ist eine relativ neue Wissenschaft, die in der Mitte des zwanzigsten Jahrhunderts als Ergebnis der Fortschritte in der Medizin im Zusammenhang mit der hormonellen Funktion entstand.

Im Mittelpunkt der Studie steht das endokrine System, das aus den Drüsen besteht, die für die natürliche Produktion von Hormonen verantwortlich sind, die unseren Körper regulieren und für unser Wachstum und unsere Entwicklung, unseren Stoffwechsel, unsere Fortpflanzung, unseren Schlaf, unsere Stillzeit und andere Aspekte im Zusammenhang mit unserem Verhalten verantwortlich sind.

Um mehr über dieses Fachgebiet zu erfahren, haben wir Mario Vega Carbó, einen Endokrinologen mit mehr als 20 Jahren Erfahrung, interviewt.

Doktor Mario,
1. Was its die Hauptfunktion der Endokrinologie?

Ein Endokrinologe ist ein Arzt, der das endokrine System und seine Krankheiten untersucht und sich darauf spezialisiert hat. Seine Hauptfunktion ist die Wiederherstellung des hormonellen Gleichgewichts im Körper, wenn er von verschiedenen Zuständen oder Krankheiten betroffen ist.

2. Was sind die wichtigsten endokrinen Drüsen?

13

Die wichtigsten sind die Schilddrüse, die Nebenschilddrüse, die Bauchspeicheldrüse, die Eierstöcke, die Hoden, die Nebennieren und die Hypophyse oder Hypophyse, die die meisten der Hormone produzieren, die unseren Körper regulieren. Sie werden als endokrine Drüsen bezeichnet, weil die von ihnen produzierte Substanz (Hormon) in den Blutkreislauf gelangt und auf ihrer Reise in die verschiedenen Gewebe gelangt, in denen das Hormon durch Regulierung seiner Funktionen wirkt.

3. Welche sind die häufigsten hormonellen Erkrankungen?

Zu den häufigsten gehören Diabetes, Osteoporose, Kleinwuchs bei Kindern, frühe sexuelle Entwicklung, abnormales Brustwachstum, Menstruationsstörungen, Unfruchtbarkeit, erektile Dysfunktion, Fettleibigkeit, Übergewicht, Gigantismus, Erhöhung von Cholesterin und Triglyceriden, Hyperthyreose, Bluthochdruck, Akne, überschüssige Gesichtsbehaarung und Drüsenkrebs.

4. Was ist Diabetes mellitus?

Es ist eine der häufigsten chronischen Krankheiten, die von Endokrinologen behandelt werden. Es ist auf ein Defizit in der Insulinproduktion in der Bauchspeicheldrüse zurückzuführen, das die korrekte Verstoffwechslung von Glukose verhindert, wodurch sie sich im Blut ansammelt.

Es wird geschätzt, dass etwa 8 Prozent der erwachsenen Bevölkerung an Diabetes leiden und, wenn sie nicht richtig behandelt werden, zu Herzerkrankungen, Nierenerkrankungen, Augenproblemen, Polyneuropathie (Befall der peripheren Nerven) und schweren Fußgeschwüren führen können.

5. Was sind die Hauptsymptome von Diabetes mellitus und wie wird er behandelt?

Die häufigsten Symptome sind erhöhter Hunger (Polyphagie), Durst (Polydipsie) und Urinvolumen (Polyurie). Gewichtsverlust, Müdigkeit, Kopfschmerzen, Übelkeit, Erbrechen, Tachykardie, schlechte Heilung, Bauchschmerzen und verschwommenes Sehen können ebenfalls auftreten.

Ziel ist es, den normalen Blutzuckerspiegel (Blutzuckerspiegel) wiederherzustellen, wofür es notwendig sein kann, einen Insulinersatz oder Insulinanaloga oder Medikamente, sogenannte orale Antidiabetika, anzuwenden.

Andererseits, da übermäßige Nahrungsaufnahme und sitzender Lebensstil das Risiko dieser Krankheit erhöhen, wird auch an einer speziellen Ernährung und der Anpassung an einen gesünderen Lebensstil gearbeitet.

6. Was sind Schilddrüsenerkrankungen?
Die Schilddrüse ist die Drüse, die die Hormone produziert, die den Stoffwechsel, das kardiovaskuläre Gleichgewicht, den Energieverbrauch und das Körperwachstum steuern.

Unter anderem kann die Schilddrüse mehr oder weniger Hormone produzieren, als der Körper braucht, was auf das Auftreten von Knötchen, Vergrößerung und Entzündung derselben (Kropf) und sogar Krebs zurückzuführen ist. Die Kontrolle und Pflege ist eine weitere der Hauptaufgaben der Endokrinologen.

7. Welche anderen Arten von gemeinsamen Konsultationen erhalten Sie?
Viele der Besuche, die wir erhalten, sind mit Gewichtsproblemen verbunden, sowohl wegen Über- als auch wegen Mangelerscheinungen und im Zusammenhang mit der Sexualität. Auch zu Unannehmlichkeiten in der Höhe von Cholesterin und triglicéridos im Blut, wenn diese hoch sind, ist bekannt als Dyslipidämie.

8. Schließlich, warum ist es wichtig, einen Endokrinologen zu konsultieren?
In vielen Fällen werden beispielsweise die Behandlungen von Diabetes und Bluthochdruck zunächst von einem Hausarzt durchgeführt, ohne einen Endokrinologen zu konsultieren, der der Experte für hormonelle Fragen ist.

Dies kann langfristige Folgen haben und die Gesundheit des Patienten verkomplizieren, was zu allen möglichen Störungen und Kosten führt.

Deshalb ist die frühzeitige Intervention eines Facharztes für die richtige Pflege unerlässlich und verhindert so Komplikationen dieser Erkrankungen.

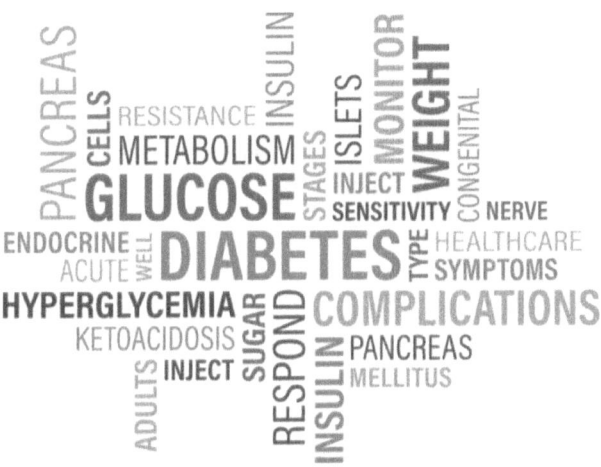

ABSCHNITT I. METABOLISMUS

ABSCHNITT I. METABOLISMUS

Der erste Abschnitt dieses Buches mit dem Titel Metabolismus klärt die häufigsten Fragen in drei hochgradig hinterfragten und erforschten Bereichen, nicht nur unter den Angehörigen der Gesundheitsberufe, sondern auch unter der allgemeinen Bevölkerung.

Zuerst laden wir Sie ein, die Antworten auf alle Ihre Fragen zur Diätetik zu finden. Dies ist eine Wissenschaft, die sich mit der Erforschung der verschiedenen Arten von Lebensmitteln aus der Sicht der Physiologie und Ernährungsphysiopathologie beschäftigt. In diesem ersten Teil erfahren Sie mehr über die wichtigsten Arten der Ernährung, ihre Eigenschaften, Vor- und Nachteile, für wen und unter welchen Umständen diese Diäten angezeigt werden. Darüber hinaus finden Sie die Arten von Diäten, die je nach Zustand oder Krankheit in der Person empfohlen werden.

Der zweite Teil dieses Abschnitts lädt Sie ein, mehr über die Ernährung zu erfahren, ein entscheidender Faktor für das Auftreten vieler nützlicher und schädlicher Erkrankungen im Körper. Wir werden über Fettstoffwechselstörungen, psychiatrische Essstörungen, Stoffwechselstörungen und andere Krankheiten sprechen, bei denen die Ernährung ein Schlüsselfaktor für ihre Entwicklung und Prävention ist.

Im dritten Teil dieses Abschnitts gehen wir auf pathologische Bedingungen ein, die die Gesundheit beeinflussen, und dass, obwohl seine genetische Komponente vorhanden ist, seine Entwicklung stark von der Ernährung und der Ernährung beeinflusst wird. Wir sprechen hier von Diabetes. Wir erklären die häufigsten Typen, ihre Ursachen, diagnostische Kriterien, Komplikationen und Behandlungsmaßnahmen.

Dann genießen Sie diesen ersten Interviewabschnitt, *Stoffwechsel*

Teil I. DIÄTZETIK

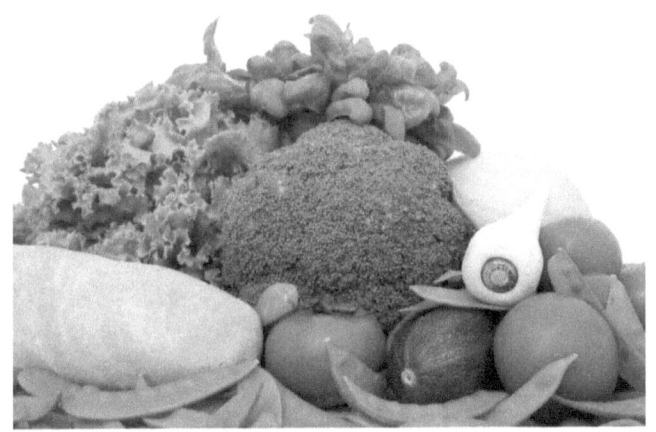

Kapitel 1: Gesunde Ernährung

Schlüssel zu einer gesunden Ernährung

Eine gesunde, ausgewogene Ernährung ermöglicht es dem Körper, die Nährstoffe zu erhalten, die er braucht, um zu funktionieren und zu wachsen. Dazu gehören Proteine, Kohlenhydrate, Fette, Vitamine, Mineralien und Wasser.

Um ein gesundes Gewicht zu halten, muss der Ernährungsplan für jede Person und ihren Kontext geeignet sein.

Es wird geschätzt, dass der durchschnittliche Erwachsene etwa 2.000 Kalorien pro Tag konsumieren sollte, je nach Lebensstil, Geschlecht, Alter und Aktivitäten.

Darüber hinaus sollten besondere Aspekte jedes Einzelnen berücksichtigt werden, wie z.B. ob sie an Bluthochdruck leiden, zöliakiebedingt oder cholesterinreich sind oder schwanger sind.

Nützlich zu essen ist einfacher, als es scheint. Um mehr über dieses Thema zu erfahren, haben wir Dr. Mario Vega Carbó, einen Spezialisten für klinische Endokrinologie, befragt.

Doktor Mario,

1. Was sind die Schlüssel zu einer gesunden Ernährung?

Ein wesentlicher Faktor für eine gute Ernährung ist die Vielfalt. In diesem Sinne ist es wichtig, Obst und Gemüse aller Farben in die Ernährung aufzunehmen; Vollkorn wie Haferflocken, Brot und Reis; Magermilch und Milchprodukte; kalorienarmer Käse; Fisch, Meeresfrüchte, mageres Fleisch, Geflügel und Eier; und Nüsse, Bohnen und Samen.

Stattdessen ist die Begrenzung von Salz, Zucker, Alkohol, gesättigten und Transfetten sowie verarbeiteten Lebensmitteln entscheidend.

Darüber hinaus sollten Sie auch viel Wasser trinken und nach alternativen Lebensmitteln suchen, die leicht in Geschäften gekauft werden können und die dem Geschmack und Budget jeder Person entsprechen.

2. Wie erreicht man eine gute Nährstoffbilanz?

Dazu ist es wichtig, die notwendige Energie zu verbrauchen, ohne Über- oder Unterdeckungen. Es wird geschätzt, dass zwischen 55 und 60% der

Gesamtmenge aus Kohlenhydraten, zwischen 25 und 30% aus Fett und zwischen 10 und 15% aus Proteinen bestehen sollten.

Dazu kommt der Verbrauch von Vitaminen, Mineralien, Ballaststoffen und Wasser.

Darüber hinaus ist es wichtig, die Speisen den ganzen Tag über zu verteilen, wenn möglich in 5 Mahlzeiten: Frühstück, Vormittag, Mittagessen, Nachmittagssnack und Abendessen.

3. Welche Empfehlungen können gegeben werden, um ein gesundes Frühstück zuzubereiten?

Um den Tag mit Energie zu beginnen, ist es wichtig, ein komplettes Frühstück zuzubereiten, das entrahmte Milchprodukte, Früchte und Vollkorn enthält, die aufgrund ihrer höheren Ballaststoffaufnahme zur Kontrolle von Appetit, Blutcholesterin und Verdauung beitragen.

Wenn Sie sich für Brot und Kekse entscheiden, sollten Sie sich für leichte, fettarme Versionen entscheiden.

Einige Optionen können Magermilch, Vollkorntoast mit Magermilchkäse und Diätmarmelade, Joghurt mit Cerealien und Salat oder Fruchtsmoothies sein.

4. Wie können gesunde Mittag- und Abendessen zubereitet werden?

Bei der Zubereitung eines ausgewogenen und gesunden Gerichts ist es wichtig, dass die Hälfte aus Gemüse besteht; ein Viertel besteht aus Fleisch, Huhn, Fisch oder Eiern; das andere Viertel besteht aus gekochtem Getreide, Kartoffeln, Süßkartoffeln und Hülsenfrüchten.

Einige Nahrungsoptionen sind gegrillte Hähnchenbrust, Fischfilet, gegrilltes Schweinefleisch Churrasquito, Pfannkuchen, Soja-Milanesas oder hausgemachtes mageres Fleisch oder Linsenhamburger.

Sie können von grünen Blatt- oder Tomatensalaten, Rucola, Karotte und Gurke, gebackenem Kürbis oder gerösteten Auberginen begleitet werden.

Zum Nachtisch können Sie alle Arten von Früchten wie Banane, Apfel, Kiwi, Orange, Mandarine oder Birne oder leichte Gelatine essen.

5. Was kann ich während der Snacks essen?

Snacks sind unerlässlich, um die Angst während des Tages zu regulieren und Snacks zwischen den Mahlzeiten zu vermeiden. Es ist wichtig, dass sie Vorschläge enthalten, die frei oder arm an Zucker, Natrium und gesättigten Fettsäuren sind.

Einige gesunde Optionen sind Früchte, leichter Joghurt mit Getreide oder eine Portion Trockenfrüchte, darunter Mandeln, Nüsse, Haselnüsse, Pistazien, Kastanien und Erdnüsse.

6. Wie kann man die Aufnahme von Zucker vermeiden?

Basierend auf einer Ernährung von 2.000 Kalorien pro Tag ist es ratsam, weniger als 50 Gramm Zucker zu essen. Um den Verbrauch zu begrenzen, ist es wichtig, Soda und handelsübliche Säfte zu vermeiden, sich für natürliche statt für industrialisierte Lebensmittel zu entscheiden, den Süßwarenkonsum zu reduzieren und Süßstoff in Infusionen zu verwenden.

7. warum sollte der Natriumverbrauch begrenzt werden?

Überschüssiges Natrium kann zu langfristiger Flüssigkeitsretention, Bluthochdruck, Herzinsuffizienz und Nierenversagen führen, daher wird empfohlen, weniger als 2 Gramm Salz pro Tag zu konsumieren.

8. Ist die vegetarische Ernährung gesund?

Ja, es ist eine sehr gesunde und empfohlene Option. Viele Male wird erwähnt, dass das gleiche man Ernährungsmängel haben kann, aber wenn der Ernährungsplan richtig gemacht wird, kann er sehr vollständig und nahrhaft sein und einen höheren Anteil an Antioxidantien, Ballaststoffen, Folsäure und Phytochemikalien beitragen.

Darüber hinaus tragen vegetarische Diäten dazu bei, den Gehalt an gesättigten Fettsäuren und Cholesterin im Blut und das Risiko von Herz-Kreislauf-Erkrankungen zu senken.

9. Für wen werden Nahrungsergänzungsmittel empfohlen?

Diese Ergänzungen werden verwendet, um eine gesunde Ernährung zu ergänzen, aber nicht, um sie zu ersetzen. Wenn eine Person richtig isst und gesund ist, ist sie nicht notwendig.

In einigen Fällen können Nahrungsergänzungsmittel jedoch hilfreich sein, um spezielle Nährstoffe bereitzustellen, z.B. für ältere Menschen, Schwangere oder Menschen mit Essstörungen.

Kapitel 2: Mediterrane Ernährung

Die mediterrane Ernährung ist eine Ernährungsweise, die den kulinarischen Bräuchen der Länder vor dem Mittelmeer, insbesondere Spanien und Italien, folgt.

Es reduziert in der Regel den Verbrauch von Fleisch und Kohlenhydraten und erhöht den Verbrauch von Gemüse und einfach ungesättigten Fetten. Es zeichnet sich auch durch die Verwendung von Olivenöl bei der Herstellung aus und wird von einem Glas Rotwein begleitet.

Seine Umsetzung kann dazu beitragen, einen stabilen Blutzuckerspiegel zu erzeugen, Cholesterin und Triglyceride zu senken und das Risiko einer Herzerkrankung und anderer Gesundheitsprobleme zu verringern.

Um mehr über dieses Thema zu erfahren, haben wir Mario Vega Carbó, einen Endokrinologen mit mehr als 20 Jahren Erfahrung, interviewt.

Doktor Mario,
1. Was ist die Grundlage der mediterranen Ernährung?

Es zeichnet sich durch pflanzliche Lebensmittel aus, mit nur geringen Mengen an Rindfleisch und Huhn und mehr Portionen Vollkorn, frischem Obst und Gemüse, Nüssen und Hülsenfrüchten.

Zu den Gerichten gehören in der Regel viele Fische und Meeresfrüchte und andere ballaststoffreiche Lebensmittel, die mit Olivenöl zubereitet und einfach gewürzt werden, ohne Soßen oder Fleischsäfte. Anstelle von Salz werden Kräuter und Gewürze verwendet.

Im Gegensatz zu traditionellen Lebensmitteln sind Getreide und Gemüse die Grundlage der Gerichte, während Fleisch die Beilage ist.

Pasta, Reis, Nüsse und Brot sind ebenfalls wichtig, und die Körner in der Region sind typischerweise Vollkorn und enthalten in der Regel sehr wenig Transfett.

2. Welche Lebensmittel werden in dieser Ernährung NICHT verwendet?

In der mediterranen Ernährung werden rotes Fleisch, Eier, Süßigkeiten und Kuchen nur in sehr geringen Mengen gegessen oder sind nicht direkt Teil des Ernährungsplans.

Darüber hinaus wird Butter durch Olivenöl ersetzt, das dank Ölsäure und ihren pflanzlichen Fetten das Risiko einer Verstopfung der Arterien reduziert und einen hohen Gehalt an Carotin und Vitamin E aufweist.

Auf der anderen Seite entmutigt diese Diät den Konsum von gesättigten Fetten und hydrierten Ölen (Transfette), die zu Herzerkrankungen beitragen.

3. Warum wird diese Diät empfohlen?

Im Allgemeinen bietet diese Art der Ernährung eine abwechslungsreiche, gesunde und ausgewogene Ernährung mit einem niedrigen Gehalt an gesättigten Fetten und Zuckern sowie einer Fülle von Vitaminen und Ballaststoffen, was sie zu einer gesunden Wahl für das Herz und andere Organe des Körpers macht.
Darüber hinaus ist die mediterrane Ernährung mit einer geringeren Inzidenz von Krebs und Parkinson und Alzheimer verbunden.

Andererseits sind Fische wie Makrele, Seeforelle, Hering, Sardinen, Weißer Thunfisch und Lachs wichtige Quellen für Omega-3-Fettsäuren.

4. Was sind die Mängel der mediterranen Ernährung?

In vielen Fällen kann der Gehalt an Eisen und Kalzium durch den geringen Verbrauch von Fleisch und Milchprodukten reduziert werden.

Darüber hinaus können Fette in Olivenöl und Nüssen zur Gewichtszunahme beitragen.

Was den Wein betrifft, so ist es ratsam, ihn nur zu den Mahlzeiten und in Maßen zu trinken.

Kapitel 3: Vegetarische Ernährung

Die vegetarische Ernährung ist eine Ernährungsform, die auf Gemüse, Obst, Vollkorn, Erbsen, Hülsenfrüchten, Samen und Nüssen basiert.

Sie kann je nach Art des Vegetarismus Eier und Milchprodukte beinhalten oder nicht.

Umgekehrt werden in der Regel kein Fleisch, Geflügel, Meeresfrüchte oder Fisch gegessen.

Diese Art von Nahrung ist sehr gesund und wird empfohlen, um Krankheiten in jedem Alter vorzubeugen.

Viele Male wird erwähnt, dass die vegetarische Ernährung Ernährungsmängel haben kann, aber wenn der Ernährungsplan richtig ausgeführt wird, kann er sehr vollständig und nahrhaft sein und einen höheren Gehalt an Antioxidantien, Ballaststoffen, Folsäure und Phytochemikalien bieten.

Um mehr über dieses Thema zu erfahren, haben wir Dr. Mario Vega Carbó, einen Spezialisten für klinische Endokrinologie, befragt.

Doktor Mario,
1. Wie viele Arten von vegetarischer Ernährung gibt es?

Es gibt mehrere Typen, aber wir können sie in 6 Gruppen einteilen:

1) Gesamtvegetarier oder Vegetarier: Nehmen Sie nur pflanzliche Lebensmittel zu sich, nicht jedoch tierisches Eiweiß oder daraus hergestellte Produkte wie Eier, Milchprodukte oder Honig.

2) Lacto-ovo-vegetarier: Folgen Sie einer Ernährung mit pflanzlichen Lebensmitteln und schließen Sie Milchprodukte und Eier ein.

3) Eier-Vegetarier: Vermeiden Sie den Verzehr von rotem Fleisch, Huhn, Fisch und Milchprodukten, aber essen Sie Eier.

4) Laktovegetarier: Sie essen keine Eier, aber sie essen Milchprodukte.

5) Pesco-Vegetarier: Vermeiden Sie es, rotes Fleisch und Huhn zu essen, sondern essen Sie Fisch, Meeresfrüchte, Eier und Milchprodukte.

6) Halbvegetarisch: Essen Sie Gemüse, Huhn, Fisch, Milchprodukte und Eier. Sie enthalten kein rotes Fleisch.

2. Warum wählen die Menschen eine vegetarische Ernährung?

Die Gründe, warum sich Menschen für diese Art der Ernährung entscheiden, sind sehr vielfältig. Zu den häufigsten gehören der Wunsch nach Verbesserung von Gesundheit und Ernährung, die Sorge um den Tierschutz, der Wunsch, einen übermäßigen Verbrauch von Umweltressourcen zu vermeiden und der Respekt vor der Umwelt.

3. Was sind die Hauptvorteile dieser Art von Lebensmitteln?

Die vegetarische Ernährung hilft, den Gehalt an gesättigten Fetten und Cholesterin im Blut zu senken und das Risiko von Herzerkrankungen, Fettleibigkeit, Bluthochdruck, schlechtem Cholesterin, Diabetes und bestimmten Krebsarten zu verringern. Es erhöht auch die Aufnahme von Ballaststoffen, Kalium und Vitamin C.

4. Ist es ratsam, Kinder vegetarisch zu ernähren?

Ja, eine gut geplante und personalisierte vegetarische Ernährung ist in allen Lebensphasen gesund: Säuglinge, Kinder, Jugendliche, Schwangere und ältere Erwachsene. Darüber hinaus hilft die Einhaltung einer solchen Ernährung im Säuglingsalter, gesunde Ernährungsmuster zu etablieren, die sich über das ganze Leben erstrecken.

5. Ist diese Ernährung ernährungsbedingt unzureichend?

Nicht unbedingt. Wenn der Ernährungsplan richtig gemacht wird, kann er sehr vollständig und nahrhaft sein. Dazu ist es wichtig, eine Vielzahl von Lebensmitteln zu essen, darunter Protein, Eisen, Kalzium, Zink, Vitamin B12 und Omega-3-Fettsäuren.

6. Wie können Vegetarier diese Nährstoffe erhalten?

Proteine können aus Lebensmitteln gewonnen werden, die aus Sojabohnen, Hülsenfrüchten, Bohnen, Linsen, Nüssen, Nüssen, Samen und Vollkorn hergestellt werden. Wenn Sie Milchprodukte, Fisch und Eier essen, können Sie diese auch von dort beziehen.

Eisen findet man in getrockneten Bohnen und Erbsen, Linsen, Hülsenfrüchten, Brokkoli, Spinat, Kohl, Pflaumen, Rosinen, Nüssen, Vollkorn und angereicherten Broten und Getreide. Der Verzehr von Lebensmitteln mit hohem Vitamin C-Gehalt, wie Tomaten, Kohl, Brokkoli, Kartoffeln, Zitrusfrüchten, Paprika und Erdbeeren, erhöht wiederum die Eisenaufnahme.

Was das Kalzium betrifft, so können im Falle von Fisch Vegetarier aus Sardinen und Lachsdosen oder Milchprodukte wie Milch, Joghurt und Käse für Lacto-Vegetarier gewonnen werden. Es ist auch in dunkelgrünem Gemüse wie Rüben, Kohl und Brokkoli, Orangen, Feigen, Tofu, Mandeln, Paranüssen, Sonnenblumenkernen, weißen Bohnen und verstärkten Lebensmitteln wie Getreide, Orangensaft und Reis enthalten.

Vitamin B12 kommt in Eiern, Milchprodukten, Meeresfrüchten, Lachs und Thunfisch vor. Veganer können es aus Nährhefe und angereicherten Lebensmitteln wie Getreide und Sojaprodukten konsumieren.

Vitamin D kann aus Sonneneinstrahlung, Eigelb, bestimmten Fischen, einigen Getreidesorten und Margarinen sowie angereicherten Lebensmitteln gewonnen werden, während Zink in Bohnen, Hülsenfrüchten, Kichererbsen, Weizenkeimen, Sojaprodukten, Nüssen und Samen wie Mandeln und Erdnüssen, Schalentieren, Joghurt und Käse enthalten ist.

Schließlich können Omega-3-Fettsäuren von fettreichen Fischen, Nüssen und Samen, Bohnen, gemahlenem Leinsamen und Sojaöl sowie von angereicherten Lebensmitteln verzehrt werden.

7. Welche weiteren Empfehlungen sollten bei dieser Art von Lebensmitteln berücksichtigt werden?

Vor Beginn einer vegetarischen Ernährung wird ein schrittweiser Übergang empfohlen, bei dem der Fleischkonsum reduziert und der Konsum von Obst und Gemüse erhöht wird.

Bei der Zubereitung von Gerichten ist Vielfalt wichtig, indem man Gemüse verschiedener Farben und immer eine Proteinquelle platziert. Wählen Sie auch angereicherte Lebensmittel, um eine große Vielfalt an Nährstoffen zu erhalten.

Im Gegenteil, es ist ratsam, fettreiche Lebensmittel, Zucker und Natrium, frittierte Lebensmittel, gesüßte Erfrischungsgetränke, geröstete und gesalzene Nüsse, Butter, Margarine und raffinierte Pflanzenöle zu vermeiden.

Gegebenenfalls sollten, insbesondere bei Veganern, Nahrungsergänzungsmittel in die Ernährung aufgenommen werden.

Kapitel 4. vegane Ernährung

Die vegane Ernährung ist eine Art der Ernährung, die auf Gemüse, Obst, Vollkorn, Erbsen, Hülsenfrüchten, Samen und Nüssen basiert.

Nicht eingeschlossen sind Fleisch oder tierische Proteine sowie Folgeprodukte wie Eier, Milchprodukte, Gelatine oder Honig.

Während dies eine gesunde Ernährungswahl ist, ist es wichtig, der Ernährungsplanung besondere Aufmerksamkeit zu schenken, um sicherzustellen, dass Sie alle Nährstoffe erhalten, die Sie benötigen. In einigen Fällen müssen Veganer möglicherweise Ergänzungen von Vitamin B12, Eisen, Jod und Omega-3-Fettsäuren einnehmen.

Um mehr über dieses Thema zu erfahren, haben wir Dr. Mario Vega Carbó, einen kubanischen Arzt mit Schwerpunkt Endokrinologie, interviewt.

Doktor Mario,
1. Was sind die Vor- und Nachteile einer veganen Ernährung?

Diese Art der Ernährung hilft, den Gesamt- und LDL-Cholesterinspiegel zu senken, hilft, Gewicht zu verlieren, reduziert die Zuckeraufnahme, erhöht die antioxidative Wirkung, verbessert Arthrose und Arthritis und verringert das Risiko von Herzerkrankungen, Bluthochdruck, Diabetes und bestimmten Krebsarten.

Umgekehrt, wenn die Ernährung zu streng oder nicht richtig geplant ist, kann es schwieriger sein, bestimmte essentielle Nährstoffe für den Körper zu erhalten.

2. Welche Lebensmittel sollten in einer veganen Ernährung enthalten sein?
Um ernährungsphysiologisch ausreichend zu sein, muss die Ernährung eine Vielzahl von Lebensmitteln umfassen. Dazu gehören Obst, Gemüse,

Knollen wie Kartoffeln und Süßkartoffeln, Nüsse wie Mandeln, Haselnüsse, Walnüsse, Pinienkerne und Pistazien, Getreide wie Quinoa, Hirse, Buchweizen, Reis, Amaranth, Hafer, Polenta, Nudeln und Couscous, gemahlene Leinsamen, Sesam, Hanf und Sonnenblumen, Hülsenfrüchte wie Linsen, Kichererbsen, Erbsen und Bohnen, und verarbeitetes pflanzliches Eiweiß wie Tofu, Seitan und

3. Was wäre ein einfaches Beispiel für eine vegane Ernährung?
Während des Frühstücks können Veganer einen Apfel oder eine Banane, einen Kiwi-, Orangen- und Ananas-Shake oder einen Apfel-, Karotten- und Grapefruit-Shake, eine Handvoll Nüsse oder einen Tomatentoast, natürlichen Tofu und Oregano essen.

Mitten am Morgen können Sie ein Glas Gemüsemilch mit Müsligetreide, einen Vollkorntoast mit Salat und veganen Keksen, eine Mango oder ein Glas Gemüsemilch mit Cornflakes genießen.

Zu den Mittagsoptionen gehören ein Linsengericht mit Reis und Kürbis, Gemüseburger mit Salat, gebratene Erbsen mit Zwiebeln und Paprika, Haferflocken mit Tomaten und natürlichem Thymian, Salat mit weißen Bohnen mit Zwiebeln, Paprika und Karotten, Hummus mit Gurkenscheiben, Basmatireis mit gebratenen Tomaten oder Sojabohnen mit Currystruktur.

Für den Snack können Sie eine Banane, eine Mandarine, eine Portion Wassermelone, einen Apfel, eine Birne, zwei Pfirsiche, Sonnenblumenkerne, Mandeln, Haselnüsse, Walnüsse, natürliche Erdnüsse oder einen Müsliriegel wählen.

Zum Abendessen gibt es Sellerie und geriebene Karotten mit veganem Käse, Zwiebel- und Zucchini-Tortilla, vegane Schokoladencreme, Kichererbsensalat, Reis und Tofu mit Gemüse, Gemüse und sautiertem Seitan, Spaghetti mit Sanfaina, Soja-Wrap und Konservenbohnen, Kapernsalat oder vegane Pizza.

Die Möglichkeiten sind sehr vielfältig und hängen vom jeweiligen Geschmack und der Phantasie bei der Zubereitung jeder Person ab.

4. Welche Aspekte bedürfen bei einer veganen Ernährung besonderer Aufmerksamkeit?

Wenn Sie sich dafür entscheiden, alle Lebensmittel tierischen Ursprungs zu vermeiden, ist es wichtig, dass Sie genügend Protein, Eisen, Kalzium, Zink, die Vitamine B12 und D, Jod und Omega-3-Fettsäuren zu sich nehmen.

Wenn Sie eine sehr strenge Diät befolgen, sollten Sie sehr aufmerksam auf Anzeichen von Ernährungsproblemen wie Gewichts-, Haut- oder Haarveränderungen achten.

Es wird auch empfohlen, mindestens einmal im Jahr eine ärztliche Untersuchung durchzuführen, um sicherzustellen, dass es keine Ernährungsdefizite jeglicher Art gibt.

5. Wie können Veganer Vitamin B12 und Omega-3-Fettsäuren erhalten?

Vitamin B12, das zur Produktion von roten Blutkörperchen und zur Vorbeugung von Anämie notwendig ist, kommt fast ausschließlich in tierischen Produkten vor. Das Gleiche gilt für Omega-3-Fettsäuren, die die Gesundheit des Herzens und die Gehirnfunktion verbessern.

Deshalb ist es für Veganer wichtig, Getreide und damit angereicherte Sojaprodukte zu essen oder die Einnahme von Nahrungsergänzungsmitteln in Betracht zu ziehen. Frisch gemahlener Leinsamen, Mehl und Leinsamenöl sind ebenfalls Quellen für Omega-3.

6. Was sollten Sie beim Eisenverbrauch beachten?

Eisen ist sehr wichtig für die Energie und die einwandfreie Funktion der roten Blutkörperchen. Die Aufnahme dieses Minerals aus pflanzlichen Quellen ist schwieriger, daher ist es notwendig, mehr zu essen und mit vitamin C-reichen Lebensmitteln zu begleiten, die die Verdauung fördern.

Die Veganer können Bohnen und getrocknete Erbsen, Linsen, Hülsenfrüchte, Brokkoli, Spinat, Kohl, Pflaumen, Rosinen, Nüsse, Vollkorn und angereichertes Getreide konsumieren.

Kapitel 5: Kalorienreiche Ernährung

Die hyperkalorische Ernährung ist ein Ernährungsplan, der darauf abzielt, mehr Kalorien zu essen als die bei täglicher Aktivität verbrannten, um Gewicht zuzulegen.

So wie Adipositas für die Gesundheit sehr gefährlich ist, so ist auch die extreme Verdünnung.

Um Gewicht zuzulegen, wenn Sie einen sehr aktiven Stoffwechsel haben, machen Sie viel körperliche Aktivität, es gibt ein gesundheitliches Problem, Unterernährung, Stress oder eine andere Art von Störung kann sehr komplex sein. Deshalb muss die hyperkalorische Ernährung ausgewogen und personalisiert sein, um nicht nur die Menge der Kalorien, sondern auch die Qualität und Quantität des Essens zu erhöhen.

Um mehr über dieses Thema zu erfahren, haben wir den kubanischen Arzt Mario Vega Carbó, einen Spezialisten für klinische Endokrinologie, befragt.

Doktor Mario,
1. Wie wird extreme Dünnheit behandelt?
Wenn die Verdünnung durch eine Krankheit verursacht wird, sollte sie behandelt werden. Wenn der Patient gesund ist und keine damit verbundenen Pathologien hat, kann eine hyperkalorische Ernährung verschrieben werden, um den Energieaufwand zu reduzieren.
Dazu empfehlen wir Nudeln, Nüsse, Honig, Vollkornreis, Öle, Fleisch, Fisch, Eier, Milchprodukte, Obst und Gemüse in dem von einem Ernährungsberater empfohlenen Verhältnis zu essen.

2. Wie viele Kalorien sollten in einer kalorienreichen Ernährung aufgenommen werden?
Da jeder Mensch je nach Alter, Körperbau, Geschlecht und Aktivitätsgrad unterschiedliche Kalorienmengen benötigt, gibt es kein Standardmodell, aber jeder muss sich sein Ziel auf eine bestimmte Weise setzen.

Dieser Wert sollte nach einer gründlichen Ernährungsstudie festgelegt werden und die Gewichtszunahme sollte langsam und schrittweise erfolgen.

3. Was ist bei der Planung einer kalorienreichen Ernährung zu beachten?

Ein Ernährungsplan, der darauf abzielt, Gewicht zuzulegen, sollte eine Kalorienzufuhr haben, die zwischen 20 und 50% höher als normal ist und allmählich ansteigt.

Dazu wird der Verzehr von Kohlenhydraten, Proteinen und in geringerem Maße von Fetten erhöht, da sie ein größeres Sättigungsgefühl hervorrufen. Gleiches gilt für ballaststoffreiche Lebensmittel.

Die Planung sollte jedoch immer auf der Suche nach einer gesunden Ernährung erfolgen, da der Verzehr von Junk Food, Süßigkeiten und anderen Produkten mit schädlichen Fetten oder raffiniertem Zucker das Risiko von Krankheiten wie Arteriosklerose, Diabetes, Bluthochdruck, hohem Cholesterinspiegel und Hypertriglyceridämie erhöhen kann.

4. Welche Lebensmittel werden empfohlen, um sie in eine kalorienreiche Ernährung aufzunehmen?

Gesunde und nahrhafte Kalorien sind Avocado, Ziegenkäse, Sojabohnen, schwarze Oliven, Lachs, Walnüsse, dunkle Schokolade, frische Kokosnüsse, Bananen, Haselnüsse, Rosinen, Kürbiskerne, Gerste, Kichererbsen, Oliven- oder Sonnenblumenöl, Eier, Honig, Mayonnaise und Butter.

Es wird empfohlen, weißes Fleisch zu essen, während es für Obst und Gemüse ratsam ist, es gekocht und nicht roh einzunehmen.

Was die Milchprodukte betrifft, so ist es ratsam, ganze Produkte einzubeziehen. Joghurt kann von Nüssen, Samen, Bierhefe, Kakaopulver,

Marmelade oder Honig begleitet werden, während Milchpulver zur Anreicherung des Pürees verwendet werden kann.

Pasta, Reis, Getreide und Kartoffeln können täglich gegessen werden.

5. Welche Lebensmittel sollten bei einer kalorienreichen Ernährung vermieden werden?

Während sie kalorienreich sein können, sind einige Lebensmittel ungesund, so dass es am besten ist, sie zu vermeiden. Dazu gehören Erfrischungsgetränke und zuckerhaltige Getränke, Alkohol, Industriegebäck, frittierte Snacks, Würstchen, Kekse, vorgekochte Pizzen und ultraverarbeitete Soßen.

Andererseits sollte die Temperatur des Essens nicht zu hoch sein, denn je heißer sie sind, desto gesättigter ist sie.

Auch vor dem Hauptgang wird nicht empfohlen, Salate oder Suppen zu essen, da sie den Appetit reduzieren und weniger Essen erzeugen.

Es ist auch wichtig, die Mahlzeiten nicht zu überspringen und dazwischen ein oder zwei Snacks hinzuzufügen. Es ist besser, die Einnahme in 5 oder 6 Portionen über den Tag aufzuteilen, als 2 oder 3 sehr reichlich zu machen.

6. Welche weiteren Aspekte müssen bei dieser Ernährung berücksichtigt werden?

Neben der Ernährung ist es wichtig, Stress zu kontrollieren, der in vielen Fällen der Hauptfaktor für die Gewichtsabnahme ist. Zu diesem Zweck können Entspannungstechniken oder Yoga praktiziert werden.

In Bezug auf die körperliche Aktivität ist es vorteilhaft für die Gesundheit und hilft, den Appetit zu steigern und die Muskelmasse aufzubauen. In Fällen extremer Dünne wird jedoch empfohlen, moderate Trainingsroutinen zu befolgen, wie z.B. weiches Bodybuilding, wobei aerobe Übungen vermieden werden, die den Stoffwechsel aktivieren und Fett verbrennen.

Vitaminpräparate sind ihrerseits nicht ratsam, da in der konstitutionellen Verdünnung meist keine Ernährungsmängel oder Unterernährung vorliegen.

Schließlich können bei Bedarf Medikamente gegeben werden, um den Appetit anzuregen.

Kapitel 6. kalorienarme Ernährung

Die hypokalorische Ernährung ist ein Ernährungsplan, der darauf abzielt, weniger Kalorien zu essen als die, die bei täglicher Aktivität verbrannt werden, um Gewicht zu verlieren.

Um dies zu tun, ist das erste, was ist, um einen Bezugswert von Kalorien, basierend auf dem Grundumsatz und dem Grad der körperlichen Abnutzung der Person.

Dann wird ein System von Menüs organisiert, die unterhalb dieser Zahl liegen, so dass der Körper gezwungen ist, Kalorien aus dem Fettgewebe aufzunehmen und sein Volumen zu reduzieren.

Um mehr über dieses Thema zu erfahren, haben wir Mario Vega Carbó, einen Endokrinologen mit mehr als 20 Jahren Berufserfahrung, interviewt.

Doktor Mario,
1. Wie viele Kalorien sollten in einer kalorienarmen Ernährung aufgenommen werden?

Das Hauptziel dieser Diät ist es, weniger Kalorien zu konsumieren als am Tag verbraucht wird. Da jeder Mensch je nach Alter, Körperbau, Geschlecht und Aktivitätsgrad unterschiedliche Mengen benötigt, gibt es kein Standardmodell, aber jeder muss sein Kalorienziel auf eine bestimmte Weise festlegen.

Zu diesem Zweck ist es ratsam, einen spezialisierten Ernährungsberater zu konsultieren, um jeden Fall zu untersuchen, eine personalisierte Ernährung zu definieren und die zu verfolgenden Ziele festzulegen.

2. Welche Arten von Lebensmitteln sind in der Regel in dieser Art von Ernährung enthalten?

Die meisten beinhalten eine große Vielfalt an Obst und Gemüse, da sie eine hohe Nährkraft und eine niedrige Kaloriendichte haben.

Kalorienarme Lebensmittel sind Karotten, Erdbeeren, Spargel, Sellerie, Brokkoli, Zucchini, Wassermelone, Melone, Pilze, Blumenkohl, Gurke, Auberginen, Tomaten, Spinat, Kirschen, Brunnenkresse, Heidelbeeren, Kürbis, Putenbrust, Birne, Salat, Kiwi, Artischocken, Orange, Grapefruit, Frischkäse, Oliven, Naturjoghurt, Apfel, Pflaume, Ananas, Rucola, Pfirsich, Lachs und Thunfisch.

3. Welche Lebensmittel versuchen Sie zu vermeiden?

Zu den Lebensmitteln, die in dieser Diät oft vermieden werden, gehören Kartoffelchips, rotes Fleisch, Nudeln, Pizza, Margarine, raffinierte Pflanzenöle, Fastfood, ultraverarbeitete Lebensmittel, frittierte Lebensmittel, Softdrinks, kohlensäurehaltige Getränke und Alkohol.

4. Was ist bei der Planung einer kalorienarmen Ernährung zu beachten?

Es ist wichtig, dass der Plan ausgewogen ist und alle Lebensmittelgruppen abdeckt. Dazu muss es über eine gute Menge an Protein, einige Lipide verfügen, um die Versorgung mit fettlöslichen Vitaminen und essentiellen Fettsäuren, Ballaststoffen und Mikrokomponenten zu decken.

Auf diese Weise wird angestrebt, dass der niedrige Kaloriengehalt bestimmte Nährstoffe in der Ernährung nicht einschränkt.

5. Welche Einschränkungen gibt es bei dieser Art von Ernährung?

Das Problem bei dieser Diät ist, dass sich der Stoffwechsel im Laufe der Zeit an den Rückgang der Kalorien anpasst. Um zu überleben, da der Körper weniger Kalorien erhält, verbraucht er auch weniger.

Der Körper reduziert auch den Energieaufwand, was in der Regel die körperliche Aktivität reduziert, da wir müde und faul sind. Aus diesem Grund nimmt die Gewichtsabnahme ab, da der Verbrauch der in unseren Reserven enthaltenen Kalorien progressiv abnimmt.

In vielen Fällen, wenn die Ernährung aufgegeben wird, speichert der Körper, der es gewohnt ist, mit weniger zu arbeiten, den Überschuss an Fett, was dazu führt, dass er wieder an Gewicht zulegt.

6. Für wen ist die hypokalorische Ernährung nicht empfehlenswert?

Diese Diät wird nicht empfohlen für Menschen mit Herzerkrankungen, jüngerem Schlaganfall, psychiatrischen Erkrankungen oder einer Vorgeschichte von Essstörungen wie Bulimie oder Anorexie, Infektionen, Behandlungen, die Proteinverlust verursachen, Diabetes mit einer Tendenz zur Ketose und bei schwangeren und stillenden Frauen.

7. Warum werden die "wundersamen" hypokalorischen Diäten, die in Mode kommen, nicht empfohlen?

Diese magischen Diäten sind sehr gefährlich, da die meisten von ihnen keine medizinische oder wissenschaftliche Bestätigung haben und in der Regel nicht alle wichtigen Nährstoffe enthalten.

Darüber hinaus führen sie dazu, dass Patienten bei ihren Versuchen, Gewicht zu verlieren, scheitern, entmutigt werden und in gesundheitsschädliche Routinen zurückfallen.

Kapitel 7: Ketogene Ernährung

Die ketogene Ernährung oder Ketodiät ist eine kohlenhydratarme und sehr fettreiche Ernährung, die eine Veränderung der Energiequelle und des Stoffwechsels bewirkt.

Glukose ist der Hauptbrennstoff für die Muskeln, das Gehirn und andere Gewebe des Körpers. Wenn es einen Mangel an Zucker im Blut gibt, schafft der Körper kleine Moleküle, sogenannte Ketone, die als Energie genutzt werden. Diese Chemikalien werden in der Leber durch Fettverbrennung produziert.

Wenn nur sehr wenige Kohlenhydrate und moderate Mengen an Proteinen konsumiert werden, wird der Insulinspiegel gesenkt und der Körper läuft fast ausschließlich mit dem von Ketonen bereitgestellten Kraftstoff. Dies führt zu einer starken Fettverbrennung, die Ihnen hilft, Gewicht zu verlieren und andere potenzielle gesundheitliche Vorteile bietet.

Um mehr über dieses Thema zu erfahren, haben wir Mario Vega Carbó interviewt, einen Endokrinologen, der als Endokrinologe an der Vega & Vado Klinik arbeitet.

Doktor Mario,
1. Wie ist eine ketogene Ernährung aufgebaut?

Es besteht aus 65 bis 75 Prozent Fett, 15 bis 25 Prozent Protein und 5 bis 10 Prozent Kohlenhydraten.

In diesem Fall wird durch die Begrenzung der Menge an Kohlenhydraten und verstoffwechselten Proteinen Energie aus dem verbrauchten und im Körper gespeicherten Fett gewonnen.

2. Welche Lebensmittel sollten in dieser Diät gegessen werden?

Erlaubte Lebensmittel sind solche, die fettig sind und etwas Protein enthalten. Dazu gehören kohlenhydratarmes Gemüse wie Spinat, Gurke,

Blumenkohl, Brokkoli, Spargel, Kohl, Tomate und Zwiebel; fetter Fisch wie Lachs, Sardinen, Makrele, Forelle, Thunfisch, Permit und Schwertfisch; Fleisch und Wurstwaren wie Huhn, Pute und fettes Fleisch; Eier; Mayonnaise; fetthaltige Milchprodukte wie Sahne, Butter, Ziegenkäse, Cheddar, Mozzarella oder zuckerfreier Joghurt; Nüsse und Samen wie Walnüsse, Mandeln, Kürbis- und Chiasamen; und Oliven-, Kokos- oder Avocadoöle.

Wasser ist das ideale Getränk, aber auch Kaffee, Tee und Mate können getrunken werden, vorzugsweise ohne Süßstoff.

3. Welche Lebensmittel sollten in der ketogenen Ernährung nicht verzehrt werden?

Um Ketose zu erreichen, ist es das Wichtigste, Kohlenhydrate nicht zu essen. Im Idealfall sollte ihre Aufnahme unter 40 Gramm pro Tag gehalten werden.

Zu den Lebensmitteln, die begrenzt werden sollten, gehören Obst, insbesondere Feigen, Trauben, Mangos, Kirschen, Bananen, Mandarinen, Orangen und Äpfel; stärkehaltiges Gemüse und Knollen; Brot, Nudeln, Mehl, Pizza und Reis; Getreide; Hülsenfrüchte; Süßigkeiten und Kuchen; fettarme Milchprodukte; zuckerhaltige Erfrischungsgetränke, Säfte und Alkohol; verarbeitete Lebensmittel und Fertiggerichte.

4. Welche Vorteile hat diese Art von Lebensmitteln?

Zu seinen Vorteilen gehört eine schnellere Gewichtsabnahme als bei fettarmer, proteinreicher Ernährung. Darüber hinaus erzeugt die Zirkulation von Ketonkörpern im Körper eine größere Abwesenheit von Hunger, was hilft, die Aufnahme zu reduzieren.

Auf der anderen Seite, für Menschen mit Diabetes, reduziert es den Blutzuckerspiegel, verbessert die Insulinempfindlichkeit und verringert Körperfett und Fettleibigkeit.

In der Zwischenzeit, in einigen Fällen von Epilepsie im Kindesalter, reduziert diese Ernährung auch die Häufigkeit von Anfällen, während die Verringerung der Zuckerzufuhr dazu beitragen kann, das Krebsrisiko zu verringern.

5. Welche Nachteile hat diese Ernährung?

Zu den Hauptnachteilen gehören die geringe Aufnahme von Vitaminen, Mineralien und Ballaststoffen, die den Verzehr von Obst und Gemüse einschränken.

Dies kann unter anderem zu Verstopfung, Verdauungsstörungen, Müdigkeit, Konzentrationsschwierigkeiten, Kopfschmerzen und Schlaflosigkeit führen.

Darüber hinaus ist es auch üblich, aufgrund der hohen Produktion von Ketonkörpern an schlechtem Atem zu leiden.

Andererseits ist diese Form der Ernährung für Menschen mit Leber- oder Herzproblemen nicht empfehlenswert, da sie zur Entstehung von Arrhythmien führen kann.

Schließlich ist es durch die Beschränkung einer großen Menge an Lebensmitteln in der Regel langfristig nicht nachhaltig.

Kapitel 8. DASH-Diät zur Senkung des Blutdrucks

Die DASH-Diät "Dietary Approaches to Stop Hypertension" ist eine Diätform, die bei der Senkung des Blutdrucks hilft.

Es ist eine natriumarme Option, die viele Früchte, Gemüse, Vollkornprodukte, Milchprodukte und magere Proteine umfasst.

Seine Umsetzung kann das Risiko von Herzinfarkt, Schlaganfall, Osteoporose und Nierensteinen verringern und hilft, Diabetes zu kontrollieren und den Cholesterinspiegel zu verbessern. Es hilft Ihnen auch, Gewicht zu verlieren.

Um mehr über dieses Thema zu erfahren, haben wir Mario Vega Carbó interviewt, einen Endokrinologen, der als Endokrinologe an der Vega & Vado Klinik arbeitet.

Doktor Mario,
1. Was ist Bluthochdruck und was sind seine möglichen Folgen?
Der Blutdruck ist die Kraft, die durch den Blutkreislauf gegen die Wände der Arterien ausgeübt wird. Wenn sie zunimmt, tritt Bluthochdruck auf, eine Erkrankung, die ein Drittel der erwachsenen Bevölkerung betrifft.

Unbehandelt kann es zu schweren Komplikationen wie Herzinfarkt, Schlaganfall, Nieren- und Sehschäden führen.

2. Wie funktioniert die DASH-Diät und welche Arten von Lebensmitteln sind enthalten?

Diese Diät senkt den Bluthochdruck, indem sie die Menge an Natrium, die pro Tag verbraucht wird, reduziert und eine Vielzahl von Lebensmitteln hinzufügt, die reich an Kalium, Kalzium, Magnesium und Ballaststoffen sind.

Zu Ihren Gerichten gehören viele Gemüse, Früchte, fettarme Milchprodukte, Vollkorn, Hülsenfrüchte, Samen, Nüsse, Pflanzenöle, Fisch, Geflügel und mageres Fleisch. Kalium, das in Kartoffeln, Spinat und Bananen enthalten ist, hilft, den Blutdruck zu kontrollieren.

3. Welche Lebensmittel werden bei der DASH-Diät vermieden?

Diese Diät vermeidet Salz, gesättigte Fette und Gesamtfette und reduziert den Verbrauch von rotem Fleisch, ganzen Milchprodukten, frittierten Lebensmitteln, Süßigkeiten sowie zuckerhaltigen und alkoholischen Getränken.

4. Was ist die empfohlene Natriumzufuhr?

Es wird generell empfohlen, die Einnahme auf 2.300 Milligramm pro Tag zu reduzieren. Wenn der Patient bereits an Bluthochdruck leidet, an Diabetes oder Nierenerkrankungen leidet oder über 50 Jahre alt ist, ist es ideal, weniger als 1.500 Milligramm pro Tag zu konsumieren.

5. Wie kann der Salzkonsum reduziert werden?

Um den Salzkonsum zu reduzieren, wird empfohlen, Lebensmittel mit Kräutern und Gewürzen, Zitrone, Limette oder Essig zu würzen.

Vermeiden Sie auch Konserven oder spülen Sie sie mit Wasser, und überprüfen Sie die Etiketten der gekauften Produkte, um den Natriumgehalt zu sehen.

Andere Tipps sind die Reduzierung von salzigen Lebensmitteln und Gewürzen wie Gurken, Oliven, Würstchen, Senf, Tomaten- und Sojasaucen und das Verzicht auf das Hinzufügen beim Kochen von Reis, Pasta oder heißem Getreide.

6. Wie viele Portionen jedes Lebensmittels sollten in dieser Diät pro Tag verzehrt werden?

Es wird geschätzt, dass 6 bis 8 Portionen Getreide (Brot, Getreide, Reis, Nudeln), 4 bis 5 Portionen Gemüse (Tomaten, Karotten, Brokkoli, Süßkartoffeln, Gemüse), 4 bis 5 Portionen Obst (Bananen) pro Tag gegessen werden sollten, Orange, Apfel, Birne, Kiwi, Wassermelone, Mandarine, Erdbeere), 2 bis 3 Portionen Milch (Milch, Joghurt, Käse), weniger als 6 Portionen mageres Fleisch, Geflügel und Fisch und 2 bis 3 Portionen Fett und Öl.

Zusätzlich können 4 bis 5 Portionen Nüsse, Samen und Hülsenfrüchte (Mandeln, Sonnenblumenkerne, Bohnen, Erbsen, Linsen) und weniger als 5 Portionen Süßigkeiten (Gelee, Marmelade, Sorbet, Limonade, Fruchteis, Süßigkeiten, fettarme Süßigkeiten) pro Woche gegessen werden.

7. Welchen Rat können Sie jemandem geben, der die DASH-Diät umsetzen möchte?

Das erste, was man ihnen sagen kann, ist, nicht zu versuchen, ihre Ernährung von einem Tag auf den anderen zu ändern, sondern es schrittweise zu tun.

Dann solltest du anfangen, Fleisch als Teil der Mahlzeit und nicht als Hauptgericht zu betrachten. Im Gegenteil, Sie sollten aufhören, Gemüse als Beilage zu sehen und verstehen, wie gut begleitet sie die Grundlage Ihrer Ernährung sein können.

In der Zwischenzeit, um mehr Früchte zu essen, können Sie sie zu Ihrem Frühstücksflocken oder Hafermehl hinzufügen, oder sie als Dessert für Mittag- oder Abendessen oder als Snack-Option wählen.

8. Bietet die DASH-Diät alle notwendigen Nährstoffe?

a, wenn gut geplant und personalisiert, ist es eine gesunde Ernährung für Erwachsene und Kinder. Das allgemeine Gefühl, Dinge tun zu können und ein starkes Gefühl, Dinge tun zu können, ist ein nachdrückliches Gefühl, etwas für jeden, für alle Menschen tun zu können.

9. Welche anderen Aspekte sind wichtig, um diese Ernährung zu begleiten?

Neben der Pflege der Ernährung werden auch regelmäßige Bewegung, ein ausreichendes Körpergewicht, viel Wasser, Rauchen und Stressmanagement zur besseren Kontrolle des Blutdrucks empfohlen.

Auf der anderen Seite, wenn die Person Medikamente zur Behandlung von Bluthochdruck einnimmt, sollte sie diese weiter einnehmen, sobald sie auf der DASH-Diät ist..

Kapitel 9. Kohlenhydratzählung zur Behandlung von Diabetes

Die Kohlenhydratzählung ist eine Technik zur Planung von Mahlzeiten, die darauf abzielt, den Glukosespiegel im Blut zu kontrollieren.

Es ist speziell für Menschen mit Diabetes entwickelt worden und beinhaltet die Überwachung der Lebensmittel, die Sie jeden Tag essen.

Kohlenhydrate sind einer der Hauptnährstoffe in Lebensmitteln, darunter Zucker, Stärke und Ballaststoffe.

Einige sind gesund, wie z.B. aus Obst, Gemüse und Vollkorn, und andere sind nicht so gesund, wie sie in Lebensmitteln und Getränken mit Zuckerzusatz vorkommen.

Um mehr über dieses Thema zu erfahren, haben wir Dr. Mario Vega Carbó, einen Endokrinologen mit mehr als 20 Jahren Erfahrung, interviewt.

Doktor Mario,
1. Wie funktioniert die Kohlenhydratzählung und wofür wird sie verwendet?

Kohlenhydrathaltige Lebensmittel können den Blutzuckerspiegel erhöhen, weil der Körper ihn schnell in Zucker umwandelt.

Durch die Zählung der pro Tag verbrauchten Menge ist es möglich, eine Obergrenze festzulegen, die es Ihnen ermöglicht, den Gehalt dieser Substanz in Ihrem Körper unter Kontrolle zu halten.

Viele kohlenhydrathaltige Lebensmittel sind nahrhaft und ein wesentlicher Bestandteil einer gesunden Ernährung. Das Ziel ist nicht, sie aus der Ernährung zu eliminieren, sondern die richtige Menge zu essen.

2. Wie wird diese Zählung durchgeführt?

Kohlenhydrate werden grammweise gezählt. Um diese Messung durchführen zu können, ist es notwendig zu wissen, welche Lebensmittel sie enthalten und wie man berechnet, wie viele Gramm in jeder Portion verzehrt werden, um eine tägliche Gesamtmenge zu erhalten.

Ihr Arzt kann Ihnen beibringen, wie man Werte bestimmt, oder eine spezielle Diät vorschlagen, die auf dem gewünschten Glukosewert basiert.

3. Welche Lebensmittel enthalten Kohlenhydrate?

Kohlenhydrate sind in einer Vielzahl von Lebensmitteln enthalten. Dazu gehören Getreide wie Brot, Nudeln, Pasta, Cracker, Getreide und Reis, Früchte wie Äpfel, Bananen, Mangos, Melonen und Orangen sowie Milchprodukte wie Milch und Joghurt; Hülsenfrüchte, wie Bohnen, Linsen und Erbsen; Süßigkeiten, wie Kuchen, Kekse, Süßigkeiten und andere Desserts; Säfte, Soda und Sportgetränke; und Gemüse, wie Kartoffeln, Mais und Erbsen.

4. Welche Lebensmittel enthalten sie nicht?

Rotes Fleisch, Fisch, Geflügel, die meisten Käse, Eier, Nüsse und Öle enthalten keine Kohlenhydrate.

5. Wie viele Kohlenhydrate sollte ich pro Tag essen?

Die ideale Menge hängt vom Lebensstil, Geschlecht, Alter, Aktivitäten und davon ab, ob eine Person bestimmte Krankheiten hat oder nicht.

Im Durchschnitt kann geschätzt werden, dass die Kohlenhydratzufuhr für die meisten Menschen zwischen 45 und 60 Prozent der gesamten Tageskalorien betragen sollte.

Ein Gramm Kohlenhydrate liefert etwa 4 Kalorien. Für eine Ernährung mit 1.600 Kalorien pro Tag könnte man beispielsweise etwa 200 Gramm Kohlenhydrate vorschlagen, was 50 Prozent der Gesamtkalorien entspricht.

Für die meisten Erwachsenen mit Diabetes wird eine Ernährung von etwa 135 Gramm pro Tag empfohlen, aber jeder Mensch sollte sein eigenes Kohlenhydratziel haben.

6. Wie lässt sich die Menge der Kohlenhydrate berechnen?

Um dies zu tun, müssen Sie die Etiketten mit den Nährwertangaben auf den Lebensmitteln, die Sie normalerweise essen, überprüfen, um herauszufinden, wie viele Kohlenhydrate Sie pro Portion haben.

Es ist auch möglich, diese Informationen aus Büchern oder Websites, durch Rücksprache mit einer Ernährungsberaterin, durch die Verwendung von Waagen oder Messbechern zu erhalten.

Als Beispiel und als Basis gibt es etwa 15 Gramm Kohlenhydrate in einer kleinen Frucht, eine halbe Tasse Obstkonserve, eine Scheibe Brot, eine halbe Tasse Hafermehl, ein Drittel einer Tasse Nudeln oder Reis und 5 Cracker.

Wenn die Person mit den Lebensmitteln und ihren Gramm vertraut wird, wird das Zählen einfacher.

7. Woher wissen Sie, ob die Kohlenhydratzahl funktioniert?

Im Idealfall sollten Sie Ihren Blutzuckerspiegel regelmäßig überprüfen, um zu sehen, ob er hoch, normal oder niedrig ist.

Wenn sie sehr hoch sind, muss der Patient möglicherweise seinen Ernährungsplan oder seinen Lebensstil ändern.

Die Ernährung mit dem glykämischen Index ist ein Ernährungsplan, der davon abhängt, wie Lebensmittel den Blutzucker beeinflussen.

Im Allgemeinen ist das Ziel, diejenigen zu konsumieren, die Kohlenhydrate enthalten, die weniger wahrscheinlich zu einer Erhöhung der Glukosemenge im Körper führen. Diese Diät kann sehr hilfreich sein, um Gewicht zu verlieren und chronische Krankheiten wie Diabetes oder hohen Cholesterinspiegel und Herz-Kreislauf-Erkrankungen zu verhindern oder zu kontrollieren.

Der glykämische Index ist ein Bewertungssystem, das Lebensmitteln eine Zahl zuordnet und als Werkzeug für eine bessere Lebensmittelwahl dient.

Um mehr über dieses Thema zu erfahren, haben wir Mario Vega Carbó, einen Spezialisten für Endokrinologie, der als Endokrinologe an der Vega & Vado Klinik arbeitet, interviewt.

Doktor Mario,
1. Wie wird der glykämische Index gemessen?

Diese Zahl ergibt sich in der Regel aus dem Vergleich, wie viel ein Lebensmittel den Blutzuckerspiegel im Vergleich zu reiner Glukose erhöht, dargestellt durch die Zahl 100. Die Werte werden in drei Kategorien unterteilt: niedriger glykämischer Index im Bereich von 1 bis 55, mittel im Bereich von 56 bis 69 und hoch, 70 oder mehr.

2. Welche Lebensmittel gibt es in den einzelnen Kategorien?

Zu denjenigen mit niedrigem glykämischem Index gehören grünes Blattgemüse, die meisten Früchte, rohe Karotten, Kichererbsen, Linsen und Kleie.

In der mittleren Kategorie sind Süßmais, Bananen, rohe Ananas, Rosinen, Haferflocken und Roggenbrot.

Unter den hohen können wir inzwischen Reis und Weißbrot, Kartoffeln und Honig erwähnen.

3. Welche Auswirkungen hat der glykämische Index auf den Appetit?

Es wird geschätzt, dass Lebensmittel mit einem hohen glykämischen Index einen schnellen Anstieg des Blutzuckers und damit einen schnellen Anstieg des Appetits verursachen. Im Gegenteil, es wird angenommen, dass diejenigen mit einem niedrigen Niveau dieses Gefühl des Hungers verzögern, was dazu führt, dass sie weniger essen. Wissenschaftliche Studien zu diesem Thema lieferten jedoch keine schlüssigen Ergebnisse zu diesem Thema.

4. Was sind die Grenzen dieses Tools?
Der glykämische Index spiegelt nicht die Mengen und Portionen der einzelnen Lebensmittel wider, die verzehrt werden sollten. Zum Beispiel haben einige einen hohen Wert, aber wenig verdauliche Kohlenhydrate, also sollten Sie viel davon essen, um den Blutzuckerspiegel deutlich zu erhöhen.

Auf der anderen Seite erhöhen Flüssigkeiten und längeres Kochen ihre Absorptionsgeschwindigkeit, während ein hoher Fett- oder Ballaststoffgehalt sie verringert.

Letztendlich hängt sein Einfluss auf den Blutzucker auch von anderen Faktoren ab, wie z.B. wie er hergestellt wird, wie er verarbeitet wird und wie er mit anderen Lebensmitteln kombiniert wird.

5. Wie wird dieses Problem gelöst?
Um diese Schwierigkeit zu beheben, wurde das Konzept der "glykämischen Belastung" entwickelt. Dies ist ein Zahlenwert, der die Veränderung des Blutzuckerspiegels angibt, die auftritt, wenn eine regelmäßige Portion eines Lebensmittels aufgenommen wird, was eine bessere Vorhersage seiner Auswirkungen ermöglicht.

Die Glukoselast wird ebenfalls in drei Kategorien eingeteilt: niedrig (1-10), mittel (11-19) und hoch (20 oder mehr).

6. Welche Faktoren sind bei einer gesunden Ernährung eines Diabetikers zu beachten?

Einige Schlüssel sind: Begrenzung von zuckerreichen Lebensmitteln; Verzehr kleiner Portionen über den Tag; besondere Aufmerksamkeit auf die Menge der verzehrten Kohlenhydrate und der Versuch, den gleichen Anteil täglich aufrechtzuerhalten; Verzehr einer Vielzahl von Vollwertkost, Obst und Gemüse; Verzehr von weniger gesättigten Fetten; und Vermeidung von Salz und Alkohol.

7. Welche Kontrollmethode ist für eine Person mit Diabetes sicherer, Kohlenhydratzählung oder Glykämischer Index?

Die Zählung von Kohlenhydraten in der Ernährung wird im Allgemeinen so geschätzt, dass sie eine bessere Kontrolle des Blutzuckers ermöglicht als der Glykämische Index. Aber bei guter Anwendung sind beide Methoden effektiv.

Hypercholesterinämie und Hypertriglyceridämie erhöhen das Risiko von Herz- und Kreislauferkrankungen, Herzinfarkt, Schlaganfall, Leber- oder Nierenproblemen.

Beide Erkrankungen sind mit einer Zunahme der im Blut zirkulierenden Fette verbunden und stehen in der Regel im Zusammenhang mit Übergewicht, ungesunder Ernährung und mangelnder körperlicher Bewegung. Eine ausgewogene Ernährung mit einem geringen Anteil an gesättigten Fettsäuren ist unerlässlich, um Atherosklerose zu verhindern und den Blutdruck und die Insulinresistenz zu senken.

Um mehr über dieses Thema zu erfahren, haben wir Mario Vega Carbó, einen Spezialisten für Endokrinologie, der als Endokrinologe an der Vega & Vado Klinik arbeitet, interviewt.

Doktor Mario,
1. Was sind die Schlüssel zu einer Ernährung für einen Patienten mit Dyslipidämie?

In einem ersten Schritt sollte es kalorien- und fettarm sein, insbesondere gesättigte Fette, und auch Zucker, raffinierte Kohlenhydrate und Alkoholkonsum vermeiden. Es ist wichtig, Fleisch durch gesündere Alternativen wie Olivenöl und Fisch wie Makrele oder Lachs zu ersetzen und den Verbrauch von komplexen Kohlenhydraten mit hohem Ballaststoffgehalt zu erhöhen. Darüber hinaus sollten Sie zur Ergänzung der Ernährung regelmäßig Sport treiben, viel Wasser trinken, Übergewicht beseitigen und mit dem Rauchen aufhören.

2. Welche Lebensmittel werden in diesen Fällen empfohlen?

Für diese Diät sollten Sie entrahmte Milchprodukte, Geflügel und mageres Fleisch ohne sichtbares Fett oder Haut wählen und viel Obst, Gemüse und Salate zu sich nehmen.

Auch öliger Fisch (Sardinen, Sardellen, Thunfisch, Lachs und Makrele) sollte gegenüber rotem Fleisch bevorzugt werden, und Eigelb sollte durch Weiß ersetzt werden.

Die Hülsenfrüchte müssen fettarm sein und als Gewürz können aromatische Kräuter, Senf, Essig oder Zitrone verwendet werden.

Darüber hinaus sind auch Vollkornbrot, raffiniertes oder Vollkorngetreide, Reis, Nudeln, Mehl und Grieß zulässig, während Zucker durch Saccharin ersetzt werden kann.

3. Welche Lebensmittel sollten bei dieser Diät vermieden werden?

Vermeiden Sie Vollmilch und Milchprodukte und Lebensmittel, die reich an einfachen Kohlenhydraten sind, wie Zucker, Honig, Gelees, Süßigkeiten, Früchte in Sirup, Marmeladen, Kompotte, Gebäck, Kuchen und Gebäck.

Vorgegarte Lebensmittel wie Fischpommes, Hähnchenbrösel, Kroketten, Snacks, Lasagne, Eintöpfe und Pizzen oder cremiges Eis sollten ebenfalls nicht gegessen werden. Rindfleisch, Kalbfleisch, Schweinefleisch und Lamm, Würstchen, Pommes frites, Schmalz, Margarine, Mayonnaise und Ketchup sowie Trockenfutter sollten ebenfalls vermieden werden.

Andererseits sollte der Konsum von Alkohol, alkoholfreien Getränken und kommerziellen Säften eingeschränkt werden.

4. Welche Arten des Kochens werden empfohlen?

Wir empfehlen das Dämpfen und Kochen (gekocht oder pochiert), Grillen, Grillen, Grillen, Grillen, Backen oder Mikrowellen oder Papillote.

Andererseits sollten frittierte Lebensmittel, Breadcrumbs, Paniermehl, Eintöpfe und Eintöpfe vermieden werden.

Es ist auch ratsam, natives Olivenöl extra bei der Zubereitung von Speisen zu verwenden und die Menge des zum Kochen verwendeten Salzes zu kontrollieren.

5. Welche anderen Aspekte sollten bei dieser Ernährung berücksichtigt werden?

Für Menschen mit einem anormalen Cholesterin- oder Triglyceridspiegel ist es wichtig, die Etiketten der Produkte zu lesen, die sie kaufen.

Wenn die Etiketten zeigen, dass sie "mit pflanzlichem Fett hergestellt" wurden, ohne die Art zu klären, ist es sehr wahrscheinlich, dass sie mit Palmöl oder Kokosöl hergestellt wurden, was für diese Patienten nicht ratsam ist.

Andererseits wird empfohlen, Lebensmittel zu vermeiden, die Transfettsäuren, hydrierte und natriumreiche Fette enthalten.

Kapitel 12. Diät für erhöhte Harnsäure

Gicht ist eine Art von Arthritis, die auftritt, wenn sich Harnsäure im Blut ansammelt und Entzündungen in den Gelenken verursacht.

Sie ist gekennzeichnet durch plötzliche, intensive Schmerzattacken, bei denen der betroffene Bereich ohne ersichtlichen Grund geschwollen, rot und warm wird.

Die häufigste ist in der großen Zehe, die sehr ärgerlich sein kann und sich während der Nacht manifestiert, so dass die Person plötzlich aus Unannehmlichkeiten erwacht.

Die Einhaltung einer Diät, die die Harnsäureproduktion begrenzt und die Ausscheidung von Harnsäure erhöht, kann helfen, die Krankheit zu kontrollieren.

Um mehr über dieses Thema zu erfahren, haben wir den kubanischen Arzt Mario Vega Carbó, einen Spezialisten für klinische Endokrinologie, befragt.

Doktor Mario,
1. Was ist Harnsäure?

Es ist eine organische Verbindung, die entsteht, wenn der Stoffwechsel die Purine zersetzt, die in einigen Lebensmitteln und Getränken vorkommen.

Die Purine sind notwendig, um die Zellen des Körpers zu regenerieren, und ihr Überschuss wird durch den Urin in Form von Harnsäure ausgeschieden.

Wenn es im Blutkreislauf bleibt, entstehen Kristalle in den Gelenken, die Entzündungen und starke Schmerzen verursachen.

2. Wie kann eine richtige Ernährung bei der Behandlung von Gicht helfen?

Das Essen bestimmter Lebensmittel und Getränke und das Vermeiden anderer kann helfen, den Harnsäuregehalt im Blut zu senken.

Während die Ernährung keine Krankheiten heilt oder Medikamente ersetzt, kann sie wiederkehrende Anfälle und das Fortschreiten von Gelenkschäden verringern.

Es hilft Ihnen auch, Gewicht zu verlieren und Fettleibigkeit zu vermeiden, was Ihr Risiko für die Krankheit erhöht.

3. Welche Lebensmittel sollten in dieser Ernährung enthalten sein?

Empfohlene Lebensmittel sind Obst, Gemüse und Vollkorn, die komplexe Kohlenhydrate liefern.

Unter den Früchten empfehlen wir Kirschen, Äpfel, Erdbeeren, Himbeeren, Heidelbeeren und rote Früchte im Allgemeinen. Auch Zitrusfrüchte wie Orange, Zitrone, Grapefruit, Limette oder Mandarine.

Was Gemüse betrifft, so sind Artischocken, Zwiebeln, Kürbisse, Sellerie und Karotten diejenigen, die helfen, die Harnsäure zu senken.

Fisch und Fleisch können in moderaten Dosen gegessen werden, wobei Huhn, Pute, Kaninchen, Seezunge, Seehecht und frischer Kabeljau am meisten empfohlen werden.

Milchprodukte sollten fettarme und entrahmte Milch sein.

Andere Lebensmittel, die in die Ernährung aufgenommen werden können, sind Kartoffeln, Nüsse, Olivenöl aus Sonnenblumenkernen oder Mais und Getreide wie Reis, Weizen und daraus hergestellte Produkte.

Wie bei Getränken wird neben Wasser auch der Konsum von Kaffee empfohlen, was dazu beitragen kann, das Risiko einer Gicht zu verringern.

Wenn Sie Alkohol trinken wollen, kann Wein eine gute Option sein.

4. Welche Lebensmittel und Getränke sollten vermieden werden?

In dieser Diät ist es wichtig, fruktosereiche Maissirupnahrung und gesättigte Fette in rotem Fleisch wie Kalb, Schwein, Rind oder Lamm, Geflügel, Würstchen wie Würstchen oder Würstchen und fettreiche Milchprodukte zu vermeiden.

Auf der anderen Seite sind Leber, Niere, Muskelmagen, Sardellen, Krustentiere, Lachse, Sardinen und Thunfisch reich an Purinen und sollten nicht gegessen werden.

Wie bei Gemüse werden Spargel und Spinat nicht empfohlen.

Darüber hinaus ist es wichtig, zuckerhaltige Lebensmittel wie gesüßtes Getreide, Backwaren, industrielle Backwaren und Süßigkeiten sowie dehydrierte Lebensmittel wie Umschlagsuppen zu begrenzen.

Auch Sojaöl und Schmalz.

Bei Getränken wird empfohlen, Alkohol zu vermeiden, insbesondere Bier und Liköre, zuckergesüßte Getränke und natürlich süße Fruchtsäfte.

5. Was sollte ich während eines Gichtanfalls essen und trinken?

In diesen Fällen ist es wichtig, viel Wasser zu trinken, rotes Fleisch, Fisch und Zucker zu begrenzen und in Maßen Protein zu essen.

Um die Harnsäure schnell zu senken, können fettarme Milch und Milchprodukte, Eier, Getreide, Obst und Gemüse in Purinen verzehrt werden.

Vermeiden Sie auch alkoholische Getränke, Fruchtsäfte und zuckerhaltige Getränke.

6. Welche anderen Empfehlungen sind wichtig?

Während dieser Diät ist es ratsam, 5 bis 6 mal täglich kleine Portionen zu essen und viel Wasser zu trinken, um eine gute Hydratation zu erhalten und die Ausscheidung von Harnsäure durch den Urin zu fördern.

Darüber hinaus wird empfohlen, in Maßen zu essen und sich regelmäßig zu bewegen, um Übergewicht zu vermeiden.

Schließlich kann es auch notwendig sein, Vitamin C-Präparate einzunehmen, die helfen, den Harnsäuregehalt zu senken.

Kapitel 13 Diät bei renaler Lithiasis

Die renale Lithiasis, auch Nierensteine genannt, ist ein Zustand, der durch das Vorhandensein von Steinen in den Harnwegen verursacht wird.

Sie entsteht, wenn der Urin eine hohe Konzentration an Mineralsalzen aufweist, die nicht richtig verdünnt sind.

Zu den häufigsten Symptomen gehören starke Schmerzen im Lendenbereich, Blut oder die Beseitigung von Streusand beim Wasserlassen, Schwitzen, Übelkeit und Erbrechen bei Schmerzkrisen.

Eine richtige Ernährung, wie die in einem anderen Kapitel beschriebene DASH-Diät, kann helfen, Nierensteine zu verhindern.

Um mehr über dieses Thema zu erfahren, haben wir mit Mario Vega Carbó, einem Endokrinologen, gesprochen, der derzeit als Endokrinologe an der Vega & Vado Klinik arbeitet.

Doktor Mario,
1. Was kann man gegen die Nierenlithiasis tun?

Das Wichtigste ist, dass Sie Ihren Körper immer gut mit Flüssigkeit versorgt halten. In diesem Sinne ist es ratsam, zwischen 2 und 3 Liter Wasser pro Tag zu trinken, um den Urin verdünnt zu halten, was die Steinbildung erschwert.
Umgekehrt ist dunkelgelber Urin ein Zeichen dafür, dass Sie nicht genug Flüssigkeit trinken.
Darüber hinaus wird empfohlen, ein gesundes Leben und Bewegung zu führen, da Adipositas und sitzender Lebensstil die Möglichkeit der Lithiasisbildung erhöhen.

Bei der Ernährung geht es darum, Salz und Natrium, Zucker, Alkohol und überschüssiges Fleisch und tierisches Eiweiß zu vermeiden. Dazu gehören

Rindfleisch, Huhn, Schweinefleisch, Fisch und Eier. Darüber hinaus sollten auch Kaffee, Tee und kohlensäurehaltige Getränke reduziert werden. Stattdessen wird eine fettarme Ernährung und der Verzehr von Zitronen und Orangen empfohlen, deren Zitrat die Bildung von Steinen verhindert.

2. Wie viele Arten von Nierensteinen gibt es?

Die Berechnungen können in 4 Typen unterteilt werden. Die häufigsten, zwischen 75 und 80 Prozent, werden durch Calciumoxalat gebildet, während die restlichen 20 bis 25 Prozent Harnsäure, Struvit und Cystin entsprechen. Die individuelle Behandlung hängt von der Art des Zahnsteins ab.

3. Im Falle von Kalziumoxalat-Stein, welche Diät sollte eingehalten werden?

Wenn der Patient eine Kalziumoxalat-Berechnung hatte, ist es ratsam, den Gehalt an Salz und Natrium in der Nahrung zu reduzieren und auf weniger als 2.400 Milligramm pro Tag zu begrenzen.

Generell ist es nicht ratsam, die Kalziumzufuhr deutlich zu reduzieren, da dies zum Verlust von Knochenmasse und Osteoporose führen kann. Es ist ratsam, nur 2 oder 3 Portionen pro Tag von Lebensmitteln wie Milch, Käse, Joghurt und Tofu zu essen.

Was Oxalat betrifft, so sollten Lebensmittel wie Erdnüsse, Tee, Instantkaffee, Rüben, Bohnen, Rhabarber, Brombeeren, Himbeeren, Erdbeeren, Schokolade, Trauben, dunkles Blattgemüse, Grieß, Nüsse, Tofu, Süßkartoffeln und Schankbier begrenzt werden.

4. Welche Diät sollte bei der Berechnung der Harnsäure eingehalten werden?
In diesem Fall wird empfohlen, Alkohol, Sardellen, Spargel, Bierhefe oder Backpulver, Blumenkohl, Soßen und Pilze zu vermeiden;

Öle; Organfleisch wie Leber, Niere oder Muskelmagen; Sardinen und Spinat.

Es ist auch ratsam, den Verbrauch von tierischem Eiweiß in jeder Mahlzeit und von fetthaltigen Lebensmitteln wie Dressings, Eiscreme und frittierten Lebensmitteln zu begrenzen.

Im Gegenteil, es ist gut, genügend Kohlenhydrate, Zitronen und Orangen in die Ernährung aufzunehmen. Ersetzen Sie auch Fleisch durch Lebensmittel pflanzlichen Ursprungs mit hohem Proteingehalt, wie z.B. Hülsenfrüchte, Sojalebensmittel, Nüsse und Sonnenblumenkerne.

5. Wie können Cystin- und Struvitsteine vermieden werden?

Das Trinken von viel Flüssigkeit, insbesondere Wasser, ist das Beste, was Sie tun können, um diese Art von Steinen zu vermeiden.

Im Falle von Cystinsteinen wird ebenfalls empfohlen, die Methioninquelle wie Eier, Käse, Fisch, Nüsse und Bohnen zu begrenzen.

6. Wie kann der Salzkonsum reduziert werden?

Um die Aufnahme zu reduzieren, wird empfohlen, Lebensmittel mit Kräutern und Gewürzen, Zitrone, Limette oder Essig zu würzen.

Vermeiden Sie auch Konserven oder spülen Sie sie mit Wasser, und überprüfen Sie die Etiketten der von Ihnen gekauften Produkte, um den Natriumgehalt zu sehen.

Andere Tipps sind die Reduzierung von salzigen Lebensmitteln und Gewürzen wie Gurken, Oliven, Würstchen, Senf, Tomaten- und Sojasaucen und das Verzicht auf das Hinzufügen beim Kochen von Reis, Pasta oder heißem Getreide.

7. Können Vitamin- oder Mineralstoffpräparate Steine entstehen lassen?

Es wurde nicht nachgewiesen, dass B-Vitamine eine schädliche Wirkung auf Menschen mit Nierensteinen haben. Die Verwendung der Vitamine C und D, von Fischleberölen und kalziumhaltigen Mineralstoffzusätzen kann jedoch die Wahrscheinlichkeit der Steinbildung erhöhen. Es wird daher empfohlen, dass Sie sich vor der Anwendung an Ihren Ernährungsberater wenden.

Kapitel 14: Ernährung bei chronischen Nierenerkrankungen

Chronische Nierenerkrankungen sind der fortschreitende Verlust der Nierenfunktion. Diese beiden Organe filtern das Blut und entfernen Abfall und überschüssiges Wasser aus dem Körper durch den Urin.

Die Hauptursachen für diese Erkrankung sind Diabetes und Bluthochdruck. Oftmals zeigt es keine Symptome, bis die Folgen schwerwiegend sind. Wenn die Nieren die Fähigkeit verlieren, Abfall und Flüssigkeit zu entfernen, muss sich der Patient einer Dialyse oder einer Organtransplantation unterziehen. Eine richtige Ernährung kann helfen, Nierenschäden zu kontrollieren und zu verhindern.

Um mehr über dieses Thema zu erfahren, haben wir Mario Vega Carbó interviewt, einen Endokrinologen, der als Endokrinologe an der Vega & Vado Klinik arbeitet.

Doktor Mario,
1. Wie kann eine Ernährungsumstellung diesen Patienten helfen?

Alles, was wir essen und trinken, beeinflusst unsere Gesundheit. Die Aufrechterhaltung eines angemessenen Gewichts und die Einhaltung einer ausgewogenen Ernährung können helfen, Blutdruck und Diabetes zu kontrollieren und Nierenerkrankungen vorzubeugen.

Darüber hinaus können die Begrenzung von Flüssigkeiten und der Verzehr von Lebensmitteln mit einem niedrigen Gehalt an Protein, Kalium, Phosphor und anderen Elektrolyten weitere Schäden an diesen Organen verhindern.

2. Was ist der Zweck dieser Diät?

Es versucht, ein Gleichgewicht in den Ebenen der Elektrolyte, Mineralien und Flüssigkeiten im Körper zu erhalten.

Darüber hinaus zielt sie bei denjenigen, die eine Dialyse benötigen, darauf ab, die Ansammlung von Abfällen und Grenzwasserflüssigkeiten zu reduzieren, was sehr wichtig ist, da diese Patienten nur sehr wenig Wasser lassen.

3. Was sind die wichtigsten Ernährungsvorschläge?

In diesen Fällen wird generell eine eiweißarme Ernährung empfohlen, da sie die Nieren intensiv arbeiten lässt und sie schädigen kann.

Einige proteinarme Lebensmittel sind Obst, Gemüse, Brot, Pasta und Reis. Rotes Fleisch, Huhn, Fisch und Eier sollten vermieden werden.

Um diese Nährstoffe zu ersetzen, können mehr Kohlenhydrate als Energiequelle aufgenommen werden. Es sollten jedoch gesunde Optionen gesucht werden, bei denen Zucker und kohlensäurehaltige Getränke vermieden werden.

Was die Fette betrifft, so werden einfach und mehrfach ungesättigte Fette wie Olivenöl, Erdnussöl und Maisöl empfohlen, um das Herz zu schützen.

Vermeiden Sie stattdessen gesättigte (rotes Fleisch, Schmalz, Milch und Milchprodukte) und trans (frittierte Lebensmittel, Kuchen, Kekse), die den Cholesterinspiegel erhöhen und das Risiko von Herzerkrankungen erhöhen können.

4. Was ist mit Phosphor, Kalzium und Kalium zu tun?

Die Nieren sind auch für den Ausgleich der im Blut zirkulierenden Salze und Mineralien wie Kalzium, Phosphor, Natrium und Kalium verantwortlich.
Wenn diese Organe nicht richtig funktionieren, kann der Phosphorgehalt zu hoch werden und den Kalziumspiegel senken, was zu einem schwächeren Knochenbau führt.

Wenn diese Organe nicht richtig funktionieren, kann der Phosphorgehalt zu hoch werden und den Kalziumspiegel senken, was zu schwächeren Knochen führt.

Aus diesem Grund sind phosphorreiche Lebensmittel wie Milch, Joghurt und Käse in dieser Ernährung oft eingeschränkt. Darüber hinaus kann es erforderlich sein, dass der Patient Kalzium- und Vitamin-D-Präparate einnimmt, um das Gleichgewicht zwischen diesen beiden Chemikalien im Körper zu kontrollieren.

Was Kalium betrifft, so kann es, wenn die Nieren nicht gut funktionieren, auch anormale Herzrhythmen verursachen. In diesen Fällen wird empfohlen, Orangen, Kiwis, Bananen, Melonen, Pflaumen, Spargel, Avocados, Kartoffeln und Tomaten zu vermeiden, unter anderem Lebensmittel, die reich an dieser Chemikalie sind.

5. Warum ist es wichtig, die Natriumzufuhr zu begrenzen?

Die Begrenzung von Natrium hilft, den Bluthochdruck zu kontrollieren, verhindert erhöhten Durst und verhindert, dass der Körper zusätzliche Flüssigkeit zurückhält.

Um den Verbrauch zu reduzieren, wird empfohlen, Lebensmittel mit Kräutern und Gewürzen, Zitrone, Limette oder Essig zu würzen.

Vermeiden Sie auch Konserven oder spülen Sie sie mit Wasser, und überprüfen Sie die Etiketten der gekauften Produkte, um den Natriumgehalt zu sehen.

6. Wie sollte mit Flüssigkeiten in dieser Ernährung umgegangen werden?

Wie ich Ihnen bereits gesagt habe, wenn sich der Patient auf der Dialyse befindet, ist es notwendig, seinen Verbrauch zwischen den Sitzungen zu begrenzen, um zu verhindern, dass er sich im Körper ansammelt.

Wenn dies nicht kontrolliert wird, kann sich überschüssige Flüssigkeit in Herz und Lunge ansammeln und die Atmung erschweren, was eine sofortige medizinische Versorgung erfordert.

Um den Verbrauch zu reduzieren, ist es ratsam, salzige Speisen zu vermeiden und an heißen Tagen abzukühlen.

7. Welche weiteren Ernährungstipps können Patienten mit chronischen Nierenerkrankungen gegeben werden?

Im Allgemeinen, wenn diese Erkrankung fortgeschritten ist, haben die Patienten in der Regel eine Anämie und müssen mehr Eisen konsumieren. Einige Lebensmittel, die reich an diesem Mineral sind, sind Leber, Blutwurst, Nüsse, Hülsenfrüchte und grünes Blattgemüse.

Andererseits wird ihnen neben einer gesunden Ernährung auch empfohlen, die Portionen zu kontrollieren, langsam zu essen und Überflüsse zu vermeiden.

Kapitel 15 Ernährung bei Gastritis und gastroösophagealem Reflux

Gastritis ist eine Entzündung der Magenschleimhaut, die Oberbauchschmerzen, Übelkeit und manchmal Erbrechen verursacht.

Reflux ist ein Zustand, in dem die Magensäure in die Speiseröhre zurückkehrt, die Auskleidung reizt und den Säuregehalt und die Regurgitation von Lebensmitteln und Flüssigkeiten verursacht.

Diese Beschwerden führen aufgrund ihrer Symptome und Komplikationen oft zu Appetitlosigkeit und Esslust.

Die Einhaltung einer angemessenen Ernährung kann die Verdauung erleichtern und diese Art von Beschwerden vermeiden.

Um mehr über dieses Thema zu erfahren, haben wir mit Mario Vega Carbó, einem Endokrinologen, gesprochen, der derzeit als Endokrinologe an der Vega & Vado Klinik arbeitet.

Doktor Mario,
1. Welche Richtlinien sollten Menschen mit Gastritis oder Reflux befolgen?

Diesen Patienten wird empfohlen, Alkohol und schwere, schwere oder würzige Lebensmittel zu vermeiden, die ihre Symptome verschlimmern können.

Es wird ihnen auch empfohlen, langsam und in kleinen Mengen zu essen, ihre Nahrung gut zu kauen und ihre Aufnahme in 4 oder 5 Mahlzeiten pro Tag aufzuteilen.

Darüber hinaus ist es wichtig, Lebensmittel und fettreiche Speisen zu reduzieren und keine Lebensmittel bei extremen Temperaturen oder sehr kalt oder sehr heiß zu essen, da sie die Reizung verstärken können.

2. Welche Arten von Lebensmitteln werden für diese Patienten empfohlen?

In diese Ernährung ist es wichtig, viele Früchte und Gemüse aufzunehmen, die Antioxidantien, B-Vitamine und pflanzliche Ballaststoffe enthalten. Auch Reis und Kartoffeln und Hülsenfrüchte in der weichen Küche.

Für Milchprodukte empfehlen wir entrahmte oder teilentrahmte Milch, Frischkäse und entrahmte oder leichte Joghurts.

Weißes Fleisch, wie z.b. hautfreies Huhn oder Pute, und weißer Fisch sind ideal.

Lebensmittel, die reich an Omega-3-Fettsäuren sind, wie Lachs oder Makrele, haben eine entzündungshemmende Funktion, daher ist es gut, sie aufzunehmen.

Das Beste, was man trinken kann, ist immer Wasser, und man kann auch weiche, entfettete Brühen und Verdauungsaufgüsse wie Fenchel, Kamille oder Melisse essen.

3. Welche Arten von Lebensmitteln werden nicht empfohlen?

Diese Diät sollte salz- oder zuckerreiche Lebensmittel, fettige Milchprodukte, nicht sehr reife oder saure Früchte, Zitrusfrüchte, Gebäck, Gebäck, Wurstwaren, Eiscreme und Kalbfleisch oder Rindfleisch vermeiden.

Auch scharfe Gewürze, fette Saucen, Eintöpfe, frittierte Lebensmittel, Schokolade, Vollmilchbrote und Karminanten wie Fenchel, Minze, Basilikum, Koriander, Karotte, Muskat oder Salbei gehören zu den Zutaten.

Andererseits können einige Menschen blähendes Gemüse (Artischocke, Kohl, Blumenkohl, Brokkoli, Knoblauch, Gurke und Zwiebel) oder säurehaltige Lebensmittel wie Tomaten nicht vertragen..

4. Welche Art des Kochens wird für diese Fälle empfohlen?

Es wird empfohlen, Dampf, gekocht, Papillote, Mikrowelle oder Ofen zu kochen. Auf der anderen Seite sollten gegrillte und frittierte Lebensmittel vermieden werden.

5. Welche anderen Aspekte sind wichtig, um diese Beschwerden zu vermeiden?

Weitere Empfehlungen sind das Nichtrauchen, die Aufrechterhaltung eines gesunden Gewichts und die Bewältigung von Stress, da er die Magensäuren erhöht. Tragen Sie auch keine enge Kleidung und legen Sie sich nicht hin oder schlafen Sie nach dem Essen, sondern warten Sie 2 oder 3 Stunden.

Was Flüssigkeiten betrifft, so ist es ideal, sie zwischen den Mahlzeiten und nicht während der Mahlzeiten zu konsumieren, um die Zunahme des Magenvolumens zu vermeiden.

Schließlich ist es ratsam, den Kopf des Bettes um 10 Zentimeter anzuheben, um eine minimale Neigung des gesamten Rumpfes zu erreichen, um das Risiko eines Rückflusses zu vermeiden.

Kapitel 16 Ernährung bei Fettleber und Zirrhose

Die Leber ist das Stoffwechselzentrum des Körpers und ist verantwortlich für die Aufnahme von Nährstoffen aus der Nahrung, die Speicherung von Energie sowie die Ausscheidung und Herausfiltration von Giftstoffen.

Unter den Krankheiten, die sie betreffen können, ist eine der häufigsten die Fettleber, die alkoholisch oder nicht alkoholisch sein kann, je nachdem, ob sie mit dem Konsum zusammenhängt oder nicht. Wenn die Lebererkrankung chronisch und irreversibel wird, führt sie zu einer Zirrhose, die Narben und Knötchen im Gewebe verursacht, die das Funktionieren des Organs erschweren.

Heute ist Fettleibigkeit die Hauptursache für diese Erkrankung, die sogar den Alkohol übertrifft. Eine Diät, die hilft, Gewicht zu verlieren, kann Fett, Entzündungen und Fibrosen in der Leber reduzieren.

Um mehr über dieses Thema zu erfahren, haben wir Dr. Mario Vega Carbó, Facharzt für Endokrinologie, der für die Vega & Vado Klinik verantwortlich ist, konsultiert.

Doktor Mario,
1. Wie beeinflusst Adipositas die Entwicklung der nichtalkoholischen Fettleber?

Wenn eine Person an Gewicht zunimmt, sammelt sie überschüssiges Fett in verschiedenen Teilen des Körpers, einschließlich der Leber. Während des Wachstums verursacht es Entzündungen im Organ, die, wenn sie mit der Zeit anhalten, einen Teil des Lebergewebes zum Absterben bringen können.

Jedes Mal, wenn diese Drüse eine Verletzung erleidet, versucht sie, sich selbst zu reparieren und erzeugt dabei eine Narbe, die ihre Funktionsfähigkeit beeinträchtigt.

Wenn sich 70 Prozent der Leber in diesem Zustand befinden, tritt eine Zirrhose auf, deren einzige Lösung die Transplantation ist.

2. Was sind die Symptome der Fettleber?

Es handelt sich in der Regel um eine stille Krankheit mit wenigen oder gar keinen Symptomen. Wenn sie erscheinen, kann der Patient Müdigkeit oder Schmerzen in der rechten oberen Seite des Bauches spüren.

3. Wie kann eine Diät helfen, diesen Zustand zu kontrollieren?

Eine Gewichtsabnahme durch eine Kombination aus gesunder Ernährung und Bewegung kann helfen, diese Krankheit zu verhindern, die Leber zu schützen und ihre Funktion zu verbessern.

4. Was sind die empfohlenen Ernährungsumstellungen?

Diesen Patienten wird empfohlen, die Fettaufnahme fast vollständig zu vermeiden, da sie für die Leberentzündung verantwortlich sind.

Darüber hinaus sollten sie ihre Kohlenhydrataufnahme mäßigen und ihre Aufnahme von Obst, Gemüse und Hülsenfrüchten erhöhen, da sie eine natürliche Quelle für Vitamine und Mineralien sind, die der Körper benötigt, um zu funktionieren.

Auf der anderen Seite sollten sie Salz vermeiden, das die Flüssigkeitsansammlung und Schwellung in der Leber, Zucker und Alkohol verschlechtert.

Es wird ihnen auch empfohlen, die Portionsgröße zu begrenzen und Lebensmittel zu essen, die zur Verbesserung der Organreinigung beitragen, wie Artischocke und Spirulina.

5. Welche Arten von Fetten gibt es und welche werden am häufigsten empfohlen?

Die Haupttypen von Fetten sind 4: gesättigte Fette, die in rotem Fleisch, Schmalz, pflanzlichen Fetten und Milch und seinen Derivaten enthalten sind; Transfette, die in kommerziell gebackenen Keksen und Kuchen und in frittierten Lebensmitteln wie Donuts und Pommes frites enthalten sind; einfach ungesättigte Fette, die in Oliven-, Erdnuss- und Rapsölen enthalten sind; und mehrfach ungesättigte Fette, die in Mais- und Seilölen, einigen Arten von Nüssen und fetten Fischen wie Lachs oder Makrele enthalten sind; und fette Fische wie Lachs oder Makrele. In dieser Diät ist es ideal, gesättigte und Transfette durch einfach und mehrfach ungesättigte Fette, insbesondere Omega-3-Fettsäuren, zu ersetzen.

6. Welche weiteren Ernährungstipps können diesen Patienten gegeben werden?

Eine empfohlene Ernährung für Patienten mit Fettleber oder Zirrhose ist das Mittelmeer, das sich durch vegetarische Gerichte auszeichnet, mit nur geringen Mengen an Rindfleisch und Huhn und mehr Vollkornanteilen, frischem Obst und Gemüse, Nüssen und Hülsenfrüchten.

Es reduziert in der Regel den Verbrauch von Fleisch und Kohlenhydraten und erhöht den Verbrauch von Gemüse und einfach ungesättigten Fetten, was zur Gewichtsabnahme beiträgt.

Andererseits ist es ratsam, Lebensmittel mit niedrigem glykämischem Index zu Ihrer Ernährung hinzuzufügen, wie grünes Blattgemüse, die meisten Früchte, rohe Karotten, Kichererbsen, Linsen und Kleie-Getreide; und hohe Lebensmittel wie Reis, Weißbrot, Kartoffeln und Honig zu vermeiden.

Nehmen Sie auch Vitaminpräparate, insbesondere B-, C- und E-Komplexe, die als Schutz gegen Leberentzündungen wirken.
Schließlich empfehlen wir beim Kochen Olivenöl und vermeiden andere Fette.

Kapitel 17 Reizdarm-Diät FODMAP

Das Reizdarmsyndrom (IBS) ist eine chronische Funktionsstörung des Verdauungstraktes, die Bauchschmerzen und Schwellungen sowie Gas verursacht. Menschen mit dieser Erkrankung können zwischen Verstopfung und Durchfall wechseln. Die Ursachen für diesen Zustand sind nicht ganz klar. Es kann eine bakterielle Darminfektion, Parasiten oder das Ergebnis von hohem Stress und Nervosität sein.

Die FODMAP-Diät, die darauf abzielt, bestimmte schwer absorbierbare Lebensmittel aus dem Ernährungsplan auszuschließen, soll ihre Symptome lindern.

Um mehr über dieses Thema zu erfahren, haben wir Mario Vega Carbó, einen Endokrinologen mit mehr als 20 Jahren Erfahrung, interviewt.

Doktor Mario,
1. Was ist die FODMAP-Diät?

Der Name FODMAP bezieht sich auf die englische Bedeutung von Oligosacchariden, Disacchariden, Monosacchariden und fermentierbaren Polyolen ("Fermentable Oligosaccharides, Disaccharides, Monosaccharides and Polyols").

All dies sind Kohlenhydrate, die dadurch gekennzeichnet sind, dass sie nicht vollständig vom Darm verdaut werden, sondern in Richtung Dickdarm vordringen, wo sie Gase bilden, die eine abdominale Distention verursachen. Daher versucht diese Ernährung, sie aus dem Ernährungsplan zu streichen, um diese Folgen zu vermeiden.

2. Wie ist der Umsetzungsprozess dieser Ernährung?

In einem ersten Schritt werden alle Lebensmittel mit fermentierbaren Kohlenhydraten eliminiert, mit dem Ziel, die Verdauungsstabilität zu erreichen. Sobald sich die Symptome verbessert haben, können kleine Mengen dieser Lebensmittel nach und nach eingeführt werden, um die individuelle Toleranz gegenüber jedem von ihnen zu überprüfen.

Darauf aufbauend wird ein möglichst vielfältiger, vollständiger und ausgewogener Ernährungsplan erstellt, um rechtzeitig fortzufahren und nur diejenigen zu begrenzen, die schwere Störungen verursachen.

3. Welche Lebensmittel sollten bei der FODMAP-Diät vermieden werden?

Zu den Lebensmitteln mit fermentierbaren Kohlenhydraten, die begrenzt werden sollten, gehören Milch und Milchprodukte wie Käse und Joghurt; Weizengetreide, Gerste, Roggen, Hafer und Vollkornreis; Knoblauch, Artischocke, Aubergine, Zwiebel, Kohl, Spargel, Salat, Pfeffer, Lauch und Rüben; Oliven, Avocado, Heidelbeere, Kirsche, Pflaume, Himbeere, Erdbeere, Apfel, Mango, Pfirsich, Melone, Brombeere, Birne, Wassermelone und Traube; alle Hülsenfrüchte außer Soja; Mandeln und Haselnüsse; Würstchen, Aufschnitt, Hamburger und Würstchen von Schwein, Kalb, Pute oder Huhn; Butter; Zucker, Schokolade und Honig.

Darüber hinaus wird empfohlen, überschüssige Ballaststoffe, insbesondere bei Durchfall, und glutenhaltige Produkte zu vermeiden. Auch Gebäck, Süßigkeiten, Kekse, Torten, Eis, Soßen, Brühen, Softdrinks und Alkohol.

4. Welche Lebensmittel sind in dieser Diät erlaubt?

Zu den kostenlosen Lebensmitteln gehören laktosefreie oder laktosearme Milchprodukte; raffiniertes Mais-, Weizen-, Reis- und Quinoa-Getreide; Mangold, Zucchini, Kürbis, Spinat, Gurke, Tomate und Karotte; Kokosnuss, Kiwi, Zitrone, Orange, Mandarine, Passionsfrucht, Ananas und Banane; Nüsse; Sojabohnen; Schalentiere, Weichtiere, weißer und blauer Fisch, weißes und rotes Fleisch; Eier; Oliven- und

Sonnenblumenöl; Margarine. Auf der anderen Seite wird empfohlen, den Wasserverbrauch zu erhöhen.

5. Wie lange ist es ratsam, die FODMAP-Diät einzuhalten?

Die erste Phase der Ernährung, die am restriktivsten ist, wird empfohlen, sie nicht länger als 6 Wochen zu befolgen, bis die Verdauungsstabilität erreicht ist. Es wird nicht empfohlen, es langfristig fortzusetzen, um Ernährungsmängel zu vermeiden, da es viele Produkte einschränkt, die als Basisprodukte gelten.

Dann ist es wichtig, nach und nach andere Lebensmittel entsprechend der individuellen Toleranz einzuführen.

6. Für welche anderen Zwecke kann diese Ernährung verwendet werden?

Neben dem Reizdarm kann die FODMAP-Diät auch bei Colitis ulcerosa, Morbus Crohn und anderen Darmbeschwerden helfen.

7. Welche anderen Aspekte sind bei dieser Behandlung wichtig?

Neben dem guten Essen werden auch regelmäßige Bewegung, viel Wasser und Stressbewältigung durch Entspannungstechniken oder Yoga empfohlen, um das Reizdarmsyndrom zu verbessern.

Kapitel 18. Diät zum Schutz der Gallenwege

Die Gallenblase ist ein taschenförmiges Organ, in dem sich die von der Leber produzierte Galle sammelt. Diese Flüssigkeit hilft bei der Verdauung und dem Abbau von Fetten in der Nahrung in Fettsäuren, die aufgenommen werden können.

Eine richtige Ernährung kann die Symptome von Kolik und biliärer Dyspepsie sowie die Bildung von Steinen verhindern.

Es ermöglicht den Patienten auch eine bessere Regeneration nach der Cholezystektomie, einem chirurgischen Eingriff, bei dem das Organ entfernt wird, wenn es durch Lithiasis infiziert, entzündet oder blockiert ist.

Um mehr über dieses Thema zu erfahren, haben wir Dr. Mario Vega Carbó, einen Spezialisten für Endokrinologie, der an der Vega & Vado Klinik arbeitet, konsultiert.

Doktor Mario,
1. Welche sind die wichtigsten Ernährungsempfehlungen zum Schutz der Gallenblase?

Versuchen Sie zunächst, das Fett in all seinen Formen zu begrenzen und verbrauchen Sie maximal 40 Gramm pro Tag, vorzugsweise pflanzlichen Ursprungs.

Darüber hinaus sollte die Ernährung reich an Kohlenhydraten (Reis, Nudeln, Kartoffeln, Hülsenfrüchten und Brot), Obst und Gemüse sein.

Wir empfehlen unter anderem heiße und milde Tee- und Kamillentees; entrahmte Milch in kleinen Mengen; gut gekochte Gemüsebrühen; Haferflocken-, Linsen- und Maisbrei; Kartoffelpüree oder Hülsenfrüchte;

Kalbfleisch, Kaninchen-, Hühner-, Puten- oder Hammelfleisch; mageren Schinken; und fettarmen Weißfisch.

2. Welche anderen Lebensmittel werden in dieser Diät empfohlen?

Zu den bereits erwähnten Produkten können wir Magermilch, Naturjoghurt, Frischkäse, weißer oder gerösteter Plan, weißer Reis, einfache Nudeln (kein Ei), Marienkekse und gebratene oder in Kompott gefüllte Früchte hinzufügen.

Andererseits wird zum Schutz der Gallenblase auch empfohlen, langsam, in kleinen Mengen zu essen, gut zu kauen und die Aufnahme in 4 oder 5 Mahlzeiten täglich aufzuteilen.

3. Welche Lebensmittel sollten vermieden werden?

Diese Diät sollte fettiges Fleisch wie Lamm-, Schweine-, Hühner- und Wurstwaren, Schokoladen- und Quittengelee, blauen oder eingemachten Fisch, Schalentiere, harte oder gebratene Eier, fettigen und fermentierten Käse, Nüsse, pflanzliche Margarinen und Butter, Alkohol und alkoholfreie Getränke vermeiden.

Auch blähende Lebensmittel (Kohlköpfe, Blumenkohl, Brokkoli, ganze ungesiebte Hülsenfrüchte, Gurken und rohe Zwiebeln) oder würzige Lebensmittel, Gebäck, Süßwaren und Gebäck, insbesondere Industriegebäck, und reichlich Lebensmittel.

Was Milch und ihre Derivate betrifft, so müssen sie entrahmt verzehrt werden.

4. Welche Art des Kochens wird empfohlen?

Wir empfehlen solche mit wenig Fett, ohne zu braten und ohne es auf über 100 Grad zu erhitzen.

Einige Optionen sind Dämpfen, Wasserkochen, Backen, Grillen, Grillen, Grillen, Grillen oder in Gemüsepapier oder Aluminium verpackt.

Andererseits ist Olivenöl anderen Samen wie Sonnenblumen, Mais und Sojabohnen vorzuziehen.

Darüber hinaus wird empfohlen, Eintöpfe und Eintöpfe zu vermeiden und Soßen zu vermeiden.

5. Wie kann man der biliären Lithiasis vorbeugen?

Um die Bildung von Steinen zu verhindern, ist es wichtig, nicht auf Mahlzeiten zu verzichten und ein gesundes Gewicht zu halten, die Anzahl der aufgenommenen Kalorien zu reduzieren und regelmäßige körperliche Aktivitäten durchzuführen.

Wenn Sie abnehmen müssen, sollte der Verlust langsam erfolgen, denn wenn er schnell erfolgt, kann er das Risiko einer Lithiasis erhöhen.

Was die Ernährung betrifft, so sollte sie fettarm, cholesterinarm und ballaststoffreich sein. Es sollte Lebensmittel pflanzlichen Ursprungs priorisieren, die wenig Kalorien, weniger Fett und viel Ballaststoffe enthalten.

Kapitel 19 Ernährung zur Kontrolle und Vorbeugung von Schilddrüsenerkrankungen

Die Schilddrüse ist eine der wichtigsten Drüsen im Körper und ihre Aktivität beeinflusst den Stoffwechsel und die meisten Körperfunktionen wie Herzfrequenz und Blutdruck.

Ein normaler Spiegel seiner Hormone im Körper ist unerlässlich für ein gesundes Wachstum und eine gesunde Entwicklung in der Kindheit und für die Funktion des Gehirns während des gesamten Lebens. Häufige Probleme, die die Drüse betreffen können, sind Hypothyreose, Hyperthyreose und Kropf.

Eine richtige Ernährung kann helfen, diese Art von Beschwerden zu kontrollieren und zu verhindern.

Um mehr über dieses Thema zu erfahren, haben wir Mario Vega Carbó, einen Spezialisten für klinische Endokrinologie, befragt.

Doktor Mario,
1. Welche Ernährungsrichtlinien können eingehalten werden, um Schilddrüsenschäden und Schilddrüsenunterfunktion zu vermeiden?

Zunächst einmal ist es wichtig, den Verzehr von Lebensmitteln mit Jod und Selen zu verstärken, die zum reibungslosen Funktionieren der Drüse beitragen. Jod ist in Fisch, Algen, Hummer, Thunfisch, Putenbrust, Sardinen, Meeresfrüchten, Brot, Eiern, Kuhmilch, Käse, Joghurt, Eis, jodiertem Speisesalz und Sojaprodukten enthalten. Selen ist in Cashewkernen und Walnüssen erhältlich.

Bei den Fetten sollte der Verbrauch von qualitativ hochwertigen Fetten erhöht werden, wie beispielsweise Avocado-, Oliven- oder Rapsöl, Quinoa, Lachs und Nüsse im Allgemeinen.

Auf der anderen Seite ist es auch gut, viel antioxidatives Glutathion zu essen, das das Immunsystem der Schilddrüse stärkt. Diese findet sich in Spargel, Brokkoli, Knoblauch, Grapefruit und Pfirsich und kann auch durch Nahrungsergänzungsmittel verzehrt werden. Darüber hinaus werden hochwertige Probiotika und fermentierte Lebensmittel empfohlen.

2. Welche Lebensmittel sollten vermieden werden?

Einerseits sollten Stimulanzien wie Koffein, Alkohol und Zucker, die den Stress erhöhen, was für die Schilddrüse schädlich sein kann, gestoppt werden. Darüber hinaus ist auf Goitrogene, Substanzen im Kreuzblütler und einige Früchte zu achten. Diese haben die Fähigkeit, die Aufnahme und Nutzung von Jod zu blockieren, die Schilddrüsenaktivität zu verlangsamen und können die Entwicklung des Kropfes fördern.

3. Welche sind die häufigsten Goitrogene?

Zu den Lebensmitteln, die diese Substanz enthalten, gehören Brokkoli, Rosenkohl, Hirse, Senf, Kohl, Blumenkohl, Rettich, Grünkohl, Pfirsiche, Erdnüsse, Rüben, Spinat, Mandeln, Heidelbeeren, Erdbeeren und Brunnenkresse.

4. Sollten diese Lebensmittel aus der Ernährung genommen werden?

Viele dieser Lebensmittel sind reich an Vitaminen und Mineralien sowie Antioxidantien, so dass es nicht ratsam ist, sie endgültig aus der Ernährung zu nehmen. Wichtig ist, sie nicht roh zu essen, daher ist es notwendig, sie vorher zu kochen, um die Stickstoffwirkung zu reduzieren.

5. Welche Art von Fleisch ist empfehlenswerter?

Es ist besser, weißes Fleisch wie Huhn oder Fisch zu essen, das mehr Protein enthält.

6. Welche Lebensmittel beeinflussen die Aufnahme von Schilddrüsenhormonen?

Soja und die Lebensmittel und Nahrungsergänzungsmittel, die es enthalten, können die Menge des vom Körper aufgenommenen Hormons verringern. Darüber hinaus können Kaffee und bestimmte mit Ballaststoffen angereicherte Lebensmittel die Absorption von Levothyroxin beeinträchtigen.

7. Wann ist es ratsam, eine jodreiche oder jodarme Ernährung einzuhalten?

Wie bereits erwähnt, hilft Jod der Drüse, richtig zu funktionieren und ist ein notwendiges Element für die Produktion von Schilddrüsenhormonen. Sein Mangel kann zu einer Vergrößerung der Schilddrüse (Kropf) und einer Hypothyreose führen.

Umgekehrt sollten Menschen mit Hyperthyreose ihre Aufnahme kontrollieren, da der Konsum die Symptome verschlimmern kann.

Ebenso kann eine mineralstoffarme Ernährung empfohlen werden, um die Wirksamkeit der radioaktiven Jodbehandlung zu erhöhen.

8. Was sollte bei einer Ernährung gegen Hyperthyreose beachtet werden?

Diese Diät sollte versuchen, den Verzehr einiger Lebensmittel zu erhöhen, die die Schilddrüsenaktivität reduzieren und diejenigen vermeiden, die sie fördern. Um die Aufnahme und Verwendung von Jod zu blockieren, können Sie Lebensmittel mit den oben genannten Goitrogenen konsumieren.

Auch diese Lebensmittel, die reich an Kaffee- und Chlorsäuren sind, die die Schilddrüsenaktivität reduzieren. Unter ihnen sind Sellerie, Orange, Zitrone, Karotte, Pflaume, Aubergine und Traube zu nennen.

Darüber hinaus werden Milchprodukte und andere kalzium- und eisenhaltige Lebensmittel empfohlen. Es gibt auch einen Anstieg des Verbrauchs von Proteinen und Kalorien, um dem Katabolismus entgegenzuwirken. Im Gegenteil, neben Lebensmitteln mit Jod sollten spannende Getränke und fettes Fleisch vermieden werden.

In der Zwischenzeit ist das Nahrungsergänzungsmittel Spirulina kontraindiziert, wenn Sie eine Hyperthyreose haben.

Kapitel 20 Diät für das polyzystische Ovar-Syndrom

Das polyzystische Ovarialsyndrom ist eine häufige Erkrankung bei Frauen im gebärfähigen Alter, die einen hohen Anteil an androgenartigen Hormonen in ihrem Körper haben.

Zu den wichtigsten Anzeichen gehören unregelmäßige Menstruation, übermäßiges Haarwachstum in Bereichen der männlichen Verteilung, schwere Akne und Unfruchtbarkeit. Darüber hinaus führt diese Erkrankung oft zu anderen Stoffwechselstörungen wie Hyperinsulinämie, Insulinresistenz, hohen Cholesterin- und Triglyceridwerten sowie Essstörungen.

Eine spezielle Ernährung und regelmäßige körperliche Aktivität können helfen, Ihre Symptome zu lindern.

Um mehr über dieses Thema zu erfahren, haben wir Mario Vega Carbó, einen Endokrinologen mit mehr als 20 Jahren Erfahrung, interviewt.

Doktor Mario,

1. Wie kann eine angemessene Ernährung diesen Zustand kontrollieren?

Adipöse Frauen entwickeln eher das polyzystische Ovarialsyndrom und bei ihnen sind die Symptome der Erkrankung meist schwerer. Daher ist eine Ernährung, die ein angemessenes und gesundes Gewicht aufrechterhält, wichtig, um ihre Zeichen zu verhindern und zu mildern.

Andererseits kann bei Frauen mit Insulinresistenz die Kontrolle des Insulinspiegels durch die Ernährung helfen, die Funktion der Eierstöcke, den Menstruationszyklus und die Fruchtbarkeit wiederherzustellen.

2. Was ist die Ernährung für PCOS?

Im Allgemeinen wird für diese Fälle eine kohlenhydratarme Ernährung empfohlen, die es ermöglicht, Gewicht zu verlieren und Glykämien zu kontrollieren, was die Insulinresistenz verbessert. Für sie ist es ideal, diejenigen zu konsumieren, die einen niedrigen glykämischen Index haben und reich an Proteinen und gesunden Fetten mit entzündungshemmender Wirkung sind.

3. Welche Arten von Lebensmitteln sind in der Regel in dieser Ernährung enthalten?

Zu den Lebensmitteln, die einen niedrigen glykämischen Index haben, gehören grünes Blattgemüse, die meisten Früchte, rohe Karotten, Kichererbsen, Linsen und Kleie. Darüber hinaus beinhaltet die Ernährung in der Regel weißes Fleisch ohne Konservierungsstoffe, Kalbsleber, öligen Fisch, Vollkornmehl und andere ballaststoffreiche Lebensmittel.

Beim Verzehr von Eiweiß ist es ideal, dass es zu 50 Prozent tierisch und zu 50 Prozent pflanzlich ist, letzteres findet man in Hülsenfrüchten, Sojabohnen, Quinoa, Nüssen und Samen.

4. Welche Lebensmittel werden in diesen Fällen in der Regel reduziert?

In dieser Diät werden raffinierte Mehle, Reis, Weißbrot, Kartoffeln, Honig sowie Lebensmittel und Getränke mit viel Zucker, die einen hohen glykämischen Index haben, meist vermieden.

Es ist auch wichtig, Milchprodukte, Getreide mit Gluten, pflanzliche Öle, Kekse, Kuchen und Desserts, Fastfood, industrielle Backwaren und ultraverarbeitete Produkte zu reduzieren.

5. Welche anderen Aspekte sind in dieser Ernährung wichtig?

Diesen Menschen wird empfohlen, den ganzen Tag über kleine Portionen zu essen, regelmäßige Fütterungspläne einzuhalten und nicht mehr als 4

Stunden zu gehen, ohne etwas zu sich zu nehmen, da dies die Dekompensation des Zucker- und Insulingehalts im Blut begünstigen kann.

Es wird ihnen auch empfohlen, eine Quelle für fettarmes Protein in jede Mahlzeit aufzunehmen, was den Appetit kontrolliert. Einige Optionen sind gekochtes Ei, Fisch oder Huhn.

Schließlich können Frauen mit diesem Syndrom Magnesiumpräparate, Chrom-Picolinat, Omega-3-Fettsäuren und Leinsamen verschrieben werden, um die Ernährung zu ergänzen, wenn nötig.

Kapitel 21. Glutenfreie Ernährung für Zöliakiepatienten

Eine glutenfreie Ernährung ist ein Ernährungsplan, der dieses Protein ausschließt und speziell für Menschen mit Zöliakie entwickelt wurde. Gluten ist eine Substanz aus Weizen, Gerste und Roggen, die auch in Vitaminen, Nahrungsergänzungsmitteln, Haar- und Hautprodukten, Zahnpasten und Lippenstiften enthalten ist.

Wenn ein Zöliakiepatient sie konsumiert, verursacht sie eine Schädigung und Entzündung des Dünndarms durch das Immunsystem, was unter anderem Durchfall, Bauchschmerzen, Anämie und Verstopfung verursacht.

Um mehr über diese Diät zu erfahren, haben wir Dr. Mario Vega Carbó, Spezialist für Endokrinologie und Leiter der Vega & Vado Klinik, konsultiert.

Doktor Mario,
1. Welche Lebensmittel sind in der Regel in einer glutenfreien Ernährung enthalten?

Bei der Planung dieser Diät ist es wichtig, sowohl auf die Inhaltsstoffe des Lebensmittels als auch auf seinen Nährwert zu achten.

Zu denjenigen, die sicher verzehrt werden können, gehören Obst und Gemüse, Bohnen, Samen und Nüsse in ihrer natürlichen, unverarbeiteten Form, Eier, frisches Rind- oder Schweinefleisch, Geflügel, Fisch und Schalentiere sowie die meisten fettarmen Milchprodukte.

Andererseits gehören Amaranth, Pfeilwurzel, Buchweizen, Mais, Flachs, Hirse, Quinoa, Reis, Sorghum, Sojabohnen, Manioktapioka zu den erlaubten Getreidesorten, Stärken und Mehlen.
Zu den Süßstoffen gehören Gelees, Marmeladen, Honig, Erdnussbutter, Maisstärke, brauner Zucker,weiß oder glasiert; und als Gewürze Gewürze und Kräuter; Salz; Pfeffer; Oliven; Senf und destillierte Essigsorten.

2. Welche Lebensmittel sind nicht erlaubt?

Diese Diät sollte alle Lebensmittel und Getränke vermeiden, die Weizen, Gerste, Roggen und in einigen Fällen Hafer enthalten.

Alle Weizenderivate wie Grahan-Mehl oder Hefe, Dinkel, Dinkel, Dinkel, Kamut, Dinkel und Grieß sollten ebenfalls ausgeschlossen sein.

Darüber hinaus werden, sofern nicht glutenfrei, Bier, Brot, Würstchen, Pasteten, Schmelzkäse, geriebener oder gestreuter Käse, Kuchen und Torten, Süßigkeiten, Getreide, Kommunionswaffeln und Süßgebäck nicht empfohlen; Pommes frites; Malz; Nudeln; Hotdogs und Konserven von Fleisch und Fisch; Saucen; Schokolade und Kakao; Eis; Salatdressings; gewürzte Reismischungen; Suppen oder Brühen und mit Ölen oder Fetten mariniertes Geflügel.

3. Woher weiß man, ob ein Essen oder Getränk Gluten enthält?

Beim Kauf von verarbeiteten Lebensmitteln sollten Sie die Etiketten der Produkte sorgfältig lesen, da angegeben ist, ob sie Weizen, Gerste, Roggen oder Triticale, jegliche abgeleitete Inhaltsstoffe enthalten oder ob sie mit ihnen verarbeitet wurden.

4. Welche Auswirkungen hat diese Ernährung auf Zöliakie und wie lange sollte sie eingehalten werden?

Es gibt keine Heilung für Zöliakie, daher sollte die glutenfreie Ernährung ein Leben lang strikt eingehalten werden.

Die Nahrungsergänzung funktioniert in der Regel bei den meisten Patienten, die eine Verbesserung der Symptome ab zwei Wochen, eine serologische Normalisierung zwischen 6 und 12 Monaten und eine Regeneration der Darmzotten um 2 Jahre erzielen.

5. Welche Vorteile hat diese Diät für Nicht-Zöliakie?

Während einige Leute behaupten, dass diese Diät die allgemeine Gesundheit verbessern, helfen kann, Gewicht zu verlieren und Energie und sportliche Leistung zu erhöhen, gibt es derzeit nicht genügend medizinische oder wissenschaftliche Erkenntnisse, um dies zu bestätigen.

Auf der anderen Seite ist diese Diät nützlich für diejenigen, die eine Glutenempfindlichkeit haben, die nicht mit Zöliakie oder Weizenallergie zusammenhängt.

6. Welche Risiken kann diese Art der Ernährung mit sich bringen?

Viele glutenhaltige Lebensmittel liefern wichtige Vitamine und andere Nährstoffe wie Eisen, Kalzium und Ballaststoffe, die durch andere ersetzt werden müssen.

Im Gegenteil, viele von denen, die dieses Protein nicht haben, haben einen höheren Fett- und Zuckergehalt, daher sollten Sie sich für gesunde Alternativen entscheiden.

7. Welche anderen Vorsichtsmaßnahmen sollten Zöliakiebetroffene beim Essen treffen?

Wenn sie Zweifel haben, ob ein Lebensmittel Gluten enthält oder nicht, ist es ratsam, es nicht zu essen.

Bei hergestellten, verarbeiteten oder verpackten Produkten sollten die Etiketten mit Vorsicht überprüft werden, während diejenigen, die von Hand hergestellt werden oder bei denen ihre Inhaltsstoffe nicht kontrolliert werden können, zur Entsorgung empfohlen werden.

Kapitel 22. laktosefreie Ernährung

Die laktosefreie Ernährung ist ein Ernährungsplan, der diesen in der Milch von Säugetieren und anderen Milchprodukten enthaltenen Zucker ausschließt.

Es ist vor allem für Menschen gedacht, die gegenüber dieser Substanz intolerant sind, was in der Regel der Fall ist, wenn der Dünndarm nicht genügend vom Enzym Laktase produziert.

Dies macht es schwierig, Milchzucker zu verdauen, der Gas, Blähungen, Koliken und Durchfall produziert.

Eine Ernährung ohne Laktose ist nicht schwierig, obwohl Milchprodukte in vielen Fällen sehr häufig in unserer Ernährung enthalten sind, so dass es notwendig ist, besondere Sorgfalt walten zu lassen.

Um mehr über dieses Thema zu erfahren, haben wir Dr. Mario Vega Carbó, einen Spezialisten für Endokrinologie mit mehr als 20 Jahren Erfahrung, hinzugezogen.

1. Doktor Mario,
Was sind die Hauptnahrungsmittel, die Laktose enthalten?

Zu den Lebensmitteln, die Laktose enthalten, gehören Säugetiermilch, Kondensmilch, Kondensmilch und Sahne, Butter, Sahne, Käse, Joghurt, Eiscreme, Flan, Milchreis, Mousse und Milchschokolade.

Darüber hinaus können andere Produkte, die Laktose enthalten können, Margarine, Cremes, Suppen, Pürees, Brot, Würstchen, Fertiggerichte, Fleischpuffer, Salatdressings, Kuchen und Torten, angereichertes Getreide, Kekse, Schokoladenersatz, alkoholische Getränke, Zahnpasta, Vitaminpräparate und einige Medikamente sein.

2. Welche Lebensmittel sind in dieser Diät erlaubt?

Zu den laktosefreien Lebensmitteln gehören natürliche Früchte, Nüsse, Fisch und Meeresfrüchte, Getreide, Eier, Honig, Marmelade, Kartoffeln, Reis, Nudeln, Gemüse, Hülsenfrüchte, weißes und rotes Fleisch sowie Soja-, Kokos- und Hafergetränke.

3. Woher weiß ich, ob ein Lebensmittel Laktose enthält?

Wenn Sie Lebensmittel kaufen, sollten Sie die Etiketten der Produkte sorgfältig lesen, da angegeben ist, ob sie Laktose enthalten oder nicht. In vielen Fällen wird diese Substanz Lebensmitteln wie Brot, Soßen und Snacks zugesetzt, daher ist es wichtig, jeden einzelnen Punkt genau zu überprüfen.

4. Können milch- und laktosefreie, angepasste Produkte in diese Ernährung aufgenommen werden?

Ja, laktosefreie Milch und angepasste Produkte wie Käse, Cremes, Butters, Joghurt und Pudding können problemlos verzehrt werden.

Diesen Lebensmitteln wird künstlich Laktase zugesetzt, d.h. sie enthält nicht mehr Laktose, sondern Glukose und Galaktose, also Zucker, die der Körper problemlos verdauen kann.

Diese Produkte enthalten alle Nährstoffe der Originalnahrung und werden daher besonders für Menschen mit Unverträglichkeit dieser Substanz empfohlen.

5. Wie können Menschen mit Laktoseintoleranz Milchprodukte konsumieren, ohne Verdauungsstörungen zu haben?

Auf der einen Seite stehen die bereits erwähnten laktosefreien, angepassten Produkte.

Eine weitere Möglichkeit ist es, nach den am besten verträglichen Milchprodukten zu suchen und sie den ganzen Tag über in sehr kleinen Dosen zu konsumieren. Die meisten Menschen mit niedrigem Laktasewert können bis zu einer halben Tasse Milch ohne Symptome trinken.

Leichter verdauliche Milchprodukte sind Milchbutter, Hartkäse wie Schweizer oder Cheddar, fermentierte Produkte wie Joghurt, Ziegenmilch sowie Soja- oder Reisformeln für Kleinkinder.

Es ist auch möglich, ein Medikament mit dem Enzym Laktase einzunehmen, das hilft, mehr Laktose ohne Beschwerden zu verdauen.

6. Welche Vorsichtsmaßnahmen gelten für diese Ernährung?

Wenn Sie sich entscheiden, Milchprodukte vollständig zu eliminieren, ist es wichtig, nach alternativen Lebensmitteln zu suchen, die reich an den gleichen Nährstoffen Kalzium, Vitamin D, Riboflavin und anderen Proteinen sind, um Defizite zu vermeiden.

Calcium beispielsweise kann aus Sardinenkonserven und Lachs, Garnelen, dunkelgrünem Gemüse wie Rüben, Kohl und Brokkoli, Orangen, Feigen, Tofu, Mandeln, Paranüssen, Sonnenblumenkernen und weißen Bohnen gewonnen werden.

Bei Bedarf können Kalziumpräparate mit Vitamin D eingenommen werden.

7. Was passiert, wenn eine laktoseintolerante Person Laktose konsumiert?

Wenn dies geschieht, kann die Person eine Reihe von unangenehmen Symptomen wie Blähungen, Durchfall, Übelkeit und Gas haben, die in ihrer Intensität abnehmen, wenn der Körper unverdaute Laktose beseitigt.

Teil II. ERNÄHRUNG

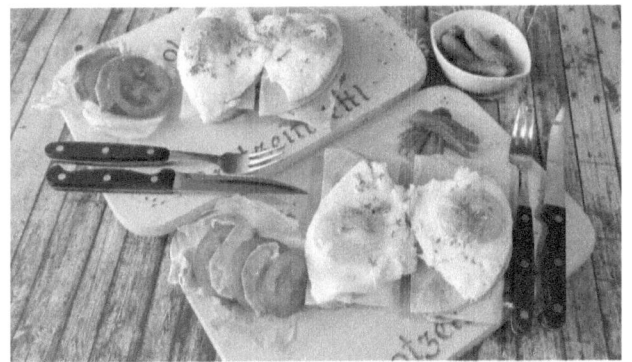

Kapitel 23 Hormonaktive Stoffe

Unsichtbare" Verunreinigungen, die unsere Gesundheit beeinträchtigen.

Wir leben jeden Tag mit ihnen zusammen. Hormonaktive Stoffe sind in der Luft, im Boden, im Wasser, in Getränken, in Lebensmitteln, in Reinigungs- und Körperpflegeprodukten, in Insektiziden und in einer Vielzahl anderer Produkte enthalten. Das Schlimmste ist, dass sie, ohne dass wir es wissen, unseren Körper und unsere Gesundheit sowie die unserer Kinder ernsthaft beeinträchtigen.

Wir sprechen von endokrinen Disruptoren, einer Reihe von chemischen oder biologischen Substanzen, die im Allgemeinen vom Menschen produziert werden und die die Drüsen verändern, die für die natürliche Sekretion der Hormone verantwortlich sind, die unseren Körper regulieren.

Dies kann unter anderem zu neurologischen und verhaltensbedingten Veränderungen führen, die Funktion der Schilddrüse beeinträchtigen, die reproduktive Gesundheit beeinträchtigen, das Immunsystem schwächen und die sexuelle Entwicklung verändern. Darüber hinaus kann es das Risiko von Diabetes, Fettleibigkeit und bestimmten Krebsarten erhöhen.

Um mehr über dieses Thema zu erfahren, haben wir den kubanischen Arzt Mario Vega Carbó, einen Spezialisten für klinische Endokrinologie, befragt.

1. Doktor Mario,
Was ist das endokrine System und was ist seine Funktion?

Das endokrine System ist der Satz von Organen und Geweben, die für die Sekretion von Hormonen verantwortlich sind, die in den Blutkreislauf abgegeben werden, um einige der Funktionen unseres Körpers zu regulieren, wie Wachstumsrate, Stoffwechsel, Entwicklung von Sexualorganen und Aspekte unseres Verhaltens. Es ist eines der drei wichtigsten Systeme der Integration und Regulierung unseres Körpers, zusammen mit dem Nervensystem und dem Immunsystem.

2. Was sind hormonaktive Stoffe und wie wirken sie auf uns?

Hormonaktive Stoffe sind Stoffe, die den Hormonhaushalt und die Regulation des Hormonsystems verändern können, was zu gesundheitsschädlichen Auswirkungen führen kann.

Sie können eingreifen, indem sie entweder die chemischen Signale der Hormone erhöhen, blockieren oder verringern, verwirrende Botschaften an den Körper senden und Konsequenzen aller Art erzeugen.

So kann es beispielsweise zu Störungen der reproduktiven Gesundheit von Frauen führen, wie Brustkrebs, Unfruchtbarkeit, frühzeitige Pubertät; Störungen der männlichen Fortpflanzungsfunktion, wie Prostatakrebs, verminderte Samenqualität, angeborene Missbildungen; Stoffwechselstörungen, wie Diabetes oder Fettleibigkeit; neurologische Erkrankungen, wie Verhaltensänderungen, Aufmerksamkeitsdefizit und Hyperaktivität, Autismus und Parkinson; Schilddrüsenkrebs und Herz-Kreislauf-Erkrankungen.

3. Was wäre neben all diesen Effekten das Schlimmste an dieser Situation?

Das Schlimmste von allem ist, dass die Auswirkungen von hormonellen Stoffen auf den Körper oft kumulativ und irreversibel sind. Darüber hinaus können ihre Auswirkungen während einer Generation unmerklich sein und auf die nächste übertragen werden, ohne sich pathologisch zu manifestieren. Auf diese Weise kann auch jemand, der diesen Stoffen noch nie ausgesetzt war, unter deren Folgen leiden.

Auf der anderen Seite sind hormonaktive Stoffe auch schädlich für Umwelt und Tierwelt.

4. Wo sind diese Stoffe vorhanden?

Hormonaktive Stoffe sind überall vorhanden und wir leben täglich mit ihnen zu Hause, bei der Arbeit, in der Schule und auf der Straße. Sie finden sie in Lebensmitteln, Pestiziden, Körperpflege- und Reinigungsmitteln, Bau- und Dekorationsmitteln, Lufterfrischern, Farben,

Kosmetika, Insektiziden, Spielzeug, Kleidung, Geräten und elektronischen Geräten.

Der Katalog der chemischen Substanzen, die das endokrine System verändern, ist sehr umfangreich und wächst von Tag zu Tag.

5. Was können wir tun, um die Exposition gegenüber hormonaktiven Stoffen zu vermeiden?

Grundsätzlich müssen wir versuchen, Produkte aus Polycarbonat oder Polyvinylchlorid zu vermeiden und den Verbrauch von Konserven, verarbeiteten Lebensmitteln und PVC-Folien zu reduzieren. Darüber hinaus ist es besser, frisches Obst und Gemüse als gefroren zu essen.

Es ist auch ratsam, Glasflaschen und -behälter zu verwenden, um Kunststoffmaterialien zu vermeiden, die BPA oder Phthalate freisetzen können, und um Kunststoffe nicht mit Lebensmitteln zu erhitzen.

Andererseits ist es notwendig, auf den Einsatz von Anabolika, Antihaftmitteln in der Küche und Insektiziden im Haushalt zu verzichten und die Zusammensetzung von Kosmetika und Waschmitteln zu kontrollieren.

Verwenden Sie bei Kindern und Babys bisphenol A-freie Beruhigungssauger und vermeiden Sie weichmacherhaltiges Plastikspielzeug.

Versuchen Sie in jedem Fall immer, umweltfreundliche Produkte zu konsumieren.

6. Welche weiteren Präventivmaßnahmen können wir auf gesellschaftlicher Ebene ergreifen?

Neben den Maßnahmen zur Kontrolle und Beseitigung dieser Stoffe durch die Regierungen ist es unerlässlich, die Forschung über ihre

Auswirkungen auf die Gesundheit und die Umwelt fortzusetzen, um vorbeugende Maßnahmen zu ergreifen.

Kapitel 24: Extreme Dünne und ihre Gefahren

Nach den herkömmlichen ästhetischen Mustern unserer Zeit wird Dünnheit meist als attraktiv und ein Kanon der Schönheit angesehen. So wie Adipositas jedoch sehr gesundheitsgefährdend ist, so ist auch die extreme Verdünnung.

Schlankheit ist ein Zustand, der auftritt, wenn das Körpergewicht einer Person niedriger ist als das, das ihrem Alter, Geschlecht und ihrer Größe entspricht.

Einige der Ursachen, die es verursachen können, sind schlechte Ernährung, der Konsum von Drogen wie Alkohol, Rauchen, psychische und Ernährungsprobleme, Erbkrankheiten und andere Grunderkrankungen.

Um mehr über dieses Thema zu erfahren, haben wir den kubanischen Arzt Mario Vega Carbó, einen Spezialisten für Endokrinologie, befragt.

Doktor Mario,
1. Was gilt als extreme Dünne?

Es wird allgemein angenommen, dass jemand an dieser Erkrankung leidet, wenn sein Body Mass Index (BMI) unter 18 liegt, wobei der BMI berechnet wird, indem das Gewicht einer Person durch Quadratmeter Körpergröße (kg/m2) dividiert wird.

2. Was sind die Hauptursachen für Dünnheit?

In einigen Fällen kann es durch physische und genetische Probleme verursacht werden, wie z.B. ein knapperes Fettgewebe als üblich, das den Körper in die Lage versetzt, große Mengen an Fett anzureichern, oder einen beschleunigten Stoffwechsel.

Es kann auch das Ergebnis einer anderen Krankheit sein, wie z.B. Diabetes, einige Krebsarten oder HIV; eine Sucht nach Alkohol, Drogen oder Rauchen; der Gebrauch bestimmter Medikamente; chronische Infektionen oder übermäßiger Gebrauch von Abführmitteln.

Weitere mögliche Gründe sind zu wenig Ernährung, Essstörungen wie Anorexie und Bulimie, Stress und Angst sowie psychische oder psychiatrische Probleme.

3. Welchen Schaden kann diese Erkrankung anrichten?

Ein niedriger Kaliumspiegel kann zu Muskelkrämpfen und Schmerzen sowie in schweren Fällen zu Hirnschwellungen führen. Zu wenig Protein und zu wenig Nährstoffe können auch das Immunsystem schädigen und die Anfälligkeit für Infektionen und Krankheiten erhöhen.

Darüber hinaus kann extreme Dünne zu Fruchtbarkeitsproblemen, unregelmäßiger Menstruation, Erektionsstörungen, riskanten Schwangerschaften, Osteoporose, Arrhythmien und Anämie führen.

4. Was sind die Hauptsymptome?

Einige Anzeichen sind sprödes und stumpfes Haar, blasse Haut und Schleimhäute, schälende Haut, Augenprobleme, weiße Flecken auf den Zähnen, das Auftreten von Wunden und Schwellungen auf den Lippen und konkaven Nägeln.

Auch Müdigkeit, Schwäche, Erschöpfung, niedriger Blutdruck, Herzklopfen und niedriger Blutzuckerspiegel.

5. Was ist die Behandlung bei extremer Dünne?

Wenn es durch eine andere Krankheit verursacht wird, sollte es behandelt werden. Wenn der Patient gesund ist und keine damit verbundenen Pathologien hat, kann eine kalorienreiche Ernährung verschrieben werden, die darauf abzielt, den Energieaufwand zu reduzieren.

In diesen Fällen wird der Verzehr von Nudeln, Nüssen, Honig, Vollkornreis, Ölen, Fleisch, Fisch, Eiern, Milchprodukten, Obst und

Gemüse in dem von einem Ernährungsberater empfohlenen Verhältnis empfohlen.

Die körperliche Betätigung ist vorteilhaft für die Gesundheit und hilft, den Appetit anzuregen und die Muskelmasse zu entwickeln. Menschen mit extremer Dünne sollten jedoch moderaten Trainingsroutinen folgen.

Medikamente zur Appetitanregung können bei Bedarf gegeben werden.

Schließlich, wenn der Grund eine Essstörung oder ein psychologisches Problem ist, sollten sie von einem spezialisierten Therapeuten behandelt werden.

Kapitel 25 Zöliakie oder Zöliakie

Die Zöliakie ist eine Immunkrankheit, bei der die Menschen kein Gluten verzehren können, weil sie ihren Dünndarm verletzt und entzündet.

Gluten ist ein Protein, das in Weizen, Gerste und Roggen vorkommt und auch in Vitaminen, Nahrungsergänzungsmitteln, Haar- und Hautprodukten, Zahnpasta und Lippenstiften enthalten ist.

Diese Erkrankung betrifft jeden Patienten unterschiedlich. Symptome können im Verdauungstrakt oder in anderen Teilen des Körpers auftreten.

Einige Menschen können Durchfall und Bauchschmerzen haben, andere können sich gereizt oder depressiv fühlen, und andere zeigen möglicherweise keine Anzeichen.

Um mehr über diese Erkrankung zu erfahren, konsultierten wir Dr. Mario Vega Carbó, einen Spezialisten für klinische Endokrinologie.

Doktor Mario,
1. Was sind die Ursachen der Zöliakie?

Zöliakie ist eine recht häufige Erbkrankheit. Die Patienten haben in der Regel antiendomysiale Antikörper mit Atrophie der Darmzotten. Es wird geschätzt, dass Ernährungspraktiken, Infektionen, Umwelteinflüsse und Bakterien im Darm zu ihrem Aussehen beitragen können.

In einigen Fällen wird die Erkrankung nach einer Operation, Schwangerschaft, Geburt, Virusinfektion oder intensivem emotionalen Stress aktiviert.

2. Wie wird diese Krankheit diagnostiziert?

Die Diagnose ist oft kompliziert, weil die gleichen Symptome auch bei vielen anderen Krankheiten auftreten.

Um dies zu erkennen, ist es notwendig, die Familiengeschichte des Patienten zu analysieren, Bluttests, serologische Studien durchzuführen und in einigen Fällen eine kleine Gewebeprobe aus dem Dünndarm zu untersuchen.

3. Wer wird es eher erleiden?

Zöliakie kann jeden betreffen. Sie tritt jedoch häufiger bei Menschen mit einem Familienmitglied auf, das bereits an der Erkrankung leidet. Auch Menschen mit Typ-1-Diabetes, Down's oder Turner's Syndrom, autoimmuner Schilddrüsenerkrankung, rheumatoider Arthritis, primärer Gallenzirrhose, mikroskopischer Kolitis, Psoriasis, Vitiligo, Epilepsie oder Nebenniereninsuffizienz leiden häufiger.

Diese Erkrankung kann sich zu jeder Zeit des Lebens manifestieren und wird in gleichem Maße bei Erwachsenen und Kindern diagnostiziert.

4. Was sind seine Hauptmerkmale?

Verzehrt eine Zöliakie Gluten, löst dies eine Immunantwort im Dünndarm aus. Im Laufe der Zeit schädigt dies die Auskleidung des Organs und verhindert die Aufnahme einiger Nährstoffe. Die Krankheit verursacht oft schweren Durchfall, starken Stuhlgang, Müdigkeit, Gewichtsverlust, Blähungen, Gas, Bauchschmerzen, Übelkeit, Erbrechen und Verstopfung, obwohl die Symptome von Person zu Person unterschiedlich sind.

Bei Kindern kann eine unzureichende Aufnahme von Nährstoffen das Wachstum und die Entwicklung beeinträchtigen, was zu kleiner Statur und später Pubertät führt.

5. Welche anderen Symptome können auftreten?

Neben den Darmbeschwerden kann die Zöliakie auch Zahnschmelzabbau, Mundgeschwüre, Kopf- und Gelenkschmerzen, Milzstörungen, unregelmäßige Menstruation, Haarausfall und Verletzungen des Nervensystems verursachen.

Ein weiteres sehr häufiges Zeichen ist die Dermatitis herpetiformis, eine juckende, blasige Hauterkrankung. Dieser Ausschlag kann an den Ellbogen, Knien, Oberkörper, Kopfhaut und Gesäß auftreten.

Zöliakie hingegen kann auch Reizbarkeit, Depressionen und Probleme mit Aufmerksamkeit und Konzentration verursachen.

6. Wie wird diese Erkrankung behandelt?

Es gibt keine Heilung für die Zöliakie. Die Behandlung besteht darin, sich ein Leben lang strikt glutenfrei zu ernähren. Dabei werden Weizen, Gerste, Roggen, Bulgur, Mehl und Vollkornmehle, Malz, Grieß und Triticale vermieden. Die Nahrungsergänzung funktioniert in der Regel bei den meisten Patienten, die eine Verbesserung der Symptome ab zwei Wochen, eine serologische Normalisierung zwischen 6 und 12 Monaten und eine Regeneration der Darmzotten um 2 Jahre erzielen.

Wer nicht auf die Therapie anspricht, kann unter anderen Erkrankungen leiden, wie z.B. Darmbakterien, Pankreasprobleme oder Reizdarmsyndrom.

Wenn der Darm stark geschädigt ist, gibt es eine Behandlung mit Steroiden, die Entzündungen reduzieren und Medikamente, die das Immunsystem unterdrücken.

Andererseits, wenn die Zöliakie einen erheblichen Nährstoffmangel verursacht hat, werden Vitamine und Mineralien benötigt.

7. Welche anderen Schäden kann diese Krankheit noch verursachen?

Durch die Verhinderung der Aufnahme einiger Nährstoffe kann die Zöliakie zu Unterernährung und damit zu Anämie und einer Abnahme des Körpergewichts führen.

Auch der Verlust von Kalzium, Vitamin D und Knochendichte, was zu Rachitis, Osteoporose, Unfruchtbarkeit und mehr Wahrscheinlichkeit einer Fehlgeburt führt.

Andererseits können Darmschäden zu Laktoseintoleranz, erhöhtem Risiko für einige Krebsarten, Leberveränderungen und neurologischen Problemen wie Krämpfen führen.

8. Welche anderen Empfehlungen sollten berücksichtigt werden?

Neben der richtigen Ernährung sollten die Patienten auch auf Gluten achten, das in bestimmten Medikamenten und Non-Food-Produkten wie Vitaminpräparaten, Lippenstiften, Mundabziehern und Zahnpasta enthalten ist.

Kapitel 26 Anorexia nervosa

Anorexia nervosa ist eine Ess- und Gefühlsstörung, die dazu führt, dass Menschen mehr Gewicht verlieren, als als als gesund angesehen wird.

Typischerweise haben diejenigen, die darunter leiden, eine verzerrte Wahrnehmung ihrer Figuren, werden besessen und lehnen Lebensmittel systematisch ab.

Die Erkrankung geht in der Regel mit Erbrechen, Hunger, übermäßiger Bewegung, extremer Verdünnung und bei Frauen mit dem Verschwinden der Menstruation einher.

Diese Patienten verwenden auch Abführmittel, Diuretika und Nahrungsergänzungsmittel, um Gewicht zu verlieren.

Um mehr über dieses Thema zu erfahren, haben wir Mario Vega Carbó, einen Spezialisten für Endokrinologie, Ernährung und Familienmedizin, der als Endokrinologe an der Vega & Vado Klinik arbeitet, befragt.

Doktor Mario,
1. Was verursacht die Anorexia nervosa?

Es gibt keine genaue Ursache für Anorexia nervosa, aber es wird angenommen, dass sie das Ergebnis einer Kombination aus biologischen, hormonellen, psychologischen, sozialen und emotionalen Faktoren ist. Obwohl sie bei Frauen in der Adoleszenz häufiger auftritt, kann Anorexie auch Männer und Menschen jeden Alters betreffen.

2. Was sind die Hauptsymptome?

Diese Menschen sind aufgrund ihres Alters und ihrer Größe oft untergewichtig. Ihre körperlichen Symptome können trockene oder gelbe Haut, Müdigkeit, Schlaflosigkeit, Schwindel und Ohnmacht, trockener Mund, extreme Empfindlichkeit gegenüber Kälte, dünnem oder sprödem Haar, Verstopfung und Bauchschmerzen sein.

Darüber hinaus kann es zu niedrigem Blutdruck, Dehydrierung, unregelmäßigem Herzschlag, Schwellungen der Arme oder Beine, Osteoporose, Verlust von Körperfett, Muskelschwund und Zahnerosion kommen.

Auf der anderen Seite haben diese Patienten oft verwirrte oder langsame Gedanken, Depressionen, Reizbarkeit, emotionale und Verhaltensprobleme, die mit einer unrealistischen Wahrnehmung des Körpergewichts und einer intensiven Angst vor Gewichtszunahme verbunden sind.

Sie können auch lange Zeit ohne Nahrung auskommen, und wenn sie es tun, verursachen sie Erbrechen, um es auszutreiben. Deshalb gehen sie in der Regel sofort nach den Mahlzeiten auf die Toilette, während andere sich weigern, vor anderen Menschen zu essen.

Andere Anzeichen sind, dass man sehr strenge Diäten befolgt, Mahlzeiten auslässt und übermäßig viel Sport treibt.

3. Wie wird diese Krankheit diagnostiziert?

Angesichts der Symptome werden in der Regel Tests durchgeführt, um die Ursache der Gewichtsabnahme zu bestimmen, andere Krankheiten auszuschließen und den von der Krankheit verursachten Schaden zu beurteilen.

Dazu gehören in der Regel eine körperliche Untersuchung, Knochendichteuntersuchungen, Blut- und Urintests, Elektrokardiographie, Nieren-, Leber- und Schilddrüsenfunktionstests sowie psychologische Untersuchungen und andere Studien.

4. Wie ist Ihre Behandlung?

Die Therapie sollte von einem multidisziplinären Team begleitet werden, dem Ärzte, Ernährungswissenschaftler und Fachleute für psychische Gesundheit angehören.

Die Hauptaufgabe besteht darin, dem Patienten verständlich zu machen, dass er ein ernsthaftes Problem hat, das Aufmerksamkeit erfordert. Die meisten Menschen mit Anorexie leugnen oft, dass sie eine Essstörung haben, so dass sie keine Hilfe suchen, bis der Schaden schwerwiegend ist.

Zuerst wird von dem Patienten erwartet, dass er an Gewicht gewinnt und gesunde Ernährungsgewohnheiten mit Routinen und ausgeprägten Mahlzeiten befolgt.

Auf der anderen Seite können bestimmte Medikamente verschrieben werden, um Depressionen oder Angstzustände zu behandeln. Bei schwerer Unterernährung, psychiatrischen Problemen oder lebensbedrohlichen Situationen kann ein Krankenhausaufenthalt sowie eine intravenöse oder Sondenernährung erforderlich sein.

Darüber hinaus können auch Selbsthilfegruppen sowie Einzel- und Familientherapie ein wichtiger Bestandteil der Behandlung sein.

5. Welche Komplikationen kann eine Anorexia nervosa mit sich bringen?

Anorexia nervosa kann zu verminderter Knochenmasse, erhöhtem Infektionsrisiko, Anämie, Herz-, Magen-Darm-, Nieren-, Schilddrüsen- und Anfallsproblemen führen.

Darüber hinaus können Unterernährung und Dehydrierung schwere und irreversible Schäden an verschiedenen Organen verursachen.

Andererseits kann eine Anorexie sogar tödlich sein, als Folge von Arrhythmien oder einem Elektrolytungleichgewicht.

Was psychische und emotionale Störungen betrifft, so kann es zwanghaftes und zwanghaftes Verhalten, Depressionen, Ängste, Persönlichkeitsveränderungen, Selbstmordgedanken und Selbstverletzungen geben.

Kapitel 27 Bulimie

Bulimie ist eine Essstörung neurotischen Ursprungs, die durch Perioden des zwanghaften Essens gekennzeichnet ist, gefolgt von Perioden der Schuld und des Unwohlseins, in denen Erbrechen hervorgerufen wird oder Abführmittel oder Diuretika verzehrt werden, um Gewichtszunahme zu verhindern. Sie tritt im Allgemeinen bei jungen Frauen auf, kann aber auch bei Männern und Menschen jeden Alters auftreten.

Die selbst auferlegte Einschränkung der Nahrung führt die Bulimie zu einem starken Angstzustand und der pathologischen Notwendigkeit, große Mengen an Nahrung aufzunehmen. Viele Patienten, die an dieser Krankheit leiden, leiden auch an Anorexie. Bulimie ist eine ernste und potenziell tödliche Erkrankung.

Um mehr über dieses Thema zu erfahren, haben wir Mario Vega Carbó, einen Spezialisten für Endokrinologie, Ernährung, der als Endokrinologe im Santa Fe Medical Center und in der Vega & Vado Clinic arbeitet, interviewt.

Doktor Mario,
1. Was sind die Ursachen der Bulimie?

Die Ursachen für den Beginn der Bulimie sind vielfältig und manchmal schwer zu bestimmen. Biologische, hormonelle, psychologische, emotionale und soziale Faktoren sind an der Entstehung beteiligt und verzerren das Selbstbild des Patienten. Diese Erkrankung manifestiert sich in der Regel, nachdem sie zahlreiche schädliche Diäten ohne medizinische Kontrolle durchgeführt wurde. Darüber hinaus wird geschätzt, dass die Hälfte aller Fälle von Anorexie zu Bulimie führen.

2. Was sind die Hauptsymptome?

Bulimiker sehen sich oft als übergewichtig an, aber sie sind oft von normalem Gewicht, so dass die Menschen um sie herum vielleicht nichts

Ungewöhnliches entdecken. Zu den üblichen Verhaltensweisen gehören viel Zeit mit dem Sport zu verbringen, sofort nach dem Essen auf die Toilette zu gehen, die Kontrolle während des Binge-Essens zu verlieren und dann Erbrechen zu erzwingen oder Abführmittel oder Diuretika zu verwenden, Fasten oder Essen auszulassen oder sich zu weigern, vor anderen zu essen. Die Zyklen der zwanghaften Einnahme und der anschließenden Spülung manifestieren sich mindestens zweimal pro Woche.

Auf der anderen Seite können diese Patienten Schwäche, Kopfschmerzen, Wunden, Narben oder Schwielen an den Knöcheln oder Händen, Zahnerosion, Schwindel, Menstruationsstörungen und Schwellungen von Gesicht, Armen und Füßen haben..

3. Was ist eine Bulimiebehandlung?

Die Ziele der Therapie sind die Korrektur der Ess- und psychischen Störungen der Erkrankung. Dazu arbeiten wir mit einem multidisziplinären Team zusammen, das Ärzte, Ernährungswissenschaftler und Fachleute für psychische Gesundheit umfasst.

In erster Linie geht es darum, Erbrechen zu verhindern, die Stoffwechselfunktionen zu normalisieren und sicherzustellen, dass der Patient eine ausgewogene Ernährung und gesunde Essgewohnheiten einhält.

Darüber hinaus umfasst die Behandlung in der Regel die Kombination von Psychotherapie mit Antidepressiva, Familienzusammenarbeit und die Teilnahme an Selbsthilfegruppen.

4. Welche Komplikationen kann diese Erkrankung mit sich bringen?

Bulimie ist eine chronische Krankheit und viele Patienten haben auch mit der Therapie weiterhin einige Symptome. Andererseits kann wiederholtes

Erbrechen zu dauerhaften Schäden an der Speiseröhre, Anschwellen des Halses und starker Karies führen.

Andere Komplikationen sind Dehydrierung, Verstopfung, Hämorrhoiden, Herzprobleme und Schäden an der Bauchspeicheldrüse.

Für psychische und emotionale Störungen kann es zwanghaftes und zwanghaftes Verhalten, negatives Selbstwertgefühl, Depressionen, Angst, Persönlichkeitsveränderungen und Beziehungsprobleme geben.

5. Worin besteht der Unterschied zwischen Bulimie und Anorexie?

Diese Krankheiten unterscheiden sich dadurch, dass es bei Anorexie in der Regel kein Binge Eating oder Überfütterung gibt, sondern eine strenge Einschränkung der Ernährung, so dass die Säuberungen mit der Zeit durch Erbrechen verschwinden.

Auf der anderen Seite leidet der Bulimiker unter einem Gefühl der mangelnden Kontrolle über die Nahrung, die ihm später Schuldgefühle bereitet.

Auf der anderen Seite, durch die schrittweise Reduzierung der Ernährung, in der magersüchtigen ist der Gewichtsverlust offensichtlich, während in der bulimischen die Veränderungen sind in der Regel nicht so ausgeprägt.

Was die Persönlichkeit betrifft, so ist das Anorexische in der Regel obsessiv, perfektionistisch und starr und isst normalerweise nichts außerhalb des Selbst-Eingesessenen. Auf der anderen Seite ist die Bulimikerin impulsiv und hat keine Selbstkontrolle und neigt dazu, improvisiertes Essen zu essen.

Kapitel 28. Hypercholesterinämie oder hoher Cholesterinspiegel

Hypercholesterinämie ist eine Erkrankung, bei der übermäßig hohe Cholesterinwerte im Blut vorhanden sind. Cholesterin ist ein natürliches Körperfett, das dazu dient, neue Zellen und bestimmte Hormone zu bilden. Es löst sich nicht im Blut auf, sondern sammelt und zirkuliert in den Venen und Arterien mit Hilfe von Proteinen, die Lipide enthalten.

Bei einer Erhöhung können sich Fettablagerungen in den Blutgefäßen bilden. Dies erhöht die Wahrscheinlichkeit von verstopfte Arterien, Herzinfarkte, Schlaganfälle und andere Komplikationen des Kreislaufsystems. Hypercholesterinämie kann durch genetische Störungen verursacht werden, obwohl sie in der Regel durch andere Faktoren wie ungesunde Lebensweise und bestimmte Krankheiten verursacht wird.

Um mehr über dieses Thema zu erfahren, haben wir Mario Vega Carbó, einen Spezialisten für Endokrinologie, interviewt, der derzeit als Endokrinologe an der Vega & Vado Klinik in Managua, Nicaragua, arbeitet.

Doktor Mario,
1. Was sind "gute" und "schlechte" Cholesterinwerte?

Cholesterin zirkuliert im Blut, das an Proteine gebunden ist, und die Kombination der beiden wird als Lipoprotein bezeichnet. LDL oder "schlechtes" Cholesterin ist ein Low-Density-Lipoprotein, das seine Partikel im ganzen Körper trägt. Es sammelt sich in den Wänden der Arterien an und kann dazu führen, dass sie sich verhärten und verengen. Auf der anderen Seite ist das HDL-Cholesterin oder "gut" dafür verantwortlich, seinen Überschuss zu sammeln und zur Leber zurückzubringen.

2. Was verursacht eine Hypercholesterinämie?

Diese Erkrankung ist in der Regel mit Übergewicht, ungesunder Ernährung und mangelnder körperlicher Aktivität verbunden. Darüber hinaus können Diabetes, Nierenerkrankungen, polyzystisches Ovarsyndrom, Schilddrüsenunterfunktion, Schwangerschaft, bestimmte Erbkrankheiten und einige Medikamente die Ursache sein.

3. Wer ist am meisten gefährdet?

Menschen, die fettleibig sind, Menschen, die sich nicht bewegen, Raucher und Menschen über 50 Jahre sind einem größeren Risiko ausgesetzt. Auch diejenigen, die viel gesättigte und Transfette, rotes Fleisch und Vollmilchprodukte essen, und diejenigen, die an den oben genannten Krankheiten leiden.

4. Wie wird diese Krankheit erkannt?

Hypercholesterinämie wird durch einen Bluttest nachgewiesen, der den Gehalt an Cholesterin, Triglyceriden und anderen Fetten misst. Die Diagnose kann auch einen Blutzuckertest zum Nachweis von Diabetes und Tests der Nieren- und Schilddrüsenfunktion erfordern.

Als Normalwerte gelten LDL oder "schlechtes" Cholesterin zwischen 70 und 130 mg/dL, HDL oder "gutes" Cholesterin bei mehr als 50 mg/dL und Gesamtcholesterin bei weniger als 200 mg/dL.

Da diese Erkrankung keine Symptome aufweist, ist es wichtig, regelmäßige Kontrollen durchzuführen, mindestens einmal alle 4 Jahre, wenn normale Ergebnisse erzielt werden. Wenn die Werte erhöht sind, befolgen Sie die Anweisungen Ihres Arztes.

5. Was ist die Behandlung der Hypercholesterinämie?

Der erste Schritt besteht darin, dem Patienten gesunde Lebensgewohnheiten beizubringen. Dazu gehören regelmäßige körperliche Bewegung und die Aufrechterhaltung eines angemessenen

Auf der anderen Seite gibt es mehrere Arten von Medikamenten, die helfen, den Cholesterinspiegel zu senken, wie Statine, Gallensäure-Bindeharze und Cholesterinabsorptionshemmer.

Die Toleranz gegenüber diesen Medikamenten ist von Person zu Person unterschiedlich und kann Nebenwirkungen wie Magen- und Muskelschmerzen, reversibler Gedächtnisverlust, Verwirrung, Verstopfung, Übelkeit, Durchfall und erhöhter Blutzucker haben.

6. Welche anderen Erkrankungen kann Hypercholesterinämie noch verursachen?

Diese Erkrankung kann dazu führen, dass die Arterien durch die Ansammlung von Fett und anderen Substanzen in ihren Wänden verhärten. Im Laufe der Zeit kann dies sie blockieren und einen Herzinfarkt oder Schlaganfall verursachen.

Kapitel 29. Hypertriglyceridämie oder hohe Triglyceride

Es ist bekannt als Hypertriglyceridämie auf dem erhöhten Niveau der Triglyceride im Blut. Dies ist die häufigste Art von Fett im Körper und kommt aus der Nahrung. Ihre Funktion ist es, Energie für die Zeiten zu speichern, in denen Sie nicht essen.

Regelmäßige Zufuhr von mehr Kalorien als verbrannt kann zu einer Hypertriglyceridämie führen. Überschüssige Triglyceride im Blut erhöhen das Risiko von Herzerkrankungen, Diabetes, Übergewicht, Leber- oder Nierenproblemen.

Um mehr über dieses Thema zu erfahren, haben wir Mario Vega Carbó, einen Endokrinologen mit mehr als 20 Jahren Erfahrung, interviewt.

Doktor Mario,

1. Worin besteht der Unterschied zwischen Triglyceriden und Cholesterin?

Cholesterin ist ein natürliches Körperfett, das dazu dient, neue Zellen und bestimmte Hormone zu bilden. Triglyceride hingegen werden zu den Mahlzeiten verzehrt und als Energiequelle genutzt.

Die beiden sind sich insofern ähnlich, als sie sich nicht im Blut auflösen können, sondern sich in Venen und Arterien mit Hilfe von Proteinen, die Lipide tragen, ansammeln und zirkulieren.

2. Wie werden Triglyceride gemessen?

Triglyceride werden mit einem einfachen Bluttest mit 12 Stunden Fasten gemessen. Im Idealfall sollten sie unter 150 Milligramm pro Deziliter (mg/dl) liegen.

Zwischen 150 und 199 mg/dl liegen sie an der Grenze der Problemlösung. Über 200 mg/dl gelten bereits als hoch und, wenn sie 500 mg/dl erreichen oder überschreiten, als sehr hoch.

Zwischen 150 und 199 mg/dl liegen sie an der Grenze der Problemlösung. Über 200 mg/dl gelten bereits als hoch und, wenn sie 500 mg/dl erreichen oder überschreiten, als sehr hoch.

Das Risiko für Herz-Kreislauf-Erkrankungen steigt mit steigendem Niveau.

3. Was verursacht überschüssige Triglyceride?

Hohe Werte können durch Fettleibigkeit, hohen Cholesterinspiegel, Rauchen, übermäßigen Alkoholkonsum, Stoffwechselsyndrom und andere Krankheiten wie Diabetes mellitus, Hypothyreose, Leber- oder Nierenprobleme verursacht werden.

Sie können auch durch die Einnahme bestimmter Medikamente verursacht werden, wie z.B. Antibabypillen, Beta-Blocker, Diuretika, Steroide und bestimmte Medikamente zur Behandlung von Brustkrebs und dem Human Immunodeficiency Virus.

Andererseits können sie in einigen Fällen die Folge von genetischen Defekten in Kombination mit Umweltfaktoren sein.

4. Wie wird die Hypertriglyceridämie behandelt?

Die Entscheidung für einen gesunden Lebensstil hilft in der Regel, den Triglyceridspiegel im Blut zu normalisieren. Dazu gehören das Essen von fett- und kalorienarmen Lebensmitteln, die Vermeidung von Zucker, raffinierten Kohlenhydraten und der Konsum von Alkohol.

Es ist wichtig, gesättigte Fette aus Fleisch durch gesündere Alternativen wie Olivenöl und Fisch wie Makrele oder Lachs zu ersetzen. Außerdem regelmäßig Sport treiben, viel Wasser trinken, Übergewicht beseitigen und mit dem Rauchen aufhören.

Wenn Änderungen des Lebensstils nicht ausreichen, kann Ihr Arzt Medikamente wie Statine, Fibrate, Omega-3-Fettsäuren und Niacin verschreiben, um Ihren Blutzuckerspiegel zu senken. Wenn es eine andere Krankheit gibt, die eine Hypertriglyceridämie verursacht, muss sie behandelt werden.

5. Welche anderen Komplikationen kann diese Erkrankung mit sich bringen?

Hypertriglyceridämie kann zur Verhärtung der Arterien oder zur Verdickung der Arterienwände beitragen und die Wahrscheinlichkeit von Schlaganfall, Herzinfarkt und Herzerkrankungen erhöhen.

Auch bei sehr hohen Werten kann dies zu einer akuten Entzündung der Bauchspeicheldrüse führen.

Kapitel 30. Die Dyslipidämie

Dyslipidämie ist eine Erkrankung, bei der übermäßig viel Fett im Blut vorhanden ist. Diese Erkrankung, zu der auch Cholesterin und Triglyceride gehören, hat in der Regel keine Symptome. Sein Aussehen erhöht die Wahrscheinlichkeit von verstopfte Arterien, Herzinfarkte, Schlaganfälle und andere Komplikationen des Kreislaufsystems.

Dyslipidämie wird als primär eingestuft, wenn sie auf genetische Störungen zurückzuführen ist und einen Familiencharakter hat; und sekundär, wenn sie durch andere Faktoren wie Lebensstil und bestimmte Krankheiten verursacht wird.

Um mehr über dieses Thema zu erfahren, haben wir Mario Vega Carbó, einen Endokrinologen, der für die Vega & Vado Klinik in Managua, Nicaragua, verantwortlich ist, interviewt.

Doktor Mario,
1. Was verursacht Dyslipidämie?

Bei Erwachsenen ist diese Erkrankung oft mit Übergewicht, ungesunder Ernährung und Bewegungsmangel verbunden. Darüber hinaus können Diabetes, Nierenerkrankungen, polyzystisches Ovarsyndrom, Schilddrüsenunterfunktion, Schwangerschaft, bestimmte Erbkrankheiten und einige Medikamente ebenfalls die Ursache sein.

2. Wie wird dieser Zustand erkannt?

Dyslipidämie wird durch einen Bluttest nachgewiesen, der den Cholesterinspiegel, Triglyceride und andere Fette misst. Die Diagnose kann auch einen Blutzuckertest zum Nachweis von Diabetes und Tests der Nieren- und Schilddrüsenfunktion erfordern. Da diese Erkrankung keine Symptome hat, ist es wichtig, mindestens alle 4 Jahre eine regelmäßige Kontrolle durchzuführen, wenn normale Ergebnisse erzielt werden. Wenn die Werte erhöht sind, befolgen Sie die Anweisungen Ihres Arztes.

3. Was ist die Behandlung von Dyslipidämie?

Der erste Schritt besteht darin, dem Patienten gesunde Lebensgewohnheiten zu vermitteln. Dazu gehören das Verzehr von fettarmen Lebensmitteln, regelmäßiges Training und die Aufrechterhaltung eines angemessenen Körpergewichts sowie das Rauchen und Trinken von Alkohol. Auf der anderen Seite gibt es mehrere Arten von Medikamenten, die helfen, den Cholesterinspiegel (Statine) und Triglyceride (Fibrate und Niacin) zu senken. Die Toleranz gegenüber diesen Medikamenten ist von Person zu Person unterschiedlich und kann Nebenwirkungen wie Magen- und Muskelschmerzen, Verstopfung, Übelkeit und Durchfall haben.

4. Welche weiteren Empfehlungen können Menschen mit dieser Erkrankung folgen?

Für diese Patienten ist es auch ratsam, das Essen in 4 Hauptmahlzeiten und 2 Snacks zu verteilen und die Größe der Portionen zu moderieren.

Reduzieren Sie auch den Verzehr von Lebensmitteln mit hohem Gehalt an gesättigten Fettsäuren, Zucker und Salz und essen Sie mindestens 2 Früchte und 3 Portionen Gemüse pro Tag.

Darüber hinaus wird empfohlen, Hülsenfrüchte, Vollkorn, Samen und Trockenfrüchte in die Ernährung aufzunehmen.

5. Welche anderen Erkrankungen können Dyslipidämie verursachen?

Diese Erkrankung kann dazu führen, dass die Arterien durch die Ansammlung von Fett und anderen Substanzen in ihren Wänden verhärten. Im Laufe der Zeit kann dies sie blockieren und einen Herzinfarkt oder Schlaganfall verursachen.

Darüber hinaus kann eine Dyslipidämie das Risiko einer Pankreatitis erhöhen, die starke Bauchschmerzen verursacht und tödlich verlaufen kann.

Kapitel 31 Adipositas, eine schwere chronische Krankheit, die von Jahr zu Jahr wächst.

Die Daten werden immer alarmierender. Weltweit wird geschätzt, dass etwa 40 Prozent der Erwachsenen übergewichtig und etwa 15 Prozent fettleibig sind. Bei Kindern und Jugendlichen sind die Zahlen noch beunruhigender, und Experten schätzen sie als eine der schwerwiegendsten Fragen der öffentlichen Gesundheit im 21. Jahrhundert.

Jedes Jahr sterben fast 3 Millionen Menschen an Fettleibigkeit und Übergewicht, was zu einer Zunahme von Herz-Kreislauf- und Atemwegserkrankungen, Diabetes, Erkrankungen des Bewegungsapparates und einigen Krebsarten führt.

Um mehr über dieses Problem zu erfahren, haben wir Dr. Mario Vega Carbó befragt, einen Spezialisten für Endokrinologie mit mehr als 20 Jahren Erfahrung.

Doktor Mario,
1. Was ist Adipositas und wie wird sie definiert?

Adipositas ist eine chronische Krankheit, die durch eine übermäßige Ansammlung von Fett im Körper gekennzeichnet ist, was zu einer deutlichen Erhöhung des Risikos für die Gesundheit der Person führt.

Jemand gilt als fettleibig, wenn der Fettanteil bei Männern 25 Prozent des Körpergewichts und bei Frauen 33 Prozent überschreitet.

2. Was sind die Hauptursachen für Fettleibigkeit?

Der Ursprung und die Ursache der Fettleibigkeit sind auf eine Vielzahl von Faktoren zurückzuführen. Es ist wichtig zu verstehen, dass Fettleibigkeit nicht nur eine Folge von zu viel Essen und nicht die

Willenskraft hat, Gewicht zu verlieren. Es gibt auch soziale, kulturelle, wirtschaftliche und erbliche Komponenten, die die Diagnose und Verbreitung beeinflussen.

3. Was wären die anderen Elemente, die bei der Analyse dieses Problems ebenfalls berücksichtigt werden müssen?

Es gibt genetische Faktoren, die bei 40-75 Prozent der Ursachen von Fettleibigkeit eingreifen; Alter, das mit Ernährungsveränderungen und körperlicher Inaktivität verbunden ist; Wechseljahre; sitzende Lebensweise; pharmakologische Behandlungen; Stress; Schlafprobleme und neurologische, endokrine und psychiatrische Erkrankungen. Natürlich sind auch Ernährung und körperliche Aktivität äußerst wichtig, aber wie gesagt, sie sind nicht das Einzige, was analysiert werden muss.

4. Welche Rolle spielt in diesen Fällen die Umwelt?

Die Umgebung um den Patienten herum ist sehr wichtig. Es ist wichtig, dass die Menschen die Möglichkeit haben, sich für einen gesunden Lebensstil zu entscheiden, mit Zugang zu gesundem Essen und Orten mit Bewegungsräumen. Vor allem bei Kindern hängen ihre Ernährung und ihre körperlichen Gewohnheiten von der Umgebung und dem, was sie ihnen beibringt, ab.

5. Was ist die empfohlene Behandlung bei Fettleibigkeit?

Als chronische Krankheit, die oft nicht als solche erkannt wird, ist ihre Behandlung komplex. Das erste, was zu tun ist, ist eine gesunde Ernährung, die die Aufnahme von Fett, Zucker und Salz reduziert und den Verbrauch von Obst, Gemüse, Hülsenfrüchten, Vollkorn und Nüssen erhöht.

Körperliche Aktivität sollte ebenfalls regelmäßig durchgeführt werden und 150 Minuten überschreiten, aufgeteilt in mindestens 5 Tage pro

Woche. In den extremsten Fällen kann es notwendig sein, Medikamente und sogar Operationen zu verschreiben.

Auf der anderen Seite ist es wichtig, dass die Behandlung von einem multidisziplinären Team durchgeführt wird, dem Endokrinologen, Ernährungswissenschaftler, Adipositas-Experten und Psychologen angehören, um ihre Wirksamkeit zu verbessern und alle Fronten anzugreifen.

6. In den letzten Jahren haben sich alle Arten von wundersamen Diäten verbreitet, die in der Regel nicht die Ergebnisse bringen, die versprechen: Was können Sie uns über diese Diäten sagen?

Diese magischen Diäten sind sehr gefährlich, da die meisten von ihnen keine medizinische oder wissenschaftliche Bestätigung haben. Sie verursachen auch, dass Patienten bei ihren Versuchen, Gewicht zu verlieren, scheitern, entmutigt werden und in gesundheitsschädliche Routinen zurückfallen.

7. Was sind der Magenbypass und die Magenhülse?

Dies sind zwei Operationen, die die Nahrungsaufnahme einschränken, indem sie die Größe des Magens und des Dünndarms reduzieren. Dies führt zu einem Sättigungsgefühl mit geringerer Nahrungsaufnahme und verminderter Insulinproduktion aus der Bauchspeicheldrüse.

Diese Behandlungen werden zunehmend eingesetzt, weil sie die Lebensqualität der Patienten nach der Operation nicht verändern und langfristig den größten Gewichtsverlust erzielen.

8. Schließlich, was würden Sie einer Person empfehlen, die an Fettleibigkeit leidet?

Das erste, was ich sagen würde, ist, dass Fettleibigkeit die zweithäufigste vermeidbare Todesursache ist, die sich aus persönlichen Gewohnheiten ergibt, die nur durch das Rauchen übertroffen werden. Deshalb würde ich Ihnen raten, sich mit Spezialisten zu befassen und nicht aufzugeben, wenn Sie in der Vergangenheit schlechte Erfahrungen gemacht haben.

Ich möchte Sie auch bitten zu verstehen, dass Gewohnheitsänderungen langfristig sein müssen, da sich in den meisten Fällen, wenn die Behandlung eingestellt wird, das Gewicht erholt. Dies ist eine Krankheit, um die man sich ein Leben lang kümmern muss.

Kapitel 32 Morbide Adipositas und ihre Risiken

Als Morbide Adipositas gilt, wenn eine Person 45 Kilo oder mehr über ihrem angemessenen Gewicht mit einem Body-Mass-Index (BMI) von mehr als 40 hat, eine gefährliche Erkrankung, die nicht nur die Lebenserwartung reduziert, sondern auch zu Behinderungen und Problemen der sozialen Ausgrenzung führt.

Andererseits trägt diese Erkrankung zur Entstehung anderer chronischer Krankheiten wie Bluthochdruck, Diabetes, Hypercholesterinämie, Herzkrankheiten und einigen Krebsarten bei.

Morbide Adipositas ist die schwerste Form des Übergewichts. Frühe Bildung und gesunde Gewohnheiten sind der beste Weg, um dies zu verhindern.

Um mehr über dieses Thema zu erfahren, haben wir Dr. Mario Vega Carbó, einen Endokrinologen mit mehr als 20 Jahren Erfahrung, interviewt.

Doktor Mario,
1. Was sind die Hauptursachen für krankhafte Fettleibigkeit?

Diese Erkrankung ist in der Regel auf eine Summe von Elementen zurückzuführen. Neben der übermäßigen Kalorienzufuhr spielen auch genetische, ökologische, psychologische, soziale und kulturelle Faktoren eine Rolle.

Familienveranlagung, sitzende Lebensweise, Bewegungsmangel, schlechte Ernährung, geringes Selbstwertgefühl, Stress, Schlafprobleme und depressive Zustände können einige mögliche Ursachen sein. Auch der Konsum bestimmter Medikamente und das Vorhandensein anderer Krankheiten, wie z.B. Schilddrüsenunterfunktion und andere endokrine und neurologische Erkrankungen.

2. Wie wird ein Mensch so extrem fettleibig?

Dies ist kein Prozess, der über Nacht stattfindet, sondern meist ein Problem, das aus der Kindheit kommt.

Ein Junge, der in der Kindheit fettleibig war, ist eher im Erwachsenenalter fettleibig. Es wird geschätzt, dass 60 Prozent der übergewichtigen Jugendlichen es für den Rest ihres Lebens behalten.

Andererseits hat der Betroffene wahrscheinlich mehrere Jahre lang verschiedene Diäten, Übungen oder Medikamente ohne Ergebnis ausprobiert, bis er diese extreme Situation erreicht hat.

3. Welche anderen gesundheitlichen Komplikationen verursacht diese Erkrankung?

Diese Erkrankung erhöht in der Regel das Risiko von Diabetes, Bluthochdruck, Herz-, Lungen- und neurologischen Problemen, bestimmten Krebsarten wie Brust- und Darmkrebs, Osteoporose, Hypoxämie und Schlafapnoe.
Auf der anderen Seite, es neigt auch dazu, ein geringes Selbstwertgefühl, Depressionen und soziale und Verhaltensprobleme zu erzeugen.

4. Wie wird krankhafte Fettleibigkeit behandelt?

In der Regel ist in diesen Situationen, in denen Ernährung, Bewegung und Medikamente keine Ergebnisse gebracht haben, die einzig mögliche Behandlung die bariatrische Chirurgie.

Der Magen-Bypass und die Magen-Sleeve zum Beispiel sind zwei chirurgische Eingriffe, die die Nahrungsaufnahme einschränken, indem sie die Größe des Magens und des Dünndarms reduzieren. Dies führt zu einem Sättigungsgefühl mit geringerer Nahrungsaufnahme und verminderter Insulinproduktion aus der Bauchspeicheldrüse.

Diese Behandlungen werden zunehmend eingesetzt, weil sie die Lebensqualität der Patienten nach dem Eingriff nicht verändern und weil sie den größten langfristigen Gewichtsverlust erzielen.

Andererseits fördern sie auch die Normalisierung des Blutzucker- und Cholesterinspiegels sowie die Senkung des Blutdrucks und der Schlafapnoe.

5. Kann sich jeder einer bariatrischen Operation unterziehen?

Nein. Im Allgemeinen wird es nur Menschen zwischen 18 und 60 Jahren mit übermäßiger Fettleibigkeit empfohlen, die ein geringes chirurgisches Risiko haben, die versucht haben, Fettleibigkeit mit traditionellen Methoden (Bewegung und Ernährung) erfolglos zu bekämpfen, indem sie zu Füßen der LETRA ERFÜLLT wurden, und/oder die ein Risiko oder Krankheiten darstellen, die auf Komplikationen der Fettleibigkeit zurückzuführen sind (z.B. Diabetes, Hypertonie).

Es ist wichtig, dass diese Kandidaten weder psychiatrische Erkrankungen noch Süchte aufweisen und dass sie die Verpflichtung übernehmen, die Behandlung nach der Intervention fortzusetzen.

6. Wie wird krankhaftes Übergewicht verhindert?

In den letzten Jahren hat sich die Fettleibigkeit allmählich zu einem ernsthaften Problem der öffentlichen Gesundheit entwickelt. Bildung und der Erwerb von gesunden Lebensgewohnheiten aus der Kindheit sind grundlegend, um sie zu verhindern.

7. Welche anderen Aspekte müssen bei dieser Erkrankung berücksichtigt werden?

Neben körperlichen und gesundheitlichen Problemen sind Menschen, die an dieser Erkrankung leiden, oft Opfer von Diskriminierung und sozialer Stigmatisierung. Sie werden oft von ihrer eigenen Familie abgelehnt, finden es schwierig, einen Job zu finden, haben Probleme beim Bewegen und enden in ihrer eigenen Krankheit.

In diesen Fällen ist die Unterstützung der Umwelt unerlässlich, um eine erfolgreiche Behandlung zu gewährleisten. Darüber hinaus wird bei Bedarf auch eine therapeutische Nachsorge empfohlen.

Kapitel 33 Medikamente gegen Fettleibigkeit: Orlistat und Fentermina

Die Einführung einer gesunden und ausgewogenen Ernährung sowie regelmäßige Bewegung sind die ersten Schritte, die in der Regel zur Behandlung von Fettleibigkeit unternommen werden.

In schweren Fällen kann Ihr Arzt auch empfehlen, verschreibungspflichtige Medikamente zur Gewichtsabnahme in diesen Plan aufzunehmen.

Sie werden im Allgemeinen verwendet, wenn der Body-Mass-Index größer als 30 ist oder wenn es andere damit verbundene Komplikationen wie Diabetes, hoher Cholesterinspiegel, Bluthochdruck oder Herzkrankheiten gibt.

Die am häufigsten verwendeten Medikamente sind Orlistat und Phentermine. Diese sind jedoch nicht für alle Patienten empfehlenswert.

Um dieses Thema zu diskutieren, haben wir Mario Vega Carbó interviewt, einen Endokrinologen mit mehr als 20 Jahren Erfahrung.

Doktor Mario,
1. Wie wirken Medikamente zur Gewichtsabnahme?

Die meisten dieser Medikamente, einschließlich Phentermine, verringern den Appetit und erhöhen die Sättigung.

Orlistat wirkt jedoch, indem es verhindert, dass der Darm bestimmte Fette aus der Nahrung aufnimmt.

2. Sind diese Medikamente wirksam?

In den meisten Fällen ja, sie helfen, eine größere Gewichtsabnahme zu erreichen. Verschiedene Studien zeigen, dass Patienten, die diese Medikamente einnehmen, in einem Jahr etwa 5 Prozent mehr ihres gesamten Körpergewichts verlieren als diejenigen, die sie nicht einnehmen. Darüber hinaus tragen sie dazu bei, die Wiedererlangung des Gewichts nach der Behandlung zu verhindern.

Es ist jedoch wichtig, klarzustellen, dass diese Medikamente als Teil eines Gesamtplans bei fettleibigen Menschen zusammen mit der richtigen Ernährung und Bewegung verwendet werden. Sie werden nicht als Abkürzung für normale Patienten empfohlen, die ein paar Pfund abnehmen wollen.

3. Wie werden diese Medikamente verwendet?

Orlistat kommt in Kapseln, die normalerweise dreimal täglich oral eingenommen werden, zusammen mit Mahlzeiten. Es wird normalerweise für 2 oder 3 Monate verwendet und dann für einen Monat ausgeruht.

Phentermine, auf der anderen Seite, wird in Tablettenform verkauft und als eine einzige tägliche Dosis am Morgen oder dreimal täglich 30 Minuten vor den Mahlzeiten eingenommen. Die meisten Menschen nehmen dieses Medikament für 3 bis 6 Wochen ein.

Die Dauer der Behandlung hängt von jedem einzelnen Fall ab, abhängig vom Ansprechen auf das Medikament und seinen Ergebnissen.

4. Was soll ich tun, wenn ich eine Dosis verpasse?

Im Falle von Orlistat, wenn es nicht länger als eine Stunde seit dem Essen ist, kann es zu diesem Zeitpunkt eingenommen werden. Wenn mehr Zeit verstrichen ist, solltest du es loslassen und mit dem normalen Zeitplan fortfahren. Nehmen Sie in beiden Fällen keine doppelte Dosis, um die vergessene auszugleichen.

5. Was sind die negativen Auswirkungen dieser Medikamente?

Orlistat verursacht oft Blähungen und weichen Stuhl, daher ist es ratsam, während der Anwendung eine fettarme Ernährung einzuhalten. Es blockiert auch die Aufnahme einiger Vitamine, daher wird empfohlen, Multivitamine einzunehmen.

Weitere Nebenwirkungen, die auftreten können, sind Schmerzen im Rektum und Magen, Unregelmäßigkeiten in der Menstruation, Angst, Erbrechen und Übelkeit. In schweren Fällen kann es zu Atem- oder Schluckbeschwerden, Gelbfärbung der Haut oder der Augen, dunklem Urin und Leberschäden kommen.

Phentermin kann Durchfall, Verstopfung, einen Anstieg der Herzfrequenz und des Blutdrucks, Schläfrigkeit oder Schlaflosigkeit und Nervosität verursachen.

Andererseits kann es bei unsachgemäßer Anwendung zu Abhängigkeit führen und ähnliche Effekte wie Amphetamine hervorrufen. Verwenden Sie daher nicht mehr als die angegebene Dosis oder länger als vorgeschrieben.

6. Welche anderen Vorsichtsmaßnahmen sollten vor dem Gebrauch dieser Medikamente getroffen werden?

Vor Beginn der Behandlung ist es wichtig, Ihren Arzt über alle anderen verwendeten Medikamente, Vitamine oder Nahrungsergänzungsmittel zu informieren, damit er beurteilen kann, ob die Kombination schädlich sein kann.

Sie sollten auch andere Erkrankungen wie Essstörungen, Diabetes, Nieren- oder Herzprobleme, Schwangerschaft oder kurzfristige Empfängnis planen, Stillen oder Organtransplantation melden.

Schließlich sollten diese Medikamente an einem geeigneten Ort, bei Raumtemperatur und außerhalb der Reichweite von Kindern gelagert werden.

Kapitel 34 Metabolisches Syndrom und damit verbundene Störungen

Das Metabolische Syndrom ist eine Reihe von Erkrankungen, die zusammen auftreten und das Risiko von Herz- oder Nierenerkrankungen, Schlaganfall oder Diabetes erhöhen.

Dazu gehören hoher Blutdruck, hoher Blutzuckerspiegel, überschüssiges Körperfett um die Taille herum und abnorme Zahlen von Cholesterin und Triglyceriden.

Das Metabolische Syndrom wird immer häufiger und kann zu schweren Gesundheitsschäden führen. Richtige Ernährung, regelmäßige Bewegung, Gewichtsabnahme und bestimmte Medikamente können helfen, es zu behandeln.

Um mehr über dieses Thema zu erfahren, haben wir Mario Vega Carbó, einen Endokrinologen mit mehr als 20 Jahren Erfahrung, interviewt.

Doktor Mario,
1. Was verursacht das Metabolische Syndrom?

In vielen Fällen ist die Ursache dieser Erkrankung die Insulinresistenz. Es bewirkt, dass die Körperzellen nicht normal auf dieses Hormon reagieren und dass Glukose nicht so leicht in sie eindringen kann, wodurch sie sich im Blut ansammelt.

Es ist auch mit Übergewicht, Fettleibigkeit, Bewegungsmangel und sitzenden Leben verbunden.

2. Wer ist am meisten gefährdet?

Ältere Menschen; fettleibig; diejenigen, die eine Familiengeschichte von Diabetes haben; diejenigen, die an Krankheiten wie nicht-alkoholischer Fettleber, polyzystischem Ovarsyndrom oder Schlafapnoe litten; diejenigen, die hohen Blutdruck und hohen Triglycerid- und niedrigen HDL-Cholesterinspiegel haben, werden eher darunter leiden.

3. Was sind Ihre Hauptsymptome?

Die mit dem Metabolischen Syndrom verbundenen Faktoren zeigen in der Regel keine offensichtlichen Anzeichen. Am sichtbarsten ist das überschüssige Körperfett um die Taille herum. Wenn Sie einen hohen Blutzuckerspiegel haben, kann es zu erhöhtem Hunger, Durst und der Notwendigkeit zum Wasserlassen kommen. Weitere häufige Symptome sind Müdigkeit, Kopfschmerzen und Bauchschmerzen, Übelkeit, Erbrechen, Tachykardie, Bereiche mit dunkler Haut und verschwommener Sicht.

4. Wie wird diese Krankheit erkannt?

Für die Diagnose des Stoffwechselsyndroms werden die folgenden Parameter berücksichtigt:

- Die Taille des Patienten sollte bei Frauen mindestens 89 cm und bei Männern 102 cm betragen.
- Triglyceridwerte über 150 mg/dl.
- Der HDL- oder "gute" Cholesterinspiegel liegt unter 50 mg/dL.
- Der Blutdruck beträgt 130/85 Millimeter Quecksilber (mmHg) oder mehr.
- Fastender Blutzucker von 100 mg/dL (5,6 mmol/L) oder mehr.

5. Was ist eine Behandlung mit dem Metabolischen Syndrom?

Die anzuwendende Therapie hängt von der zugrunde liegenden Ursache dieser Erkrankung ab. Im Falle einer Insulinresistenz ist es notwendig, den Lebensstil zu ändern, regelmäßig zu trainieren und das Körpergewicht zu kontrollieren. Es ist auch wichtig, eine ausgewogene Ernährung mit weniger gesättigten Fettsäuren zu wählen.

Andererseits müssen Bluthochdruck, Blutzucker und hoher Cholesterinspiegel kontrolliert und gegebenenfalls spezifische Medikamente zu diesem Zweck eingenommen werden.

Es gibt auch Medikamente zur Unterstützung der Insulinresistenz, wie Metformin, Glitazone, Exenatide und Liraglutid.

6. Welche anderen Komplikationen kann diese Erkrankung mit sich bringen?

Bei unsachgemäßem Umgang kann es zu Herzerkrankungen und Schlaganfall, Diabetes mellitus, Augen-, Hör-, Zahn- und Hautproblemen, Nierenschäden, Gefühlsverlust, Nervenschäden und schweren Fußgeschwüren kommen. Auch unangenehm zu verdauen Nahrung, langsame Heilung, Schlafapnoe und erektile Dysfunktion.

7. Wie kann man dem Metabolischen Syndrom vorbeugen?

Um diese Erkrankung zu vermeiden, ist es wichtig, ein gesundes Leben zu führen. Dazu gehören die Gewichtskontrolle und eine ausgewogene Ernährung mit weniger Kalorien, raffinierten Kohlenhydraten und gesättigten Fetten sowie mehr Obst, Gemüse, mageren Proteinen und Vollkorn.

Erhalten Sie auch mindestens 30 Minuten körperliche Aktivität an den meisten Tagen, begrenzen Sie Salz, und vermeiden Sie Rauchen und starken Alkoholkonsum.

Schließlich ist es auch wichtig, sich um Ihre emotionale Gesundheit zu kümmern. In diesem Sinne ist es ratsam, Meditation zu praktizieren, um den Geist von Sorgen zu befreien, Yoga und andere entspannende Aktivitäten durchzuführen.

Kapitel 35 Nichtalkoholische Fettleberkrankheit

Die alkoholfreie Fettleberkrankheit (NAFLD) ist eine Erkrankung, bei der die Ansammlung von Fett in diesem Organ nicht durch übermäßigen Alkoholkonsum verursacht wird. Es ist in der Regel im Zusammenhang mit Übergewicht und Fettleibigkeit. Einige Medikamente, wie z.B. Kalziumkanalblocker, können dies ebenfalls verursachen.

Andererseits sind Menschen mit Diabetes mellitus, hohem Cholesterinspiegel und Triglyceriden, Bluthochdruck, polyzystischem Ovarsyndrom, Schlafapnoe und Darmerkrankungen stärker gefährdet. Wenn NASH schwerwiegend ist, kann es zu Leberversagen und Zirrhose führen.

Um mehr über diese Erkrankung zu erfahren, sprachen wir mit Mario Vega Carbó, einem Endokrinologen, der für die Vega & Vado Klinik in Managua, Nicaragua, verantwortlich ist.

Doktor Mario,
1. Was sind die Symptome von NAFLD?

Menschen, die an dieser Erkrankung leiden, haben in der Regel keine Symptome. In einigen Fällen kann es zu einer Vergrößerung der Leber, Müdigkeit und Schmerzen im rechten Oberbauch kommen. Wenn es Leberschäden gibt, kann es zu Appetitlosigkeit, Übelkeit, Verwirrung und Juckreiz kommen. Auch heilige gastrointestinale, dilatative Milz und Ansammlung von Flüssigkeit und Bauchschwellungen.

Physikalisch gesehen kann man eine Vergrößerung der Brust, rote Handflächen und eine gelbliche Farbe in den Augen und der Haut beobachten.

2. Wie wird diese Krankheit diagnostiziert?

Dieser Zustand wird in der Regel bei routinemäßigen Bluttests zur Überprüfung der Leberfunktion festgestellt. Zur Bestätigung der Diagnose können Ultraschall, MRT, CT-Scan und Biopsie einer Probe von Lebergewebe erforderlich sein, um Anzeichen von Entzündungen und Narbenbildung zu erkennen.

3. Wie ist Ihre Behandlung?

Die Therapie zielt darauf ab, Risikofaktoren zu managen und dem Patienten zu raten, ein gesundes Leben zu führen, das ihm hilft, sich um seine Leber zu kümmern. Dazu gehören Gewichtsabnahme, salzarme Ernährung, Vermeidung von Alkohol, regelmäßige körperliche Aktivität und die Senkung des Cholesterin- und Triglyceridspiegels.

Hepatitis A und B Impfstoffe können auch verabreicht werden, um den Patienten vor den schädlichen Viren zu schützen, die dieses Organ befallen.

Auf der anderen Seite, wenn es andere Krankheiten gibt, die das Risiko von NASH erhöhen, sollten sie behandelt werden. Zum Beispiel, um Diabetes zu kontrollieren. Einige Medikamente, wie Metformin und die Vitamine E und D, helfen, Gewicht und Körperfett zu reduzieren.

4. Welche Komplikationen kann diese Erkrankung mit sich bringen?

Dieser Zustand kann zu erhöhtem Bauchfett, Bluthochdruck und verminderter Fähigkeit zur Insulinaufnahme führen. In schweren Fällen kann es zu einer alkoholfreien Lebersteatose kommen, bei der die Entzündung der Leber zu Zirrhose und Leberversagen führen kann.

Bei Bedarf kann eine Lebertransplantation in komplexen Situationen eine Option sein.

5. Warum wird heute so viel über diese Krankheit gesprochen?

Neben Fettleibigkeit ist NAFLD zur häufigsten Lebererkrankung bei Kindern und Jugendlichen geworden. Deshalb ist es wichtig, seine Symptome zu verhindern und gesunde Lebensgewohnheiten aus der Kindheit zu fördern.

Kapitel 36: Akanthose Nigricans oder Akanthose pigmentiert

Acanthosis Nigricans oder Acanthosis Pigmentosa ist eine seltene Hauterkrankung, die durch dunkle, dicke Flecken an verschiedenen Stellen des Körpers gekennzeichnet ist.

Sie wird in der Regel von fettleibigen oder diabeteskranken Menschen erlitten und kann in einigen Fällen auch ein Zeichen für einen krebsartigen Tumor in einem inneren Organ, wie beispielsweise Magen oder Leber, sein. Diese Hauterkrankung tritt in der Regel um die Gelenke und in Bereichen mit vielen Falten auf, wie z.b. Achselhöhlen, Ellbogen, Knie, Leiste und Seitenwände des Halses. Akanthose Nigricans ist nicht ansteckend.

Um mehr über dieses Thema zu erfahren, haben wir Mario Vega Carbó interviewt, einen Endokrinologen, der an der Vega & Vado Clinic in Managua, Nicaragua, arbeitet.

Doktor Mario,
1. Was verursacht diesen Zustand?

Die genaue Ätiologie ist nicht bekannt, aber sie tritt in der Regel bei Menschen mit einem hohen Insulinspiegel auf, der meist mit Übergewicht und Diabetes verbunden ist. Es kann auch mit genetischen Störungen wie dem Down-Syndrom und dem Alström-Syndrom und einigen Krebsarten des Verdauungssystems, der Leber, der Niere und der Blase zusammenhängen.

Andererseits können Eierstockzysten, Schilddrüsenunterfunktion oder Probleme mit den Nebennieren die Ursache sein. So können einige Medikamente und Ergänzungen, wie Niacin, Antibabypillen, Prednison und andere Kortikosteroide.

2. Was sind deine Symptome?

Die Akanthose nigricans tritt progressiv auf und verursacht, abgesehen von Hautveränderungen, keine Symptome. Die Haut wird dunkel, dick und samtig. In einigen Fällen kann der Patient Juckreiz und einen schlechten Geruch in der betroffenen Region verspüren.

3. Wie wird dieser Zustand diagnostiziert?

Allein durch den Blick auf die Haut können Sie Acanthosis Nigricans erkennen. In einigen wenigen Fällen kann eine Biopsie erforderlich sein. Wenn die Ursache der Erkrankung unklar ist, können Bluttests zur Messung des Zucker- und Insulinspiegels, Endoskopien und Röntgenaufnahmen zur Erstellung einer genauen Diagnose durchgeführt werden.

4. Welche Komplikationen kann diese Erkrankung mit sich bringen?

Menschen mit Akanthose nigricans sind einem erhöhten Risiko für Diabetes ausgesetzt, was ein Zeichen für Insulinresistenz ist.

5. Wie ist Ihre Behandlung?

In den meisten Fällen verursacht Acanthosis Nigricans nur Veränderungen im Aussehen und bedarf keiner besonderen Behandlung. Manchmal verschwinden die Flecken von selbst. Wenn diese sehr auffällig sind, können feuchtigkeitsspendende Cremes und Lotionen mit Ammoniumlaktat, Tretinoin oder Hydrochinon verwendet werden, um die Haut aufzuhellen.

Wenn die Erkrankung auf eine Erkrankung oder Krankheit zurückzuführen ist, sollte sie behandelt werden. Zum Beispiel, wenn es um Fettleibigkeit geht, wird das Abnehmen Ihre Symptome verbessern. Das Gleiche gilt für das Absetzen von Medikamenten, die es verursachen können.

6. Welche weiteren Empfehlungen können Patienten befolgen?

Um Acanthosis Nigricans zu reduzieren und zu verhindern, wird empfohlen, ein angemessenes Gewicht zu halten, sich regelmäßig zu bewegen und sich gesund zu ernähren. Wenn die Spots sehr auffällig sind, können die Patienten aufgrund der veränderten Erscheinung unter mangelndem Selbstwertgefühl, Scham und Depressionen leiden, weshalb es ratsam ist, die Behandlung mit psychologischer und familiärer Unterstützung zu begleiten.

Kapitel 37: Akrochordonen und kutane Unebenheiten

Akrochordonen sind nicht-kanzeröse abnormale Formationen, die sich durch kleine fleischige Stängel manifestieren, die aus der Haut herausragen. Sie erscheinen normalerweise am Hals, an den Unterarmen, Achseln, der Leiste und den Augenlidern und sind normalerweise klein, weich und leicht dunkel.

Sie sind in der Regel harmlos und schmerzlos, können aber durch den Kontakt mit Kleidung gereizt und bluten. Akrochordons sind sehr verbreitet, treten bei Männern häufiger auf als bei Frauen, besonders nach dem 40. Lebensjahr, und sind nicht ansteckend. In den meisten Fällen benötigen sie keine Behandlung, können aber aus kosmetischen Gründen oder zur Vermeidung von Unannehmlichkeiten leicht entfernt werden.

Um mehr über dieses Thema zu erfahren, haben wir Mario Vega Carbó, einen Endokrinologen mit mehr als 20 Jahren Erfahrung, interviewt.

Doktor Mario,
1. Warum entstehen Acrochordons?

Es wird angenommen, dass diese kleinen Klumpen durch die Anhäufung von Kollagen in den dicksten Teilen der Haut oder durch wiederholte Reibung verursacht werden. Sie können sich auch aus der Verwendung von Steroiden entwickeln.

2. Wer ist anfälliger für Steroide?

Menschen mit Diabetes mellitus oder Adipositas neigen häufiger dazu, sie zu erleiden, weil die Ansammlung von Fett die Haut weicher macht, die Falten des Körpers vergrößert und ihre Entwicklung erleichtert.

Ebenso haben schwangere Frauen und solche, die eine Familiengeschichte mit dieser Erkrankung haben, eine bessere Chance, daran zu leiden. Das Gleiche gilt für Menschen mit Akromegalie und polyzystischem Ovarialsyndrom.

3. Können Akrochordons bösartig werden?

Nein, diese Klumpen sind gutartig und wachsen normalerweise nicht weiter und verändern auch nicht die Farbe. Da ihr Aussehen jedoch dem anderer Erkrankungen wie Nävi oder Weichteiltumoren ähnlich ist, ist es wichtig, dass die Diagnose von einem Dermatologen gestellt wird.

4. Wie ist Ihre Behandlung?

Akrochordons sind harmlos und fallen manchmal von selbst ab. Sie können jedoch aus kosmetischen Gründen oder weil sie Unannehmlichkeiten verursachen, entfernt werden.

Kryotherapie, Elektrochirurgie, Lasertherapie oder Skalpellabtragung sind nur einige der Verfahren, die zu diesem Zweck eingesetzt werden. Sie benötigen in der Regel keine Anästhesie oder Krankenhausaufenthalt und werden in wenigen Minuten durchgeführt.

5. Sind Acrochordons mit Warzen identisch?

Nein. Warzen sind Läsionen, die durch das Human Papilloma Virus verursacht werden und normalerweise auftreten, wenn das Immunsystem schwach ist. Während sie visuell ähnlich aussehen können, weil sie durch ein Virus verursacht werden, können Warzen von Person zu Person durch sexuellen Kontakt oder Bluttransfusionen verbreitet werden.

Andererseits, weil es sich um zwei verschiedene Zustände handelt, sind antiverrugale Flüssigkeiten, die in Apotheken verkauft werden, nicht für die Behandlung von Akrochordonen geeignet.

6. Welche anderen Aspekte dieser Bedingung sollten berücksichtigt werden?

Ein abnormaler Ausbruch von Akrochordons kann darauf hinweisen, dass die Person an Diabetes leidet. Deshalb wird in diesen Fällen empfohlen, die notwendigen Untersuchungen zur Erkennung der Krankheit durchzuführen.

7. Welche weiteren Empfehlungen können den Patienten gegeben werden?

Um das Risiko von Akrochordons zu reduzieren, ist es ratsam, abzunehmen, regelmäßig zu trainieren und sich gesund zu ernähren. Vermeiden Sie auch die Verwendung von Kosmetika mit abrasiven Chemikalien auf den Akrochordons. Wenn Sie an Diabetes oder anderen Krankheiten leiden, sollten Sie diese behandeln..

Kapitel 38 Hyperinsulinämie, Insulinom und Diabetes

Der Begriff Hyperinsulinämie bezeichnet einen Zustand, bei dem der Insulinspiegel im Blut höher als normal ist.

Insulin ist das von der Bauchspeicheldrüse produzierte Hormon, das den Zucker (Glukose) im Körper reguliert und als Energiequelle in den Zellen genutzt wird. Hyperinsulinämie kann auftreten, wenn der Körper nicht in der Lage ist, den Blutzucker effektiv zu liefern.

Eine weitere Ursache kann ein Tumor in der Bauchspeicheldrüse, das so genannte Insulinom, oder ein angeborenes Problem sein. Im Laufe der Zeit kann eine schwere Hyperinsulinämie zu Diabetes mellitus führen, der, wenn er nicht behandelt wird, zu Herz- und Nierenerkrankungen, Augenerkrankungen, Polyneuropathie und schweren Fußgeschwüren führt.

Um mehr über dieses Thema zu erfahren, haben wir Mario Vega Carbó, einen Endokrinologen mit mehr als 20 Jahren Erfahrung, interviewt.

Doktor Mario,
1. Was sind die Symptome der Hyperinsulinämie?

Diese Erkrankung selbst verursacht keine Symptome, aber zu viel Insulin kann zu einer Senkung des Blutzuckerspiegels führen, der so genannten Hypoglykämie.

Dies kann unter anderem Hunger, Angst, Schwindel, Zittern, Schwitzen, Sprachstörungen, Kopfschmerzen, Verwirrung, Anfälle und Bewusstlosigkeit verursachen.

2. Was verursacht diesen Zustand?

Hyperinsulinämie ist in der Regel ein Zeichen für ein anderes Problem. Am häufigsten ist die Insulinresistenz, die dazu führt, dass die

Körperzellen nicht normal auf dieses Hormon reagieren. Dadurch wird verhindert, dass Glukose so leicht in sie eintritt und sich im Blut ansammelt. Eine weitere, viel weniger verbreitete Ursache ist ein Tumor in der Bauchspeicheldrüse.

Andererseits kann diese Erkrankung von Geburt an durch Diabetes bei der Mutter, schlechtes fetales Wachstum oder Ersticken bei der Geburt auftreten.

Darüber hinaus kann eine zu hohe Insulindosis bei einer Person mit Diabetes auch der Grund für eine Hyperinsulinämie sein.

3. Was kann die Insulinresistenz verursachen?

Obwohl in den meisten Fällen der spezifische Grund nicht bekannt ist, gibt es eine Reihe von Faktoren, die den Beginn der Insulinresistenz beeinflussen. Dazu gehören Erbanlagen, Fettleibigkeit, körperliche Inaktivität, Verzehr von gesättigten Fetten und natriumreichen Lebensmitteln, sitzende Lebensweise, Bluthochdruck, Arteriosklerose, Alzheimer-Krankheit, hoher Cholesterinspiegel und Triglyceride, bestimmte Krebsarten und einige Medikamente wie Kortison.

4. Was ist eine Behandlung der Hyperinsulinämie?

Die anzuwendende Therapie hängt von der zugrunde liegenden Ursache dieser Erkrankung ab. Im Falle einer Insulinresistenz ist es notwendig, den Lebensstil zu ändern, regelmäßig zu trainieren und das Körpergewicht zu kontrollieren. Es ist auch wichtig, eine ausgewogene Ernährung mit weniger gesättigten Fettsäuren zu wählen. Bluthochdruck und hoher Cholesterinspiegel sollten kontrolliert und, falls erforderlich, spezifische Medikamente zu diesem Zweck eingenommen werden.

Es gibt auch Medikamente zur Unterstützung der Insulinresistenz, wie Metformin, Glitazone, Exenatide und Liraglutid.

Ist die Hyperinsulinämie die Folge eines Insulinoms, kann der Tumor operativ entfernt werden, was in der Regel das Problem löst. Wenn es viele Tumore gibt, muss ein Teil der Bauchspeicheldrüse entfernt werden.

5. Was ist der Zusammenhang zwischen Hyperinsulinämie und Diabetes?

Mit der Zeit kann die Insulinresistenz zu Diabetes führen. Wenn die Empfindlichkeit gegenüber diesem Hormon abnimmt, wird die Bauchspeicheldrüse versuchen, mehr zu produzieren, um den normalen Blutzuckerspiegel aufrechtzuerhalten.

Wenn die Bauchspeicheldrüse nicht mehr in der Lage ist, Insulin abzusondern, kann dies zu einer Glukoseintoleranz führen, die zu Diabetes führt.

6. Was sind die Hauptsymptome von Diabetes und wie wird er behandelt?

Die häufigsten Anzeichen sind erhöhter Hunger, Durst und Harndrang. Gewichtsverlust, Müdigkeit, Kopfschmerzen, Übelkeit, Erbrechen, Tachykardie, schlechte Heilung, Bauchschmerzen und verschwommenes Sehen können ebenfalls auftreten.

Im Hinblick auf die Behandlung besteht das Ziel darin, den normalen glykämischen Spiegel wiederherzustellen, bei dem es notwendig sein kann, einen Insulinersatz oder Insulinanaloga oder orale Antidiabetika anzuwenden. Darüber hinaus sollte der Patient ein gesundes Leben führen.

Kapitel 39 Insulinom und Hypoglykämie

Das Insulinom ist ein seltener Tumor in der Bauchspeicheldrüse, der eine übermäßige Produktion von Insulin im Blut verursacht. Dieses Hormon ist verantwortlich für die Regulierung des Glukosespiegels im Körper und seine Verwendung als Energiequelle in den Zellen.

Eine hohe Insulinmenge kann dazu führen, dass die Zuckerwerte zu niedrig sinken, was zu einer Hypoglykämie führt. Das Insulinom ist in der Regel klein - weniger als 2 Zentimeter - und in den meisten Fällen gutartig (nicht-krebsartig).

Um mehr über dieses Thema zu erfahren, haben wir Mario Vega Carbó interviewt, einen klinischen Endokrinologen mit mehr als 20 Jahren Erfahrung.

Doktor Mario,
1. Was verursacht das Insulinom?

In der überwiegenden Mehrheit der Fälle handelt es sich dabei um Tumore sporadischen Ursprungs. Nur ein kleiner Teil ist erblich bedingt und steht im Zusammenhang mit genetischen Syndromen, wie beispielsweise der multiplen endokrinen Neoplasie (MEN) Typ I.

2. wer ist am meisten gefährdet?

Das Insulinom tritt in der Regel im Alter von 40 bis 50 Jahren auf, bei Frauen häufiger. Die gemeldete Inzidenz liegt bei 3-10 Fällen pro Million Menschen. Auch Patienten mit bestimmten genetischen Syndromen sind einem höheren Risiko ausgesetzt.

3. Was sind Ihre Hauptsymptome?

Ihre Anzeichen stehen in der Regel im Zusammenhang mit der Entwicklung einer Hypoglykämie und können Angst, Schwäche, Hunger, Verwirrung, verschwommenes Sehen, Kopfschmerzen, Schwindel,

Schwitzen und Herzklopfen beinhalten. Im Zusammenhang mit häufiger Nahrungsaufnahme, progressiver Gewichtszunahme in den letzten Monaten.

In schwerwiegenderen Fällen kann es zu Bewusstseinsverlust, Krämpfen und Koma kommen.

4. Wie wird das Insulinom erkannt?

Angesichts der Symptome wird in der Regel ein Bluttest durchgeführt, um den Glukose-, Insulin-, C-Peptid- und Proinsulinspiegel zu messen, sowie Körperreaktionstests zur Glukagoninjektion. Darüber hinaus kann ein CT-Scan, MRT, transabdominaler Ultraschall, Endoskopie oder andere Tests durchgeführt werden, um den Tumor zu finden.

5. Wie ist Ihre Behandlung?

Die Therapie besteht in der operativen Entfernung des Insulinoms. Bei vielen Tumoren muss möglicherweise ein Teil der Bauchspeicheldrüse entfernt werden.

In sehr seltenen Fällen, bei vielen Insulinomen oder wenn sie wieder auftreten, wird die gesamte Drüse entfernt. Wenn dies der Fall ist, wenn der Körper die Insulinproduktion einstellt, sollte der Patient lebenslang Hormonersatz anwenden.

Wenn sich die Person aus irgendeinem Grund nicht operieren lassen kann, helfen bestimmte Medikamente, die Insulinproduktion zu verringern und Hypoglykämie zu verhindern. Dazu gehören Diazoxid, Kalziumkanalblocker, Somatostatinanaloga und Streptozotocin.

6. Welche Ergebnisse werden von dieser Therapie erwartet?

Die Heilungsrate bei Operationen liegt bei fast 100 Prozent.

7. Welche anderen Komplikationen kann diese Krankheit noch verursachen?

Eine schwere hypoglykämische Reaktion kann Anfälle, Hirnschäden und sogar den Tod verursachen.

Andererseits können die wenigen Fälle, in denen die Bauchspeicheldrüse vollständig entfernt wird, zu Diabetes und Stoffwechselproblemen führen. Im Gegenzug, wenn das Insulinom krebskrank ist, kann es sich auf andere Organe ausbreiten und tödlich sein.

Kapitel 40. Gicht: Was ist es und wie wird es behandelt?

Gicht ist eine Art von Arthritis, die auftritt, wenn sich Harnsäure im Blut ansammelt und Entzündungen in den Gelenken verursacht. Sie ist gekennzeichnet durch plötzliche, intensive Schmerzattacken, bei denen der betroffene Bereich ohne ersichtlichen Grund geschwollen, rot und warm wird.

Die häufigste ist in der großen Zehe, die sehr ärgerlich sein kann und sich während der Nacht manifestiert, so dass die Person plötzlich aus Unannehmlichkeiten erwacht.

Es gibt zwei Arten von Gicht: Akut, die nur ein Gelenk betrifft und in der Regel sehr schmerzhaft ist, und chronisch, bei der es sich wiederholende Episoden gibt, die an verschiedenen Stellen des Körpers auftreten können. Es wird geschätzt, dass zwischen 1 und 2 Prozent der Bevölkerung darunter leiden.

Um mehr über dieses Thema zu erfahren, haben wir den kubanischen Arzt Mario Vega Carbó, einen Spezialisten für Endokrinologie, befragt.

Doktor Mario,
1. Was ist die Ursache von The Gout?

Gicht tritt auf, wenn sich zu viel Harnsäure in der Flüssigkeit um das Gewebe herum ansammelt. Dadurch bilden sich Kristalle, wodurch sich die Verbindung entzündet und die Temperatur steigt. Der hohe Harnsäuregehalt kann auf eine Überproduktion zurückzuführen sein oder darauf, dass der Körper Schwierigkeiten hat, ihn loszuwerden. Sie kann auch durch die Einnahme bestimmter Medikamente wie Hydrochlorothiazid und andere Diuretika verursacht werden, die ihre natürliche Ausscheidung beeinträchtigen.

2. Wer ist eher an dieser Erkrankung erkrankt?

Es wird angenommen, dass Gicht erblich sein kann. Sie tritt bei Männern häufiger auf und die Leidensrisiken steigen mit dem Alter. Menschen, die Alkohol trinken oder an Bluthochdruck, Diabetes, Fettleibigkeit, Anämie, Leukämie, Osteoarthritis und Nierenerkrankungen leiden, leiden ebenfalls häufiger darunter. Das Gleiche gilt für diejenigen, die sich einer Operation oder einem kürzlichen Trauma unterzogen haben.

3. Was sind Ihre Symptome?

Ihre Haupterscheinungen sind Schmerzen, Schwellungen, Rötungen und Wärme in einem oder mehreren Gelenken. Am häufigsten betroffen sind die Großzehe, die Knie, die Knöchel, die Ellbogen und die Handgelenke.

Die Beschwerden treten in der Regel plötzlich und nachts mit großer Intensität auf. Einige Patienten können auch Fieber haben, und mit der Zeit können sich unter der Haut Harnsäureablagerungen bilden, die als Tofo bezeichnet werden.

4. Wie wird dieser Zustand erkannt?

Wenn Symptome auftreten, werden Synovialflüssigkeitstests, Harnsäureblut- und Urintests sowie Gelenkröntgenaufnahmen durchgeführt, um die Diagnose zu bestätigen.

5. Wie ist Ihre Behandlung?

Nichtsteroidale entzündungshemmende Medikamente wie Ibuprofen werden zur Schmerzlinderung empfohlen. Eine höhere als die normale Dosis kann erforderlich sein und muss von Ihrem Arzt verschrieben werden. In sehr schweren Fällen können Kortikosteroide, wie z.B. Prednison, in das entzündete Gelenk injiziert werden. Colchicin, Ruhe und lokale Anwendung von Eis sind auch wirksam bei der Verringerung von Beschwerden.

Wird hingegen bestätigt, dass der Harnsäuregehalt sehr hoch ist, werden täglich Allopurinol, Febuxostat, Lesinurad oder Probensäure verschrieben, um die Kristallbildung zu verhindern.

6. Was kann passieren, wenn es nicht richtig behandelt wird?

Gicht kann Gelenkschäden und den Verlust von Gelenkbewegungen verursachen, was dazu führt, dass die Person meistens Schmerzen und andere Symptome verspürt. Es kann auch Nierensteine und Ablagerungen in den Nieren verursachen.

7. Was kann noch getan werden, um die Prognose zu verbessern?

Ein gesundes Leben, Bewegung, viel Flüssigkeit und gutes Essen können helfen, Angriffe zu verhindern.

Vermeiden Sie Alkohol (insbesondere Bier), rotes Fleisch, Geflügel, Meeresfrüchte und zuckergesüßte Getränke.

Stattdessen solltest du ein angemessenes Gewicht halten, Kaffee trinken, Milchprodukte und Kirschen konsumieren und Vitamin C-Ergänzungen einnehmen.

Kapitel 41 Hämochromatose und überschüssiges Eisen im Körper

Hämochromatose ist eine erbliche Erkrankung, die zu einer übermäßigen Eisenansammlung im Körper führt.

Diese Anomalie bewirkt, dass das Mineral in Geweben, insbesondere in Leber, Herz und Bauchspeicheldrüse, gespeichert wird und Organe schädigt.

Dies kann zu einer Vielzahl von Krankheiten führen, darunter Krebs, unregelmäßiger Herzschlag, Diabetes, Arthritis und Zirrhose.

Bei vielen Patienten ist der Eisenaufbau so stark, dass die Haut dunkel wird. Um ihr Niveau zu senken, ist es notwendig, regelmäßig Blut aus dem Körper zu entnehmen.

Um mehr über dieses Thema zu erfahren, haben wir Mario Vega Carbó, einen Endokrinologen mit mehr als 20 Jahren Erfahrung, interviewt.

Doktor Mario,
1. Wie oft tritt diese Krankheit auf und was sind ihre Ursachen?

Hämochromatose ist eine genetische Erkrankung, die 1 von 250 Menschen betrifft. Es ist gekennzeichnet durch eine Erhöhung der Eisenresorption als Folge der Mutation eines Gens. Damit die Erkrankung auftreten kann, ist es notwendig, das Gen sowohl von der Mutter als auch vom Vater zu erben.

2. Wie hoch ist die normale Eisenmenge im Körper?

Bei gesunden Menschen beträgt die Gesamtmenge etwa 2 bis 4 g und wird lebenslang auf diesen Niveaus gehalten. Bei Menschen mit Hämochromatose variiert diese Zahl zwischen 20 und 40 g.

3. Was sind die Symptome dieser Krankheit?

Seine Hauptmerkmale sind Gelenkschmerzen, Osteoporose, chronische Müdigkeit, Mangel an Energie und sexuellem Verlangen, Bauchbeschwerden, Gewichtsverlust und andere Erkrankungen im Zusammenhang mit Herzerkrankungen und Diabetes. Einige Menschen mit Hämochromatose haben jedoch nie Symptome.

4. Wer hat sie eher?

Diese Anzeichen sind häufiger bei Männern zwischen 40 und 60 Jahren und bei Frauen über 50 Jahren zu finden, da sie die Männer sind, die anfälliger für die Krankheit sind. Der Grund dafür ist, dass Frauen jeden Monat mit der Menstruation und auch während der Geburt, wenn sie schwanger werden, eine beträchtliche Menge Blut verlieren. Übermäßiger Alkoholkonsum trägt zum Fortschreiten der symptomatischen Hämochromatose bei.

5. Wie wird diese Krankheit diagnostiziert?

Mit Hilfe einer Blutuntersuchung ist es möglich, die Eisenmenge im Körper zu bestimmen. Andererseits kann auch ein Test durchgeführt werden, um herauszufinden, ob das defekte Gen, das es verursacht, vorhanden ist. Zusätzlich zu diesen Studien wird die Leberfunktion in der Regel auf Leberschäden getestet.

Nach der Diagnose der Krankheit ist es wichtig, den Rest der Familie wegen ihrer Erblichkeit zu beurteilen.

6. Wie ist Ihre Behandlung?

Die Hämochromatose wird bei häufigen Phlebotomien, d.h. bei der Blutentnahme, kontrolliert. Dadurch wird der Eisenspiegel des Körpers gesenkt, da das Mineral in den roten Blutkörperchen gespeichert wird.

Zu Beginn der Behandlung sind in der Regel ein oder zwei Extraktionen pro Woche erforderlich, und wenn die Werte normalisiert sind, geschieht dies in längeren Abständen, alle zwei bis drei Monate. Dies sollte ein Leben lang aufrechterhalten werden.

Für diejenigen, denen kein Blut entnommen werden kann, sei es wegen Anämie oder Herzkomplikationen, gibt es Medikamente zur Entfernung von überschüssigem Eisen.

7. Was sind die erwarteten Ergebnisse?

Wird mit der Therapie begonnen, bevor die Organe geschädigt sind, können Komplikationen im Zusammenhang mit dieser Krankheit vermieden werden.

In diesem Sinne können häufige Phlebotomien das Fortschreiten von Leberschäden in der Anfangsphase stoppen und eine normale Lebenserwartung ermöglichen. Wenn es jedoch bereits Anzeichen einer Zirrhose gibt, besteht ein hohes Krebsrisiko, das sogar dazu führt, dass sich der Eisenspiegel normalisiert, da dies irreversibel ist.

Bei Diabetes, der durch eine Schädigung der Bauchspeicheldrüse verursacht wird, verbessert er sich in der Regel mit der Behandlung. Auf der anderen Seite helfen Blutabnahmen auch, Symptome von Müdigkeit, Bauchschmerzen und Verdunkelung der Haut zu lindern.

8. Welche anderen Maßnahmen können ergriffen werden, um die Krankheit zu verbessern?

Hämochromatose-Patienten wird empfohlen, eisen- und vitaminhaltige Nahrungsergänzungsmittel zu vermeiden, Alkohol zu trinken, rohen Fisch und Schalentiere zu essen.

TEIL III. DIABETEN

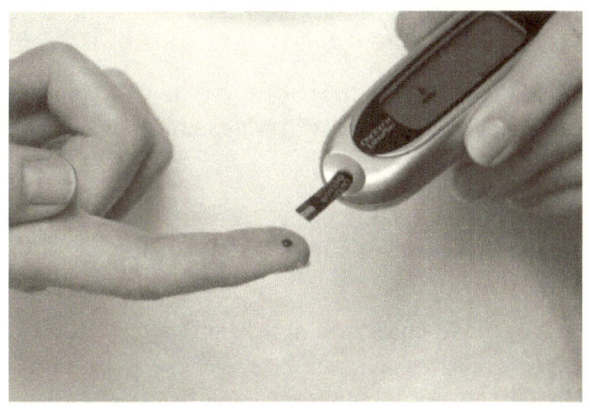

Kapitel 42: Prädiabetes und wie man es rechtzeitig löst.

Prädiabetes ist eine Erkrankung, bei der der Blutzuckerspiegel (Glykämie) höher als normal ist, aber nicht die Grenzwerte für die Diagnose von Diabetes mellitus erreicht.

Diese Erkrankung kann sowohl bei Erwachsenen als auch bei Kindern auftreten und, wenn sie nicht behandelt wird, langfristige Schäden am Herzen, den Blutgefäßen, den Nieren und anderen Organen verursachen.

Veränderungen im Lebensstil können helfen, den Zuckerspiegel im Körper zu regulieren und seine Entwicklung zu verhindern.

Um mehr über dieses Thema zu erfahren, haben wir Mario Vega Carbó, einen Endokrinologen mit mehr als 20 Jahren Erfahrung, interviewt.

Doktor Mario,
1. Was sind die Ursachen von Prädiabetes?

Die genaue Ursache ist unbekannt, aber Familiengeschichte, Genetik und überschüssiges Körperfett scheinen eine wichtige Rolle zu spielen. Der größte Teil der Glukose im Körper kommt von der Nahrung, die wir essen. Insulin, ein von der Bauchspeicheldrüse erzeugtes Hormon, wird dann zu den Zellen transportiert und dort als Energiequelle genutzt.

Menschen mit Prädiabetes verarbeiten Zucker nicht richtig und es sammelt sich im Blutkreislauf an, was negative gesundheitliche Auswirkungen hat.

2. Was sind die Symptome dieser Erkrankung?

In der Regel gibt es keine Anzeichen von Prädiabetes. Wenn es fortgeschritten ist, kann es zu einer Verdunkelung der Haut in bestimmten Körperregionen und zu erhöhtem Hunger, Durst und der Notwendigkeit zum Wasserlassen kommen.

Darüber hinaus kann es zu Gewichtsverlust, Müdigkeit, Kopfschmerzen, Übelkeit, Erbrechen, Tachykardie und verschwommenem Sehen kommen. In diesem Fall ist der Patient einem ernsthaften Risiko für Diabetes ausgesetzt.

3. Wie wird dieser Zustand erkannt?

Da es keine Symptome gibt, ist zur Diagnose von Prädiabetes ein Bluttest notwendig, um den Zuckerspiegel zu messen.

4. Wer ist am meisten gefährdet?

Wie bei Diabetes mellitus sind diejenigen über 45 Jahre, fettleibig und übergewichtig, nicht körperlich aktiv, an Bluthochdruck oder polyzystischem Eierstocksyndrom leiden und einen niedrigen "guten" Cholesterinspiegel (HDL), hohe Triglyceride und eine familiäre Vorgeschichte dieser Krankheit haben, wahrscheinlicher.

5. Wie ist Ihre Behandlung?

Die Wahl eines gesunden Lebensstils hilft in der Regel, den Blutzuckerspiegel zu normalisieren. Dazu gehört auch das Essen von Lebensmitteln, die fettarm, kalorienarm und ballaststoffreich sind. Auch, sich regelmäßig bewegen, viel Wasser trinken, Übergewicht beseitigen, mit dem Rauchen aufhören und Alkohol vermeiden.

Auf der anderen Seite, wenn nötig, kann Ihr Arzt Medikamente zur Kontrolle von Glukose, Cholesterin, Triglyceriden und hohem Blutdruck verschreiben.

6. Welche anderen Komplikationen kann Prädiabetes mit sich bringen?

Menschen mit dieser Erkrankung haben ein höheres Risiko, in den nächsten 10 Jahren an Diabetes mellitus zu erkranken. Sie erhöhen auch die Wahrscheinlichkeit von Herzerkrankungen, Blindheit, Nierenversagen, neurologischen Schäden und Schlaganfall.

Kapitel 43 Diabetes mellitus Typ 2

Diabetes mellitus Typ 2 ist eine chronische Erkrankung, die die korrekte Verstoffwechslung von Glukose verhindert, wodurch sie sich im Blut ansammelt. Dies kann durch ein Defizit in der Insulinproduktion in der Bauchspeicheldrüse verursacht werden, dem eine Resistenz der Zellen gegen die Wirkung dieses Hormons vorausgeht.

Insulin ist verantwortlich für die Regulierung des Zuckers im Körper und seine Verwendung als Energiequelle in Muskeln und anderen Geweben.

Es wird geschätzt, dass etwa 8 Prozent der erwachsenen Bevölkerung an Diabetes leiden und, wenn sie nicht richtig behandelt werden, zu Herz- und Nierenerkrankungen, Augenproblemen, Polyneuropathie und schweren Geschwüren in den Extremitäten, hauptsächlich in den unteren Gliedmaßen, führen können. Obwohl es keine Heilung gibt, kann sie durch eine angemessene Ernährung, regelmäßige Bewegung, Gewichtsabnahme, Medikamente und Behandlung kontrolliert werden.

Um mehr über dieses Thema zu erfahren, haben wir Mario Vega Carbó, einen Endokrinologen mit mehr als 20 Jahren Erfahrung, interviewt.

Doktor Mario,
1. Was ist Insulinresistenz und was verursacht sie?

Die Insulinresistenz bewirkt, dass Zellen im Körper nicht normal auf dieses Hormon reagieren. Dadurch wird verhindert, dass Glukose so leicht in sie eintritt und sich im Blut ansammelt. Obwohl in den meisten Fällen die spezifische Ursache nicht bekannt ist, gibt es eine Reihe von Faktoren, die das Aussehen beeinflussen.

Dazu gehören Erbanlagen, Fettleibigkeit, körperliche Inaktivität, Verzehr von gesättigten Fetten und natriumreichen Lebensmitteln, Sesshaftigkeit, Bluthochdruck, Arteriosklerose, Alzheimer, hoher Cholesterinspiegel und

Triglyceride, bestimmte Krebsarten und einige Medikamente wie Kortison.

2. In welchem Verhältnis steht das zu Diabetes?

Mit der Zeit kann sich die Insulinresistenz entwickeln. Wenn die Empfindlichkeit gegenüber diesem Hormon abnimmt, wird die Bauchspeicheldrüse versuchen, mehr zu produzieren, um den normalen Blutzuckerspiegel aufrechtzuerhalten.

Wenn die Bauchspeicheldrüse nicht mehr in der Lage ist, Insulin abzusondern, kann dies zu einer Glukoseintoleranz führen, die zu Diabetes führt.

3. Wer ist am meisten gefährdet?

Die meisten Menschen mit dieser Krankheit sind übergewichtig oder fettleibig, weil die Zunahme des Fettgehalts es dem Körper erschwert, Insulin richtig zu verwenden. Darüber hinaus erhöhen Familiengeschichte, Genetik, geringe körperliche Aktivität und eine schlechte Ernährung das Risiko, sie zu entwickeln.

Ebenso sind Krankheiten wie Prädiabetes, Schwangerschaftsdiabetes und polyzystisches Ovarialsyndrom Risikofaktoren für Diabetes.

Ein weiterer zu berücksichtigender Faktor ist das Alter, da die Chancen mit zunehmendem Alter steigen, besonders nach dem 45. Geburtstag. Der Typ-2-Diabetes mellitus nimmt jedoch bei Kindern, Jugendlichen und jungen Erwachsenen deutlich zu.

4. Was sind die Hauptsymptome?

Diabetes entwickelt sich in der Regel langsam und zunächst darf eine Person keine Anzeichen haben. Wenn es weiter fortgeschritten ist, kann es zu einer Zunahme von Hunger, Durst und der Notwendigkeit zum Wasserlassen kommen.

Andere häufige Symptome sind Blasen-, Nieren- oder Hautinfektionen, Müdigkeit, Kopfschmerzen und Bauchschmerzen, Übelkeit, Erbrechen, Tachykardie, unzureichende Narbenbildung, abgedunkelte Hautbereiche, meist in den Achseln und im Nacken, und verschwommenes Sehen.

5. Wie wird es erkannt?

Angesichts der Symptome wird in der Regel eine Analyse der Krankengeschichte des Patienten durchgeführt, eine körperliche Untersuchung und der Blutzuckerspiegel, glykosyliertes Hämoglobin und Lipide im Blut gemessen.

Zur Bestätigung der Diagnose können auch Urin, Osmolarität, Herzfrequenz, Blutdruck und andere Tests durchgeführt werden.

6. Wie ist Ihre Behandlung?

Das Ziel der Therapie ist die Wiederherstellung des normalen Blutzuckerspiegels, der einen Insulinersatz oder Insulinanaloga oder orale Antidiabetika erfordern kann.

Da andererseits die übermäßige Nahrungsaufnahme und das sitzende Leben das Risiko dieser Krankheit erhöhen, wird auch an einer speziellen Ernährung und der Anpassung an einen gesünderen Lebensstil gearbeitet.

In diesem Sinne ist es wichtig, das Gewicht zu kontrollieren und eine ausgewogene Ernährung mit weniger Kalorien, raffinierten Kohlenhydraten und gesättigten Fetten sowie mehr Obst, Gemüse und Ballaststoffen zu essen. Erhalten Sie auch regelmäßige körperliche Aktivität und vermeiden Sie übermäßiges Rauchen und Alkoholkonsum.

Darüber hinaus sollte der Patient lernen, seinen Blutzuckerspiegel mit einem Glukometer zu messen und regelmäßige Kontrollen durchführen. Basierend auf diesen Ergebnissen wird die Behandlung entsprechend den Bedürfnissen angepasst, um einen angemessenen Bereich zu erhalten.

Bei Bedarf verschreibt Ihnen Ihr Arzt injizierbare oder orale Medikamente zur Regulierung Ihres Blutzuckers, wie Metformin, Sulfonylharnstoffe, Meglitinide oder Thiazolidinedione. Auch Insulin kann erforderlich sein.

7. Welche anderen Komplikationen kann Diabetes mit sich bringen?

Diabetesbedingte Probleme, die eine sofortige Behandlung erfordern, sind Hyperglykämie, hyperglykämisches hyposmolares Syndrom, diabetische Ketoazidose und Hypoglykämie.

Auf der anderen Seite, wenn sie nicht richtig kontrolliert wird, kann es zu Herzkrankheiten und Schlaganfällen, Augen-, Hör-, Zahn- und Hautproblemen, Nierenschäden, Gefühlsverlust, Nervenschäden und schweren Fußgeschwüren führen, die sogar zu Amputationen führen können. Auch Unannehmlichkeiten bei der Verdauung von Nahrung, langsame Heilung, Schlafapnoe, Alzheimer und Erektionsstörungen.

8. Welche anderen Aspekte sollten bei dieser Krankheit berücksichtigt werden?

Das Leben mit Diabetes kann sehr stressig sein und Depressionen und Leiden verursachen. Deshalb ist es wichtig, sich auch um Ihre emotionale Gesundheit zu kümmern. Es ist ratsam, Meditation zu praktizieren, um den Geist von Sorgen zu befreien, Yoga und andere entspannende Aktivitäten zu machen. Bei Bedarf wird psychologische und therapeutische Unterstützung empfohlen.

Auf der anderen Seite ist es wichtig, dass diese Patienten ein Armband oder eine spezielle Karte tragen, die ihren Zustand signalisiert, um andere in Notsituationen zu alarmieren.

Reife Beginn Diabetes der Jungen ist bekannt als MODY. Es handelt sich um eine Art von Erkrankung mit Merkmalen von Diabetes mellitus, die in der Regel im Erwachsenenalter beginnt, in diesem Fall aber vor dem Alter von 25 Jahren auftritt.

Sie steht nicht im Zusammenhang mit dem in jüngster Zeit beobachteten Trend, dass die Krankheit bei Kindern als Folge von Fettleibigkeit, unzureichender Ernährung und mangelnder körperlicher Bewegung auftritt. Im Allgemeinen sind Patienten mit Diabetes MODY nicht übergewichtig.

Um mehr über dieses Thema zu erfahren, haben wir Dr. Mario Vega Carbó, einen Spezialisten für klinische Endokrinologie, konsultiert.

Doktor Mario,
1. Was zeichnet MODY-Typ Diabetes aus?

Dieser Typ ist dadurch gekennzeichnet, dass er vor dem Alter von 25 Jahren auftritt, meist erblich ist (er wird stark von den Eltern auf die Kinder übertragen), eine langsame und fortschreitende Entwicklung aufweist und ein Defizit an Insulinsekretion aufweist.

Es beginnt in der Regel nicht mit einer hohen Konzentration von Ketonkörpern im Urin und ist nicht mit Fettleibigkeit verbunden.

2. Was verursacht diese Krankheit?

Es handelt sich in der Regel um eine monogene Krankheit, die aus Mutationen in einem einzigen Gen resultiert, die die Reifung der insulinproduzierenden Beta-Pankreaszellen beeinflussen.

Dabei werden die Typen 1 und 2 unterschieden, die neben den Lifestyle-Faktoren meist durch mehrere Gene verursacht werden. Mindestens 13 Gene sind dafür bekannt, dass sie MODY-Diabetes verursachen. Die meisten von ihnen sind Transkriptionsmittel, die an der embryonalen Entwicklung beteiligt sind.

Diese Erkrankung tritt am häufigsten bei Kindern und Jugendlichen auf, die in der Regel eine geringere Fähigkeit zur Insulinproduktion haben. In den wenigsten Fällen liegt das Problem in der starken Resistenz gegen dieses Hormon.

3. Wie wird MODY Diabetes erkannt?

In vielen Fällen wird bei Patienten mit MODY ein Typ-1- oder Typ-2-Diabetes falsch diagnostiziert, was dazu führt, dass sie eine unzureichende Behandlung erhalten. Für einen korrekten Nachweis ist es unerlässlich, die Familiengeschichte, das Eintrittsalter, den Grad der Hyperglykämie und das Fehlen von Autoantikörpern der Bauchspeicheldrüse zu analysieren.

Andererseits können Tests auf Glukose- und Insulinwerte im Blut und Gentests sowie verschiedene Antikörper zur Diagnose beitragen.

4. Wie wird diese Erkrankung behandelt?

Die Therapie hängt von der Art des MODY und seinen Symptomen ab. Einige Menschen können die Krankheit mit einer angemessenen Ernährung und regelmäßiger Bewegung kontrollieren. Andere müssen Diabetes-Medikamente wie Insulin oder ein orales Antidiabetikum einnehmen.

Während die anfängliche Reaktion auf orale Antidiabetika in der Regel gut ist, ist es bei einigen Subtypen von MODY wahrscheinlicher, dass sie im Laufe der Krankheit Insulin benötigen.

Gelegentlich müssen die Patienten auch Behandlungen für verwandte Erkrankungen wie Nierenzysten oder Gicht folgen.

5. Welche anderen Aspekte sollten bei dieser Krankheit berücksichtigt werden?

Wie bei anderen Arten von Diabetes sollte der Patient lernen, den Blutzuckerspiegel zu messen und eine personalisierte Ernährung zu befolgen, um die Krankheit zu kontrollieren.

Wenn sich MODY Diabetes bestätigt, ist es wichtig, gefährdete Familienmitglieder aufgrund ihrer Vererbungsfähigkeit zu erkennen.

Kapitel 45. Diabetes LADA

Latenter Autoimmunerkrankungen bei Erwachsenen (LADA) ist eine spät einsetzende Art von Krankheit, die in der Regel bei Menschen über 30 Jahren diagnostiziert wird.

Auch bekannt als Typ-1,5-Diabetes, ist es eine genetische Autoimmunerkrankung, bei der das Immunsystem fälschlicherweise die Bauchspeicheldrüse angreift und die insulinproduzierenden Zellen zerstört, genau wie beim Typ 1 (Juveniler Diabetes). In diesem Fall ist der Fortschritt langsam und progressiv und verwechselt ihn manchmal mit Typ-2-Diabetes.

Um mehr über dieses Thema zu erfahren, haben wir Mario Vega Carbó, einen Endokrinologen mit mehr als 20 Jahren Erfahrung, interviewt.

Doktor Mario,
1. Was sind die Besonderheiten dieser Art von Diabetes?

LADA-Diabetes hat einige Typ-1- und Typ-2-Eigenschaften. Einige Spezialisten betrachten es sogar als eine Variante von Juvenile Diabetes, da es ebenfalls autoimmunen Ursprungs ist, nicht erblich ist und Antikörper im Blut vorhanden sind. Sie variiert jedoch je nach Alter, in dem sie auftritt, dadurch, dass ihr Verlauf viel langsamer ist und dass kein Keton im Blut oder Urin zu sehen ist.

Beim Typ-2-Diabetes stimmt es überein, dass er bei Erwachsenen im Alter zwischen 30 und 50 Jahren auftritt und dass der Patient zunächst weiterhin Insulin produziert.

Im Gegenteil, es unterscheidet sich durch einen niedrigen Gehalt an C-Peptid und einen erhöhten Anteil an Antikörpern gegen Pankreasinseln.

2. Was sind die Symptome von Diabetes LADA?

Die Symptome ähneln denen von Typ-1- und Typ-2-Diabetes: erhöhter Hunger, Durst und Harndrang, Müdigkeit, verschwommenes Sehen, Kopfschmerzen, Reizbarkeit und Stimmungsschwankungen.

3. Wie wird diese Krankheit erkannt?

Angesichts der Zeichen wird in der Regel eine Analyse der Krankengeschichte des Patienten durchgeführt, eine körperliche Untersuchung durchgeführt und der Blutzuckerspiegel, das glykosylierte Hämoglobin und die Lipide im Blut gemessen. Außerdem werden verschiedene Antikörper wie Inselzellen (ICA), Glutaminsäuredecarboxylase (GAD) und Anti-Insulin (IAA) getestet.

Da es normalerweise bei Erwachsenen auftritt, werden seine Symptome oft mit Typ-2-Diabetes verwechselt. Es wird geschätzt, dass zwischen 10 und 15 Prozent der Diagnosen dieser Erkrankung tatsächlich LADA-Typ Diabetes sind.

Um das Vorliegen dieser Erkrankung nachzuweisen, muss der Patient über 30 Jahre alt sein, mindestens einen der Antikörper entsprechend Typ-1-Diabetes aufweisen und in den ersten sechs Monaten nach dem Nachweis nicht mit Insulin behandelt worden sein.

4. Was ist die Behandlung von LADA Diabetes?

Wie bei Typ-2-Diabetes können Patienten mit LADA zunächst orale Medikamente, Bewegung und eine ausgewogene Ernährung zur Kontrolle der Krankheit einsetzen. Mit der Zeit wird die Bauchspeicheldrüse jedoch, wie bei Typ 1, die Insulinproduktion vollständig einstellen und Hormonspritzen sind notwendig.

Der Prozess von einer Stufe zur nächsten kann Monate oder sogar Jahre nach der Diagnose dauern. Medikamente können bei Bluthochdruck und zur Senkung des Cholesterinspiegels verschrieben werden.

5. Welche Komplikationen kann LADA-Diabetes mit sich bringen?

Wie bei den Typen 1 und 2 sind die mit LADA diagnostizierten Personen einem höheren Risiko für Kreislauf- und Herzerkrankungen, Nervenschäden, Nierenschäden, Augen- und Fußschäden, Haut- und Mundinfektionen sowie Schwangerschaftskomplikationen ausgesetzt.

Kapitel 46. andere spezifische Arten von Diabetes

Glukose ist die wichtigste Energiequelle des Körpers. Dieser Zucker stammt aus der Nahrung, die konsumiert wird, und Insulin ist dafür verantwortlich, den Eintritt in die Zellen des Körpers zu regulieren.

Bei einem erhöhten Blutzuckerspiegel entsteht eine chronische und irreversible Stoffwechselerkrankung, der so genannte Diabetes.

Es kann in 4 Hauptgruppen unterteilt werden: Typ 1 oder Autoimmun, Typ 2, Schwangerschaft und andere spezifische Arten von Diabetes. Bei Typ-1-Diabetes produziert die Bauchspeicheldrüse nicht genügend Insulin. Bei Typ 2, dem häufigsten Typ, gibt es in der Regel eine Resistenz gegen dieses Hormon und der Körper nutzt es nicht richtig. Gestationsdiabetes ist Diabetes, der während der Schwangerschaft auftritt.

Die Kategorie "Andere spezifische Arten von Diabetes" umfasst alle Arten, die als Komplikation oder Symptom von genetischen Syndromen, Operationen, Medikamenten, Unterernährung, Infektionen und anderen Gesundheitszuständen ausgelöst werden.

Um mehr über dieses Thema zu erfahren, haben wir Mario Vega Carbó, einen Endokrinologen mit mehr als 20 Jahren Erfahrung, interviewt.

Doktor Mario,
1. Welcher Prozentsatz der Fälle dieser Krankheit entspricht diesen anderen spezifischen Arten von Diabetes?

Es wird geschätzt, dass dieser Typ 1 - 2% aller Fälle ausmacht.

2. Welche genetischen Veränderungen und Endokrinopathien können diese sekundären Diabetesarten verursachen?

Zu den genetischen Syndromen, die zu Diabetes führen können, gehören Klinefelter, Turner, Down, Prader-Willi, Laurence-Moon-Biedl und Wolfram.

171

Zu den Endokrinopathien gehören das Cushing-Syndrom, Akromegalie, Schilddrüsenerkrankungen, hormonproduzierende Tumore wie Glukagon oder Somatostatin, Phäochromozytom, primärer Hyperaldosteronismus, Karzinoid-Syndrom, autoimmune polyglanduläre Syndrome und polyzystisches Ovarsyndrom.

3. Warum können diese endokrinen Pathologien zu Diabetes führen?

Denn es gibt Hormone mit Eigenschaften, die der Wirkung von Insulin entgegenstehen, wie Cortisol, Wachstumshormon, Glukagon und Adrenalin; und andere, die ihre Sekretion hemmen, wie Aldosteron und Somatostatin.

4. Welche Pankreaserkrankungen und Medikamente können zu anderen Diabetesarten führen?

Zu den ersteren gehören die chronische Pankreatitis, ob durch Medikamente, Viren oder Gallensteine induziert, das Pankreaskarzinom, die Hämochromatose, die Mukoviszidose und die Pankreatektomie (operative Entfernung der Bauchspeicheldrüse).

Was die Medikamente betrifft, so sind einige von ihnen Kortikoide, Thiaziddiuretika, Nikotinsäure, Östrogene, orale Verhütungsmittel, Pentamidin und psychoaktive Medikamente.

5. Wie werden diese Arten von sekundärem Diabetes behandelt?

Die Therapie hängt von der Ursache der Krankheit und ihren Symptomen ab. Einige Menschen werden in der Lage sein, es mit einer angemessenen Ernährung und regelmäßiger Bewegung zu kontrollieren. Andere müssen Diabetes-Medikamente einnehmen. Wenn es das Ergebnis einer anderen Erkrankung ist, muss sie behandelt werden. Wenn ein Medikament die Ursache ist, kann es durch ein anderes ersetzt werden.

Kapitel 47: Akute Komplikation von Diabetes

Diabetes ist eine chronische Erkrankung, die die korrekte Verstoffwechslung von Glukose verhindert und sie im Blut ansammelt. Wenn sie nicht richtig kontrolliert wird, kann es zu schweren Problemen mit Herz, Augen, Nieren, Nerven und Füßen kommen.

Darüber hinaus können einige akute Komplikationen dieser Krankheit schnell auftreten und das Leben des Patienten gefährden. Zu diesen schweren Situationen gehören Hypoglykämie, Hyperglykämie, hyperosmolares Koma und Ketoazidose.

Um mehr über dieses Thema zu erfahren, haben wir Mario Vega Carbó, einen Endokrinologen mit mehr als 20 Jahren Erfahrung, interviewt.

Doktor Mario,
1. Was ist Hypoglykämie und welche akuten Komplikationen kann sie verursachen?

Hypoglykämie ist eine Erkrankung, bei der der Blutzuckerspiegel unter dem Normalwert liegt. Sie tritt in der Regel bei Patienten auf, die Diabetes-Medikamente in höheren Dosen als nötig einnehmen. Dies führt zu viel Insulin und zu wenig Zucker im Blut.

Wenn es nicht schnell aufhört, kann sich die Hypoglykämie schnell verschlimmern und Anfälle und Hirnschäden verursachen.

2. Wie wird Hypoglykämie behandelt?

Angesichts der Symptome versucht die Therapie, den niedrigen Blutzuckerspiegel zu korrigieren. Dies kann das Trinken von Säften, das Essen von Lebensmitteln und die Einnahme von Glukosetabletten beinhalten.

In schweren Fällen kann eine Injektion von Glukagon, einem Hormon, das schnell Zucker erhöht, erforderlich sein.

3. Was ist Hyperglykämie und welche schweren Störungen kann sie verursachen?

Hyperglykämie ist ein Zustand, bei dem der Blutzuckerspiegel über dem Normalwert liegt; wenn er über einen längeren Zeitraum sehr hoch ist, kann er zwei schwerwiegende Störungen verursachen: den hyperosmolaren hypoglykämischen Zustand und die diabetische Ketoazidose.

4. Was ist der hyperosmolare hypoglykämische Zustand und welche akuten Komplikationen kann er verursachen?

Es ist eine der schwerwiegendsten metabolischen Veränderungen, die bei Patienten mit Diabetes auftreten und beinhaltet einen sehr hohen Blutzuckerspiegel, extreme Dehydrierung und ein vermindertes Bewusstsein.

Diese Erkrankung tritt in der Regel bei älteren Menschen auf, die die Krankheit nicht unter Kontrolle haben. Sie kann auch durch akute Infektionen oder den Konsum von Medikamenten wie Kortikosteroiden oder Diuretika ausgelöst werden. Wenn sie unbehandelt bleiben, kann eine schwere Dehydrierung zu Anfällen, Koma und schließlich zum Tod führen.

5. Wie ist Ihre Behandlung?

Im Allgemeinen ist das erste, was zu tun ist, um den Flüssigkeitsverlust zu korrigieren, indem man eine physiologische Lösung über eine intravenöse Leitung verabreicht. Dies verbessert den Blutdruck, die Urinproduktion und den Kreislauf.

Der hohe Blutzuckerspiegel wird dann mit Insulin behandelt.

6. Was ist diabetische Ketoazidose?

Es ist eine weitere schwere Komplikation von Diabetes, die auftritt, wenn der Körper hohe Mengen an Ketonen und Säuren im Blut produziert.

Ketone sind Chemikalien, die der Körper erzeugt, wenn er Fett für Energie verbrennt. Dies geschieht, wenn nicht genügend Insulin vorhanden ist, um Glukose zu verwenden, die die wichtigste Kraftstoffquelle für Muskeln und andere Gewebe ist.

7. Welche Komplikationen kann diese Erkrankung mit sich bringen?

Diabetische Ketoazidose kann neben anderen schweren Krankheiten zu einer Flüssigkeitsansammlung im Gehirn, Herzinfarkt und Nierenversagen führen. Deshalb ist es wichtig, dringend Aufmerksamkeit für Ihre Symptome zu suchen.

8. Wie wird die diabetische Ketoazidose behandelt?

Erstens, es versucht, den hohen Blutzuckerspiegel mit Insulin zu korrigieren und verlorene Flüssigkeiten und Elektrolyte zu ersetzen.

Bei einer bakteriellen Infektion wird sie mit Antibiotika bekämpft. Wenn eine andere Krankheit diese Erkrankung verursacht, muss sie ebenfalls behandelt werden.

9. Wie können diese akuten Komplikationen von Diabetes vermieden werden?

Menschen mit dieser Krankheit müssen ihren Blutzucker selbst überwachen, um regelmäßig den Blutzuckerspiegel zu kontrollieren. Es ist wichtig, dass sie die verordneten Medikamente richtig einnehmen und die Insulindosen nicht ohne ärztliche Aufsicht ändern.

Andererseits ist es wichtig, dass sie sich ausgewogen ernähren, dass sie sich regelmäßig bewegen, dass sie ein angemessenes Gewicht haben und dass sie Alkohol und Tabak vermeiden.

Kapitel 48 Diabetische Hypoglykämie und ihre Komplikationen

Hypoglykämie ist eine Erkrankung, bei der der Blutzuckerspiegel unter dem Normalwert liegt. Im Gegensatz dazu ist Diabetes eine Krankheit, bei der der Blutzucker zu hoch ist.

Insulin ist verantwortlich für die Regulierung des Blutzuckers im Körper und seine Verwendung als Energiequelle in Muskeln und anderen Geweben.

Bei der Behandlung von Diabetes werden in der Regel Ersatzstoffe oder Analoga dieses Hormons eingesetzt, um den normalen Blutzuckerspiegel wiederherzustellen.

Bei einer sehr hohen Dosis kann dies dazu führen, dass die Werte zu niedrig fallen, was zu einer diabetischen Hypoglykämie führt.

Um mehr über dieses Thema zu erfahren, haben wir Mario Vega Carbó, einen Endokrinologen mit mehr als 20 Jahren Erfahrung, interviewt.

Doktor Mario,
1. Was sind die Ursachen für eine Hypoglykämie?

Diese Erkrankung tritt in der Regel bei Patienten auf, die Diabetes-Medikamente in höheren Dosen als nötig einnehmen. Dies führt zu viel Insulin und zu wenig Zucker im Blut. Eine weitere Ursache kann ein Tumor in der Bauchspeicheldrüse sein, das so genannte Insulinom.

Es kann auch vorkommen, wenn Sie nicht genug essen, Mahlzeiten überspringen oder verschieben, zu viel Alkohol trinken oder mehr als üblich Sport treiben.

2. Was sind Ihre Hauptsymptome?

Der normale Blutzucker liegt zwischen 70 und 99 mg/dL. Bei einem Wert zwischen 55 und 70 mg/dL gilt der Patient als leicht hypoglykämisch und kann Hunger, Schwitzen, Nervosität und Zittern haben.

Wenn es zwischen 40 und 55 mg/dl liegt, gilt es als mäßige Hypoglykämie und es kann Schwindel, Schläfrigkeit, Verwirrung, Sprechprobleme, Angst und Schwäche geben.

Wenn es weniger als 40 mg/dl beträgt, gilt es als schwere Hypoglykämie und kann verwirrtes Denken, Krämpfe, Bewusstseinsverlust und Koma darstellen.

3. Wie ist Ihre Behandlung?

Die Therapie wird versuchen, niedrigen Blutzuckerspiegel zu korrigieren. Dies kann das Trinken von Säften, das Essen von Lebensmitteln und die Einnahme von Glukosetabletten beinhalten. In schweren Fällen kann eine Injektion von Glucagon, einem Hormon, das schnell Zucker erhöht, notwendig sein.

Ist die Hypoglykämie die Folge eines Insulinoms, kann der Tumor operativ entfernt werden, was in der Regel das Problem löst. Wenn es viele Tumore gibt, muss ein Teil der Bauchspeicheldrüse entfernt werden.

4. Welche anderen Komplikationen können diese Erkrankung verursachen?

Wenn sie nicht schnell behoben wird, kann sich die Hypoglykämie schnell verschlimmern und Anfälle und Hirnschäden verursachen. In einigen Fällen kann diese Erkrankung auftreten, während die Person schläft. Zu den Symptomen gehören übermäßiges Schwitzen, Alpträume, Müdigkeit, Reizbarkeit und Orientierungslosigkeit beim Erwachen.

5. Wie wird einer diabetischen Hypoglykämie vorgebeugt?

Um diese Störung zu vermeiden, wird empfohlen, den Blutzuckerspiegel regelmäßig zu messen und einen festen Zeitplan für die Mahlzeiten einzuhalten. Es wird auch empfohlen, die zur Kontrolle von Diabetes angegebene medizinische Therapie zu befolgen und die Medikamente zu dem Zeitpunkt und in den angegebenen Dosen einzunehmen.

Wenn Sie körperlich aktiv sein wollen, ist es ratsam, zuerst Flüssigkeit zu trinken und zu essen. Darüber hinaus wird Menschen mit Hypoglykämiegefahr empfohlen, immer Glukosetabletten oder Süßigkeiten zur Hand zu haben.

Lassen Sie auch Ihre Glukosewerte messen, bevor Sie eine Maschine fahren oder bedienen.

Schließlich ist es wichtig, dass diese Patienten ein Armband oder eine spezielle Karte tragen, die ihren Zustand anzeigt, um andere in Notsituationen zu alarmieren. Es ist eine gute Idee, Familie, Freunde und Mitarbeiter über Hypoglykämie zu informieren und darüber, wie man auf eine Krise reagiert.

Kapitel 49. hyperglukämischer hyperosmolarer Zustand

Der hyperglukämische hyperosmolare Zustand ist eine der schwerwiegendsten metabolischen Veränderungen, die bei Patienten mit Diabetes auftreten.

Es impliziert einen sehr hohen Zuckergehalt (Glukose) im Blut, extreme Dehydrierung und vermindertes Bewusstsein.

Diese Erkrankung tritt in der Regel bei älteren Menschen auf, die die Krankheit nicht unter Kontrolle haben. Es kann auch durch akute Infektionen oder den Einsatz von Medikamenten wie Kortikosteroiden oder Diuretika ausgelöst werden.

Wenn sie unbehandelt bleiben, kann eine schwere Dehydrierung zu Anfällen, Koma und schließlich zum Tod führen..

Um über dieses Thema zu sprechen, haben wir Dr. Mario Vega Carbó, einen Spezialisten für klinische Endokrinologie, befragt.

Doktor Mario,
1. Was sind die Symptome des hyperglukämischen hyperosmolaren Zustands?

Wenn der Zuckerspiegel im Blut steigt, versucht der Körper, den Überschuss durch den Urin zu beseitigen, so dass eines seiner Anzeichen darin besteht, sehr oft auf die Toilette zu gehen. Andere Symptome sind übermäßiger Durst, die Notwendigkeit, viel Flüssigkeit zu trinken, trockener Mund und rissige Lippen, Fieber und dunkler Urin.

Der Patient kann sich auch schwach fühlen, Schläfrigkeit oder Verwirrung, Übelkeit, Gewichtsverlust, vermindertes Sehvermögen, Halluzinationen und Schwäche auf einer Körperseite haben. Die Anzeichen können sich über Tage oder Wochen verschlimmern und

Probleme mit Bewegung, Sprachstörungen, Anfällen und Koma verursachen.

2. Welche anderen Faktoren können diese Bedingung auslösen?

Neben unkontrolliertem Diabetes kann der hyperosmolare hyperglykämische Status durch eine akute Infektion oder andere koexistierende Erkrankungen wie Herzinfarkt, Schlaganfall oder eine kürzlich durchgeführte Operation verursacht werden. Es kann auch durch zu wenig Flüssigkeit, zu viele Lebensmittel mit Kohlenhydraten und Zucker, Herz- oder Nierenversagen verursacht werden.

Darüber hinaus können bestimmte Medikamente, die die Wirkung von Insulin auf den Körper verringern oder den Flüssigkeitsverlust erhöhen, es auslösen.

3. Wie wird der hyperglukämische hyperosmolare Zustand erkannt?

Als Reaktion auf die Symptome wird in der Regel die Krankengeschichte des Patienten analysiert und Blutzucker, Fieber, Herzfrequenz und Blutdruck gemessen.

Urin, Osmolarität, BUN, Natrium- und Kreatinspiegel, Bruströntgen, Elektrokardiogramm und Kopf-CT-Scan können ebenfalls durchgeführt werden, um die Diagnose zu bestätigen.

4. Wie ist Ihre Behandlung?

Im Allgemeinen ist das erste, was zu tun ist, den Flüssigkeitsverlust durch intravenöse Verabreichung einer physiologischen Lösung zu korrigieren. Dies verbessert den Blutdruck, die Urinproduktion und die Durchblutung. Der hohe Blutzuckerspiegel wird dann mit Insulin behandelt.

5. Welche anderen Komplikationen kann der hyperglukämische hyperosmolare Zustand mit sich bringen?

Unbehandelt kann dieser Zustand einen Schock auslösen, bei dem der Körper nicht ausreichend durchblutet wird, was zu Schäden an verschiedenen Organen führen kann. Darüber hinaus kann es zu Blutgerinnseln, Hirnödemen und einem Anstieg des Säuregehalts im Blut führen.

6. Wie kann man das verhindern?

Der hyperosmolare hyperglykämische Status tritt nur auf, wenn Diabetes nicht gut kontrolliert wird. Deshalb wird empfohlen, den Blutzucker regelmäßig zu messen und die vom Arzt verordneten Medikamente einzunehmen. Darüber hinaus ist es ratsam, häufig Flüssigkeit zu trinken.

Kapitel 50 Diabetische Ketoazidose

Die diabetische Ketoazidose ist eine schwere Komplikation des Diabetes, die auftritt, wenn der Körper hohe Mengen an Ketonen und Säuren im Blut produziert.

Ketone sind Chemikalien, die der Körper erzeugt, wenn er Fett für Energie verbrennt. Dies geschieht, wenn nicht genügend Insulin vorhanden ist, um Glukose zu verwenden, die die wichtigste Kraftstoffquelle für Muskeln und andere Gewebe ist.

Diese Komplikation tritt in der Regel bei Menschen mit Typ-1-Diabetes auf. Wenn sich Ketone im Blut ansammeln, wird es säurehaltiger. Ein hohes Niveau kann giftig und lebensbedrohlich sein.

Um mehr über dieses Thema zu erfahren, haben wir Mario Vega Carbó, einen Endokrinologen an der Vega & Vado Klinik in Managua, Nicaragua, interviewt.

Doktor Mario,
1. Was kann eine diabetische Ketoazidose auslösen?

Im Allgemeinen tritt diese Komplikation auf, wenn über einen längeren Zeitraum ein unkontrollierter Zuckerspiegel im Blut vorhanden ist. Es kann auch auf unzureichende Ernährung, eine Reaktion auf Insulin, Infektion, Verletzung, schwere Krankheit, körperliches oder emotionales Trauma, einen Herzinfarkt, Operationen, bestimmte Medikamente wie Kortikosteroide und einige Diuretika sowie übermäßigen Alkohol- oder Drogenkonsum, insbesondere Kokain, zurückzuführen sein.

Ketoazidose kann oft das erste Symptom sein, das bei Menschen mit unentdecktem Typ-1-Diabetes auftritt.

In Fällen, in denen es bereits diagnostiziert wurde, kann es ausgelöst werden, wenn der Patient die Einnahme von Medikamenten einstellt oder wenn eine höhere Dosis benötigt wird.

2. Was sind Ihre Hauptsymptome?

Menschen mit diabetischer Ketoazidose können das Bewusstsein, Kurzatmigkeit, trockener Mund und Haut, Rötung des Gesichts, häufiges Wasserlassen, übermäßiger Durst, Kopf- und Bauchschmerzen, Müdigkeit, fruchtiger Atem, Muskelsteifheit, Übelkeit und Erbrechen verringert haben.

3. Wie wird diese Erkrankung diagnostiziert?

Angesichts der Symptome werden eine körperliche Untersuchung und ein Keton-Test in der Regel mit einer Blut- oder Urinprobe durchgeführt. Zur Vervollständigung der Diagnose können auch arterielle Blutgase, Thoraxröntgen, Elektrokardiogramm, Stoffwechseltests und Blutdruck- und Glukosemessungen durchgeführt werden.

4. Wie ist Ihre Behandlung?

Zunächst wird der hohe Blutzuckerspiegel mit Insulin und verlorenen Flüssigkeiten korrigiert und Elektrolyte ersetzt. Bei einer bakteriellen Infektion wird diese mit Antibiotika bekämpft. Wenn eine andere Krankheit diese Erkrankung verursacht, muss sie behandelt werden.

Wenn der Patient an Diabetes leidet, kann ihm beigebracht werden, hohe Blutzuckerwerte und Ketonbildung durch Heimglukosemessgeräte zu erkennen, die Blut und Urin testen.

Welche Komplikationen können diabetische Ketoazidose mit sich bringen?

Diese Erkrankung kann neben anderen schweren Krankheiten zu einer Flüssigkeitsansammlung im Gehirn, Herzinfarkt und Nierenversagen führen.

Por eso es importante que, frente a sus síntomas, se busque atención con urgencia.

Diabetische Neuropathie ist eine Nervenschädigung, die als Folge von Diabetes auftritt. Hoher Blutzucker (Blutzucker) und verminderte Durchblutung können die Nerven im ganzen Körper betreffen, vor allem in den Beinen und Füßen.

Es wird geschätzt, dass die Hälfte der Diabetiker an diesen Störungen leidet. In der Regel sind sie das Ergebnis einer unkontrollierten Krankheit. Bei einigen Menschen sind ihre Symptome leicht, aber bei anderen können sie sehr schmerzhaft sein und schwere Schäden verursachen.

Um mehr über dieses Thema zu erfahren, haben wir Mario Vega Carbó, einen Endokrinologen mit mehr als 20 Jahren Erfahrung, interviewt.

Doktor Mario,

1. Was sind die Symptome dieser Erkrankung?

Die diabetische Neuropathie entwickelt sich langsam, zunächst darf eine Person keine Anzeichen haben. Wenn es weiter fortgeschritten ist, hängen die Symptome davon ab, welche Nerven betroffen sind. In den Füßen und Händen kann es Kribbeln, Brennen oder Schmerzen in den Fingern geben. Es gibt auch einen Gefühlsverlust, der Blasen, Schnitte oder Kontakt mit etwas zu Kühlem oder zu Heißem unbemerkt lässt.

Im Verdauungssystem kann es Probleme bei der Verdauung von Nahrung, Sodbrennen, Schluckbeschwerden, Übelkeit, Verstopfung, Durchfall und Erbrechen geben. Wenn es das Herz und die Blutgefäße betrifft, kann es zu einem Schwindelgefühl und einer Erhöhung der Herzfrequenz kommen, auch im Ruhezustand.

Darüber hinaus kann es zu Gleichgewichts- und Koordinationsverlusten, erhöhtem Schwitzen, sexuellen Problemen wie Erektionsstörungen und vaginale Trockenheit sowie Blasenproblemen mit Harnwegsinfektionen oder Harnretention oder Inkontinenz kommen.

2. Wer ist am meisten gefährdet für die diabetische Neuropathie?

Jeder mit Diabetes kann darunter leiden, aber diejenigen, die die Krankheit nicht kontrollieren, diejenigen, die Nierenprobleme haben oder übergewichtig sind, diejenigen, die rauchen und diejenigen, die über 50 Jahre alt sind, haben ein größeres Risiko, sie zu erleiden.

3. Wie wird diese Krankheit erkannt?

Eine körperliche Untersuchung wird durchgeführt, um Muskelkraft, Reflexe, Berührungsempfindlichkeit und Veränderungen an Haut und Haar zu beurteilen. Nervenleitungs- und Kipptests, Elektromyographie und eine Magenentleerungsstudie können durchgeführt werden, um die Diagnose zu bestätigen.

4. Wie ist Ihre Behandlung?

Diabetische Neuropathie kann nicht geheilt werden, aber es können Maßnahmen ergriffen werden, um ihr Fortschreiten zu reduzieren, ihre Symptome zu lindern und die daraus resultierenden Komplikationen zu kontrollieren. Neben anderen Initiativen können Medikamente gegen Schmerzen in Füßen, Beinen oder Armen, gegen Übelkeit, Erbrechen oder andere Verdauungsprobleme sowie gegen Erektionsstörungen und vaginale Trockenheit verschrieben werden.

Auf der anderen Seite ist es wichtig, Diabetes zu behandeln, indem man gesunde Lebensmittel isst, regelmäßig Sport treibt, Gewicht verliert und die von Ihrem Arzt verschriebenen Medikamente oder Insulin einnimmt. Auch die Kontrolle des Blutzuckerspiegels und die regelmäßige Pflege und Kontrolle Ihrer Füße.

5. Welche anderen Komplikationen kann diese Erkrankung mit sich bringen?

Die diabetische Neuropathie kann das Risiko von Harnwegs- und Niereninfektionen, Gelenkschäden, plötzlichen Blutdruckabfällen und Fußgeschwüren erhöhen, die sogar zu Amputationen führen können. Andere Probleme sind sexuell und verdauungsfördernd.

Auf der anderen Seite kann diese Erkrankung die Symptome eines Brustschmerzes verbergen, der vor einer Herzkrankheit oder einem Herzinfarkt warnt, weshalb Vorsichtsmaßnahmen getroffen werden sollten.

Kapitel 52. Der diabetische Fuß und die Möglichkeiten der Amputation

Mit der Zeit kann übermäßiger Blutzucker die Nerven schädigen und dazu führen, dass die Füße das Gefühl verlieren.

Dies kann dazu führen, dass Läsionen, Schnitte, Blasen oder Wunden unbemerkt bleiben und zu Geschwüren und Infektionen führen.

Andererseits kann die durch Diabetes verursachte Verschlechterung der Blutgefäße auch dazu führen, dass die Füße nicht genügend Blut und Sauerstoff erhalten und die Heilung und Narbenbildung erschwert wird. In schweren Fällen kann dies sogar zu einer Amputation führen.

Um mehr zu erfahren, haben wir Dr. Mario Vega Carbó interviewt, einen Endokrinologen mit mehr als 20 Jahren Erfahrung.

Doktor Mario,
1. Was ist diese Erkrankung?

Diabetischer Fuß ist eine Erkrankung, die durch die Aufrechterhaltung eines höheren als des normalen Glukosewertes entsteht.

Es zeichnet sich durch ein vermindertes Empfinden und eine verminderte Durchblutung aus, was das Risiko schwerer Geschwüre erhöhen kann.

2. Was sind Ihre Hauptsymptome?

Anzeichen, die mit dieser Erkrankung verbunden sind, sind Rötung, erhöhte Temperatur, Kallusbereiche, die sich nicht verbessern, und Läsionen, die nicht heilen. Es ist wichtig, besonders auf eingewachsene Zehennägel, Blasen, Warzen, offene oder blutende Wunden, unangenehmen Geruch, Fußverfärbungen, Schwellungen und Geschwüre zu achten, die sich nicht verbessern.

3. Wer ist für diese Erkrankung am meisten gefährdet?

Die Risiken steigen mit fortschreitender Krankheit. Es wird geschätzt, dass 15 Prozent der Diabetiker irgendwann solche Verletzungen an den Füßen haben.

Hohe Blutzuckerwerte, periphere Neuropathie, schlechte Durchblutung, Sehstörungen, Nierenerkrankungen, Bluthochdruck, Rauchen, Hühneraugen und Missbildungen erhöhen die Chance, sie zu entwickeln.

4. Was ist eine diabetische Fußbehandlung?

Bei geringsten Anzeichen von Geschwüren wird empfohlen, sofort Aufmerksamkeit zu suchen. Eine Läsion, die Gewebe und Knochen nicht heilt und beschädigt, kann schließlich die Amputation eines Zehs, Fußes oder eines Teils des Beines erfordern.

Die Behandlung zielt in der Regel zunächst darauf ab, den plantare Druck durch Ruhen oder Verwenden von Schienen zu verringern. Dann werden Mais und abgestorbenes Gewebe entfernt, die Wunde gereinigt und die Infektion mit Antibiotika behandelt. Die Verwendung von Hydrogel-Verbänden als Debridants kann empfohlen werden, um die Heilung zu erleichtern. Auf der anderen Seite ist es wichtig, Diabetes, Thrombozytenaggregation, Bluthochdruck und Dyslipidämie zu kontrollieren und zu behandeln, um Komplikationen zu vermeiden.

5. Wann ist eine Amputation notwendig?

Wenn die Erkrankung zu schwerem Gewebeverlust oder tödlicher Infektion führt, kann eine Amputation die einzige Option sein. In diesen Fällen wird das beschädigte Gewebe operativ entfernt.

6. Wie kann man dieser Erkrankung vorbeugen?

Der beste Weg, diabetischen Fuß zu verhindern, ist, die Krankheit mit einer gesunden Ernährung, regelmäßiger Bewegung, Blutzuckerkontrolle und der Einhaltung des vorgeschriebenen Medikamentenregimes richtig zu behandeln.

Andererseits ist es auch ratsam, eine neuropathische und vaskuläre Studie zur Messung der Empfindlichkeit durchzuführen und regelmäßig einen Podologen oder Traumatologen aufzusuchen, um die Füße zu untersuchen und zu pflegen. Im Falle von Schwielen, Büscheln oder Warzen wird empfohlen, diese nicht selbst zu entfernen und einen Spezialisten aufzusuchen.

7. Welche Betreuung können wir zu Hause anbieten?

Denjenigen mit dieser Krankheit wird empfohlen, ihre Füße jeden Tag zu beobachten und nach Reibung, Wunden, Blasen, Schwellungen oder Rötungen zu suchen. Die Bereiche, die am besten untersucht werden sollten, sind die Spitze der Großzehe, der innere Teil der restlichen Zehen, die Ferse, die Sohle und der Außenbereich des Fußes. Beim Schneiden von Nägeln sollten gerade Schnitte gemacht werden, wobei Ecken vermieden werden sollten, die zu Verletzungen führen können.

Darüber hinaus ist es wichtig, die Füße täglich zu waschen, sie sauber zu halten, gut zu trocknen, sie mit geeigneten Cremes zu hydratisieren und vor Kälte und Hitze zu schützen. Es ist ratsam, bequemes Schuhwerk und synthetische Strümpfe zu tragen, die nicht zusammendrücken und barfuß gehen.

Kapitel 53 Diabetische Retinopathie und Augenprobleme

Die diabetische Retinopathie ist eine Komplikation des Diabetes, die das Sehvermögen beeinträchtigt. Sie tritt auf, wenn hoher Blutzucker die Blutgefäße der Netzhaut, das lichtempfindliche Gewebe auf der Rückseite des Auges, schädigt.

Zunächst haben Sie vielleicht keine Symptome, aber im Laufe der Zeit kann es zu schweren Schäden und sogar Blindheit führen. Blutgefäße können anschwellen und Flüssigkeit verlieren oder sich schließen und verhindern, dass Blut fließt. Die diabetische Retinopathie betrifft beide Augen.

Um mehr über dieses Problem zu erfahren, haben wir Dr. Mario Vega Carbó, einen Spezialisten für Endokrinologie, befragt.

Doktor Mario,
1. Wer ist von der diabetischen Retinopathie betroffen?

Jeder mit Typ 1 oder Typ 2 Diabetes kann diese Erkrankung haben. Je länger Sie die Krankheit haben und je weniger sie kontrolliert wird, desto größer sind Ihre Chancen, sie zu bekommen. Schwangerschaft, Bluthochdruck, hoher Cholesterinspiegel und Tabakkonsum können ebenfalls das Risiko erhöhen. Alle Patienten mit Diabetes werden mindestens einmal im Jahr einer vollständigen Augenuntersuchung unterzogen.

2. Was sind deine Symptome?

Diese Erkrankung bietet in der Regel keine Frühwarnsignale. Im fortgeschrittenen Stadium kann der Patient verschwommenes, verfärbtes Sehen sowie dunkle oder leere Bereiche aufweisen.

Blutgefäße können Blut verlieren und kleine Flecken hinterlassen, die im Auge schweben. Diese können ohne Behandlung verschwinden, aber die

Blutung kommt oft zurück, so dass es wichtig ist, beim ersten Anzeichen einen Arzt aufzusuchen. Je früher es behandelt wird, desto besser sind die Chancen auf einen Therapieerfolg.

3. Wie wird die diabetische Retinopathie erkannt?

Eine vollständige visuelle Analyse umfasst Sehschärfetests, Untersuchungen mit Pupillenerweiterung und Tonometrie zur Messung des Augendrucks, die erkennen können, ob Blutgefäße auslaufen, Entzündungen oder Ablösungen der Netzhaut und Anomalien des Sehnervs vorliegen.

Gegebenenfalls können zur Bestätigung der Diagnose auch eine Fluoreszeinangiographie und eine optische Kohärenztomographie durchgeführt werden.

4. Wie ist Ihre Behandlung?

Wenn die diabetische Retinopathie mild ist, müssen Blutzucker, Blutdruck und Cholesterinspiegel überwacht werden, um den Beginn und den Verlauf der Erkrankung zu verzögern. In fortgeschritteneren Fällen ist eine Behandlung mit einer Laseroperation, der so genannten retinalen Photokoagulation, erforderlich. Es hilft, abnormale Blutgefäße zu reduzieren und ist am effektivsten, wenn es vor Beginn der Blutung durchgeführt wird.

Ist die Blutung bereits schwer, kann eine Vitrektomie, ein chirurgischer Eingriff, bei dem Blut aus der Mitte des Auges entfernt wird, durchgeführt werden. Bei einem Makulaödem, das eine Schwellung und Flüssigkeitsansammlung in dem für das zentrale Sehen verantwortlichen Teil des Auges beinhaltet, sollte es auch mit einer fokalen Laseroperation behandelt werden.

5. Sind diese Operationen effektiv?

Ja, die Behandlungen sind effektiv, um den Sehverlust zu reduzieren, besonders wenn sie früh behandelt werden. Sie heilen jedoch nicht die diabetische Retinopathie, so dass die Patienten immer das Risiko einer neuen Blutung eingehen und die Therapien möglicherweise mehrmals wiederholen müssen.

6. Welche anderen Komplikationen kann diese Erkrankung noch verursachen?

Diabetische Retinopathie kann Glaskörperblutungen, Netzhautablösungen, Glaukom und Sehverlust verursachen.

7. Wie kann man das verhindern?

Indem Sie sich gut um Ihren Blutzucker, Ihren Cholesterinspiegel und Ihren Blutdruck kümmern und Ihr Augenlicht regelmäßig überprüfen, reduzieren Sie Ihr Risiko für schwere Erkrankungen.

Kapitel 54: Das Herz und Diabetes

Menschen mit Diabetes sind einem höheren Risiko für Herzerkrankungen ausgesetzt. Denn zu viel Blutzucker kann viele Körperteile schädigen, auch die Blutgefäße. Seine Blockade kann zu Herzinfarkt, Schlaganfall und anderen schweren Problemen führen.

Es wird geschätzt, dass Patienten mit Diabetes mehr als doppelt so häufig an koronarer Herzkrankheit, Herzinsuffizienz und Herzerkrankungen leiden wie solche ohne Diabetes.

Um mehr zu erfahren, haben wir Dr. Mario Vega Carbó interviewt, einen Endokrinologen mit mehr als 20 Jahren Erfahrung.

Doktor Mario,
1. Welcher Zusammenhang besteht zwischen Diabetes und Herzproblemen?

Diabetes ist ein wichtiger Risikofaktor für Herz-Kreislauf-Erkrankungen. Es kann anormale Cholesterin- und Triglyceridwerte verursachen und zur Verhärtung der Arterien oder Verdickung der Arterienwände beitragen, wodurch die Wahrscheinlichkeit von Schlaganfall, Herzinfarkt und Herzerkrankungen steigt.

Wenn der Blutfluss blockiert ist, erhalten Herz, Lunge und Nieren nicht die gleiche Menge an Blut, und ihre Funktion wird abnormal.

Darüber hinaus schädigt Diabetes die peripheren Nerven, beeinflusst die Herzfrequenz und verbirgt die Symptome von Brustschmerzen, die vor einer Krankheit oder einem Angriff warnen. Es verringert die Fähigkeit des Körpers, Infektionen oder Krankheitserreger zu bekämpfen und Wunden zu heilen.

2. Welche anderen Faktoren erhöhen das Risiko einer Herzerkrankung?

Zusammen mit Diabetes sind fettleibige Menschen mit überschüssigem Körperfett um die Taille, Menschen mit hohem Blutdruck, abnormen Cholesterin- und Triglyceridwerten und einer Vorgeschichte von Familienmitgliedern mit Herzerkrankungen wahrscheinlicher, sie zu haben.

3. Welche sind die häufigsten diabetesbedingten Herzerkrankungen?

Die häufigsten sind koronare Herzkrankheiten, Herzinsuffizienz und diabetische Kardiomyopathie. Koronare Herzkrankheit tritt auf, wenn die Arterien, die den Herzmuskel mit Blut versorgen, verhärtet und verengt werden. Im weiteren Verlauf fließt weniger Blut durch die Arterien, was zu Brustschmerzen oder einem Herzinfarkt führen kann.

Herzinsuffizienz hingegen ist ein Zustand, bei dem das Herz nicht die Menge an Blut pumpen kann, die der Körper benötigt. Dies verursacht Symptome im ganzen Körper.

Die Kardiomyopathie ist eine Erkrankung des Herzmuskels, die in der Regel dazu führt, dass das Herz größer oder dicker und steifer als normal wird.

4. Welche Warnzeichen gibt es für einen Herzinfarkt?

Die Person kann Brustschmerzen oder Beschwerden verspüren; Kurzatmigkeit; Schwitzen; Verdauungsstörungen; Übelkeit; Schwindel; Müdigkeit oder Müdigkeit. Wenn die Brustschmerzen nach der Ruhezeit anhalten, kann dies ein Zeichen für einen Herzinfarkt sein.

In vielen Fällen, da Diabetes die peripheren Nerven betrifft, treten keine Symptome auf.

5. Wie werden Herzprobleme im Zusammenhang mit Diabetes behandelt?

Die Therapie umfasst Medikamente zur Behandlung von Herzschäden, zur Senkung des Blutzuckerspiegels und zur Kontrolle von Krankheiten, für den Blutdruck und zur Normalisierung von Cholesterin und Triglyceriden.

Ihr Arzt kann Ihnen auch empfehlen, täglich Aspirin einzunehmen, um die Bildung von Blutgerinnseln in Ihren Arterien zu verhindern. Die Behandlung umfasst die Übernahme gesunder Lebensgewohnheiten, wie z.b. eine ausgewogene Ernährung, regelmäßige Bewegung, viel Wasser trinken, Übergewicht beseitigen, mit dem Rauchen aufhören und Alkohol vermeiden.

6. Wie kann man den durch Diabetes verursachten Schäden vorbeugen?

Der beste Weg ist, die Krankheit durch gesunde Lebensgewohnheiten, Blutzuckerkontrolle und die Einhaltung des vorgeschriebenen Medikamentenregimes richtig zu behandeln.

Die diabetische Nephropathie ist eine Nierenerkrankung, die im Laufe der Zeit bei Menschen mit Diabetes auftritt. Sie entsteht durch Schäden, die durch übermäßigen Blutzuckerspiegel an den Nephronen, der grundlegenden strukturellen und funktionellen Einheit der Niere und den Blutgefäßen verursacht werden.

Wenn dies geschieht, ist die Aufgabe, zusätzliche Abfälle und Flüssigkeiten aus dem Körper zu entfernen, betroffen. Unbehandelt kann die Nephropathie zu einem Nierenversagen führen, einer lebensbedrohlichen Erkrankung.

Der beste Weg, diese Krankheit zu verhindern, ist, einen gesunden Lebensstil zu führen und Diabetes und Bluthochdruck zu kontrollieren.

Um mehr über dieses Thema zu erfahren, haben wir Mario Vega Carbó, einen Endokrinologen mit mehr als 20 Jahren Erfahrung, interviewt.

Doktor Mario,
1. Was ist die Hauptfunktion der Nieren?

Die Nieren sind für die Filterung von Abfällen und überschüssigen Flüssigkeiten in Form von Urin verantwortlich. Sie sind auch für den Ausgleich der im Blut zirkulierenden Salze und Mineralien wie Kalzium, Phosphor, Natrium und Kalium verantwortlich. Sie helfen, den Blutdruck zu kontrollieren und produzieren Hormone, die wichtig sind, um rote Blutkörperchen zu bilden und die Knochen stark zu halten.

2. Was verursacht die diabetische Nephropathie?

Durch erhöhte Blutzuckerwerte und Bluthochdruck werden im Laufe der Zeit Nephrone und Blutgefäße beschädigt, was die normale Nierenfunktion beeinträchtigt.

3. Wer ist am meisten gefährdet?

Menschen mit unkontrolliertem Diabetes, Fettleibigkeit, Rauchern und Menschen mit hohem Blutdruck, hohem Cholesterinspiegel oder einer Familiengeschichte von Nierenproblemen haben es eher.

4. Was sind die Symptome der diabetischen Nephropathie?

In der Regel gibt es keine Anzeichen einer diabetischen Nephropathie, bis der Schaden schwerwiegend ist. Im Laufe der Zeit kann der Patient Müdigkeit, Unwohlsein, Kopfschmerzen, Schwellungen der Füße und Knöchel, erhöhter Harndrang, unregelmäßiger Herzschlag, Appetitlosigkeit, Atembeschwerden, Magenschmerzen, anhaltender Juckreiz, Schlaflosigkeit und Verwirrung erleben.

5. Wie wird diese Krankheit erkannt?

Urintests werden in der Regel durchgeführt, um den Proteingehalt im Urin zu überprüfen. Wenn sie erhöht sind, kann dies bedeuten, dass die Blutgefäße der Nieren beschädigt sind und die Nährstoffe, die der Körper benötigt, nicht richtig filtern. Blut- und Blutdrucktests, bildgebende Verfahren und Biopsie der Nieren werden ebenfalls durchgeführt, um die Diagnose zu bestätigen.

6. Wie ist Ihre Behandlung?

Ziel der Therapie ist es, die durch die Krankheit verursachten Schäden zu kontrollieren und zu verzögern. Dazu müssen Blutdruck und Blutzuckerspiegel aufrechterhalten und ein gesunder Lebensstil eingeführt werden. Dazu gehören eine ausgewogene Ernährung, regelmäßiges Sport treiben, viel Wasser trinken, Übergewicht beseitigen, mit dem Rauchen aufhören und Alkohol vermeiden.

Medikamente können auch benötigt werden, um den Cholesterinspiegel zu senken, den Kalzium- und Phosphathaushalt zu kontrollieren und den Proteinspiegel im Urin zu senken.

Bevor Sie ein neues Medikament oder Vitamin einnehmen, ist es wichtig, Ihrem Arzt zu sagen, ob es Ihre Nieren beeinträchtigen kann. Vermeiden Sie nicht-steroidale entzündungshemmende Medikamente wie Ibuprofen und halten Sie den Vitamin-D-Spiegel normal.

7. Was ist Nierenversagen und wie wird es behandelt?

Wenn die diabetische Nephropathie schwere Schäden verursacht, kann sie dazu führen, dass die Nieren ihre Arbeit einstellen. In diesem Fall baut sich Abfall im Körper auf und es kommt zu Nierenversagen. Zu den Symptomen gehören Übelkeit, Erbrechen, Schwäche, Kurzatmigkeit und Verwirrung, die zu Anfällen und Koma führen können.

In diesem Fall ist eine Dialysebehandlung erforderlich, bei der mit einer Maschine Abfall aus dem Blut entfernt wird. Eine weitere Möglichkeit ist eine Nierentransplantation.

8. Welche anderen Komplikationen kann diese Krankheit mit sich bringen?

Diabetische Nephropathie kann zu Flüssigkeitsansammlungen und Schwellungen in Armen und Beinen, Bluthochdruck und Lungenödemen führen.

Es kann auch irreversible Nierenschäden, Herz- und Gefäßerkrankungen, Anämie, Fußgeschwüre, Erektionsstörungen, Durchfall und andere Probleme verursachen.

Während der Schwangerschaft hingegen kann es ein Risiko für die sich entwickelnde Mutter und den Fötus darstellen.

Kapitel 56: Operation am diabetischen Patienten

Wenn eine Person mit Diabetes operiert werden muss, sei es wegen einer Komplikation der Krankheit oder aus anderen Gründen, ist besondere Vorsicht geboten. Die Erkrankung kann das Risiko einer postoperativen Infektion oder einer langsameren Heilung erhöhen, ebenso wie Herz-, Flüssigkeits-, Elektrolyt- oder Nierenprobleme und andere Möglichkeiten.

Um eine adäquate Vorbereitung auf die Operation zu gewährleisten, ist es notwendig, dass das medizinische Team über die Krankengeschichte des Patienten informiert ist, damit alle Vorsichtsmaßnahmen getroffen werden können.

Um über dieses Thema zu sprechen, interviewen wir Dr. Mario Vega Carbó, einen Endokrinologen, der als Endokrinologe an der Vega & Vado Klinik arbeitet.

Doktor Mario,
1. Wie sollte sich ein Patient mit Diabetes auf eine Operation vorbereiten?

In den Wochen vor der Operation ist es wichtig, die Kontrolle der Krankheit zu verstärken. Dazu gehören die Einhaltung einer gesunden und ausgewogenen Ernährung, die Einhaltung der Glukosewerte, die rechtzeitige Einnahme von Medikamenten, die Vermeidung von Hypoglykämien und Hyperglykämien sowie die Verhinderung der Entstehung von Ketoazidose.

Darüber hinaus sollte der Arzt über die Einnahme aller Medikamente informiert werden. Wenn Metformin verwendet wird, kann es für 2 Tage vor und 2 Tage nach der Operation abgesetzt werden, um das Risiko einer Milchsäurebildung zu verringern.

2. Was wird der Arzt vor der Operation überprüfen?

Vor der Operation muss das medizinische Team eine allgemeine Untersuchung des Patienten durchführen und alle notwendigen

Empfehlungen vor der Operation geben. Eine glykämische Kontrolle wird durchgeführt, um festzustellen, ob der Patient für die Durchführung der Operation geeignet ist oder nicht.

In diesen Fällen wird empfohlen, die Operation fortzusetzen, wenn das glykosylierte Hämoglobin weniger als 7,5% oder zwischen 7,5% und 9% beträgt. Wenn er größer als 9 ist, ist es ratsam, ihn neu zu programmieren, bis sich die Ergebnisse verbessern.

3. Welche Sorgfalt ist bei der Operation geboten?

Im Krankenhaus wird empfohlen, das Gewicht des Patienten zu überprüfen und ein glykämisches Profil durchzuführen. Da die Vollnarkose die Symptome und Anzeichen einer Hypoglykämie verdeckt, ist es notwendig, deren Höhe häufig zu überwachen.

Andererseits kann ein erhöhter Stress durch die Operation zu einer Tendenz zu Hyperglykämie und Ketoazidose führen, während Durchblutungsstörungen im Zusammenhang mit Anästhesie und Operation die Absorption von subkutan verabreichtem Insulin beeinträchtigen können.

4. Was wird das Hauptziel während der Operation in Bezug auf Diabetes sein?

Das Hauptziel ist es, Hypoglykämie, Ketoazidose und Hyperglykämie zu vermeiden. Während des Betriebs ist es ratsam, die Glukosekontrolle zwischen 100 und 180 mg/dl zu halten. Wenn der Patient fastet, ist es notwendig, das Insulin zu verwalten, um Ketoazidose zu vermeiden.

5. Wie wird während der Operation Insulin verabreicht?

In der Nacht vor der Operation sollte der Patient essen und eine normale Insulinbehandlung erhalten. Am Tag der Operation, zu der üblichen Zeit, zu der die Person ihre Dosis einnimmt, wird ein Tropfen Glukoseserum mit Elektrolyten und ein zweiter Weg mit einer Insulininfusion begonnen.

Die Verwendung von zwei getrennten Flaschen ermöglicht es, die Infusionsrate von Insulin einzustellen, um den Blutzuckerspiegel zwischen 100 und 180 mg/dl zu halten.

6. Was ist nach der Operation zu tun?

Nach der Operation sollten der Patient oder die Krankenschwestern den Blutzucker regelmäßig überprüfen. Diese können durch postoperativen Stress, Essstörungen, mangelnde Aktivität oder den Einsatz von Medikamenten verändert werden.

Um die Kontrolle zu gewährleisten, müssen Menschen mit Diabetes oft länger im Krankenhaus bleiben als Menschen ohne Diabetes.

7. Auf welche Zeichen ist zu achten?

Achten Sie nicht nur auf die häufige Kontrolle des Blutzuckerspiegels, sondern auch auf Infektionssymptome wie Fieber oder einen Schnitt, der rot und berührungswarm, schmerzhafter oder nässend ist. Druckgeschwüre sollten vermieden werden, daher ist es wichtig, sich ständig zu bewegen.

Kapitel 57: Insulinresistenz: Metformin

Typ-2-Diabetes mellitus ist eine chronische Erkrankung, die die korrekte Verstoffwechslung von Glukose verhindert, wodurch sie sich im Blut ansammelt. Dies kann durch eine Insulinresistenz verursacht werden, die schließlich zu einem Defizit in der Produktion dieses Hormons in der Bauchspeicheldrüse führt.

Um Widerstand zu behandeln, müssen Sie Ihren Lebensstil ändern, regelmäßig trainieren und Ihr Körpergewicht kontrollieren. Auch eine ausgewogene Ernährung mit einem geringeren Verbrauch an gesättigten Fettsäuren ist wichtig. Wenn diese Änderungen nicht ausreichen, kann Ihr Arzt Ihnen die Einnahme von Medikamenten empfehlen. Unter ihnen ist Metformin die am häufigsten verwendete Substanz.

Um über dieses Thema zu sprechen, haben wir Mario Vega Carbó interviewt, einen Endokrinologen mit mehr als 20 Jahren Erfahrung.

Doktor Mario,
1. Wie wirkt Metformin?

Dieses Medikament senkt den Blutzuckerspiegel, indem es die aus der Nahrung aufgenommene Menge im Darm reduziert und verzögert.

Es verringert auch den von der Leber produzierten Zucker und fördert seine Speicherung als Glykogen, und erhöht die Reaktion des Körpers auf Insulin, wodurch seine Verwendung verbessert wird.

2. Wie sollte dieses Medikament eingenommen werden?

Metformin wird in flüssiger Form oder in Tablettenform verkauft. Es wird in der Regel 2 bis 3 mal täglich, zu oder nach den Mahlzeiten eingenommen. Die Anfangsdosis beträgt in der Regel 500 mg, die entsprechend dem Blutzuckerspiegel angepasst wird. Es gibt Tabletten mit verlängerter Freisetzung, die einmal täglich zu einer Nachmittagsmahlzeit eingenommen werden.

3. Was soll ich tun, wenn ich eine Dosis verpasse?

Es sollte eingenommen werden, sobald es in Erinnerung ist. Wenn es jedoch fast Zeit für die nächste Dosis ist, ist es am besten, sie zu überspringen und mit der regelmäßigen Dosierung fortzufahren. Unter keinen Umständen sollten Sie eine doppelte Dosis einnehmen, um eine verpasste Dosis auszugleichen.

4. Welche Nebenwirkungen hat Metformin?

Zu Beginn der Behandlung kann es zu Übelkeit, Erbrechen, Durchfall, Blähungen, Verstopfung, Bauchschmerzen, Blähungen und Appetitlosigkeit kommen, die nach kurzer Zeit verschwinden. Wenn der Durchfall andauert, sollten Sie Ihren Arzt aufsuchen, um eine niedrigere Dosis zu erhalten oder Ihre Behandlung zu beenden.

Bei längerem Gebrauch kommt es in einigen Fällen zu einer Verringerung der Aufnahme von Vitamin B12, was das Risiko einer Anämie erhöht.

Bei Patienten mit schwerem Nierenversagen kann es zu einer Laktatazidose kommen, einer seltenen Stoffwechselkomplikation, bei der sich diese Säure im Blut ansammelt, wenn der Sauerstoffgehalt in den Zellen sinkt. Zu den Symptomen gehören Kurzatmigkeit, Bauchschmerzen, Muskelkrämpfe, extreme Müdigkeit, Asthenie und Hypothermie, die schließlich zu einem Koma führen können.

5. Welche sind die häufigsten Fehler bei der Anwendung dieses Medikaments?

Manchmal vernachlässigen Menschen Ernährung und Bewegung, weil sie denken, dass mit der Einnahme von Metformin die Krankheit unter Kontrolle ist. In anderen Fällen wird die Anwendung in besonderen Situationen, wie z.B. bei Operationen oder radiologischen

Untersuchungen mit intravenösem Jodkontrast, nicht vorübergehend ausgesetzt; die Nierenfunktion des Patienten wird während der Behandlung nicht berücksichtigt; oder die Dosis wird aufgrund der Entwicklung von Diabetes im Laufe der Zeit nicht angepasst.

6. Welche weiteren Aspekte sollten bei der Anwendung von Metformin berücksichtigt werden?

Vor Beginn der Behandlung ist es wichtig, Ihren Arzt über alle anderen verwendeten Medikamente, Vitamine oder Nahrungsergänzungsmittel zu informieren, damit er beurteilen kann, ob die Kombination schädlich sein kann.

Sie sollten Ihren Arzt auch informieren, wenn Sie andere Erkrankungen haben, wie z.B. Nieren- oder Herzprobleme, wenn Sie schwanger sind oder eine kurzfristige Empfängnis planen oder wenn Sie stillen.

Andererseits kann die Verwendung oraler Verhütungsmittel den glykämischen Stoffwechsel verschlechtern und Metformin weniger wirksam machen, so dass die Dosis angepasst werden muss.

Darüber hinaus sollte während der Anwendung auf Alkohol verzichtet werden, was das Risiko einer Milchsäurebildung erhöhen und den Blutzucker senken kann.

Schließlich sollte dieses Medikament an einem geeigneten Ort, bei Raumtemperatur und außerhalb der Reichweite von Kindern gelagert werden.

Kapitel 58 Hypoglykämie-Medikamente

Neben Metformin gibt es weitere Medikamente, die bei der Behandlung von Typ-2-Diabetes eingesetzt werden, wenn Änderungen des Lebensstils nicht ausreichen. Diese werden als Glukose-senkende Medikamente bezeichnet und helfen, den Blutzuckerspiegel zu senken.

Diese Antidiabetika zeichnen sich durch ihren chemischen Aufbau und Wirkmechanismus aus. Dazu gehören Sulfonylharnstoffe, Meglitinide, Thiazolidinedione und Alpha-Glukosidase und Dipeptidylpeptidase 4-Hemmer.

Um dieses Thema zu diskutieren, haben wir Mario Vega Carbó interviewt, einen Endokrinologen mit mehr als 20 Jahren Erfahrung.

Doktor Mario,
1. Wie wirken glukosesenkende Medikamente?

Diese Medikamente können auf unterschiedliche Weise wirken. Einige stimulieren die Sekretion von Insulin in der Bauchspeicheldrüse, während andere das periphere Gewebe für das Hormon sensibilisieren, die gastrointestinale Absorption von Glukose verändern oder die Anwesenheit von Zucker im Urin erhöhen.

Metformin wird im Allgemeinen in Kombination oder wenn es nicht vertragen oder kontraindiziert wird verwendet.

2. Wie helfen Sulfonylharnstoffe bei der Kontrolle von Diabetes?

Diese oralen Medikamente, zu denen Glyclazid, Glimepirid, Glibenclamid und Glipizid gehören, stimulieren die Insulinsekretion in Beta-Zellen der Bauchspeicheldrüse (durch diese Aktion werden sie als Sekretäre bezeichnet). Langfristig erhöhen sie die Stoffwechselreaktion auf zirkulierendes Insulin. Sie werden in der Regel ein- bis zweimal täglich vor den Mahlzeiten eingenommen.

3. Welche Nebenwirkungen haben sie?

Diese Medikamente können zu Hypoglykämie und einer Zunahme des Körpergewichts führen. Sie werden nicht für Kinder oder Schwangere, während des Stillens oder für Patienten mit Typ-1-Diabetes, diabetischer Ketoazidose oder fortgeschrittenem Leber- und Nierenversagen empfohlen.

Im Falle einer Hypoglykämie, wenn sie nicht schnell behoben wird, kann sie sich schnell verschlimmern und Anfälle und Hirnschäden verursachen.

4. Wie wirken Thiazolidindione oder Glitazone?

Diese Medikamente wirken, indem sie die Empfindlichkeit von Muskel, Fett und Leber gegenüber Insulin erhöhen und die periphere Resistenz gegen dieses Hormon verringern. Sie können allein oder in Kombination mit Sulfonylharnstoffen oder Metformin verwendet werden. Thiazolidindione können bei der Behandlung von nicht-alkoholischer Fettleber von Vorteil sein.

5. Welche Vorsicht ist bei der Einnahme dieser Medikamente geboten?

Fälle von Herzinsuffizienz im Zusammenhang mit der Verabreichung von Thiazolidindionen wurden berichtet und werden daher bei Patienten mit Herzerkrankungen nicht empfohlen. In der Vergangenheit haben einige Medikamente ein akutes Leberversagen verursacht. Obwohl dieses Problem nicht mehr besteht, wird eine regelmäßige Überprüfung der Leberfunktion während der Anwendung empfohlen.

Darüber hinaus wurde in vielen Fällen eine Gewichtszunahme aufgrund von Flüssigkeitseinlagerungen und einer erhöhten Masse an Fettgewebe beobachtet.

6. Wie wirken Alpha-Glukosidase-Hemmer?

Diese Medikamente, wie Acarbose und Miglitol, verringern die Aufnahme von Kohlenhydraten aus dem Verdauungstrakt und senken so den Zuckerspiegel nach der Mahlzeit. Obwohl sie weniger wirksam sind als andere Medikamente, können sie in Kombination verabreicht werden, um die Behandlung zu verbessern. Zu den Nebenwirkungen gehören Dyspepsie, Blähungen und Durchfall..

7. Schließlich, wie wirken Dipeptidylpeptidase-4-Inhibitoren?

Diese Medikamente, wie Vildagliptin, Sitagliptin, Linagliptin und Saxagliptin, basieren auf der Wirkung von Inkretin-Hormonen, die helfen, die Pankreasfunktion zu kontrollieren. Durch die Hemmung des Enzyms DDP-4 produziert dieses Organ nach den Mahlzeiten mehr Insulin.

Zu den Nebenwirkungen gehören Verstopfung der Nase, Halsschmerzen und Kopfschmerzen, Durchfall, Entzündungen der Bauchspeicheldrüse, Hautausschläge, Schwellungen des Gesichts und Atembeschwerden.

Kapitel 59. Insulin zur Diabeteskontrolle verwenden

Insulin ist das von der Bauchspeicheldrüse produzierte Hormon, das für die Regulierung des Zuckers im Körper und seine Verwendung als Energiequelle in den Zellen verantwortlich ist.

Menschen mit Diabetes haben einen hohen Blutzuckerspiegel, weil sie nicht genügend Insulin produzieren oder weil der Körper nicht richtig auf Insulin reagiert.

Dies kann zu schweren Problemen mit Herz, Augen, Nieren, Nerven und Füßen führen. Eine Ersatztherapie kann diesen Patienten helfen, ihre Werte stabil zu halten.

Um mehr über dieses Thema zu erfahren, haben wir Mario Vega Carbó, einen Endokrinologen mit mehr als 20 Jahren Erfahrung, interviewt.

Doktor Mario,
1. Wer braucht Insulin?

Bei Patienten mit Typ-1-Diabetes produziert die Bauchspeicheldrüse nicht genügend Insulin, so dass sie täglich Ersatzhormone einnehmen müssen. Bei Menschen mit Typ-2-Diabetes gibt es in der Regel eine Insulinresistenz, die der Körper nicht richtig nutzt. Diese Menschen müssen es einnehmen, wenn andere Behandlungen und Medikamente den Blutzuckerspiegel nicht kontrollieren können.

2. Wie funktioniert diese Therapie?

Dieses Medikament ersetzt das Insulin, das der Körper nicht auf natürliche Weise produziert und wirkt, indem es hilft, den Blutzucker in andere Gewebe des Körpers zu transportieren, wo er als Energiequelle verwendet wird. Es verhindert auch, dass die Leber mehr Glukose produziert.

3. Wie viele Insulinarten gibt es?

Es gibt verschiedene Typen. Dazu gehören schnell wirkendes Insulin, das vor den Mahlzeiten eingenommen wird und in 15 Minuten und 4 Stunden wirkt; Basalinsulin, das in 2 Stunden und 12 bis 18 Stunden wirkt; und langlebiges Insulin, das hilft, den Blutzuckerspiegel den ganzen Tag über zu kontrollieren.

Diese können je nach Fall einzeln oder in Kombination eingesetzt werden.

4. Wie wird Insulin verabreicht?

Die Therapie besteht in der Regel aus drei oder mehr täglichen Injektionen, um einen normalen Blutzuckerspiegel zu halten. Diese werden auf den Bauch, den Oberarm, die Oberschenkel oder die Hüften aufgetragen.

Eine weitere Möglichkeit ist der Einsatz einer Insulinpumpe, einem mobiltelefongroßen Gerät, das das Hormon 24 Stunden am Tag kontinuierlich liefert. Dazu verbindet ein Schlauch das Reservoir mit einem Katheter, der unter die Haut des Bauches eingeführt wird.

Es ist auch möglich, einen Einweginsulinstift zu verwenden, der mit Hilfe einer Nadel unter der Haut freigesetzt wird, oder einen Pulverinhalator.

Das Hormon kann nicht oral verabreicht werden, da Magensäuren es zerstören.

5. Wie viel Insulin wird verabreicht?

Die Dosis und Häufigkeit der Anwendung hängt von mehreren Faktoren ab, wie z.B. dem Gewicht des Patienten, der Menge der Nahrung, die er isst, seinem körperlichen Aktivitätsgrad, dem Blutzuckerspiegel und ob er oder sie andere gesundheitliche Probleme hat oder nicht. Daher ist es für diese Menschen wichtig, zu lernen, wie man ihren Blutzucker misst und sich regelmäßig untersuchen zu lassen. Basierend auf diesen Ergebnissen wird die Behandlung an die Bedürfnisse angepasst, um einen angemessenen Bereich zu erhalten.

6. Welche Vorsichtsmaßnahmen sollten während des Gebrauchs getroffen werden?

Vor Beginn der Behandlung ist es wichtig, Ihren Arzt über alle anderen Medikamente, Vitamine oder Nahrungsergänzungsmittel zu informieren, die Sie verwenden, damit er oder sie beurteilen kann, ob die Kombination schädlich sein kann.

Andere Erkrankungen wie Nervenschäden, Herzinsuffizienz, Nieren- oder Herzprobleme, Schwangerschaft oder kurzfristige Empfängnisplanung oder Stillen sollten ebenfalls gemeldet werden.

Andererseits müssen Sie in bestimmten Situationen die Insulindosis anpassen. Zum Beispiel vor und nach der Operation, in Zeiten von Stress oder Reisen in andere Zeitzonen, oder wenn Sie krank sind, trainieren Sie viel, trinken Alkohol oder überessen.

7. Welche Nebenwirkungen kann ich von diesem Medikament erwarten?

Gelegentlich können Patienten Rötungen, Schwellungen oder Reizungen an der Injektionsstelle, Hautveränderungen, Gewichtszunahme und Verstopfung auftreten.

In schweren Fällen kann es zu Atembeschwerden, verschwommenem Sehen, unregelmäßigem Herzschlag, Schwellungen in Armen und Beinen und Muskelkrämpfen kommen.

8. Was passiert, wenn eine sehr hohe Insulindosis verwendet wird?

Eine Überdosierung von Insulin kann zu einer Hypoglykämie führen, bei der der Blutzuckerspiegel unter dem Normalwert liegt. Wenn dies nicht schnell behoben wird, kann es schnell schlimmer werden und Anfälle und Hirnschäden verursachen.

Um diese Störung zu vermeiden, wird empfohlen, den Blutzuckerspiegel regelmäßig zu messen und einen festen Mahlzeitenplan einzuhalten. Befolgen Sie auch die verschriebene medizinische Therapie zur Diabeteskontrolle und nehmen Sie Medikamente zur vorgeschriebenen Zeit und Dosierung ein.

Auch wenn Sie körperliche Aktivitäten ausüben werden, ist es ratsam, Flüssigkeit zu trinken und vorher zu essen, und immer Glukosetabletten oder Süßigkeiten zur Hand zu haben.

9. Welche anderen Aspekte sollten bei der Behandlung berücksichtigt werden?

Bei der Verabreichung von Injektionen ist es notwendig, deren Anwendung auf Muskeln, Narben oder Muttermale zu vermeiden, und für jede Zeit sollte eine andere Stelle innerhalb desselben Bereichs verwendet werden.

Auf der anderen Seite ist es für den Patienten wichtig zu verstehen, dass Insulin den Blutzuckerspiegel kontrolliert, aber Diabetes nicht heilt. Deshalb sollte es auch dann weiterverwendet werden, wenn Sie sich wohl fühlen.

Schließlich sollten geschlossene Medikamente immer im Kühlschrank aufbewahrt werden, außerhalb der Reichweite von Kindern.

Kapitel 60: Glukoseüberwachung und Selbstkontrolle

Menschen mit Diabetes sollten ihren Blutzuckerspiegel permanent überwachen, um die Krankheit richtig zu kontrollieren.

Zusätzlich zu den stationären Tests ist es wichtig, dass diese Patienten lernen, ihre eigenen Glukose- und Ketonwerte zu Hause zu messen. Zu diesem Zweck gibt es elektronische Geräte, so genannte Glukometer, die die Mengen dieser Stoffe in Blut und Urin auf einfache und schnelle Weise analysieren.

Basierend auf diesen Ergebnissen kann die Diabetesbehandlung bedarfsgerecht angepasst werden, um Symptome zu kontrollieren und schwerwiegende Folgen zu vermeiden.

Um mehr über dieses Thema zu erfahren, haben wir Mario Vega Carbó interviewt, einen Endokrinologen, der als Endokrinologe an der Vega & Vado Klinik arbeitet.

Doktor Mario,
1. Wer sollte seinen Blutzuckerspiegel permanent überwachen?

Diese Kontrollen werden für alle Patienten mit Diabetes empfohlen, insbesondere für diejenigen, die Insulin verwenden oder Pillen zur Behandlung der Krankheit einnehmen.
Darüber hinaus sind sie auch bei einer Intensivtherapie mit diesem Hormon und in Schwangerschaftssituationen sowie bei einem sehr niedrigen oder sehr hohen Blutzuckerspiegel sehr wichtig.

2. Welche Vorteile haben diese Messungen?

Diese Kontrollen sind der beste Weg, um zu wissen, ob die Behandlung von Diabetes wirksam ist. Darüber hinaus ermöglichen sie die Früherkennung akuter krankheitsbedingter Komplikationen wie Hypoglykämie, Hyperglykämie, hyperosmolares Koma und Ketoazidose.

Andererseits hilft es, den Zuckerspiegel in den gewünschten Bereichen zu halten, um schwerwiegende Probleme in Herz, Augen, Nieren, Nerven und Füßen zu vermeiden. Diese Messungen ermöglichen es, ein Gleichgewicht zwischen der verzehrten Nahrung, den durchgeführten Übungen und den zur Behandlung dieser Erkrankung verwendeten Medikamenten herzustellen und zu wissen, wie der Körper auf jede Situation reagiert.

3. Wie wird die Selbstkontrolle durchgeführt?

Zu diesem Zweck wird ein tragbares elektronisches Messgerät namens Glukometer verwendet. Nach dem Händewaschen wird mit einem Punktionsgerät die Fingerspitze gestochen und ein Tropfen Blut entnommen. Diese wird in einen Teststreifen gelegt, der mit einer Chemikalie in der Vorrichtung bedeckt ist, die den Glukosewert auf dem Bildschirm markiert.

Damit der Arzt die Ergebnisse vergleichen und analysieren kann, ist es wichtig, die Messungen jeden Tag zur gleichen Zeit durchzuführen und auch die aufgenommene Nahrung, die Dosis der verwendeten Medikamente und die ausgeführte Übung aufzuzeichnen.

4. Welche Werte gelten als normal?

Die empfohlenen Glukosewerte hängen von jedem Patienten, seinem Alter und seinem Gesundheitszustand ab. Werte zwischen 70 und 100 Milligramm pro Deziliter (mg/dL) gelten als normal bei Messungen auf nüchternen Magen, zwischen 80 und 130 mg/dL vor Mahlzeiten und weniger als 170 mg/dL zwei Stunden nach den Mahlzeiten.

5. Wie viele tägliche Kontrollen werden empfohlen?

Die Anzahl der Messungen hängt von jedem Patienten gemäß der medizinischen Empfehlung ab. Bei Personen, die Insulininjektionen verwenden, werden in der Regel 6 tägliche Untersuchungen empfohlen. Diese werden in der Regel vor den 3 Hauptmahlzeiten (Frühstück, Mittag- und Abendessen) und zwei Stunden nach jeder von ihnen durchgeführt, die letzte vor dem Schlafengehen.

Für diejenigen, die langwirksames Insulin verwenden, werden in der Regel zwei Überwachungssitzungen pro Tag empfohlen, eine am Morgen und eine am Abend. Patienten mit Typ-2-Diabetes, die kein Insulin verwenden und die die Krankheit mit Ernährung und Bewegung behandeln, benötigen in der Regel keine täglichen Messungen. In Situationen von Stress, Krankheit oder Änderungen in der Dosierung von Medikamenten sind häufigere Untersuchungen erforderlich.

6. Was ist postprandialer Blutzucker?

Es ist der Zuckergehalt im Blut nach dem Essen. Nach den Mahlzeiten steigt er in der Regel in den ersten zwei Stunden an und die Insulinproduktion im Körper steigt.

7. Welche Werte werden nach den Mahlzeiten erwartet?

Der Glukosewert sollte 170 mg/dL nicht mehr als 90 Minuten nach dem Essen überschreiten. Darüber hinaus sollten sich diese Werte innerhalb von 3 Stunden nach der Einnahme wieder normalisieren.

8. Was sind kontinuierliche Glukosemonitore?

Es handelt sich um Geräte, die häufig Glukose messen, durch einen unter der Haut platzierten Sensor. Sie reflektieren den Zuckerspiegel zu jeder Zeit und verfügen über einen Alarm, der aktiviert wird, wenn die Werte sehr hoch oder sehr niedrig sind. Sie werden oft für Patienten mit Typ-1-Diabetes empfohlen, die Insulin verwenden.

Welche Sorgfalt sollte bei diesen Messungen angewendet werden?

Um die Wirksamkeit dieser Kontrollen zu gewährleisten, ist es wichtig zu überprüfen, ob das Glukometer und andere verwendete Elemente sauber und bei Raumtemperatur sind. Es ist auch wichtig sicherzustellen, dass die Teststreifen nicht abgelaufen oder beschädigt sind, dass das Messgerät korrekt kalibriert ist und dass die Größe des Bluttropfens wie angegeben ist.

10. Wie werden Urin-Glukose-Kontrollen durchgeführt?

Diese Messungen sind vergleichbar mit Bluttests. In diesen Fällen gibt die Farbe, bei der sich der Teststreifen ändert, den Glukosewert an. Allerdings sind Urinkontrollen nicht so genau wie Blutkontrollen, so dass sie nicht unbedingt empfohlen werden, es sei denn, es gibt keine andere Möglichkeit.

Diese Überwachung dient dem Nachweis von Ketonen, Säuren, die entstehen, wenn nicht genügend Insulin im Körper vorhanden ist. Das Vorhandensein dieser Säuren ist ein Hinweis darauf, dass der Körper Fette als Energiequelle und nicht Zucker verwendet, was bei Patienten mit Typ-1-Diabetes häufiger der Fall ist.

11. Was ist der glykosylierte Hämoglobin- oder HbA1c-Test?

Es ist ein Test, der den durchschnittlichen Glukosespiegel im Blut misst, der in den letzten drei Monaten an Hämoglobin, dem sauerstoffführenden Teil der roten Blutkörperchen, gebunden war. Es wird verwendet, um Diabetes oder Prädiabetes bei Erwachsenen zu erkennen oder um das Fortschreiten der Krankheit und die Ergebnisse ihrer Behandlung zu überwachen. Diabetikern wird empfohlen, diesen Test mindestens zweimal im Jahr durchzuführen.

12. Wie wird diese Studie durchgeführt und was sind die erwarteten Werte?

Für diesen Test wird mit einer Nadel eine Blutprobe aus einer Armvene entnommen. Die Ergebnisse werden in Prozent angegeben und sind in der Regel normal unter 5,7%, zeigen Prädiabetes zwischen 5,7 und 6,4% und Diabetes, wenn sie größer als dieser Wert sind. Für Menschen, die bereits an der Krankheit leiden, wird empfohlen, diesen Wert unter 6,5% zu halten.

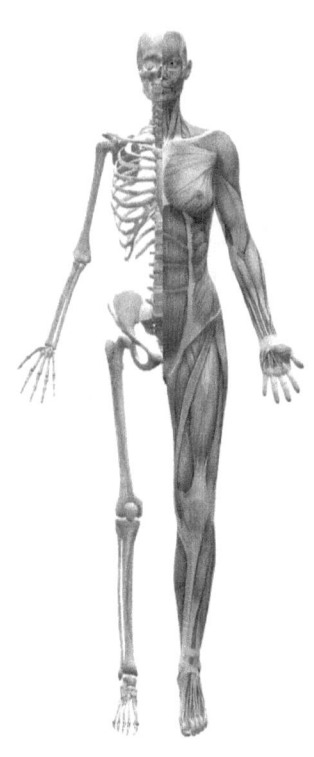

ABSCHNITT II.
ENDOKRINOLOGIE

Der zweite Teil dieses Interviewbuchs geht etwas weiter auf Themen ein, die speziell für die Disziplin der klinischen Endokrinologie relevant sind. In jedem seiner Teile und Kapitel laden wir den Leser ein, festzustellen, welche die Hauptdrusen des endokrinen Systems sind, wie sie funktionieren und welche Situationen sich aus ihren Krankheiten ergeben.

Wir beginnen mit der Schilddrüse, einer Drüse, die als "ein großer Maschineninitiator für alle Stoffwechselvorgänge im Körper" fungiert. Wir werden Ihre Zweifel an Krankheiten wie Hypothyreose, Hyperthyreose, ihre Komplikationen, die Medikamente für ihre Behandlung klären, und wir werden über andere weniger bekannte Krankheiten wie das kranke EUtiroid-Syndrom sprechen, bis hin zu schwereren Erkrankungen wie Schilddrüsenkrebs und den Methoden für ihre Diagnose und Behandlung.

Ebenso beteiligt sich die Schilddrüse an der Regulierung und dem Stoffwechsel von Kalzium, dem zweiten Teil dieses Abschnitts. Sie werden verstehen, wie Kalzium im Körper in den verschiedenen zellulären Prozessen verwendet wird, welche Hormone Ihren Blutzuckerspiegel kontrollieren und welche Krankheiten sich aus ihren Veränderungen ergeben. Wir werden die Nebenschilddrüse und die Prozesse der Regulation ihres Nebenschilddrüsenhormons untersuchen.

Der dritte Teil dieses zweiten Abschnitts beschäftigt sich mit den Nebennieren, einem Paar von Drüsen in enger Beziehung zu den Nieren, die echte endokrine Regulatoren sind, da ihre Hormone die Prozesse im Zusammenhang mit dem Stoffwechsel von Kohlenhydraten, dem Elektrolytgehalt (Natrium, Kalium) und der Produktion von Sexualhormonen (Androgene) steuern. Wir werden uns mit einigen Pathologien befassen, die durch ihre Hypo- oder Überfunktion hervorgerufen werden, Faktoren, die diese Funktion und ihr Management verändern.

Im vierten Teil dieses Abschnitts sprechen wir über die Kontrollzentrale aller endokrinen Organe des Körpers, die Hypophyse oder die Hypophyse. Das gleiche befindet sich im Schädel, verantwortlich für die

Freisetzung von Hormonen, die Stimulanzien der Wirkung der übrigen endokrinen Drüsen des Körpers sind, greift auch in den Prozess der Regulierung dieser Hormonausschüttung ein. Wir werden die Zweifel an Krankheiten klären, die die Funktion der Hypophyse, die Symptome, die Diagnose und die Behandlung beeinträchtigen.

Als nächstes vertiefen Sie Ihr Wissen in der *Endokrinologie.*

Teil IV. Schilddrüse

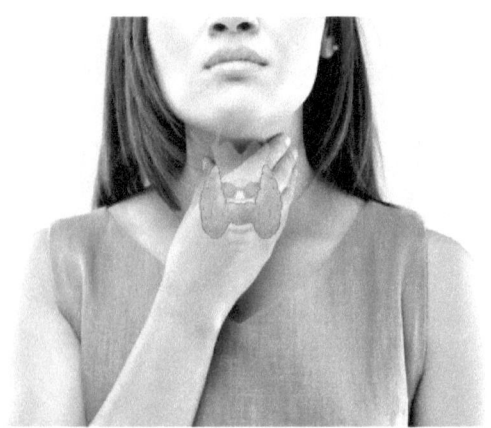

Kapitel 61. ektopische Schilddrüse

Die Ektopische Schilddrüse ist ein seltener Geburtsfehler, bei dem sich die Drüse nicht an ihrer normalen Stelle befindet. Dies geschieht durch eine fehlerhafte Verschiebung des Organs aus dem Sackloch in seine endgültige prätracheale Position. In den meisten Fällen ist die häufigste Stelle des Schilddrüsengewebes an der Zungenwurzel und sublingual.

Diese Erkrankung kann asymptomatisch sein oder verschiedene Komplikationen aufweisen, wie z.B. eine Hypothyreose. Seine klinische Inzidenz wird auf 1 Fall pro 200 Tausend Menschen geschätzt, was bei Frauen häufiger vorkommt.

Um über dieses Thema zu sprechen, interviewen wir Dr. Mario Vega Carbó, einen Spezialisten für Endokrinologie, der derzeit als Endokrinologe an der Vega & Vado Klinik arbeitet.

Doktor Mario,
1. Wie wird die ektopische Schilddrüse erzeugt?

Diese Drüse erscheint als epitheliale Proliferation im Boden des Rachens und wandert dann in der siebten Schwangerschaftswoche zu ihrer prätrachealen Position. Dabei bleibt sie über eine Leitung, die später verschwindet, an der Basis der Zunge befestigt.

Wenn im Zuge dieser Verschiebung Veränderungen auftreten, entwickelt sich die Schilddrüse an einer anderen Stelle. Beginnt der Abstieg nicht, bleibt die Drüse an der Basis der Zunge in ihrer ursprünglichen Position. Wenn sie sich bewegen kann, kann sie sich im sublingualen, submandibulären, prälaryngealen oder trachealen Bereich ansiedeln und sogar in Bereichen weit vom Hals entfernt auftreten.

223

Es wird angenommen, dass diese Anomalie auf die Veränderung der Funktion verschiedener Gene zurückzuführen ist, die die Entwicklung der Schilddrüse regulieren.

2. Was sind die Hauptsymptome?

In vielen Fällen ist die ektopische Schilddrüse asymptomatisch. In anderen kann es Schwierigkeiten oder Unmöglichkeiten des Schluckens, Dysphonie, Erstickungs- und Atembeschwerden, Gefühl eines Fremdkörpers im Mund oder Rachen, Husten und Blutausscheidung geben.

Bei Säuglingen kommt es in der Regel zu einer Abnahme der Aktivität und einer Zunahme des Schlafes sowie zu Schwierigkeiten bei der Ernährung und Verstopfung.

3. Wie wird die ektopische Schilddrüse erkannt?

Eine körperliche Untersuchung und Palpation des Halses, eine Hormonspiegelanalyse, eine Szintigraphie und radiologische Untersuchungen werden in der Regel durchgeführt, um die Größe des ektopischen Schilddrüsengewebes genauer zu bestimmen und es von anderen Ursachen der Halsmasse zu unterscheiden.

4. Wie ist Ihre Behandlung?

Bei einer lingualen Schilddrüse ohne Symptome und von geringer Größe wird ein konservatives Verhalten mit regelmäßigen Kontrollen und Tests der Schilddrüsenfunktion empfohlen. Wenn die Drüse von mittlerer Größe ist, wird in der Regel eine unterdrückende Behandlung mit T3 und T4 durchgeführt, um ihre Größe schrittweise zu reduzieren.

Bei Verschlimmerung der Symptome, schwerer Obstruktion, Verdacht auf Malignität, Geschwürbildung oder Blutungen kann eine Operation erforderlich sein.

5. Welche anderen Komplikationen kann diese Erkrankung mit sich bringen?

Das Schilddrüsenhormon ist für die Entwicklung und das Wachstum des Gehirns unerlässlich. In Fällen, in denen die Ektopische Schilddrüse zu einer angeborenen Hypothyreose führt, kann der Patient, wenn er nicht rechtzeitig behandelt wird, unter geistigen Behinderungen und einer Verzögerung der Reife leiden.

En cuanto a los carcinomas derivados de tejido tiroideo ectópico, suelen ser poco frecuentes.

Kapitel 62. Kropf

Kropf ist eine Schwellung im Hals, die durch eine abnormale Vergrößerung der Schilddrüse verursacht wird. Es ist in der Regel schmerzfrei, kann aber zu Husten und Schluck- und Atembeschwerden führen.

Die häufigste Ursache für diese Erkrankung ist ein Jodmangel in der Ernährung, der aber auch durch Über- oder Unterproduktion bestimmter Hormone oder Schilddrüsenknoten auftreten kann. Die meisten dieser Klumpen sind nicht krebserregend.

Die Schilddrüse ist für die Stoffwechselkontrolle verantwortlich und ihre Aufgabe ist für das normale Wachstum und die Entwicklung im Kindesalter sowie für die lebenslange Funktion des Gehirns unerlässlich.

Um mehr über dieses Thema zu erfahren, haben wir Mario Vega Carbó, einen Endokrinologen mit mehr als 20 Jahren Erfahrung, interviewt.

Doktor Mario,
1. Was sind die Symptome von Goiter?

Das häufigste Zeichen ist ein sichtbarer Klumpen an der Halsbasis. Darüber hinaus kann die geschwollene Schilddrüse Druck auf die Luftröhre und die Speiseröhre ausüben, was zu Husten, Heiserkeit, Trockenheit und Schluck- und Atembeschwerden führt. In einigen Fällen hat der Kropf jedoch keine Symptome.

2. Wer hat es eher?

Kropf kann jeden betreffen, angeboren sein oder mit der Zeit erscheinen. Frauen, insbesondere Schwangere, Personen über 40 Jahre und Personen mit einer Familiengeschichte von Autoimmunerkrankungen, sind einem größeren Risiko ausgesetzt.

Auch Menschen mit Morbus Basedow, Schilddrüsenunterfunktion oder Schilddrüsenentzündung, diejenigen, die bestimmte Medikamente wie Lithium einnehmen, Raucher und diejenigen, die Strahlung in den Hals oder die Brust bekommen haben.

3. Wie wird diese Krankheit erkannt?

Um die Diagnose zu bestätigen, werden in der Regel körperliche Untersuchungen und Bluttests durchgeführt, um den Hormonspiegel der Schilddrüse und der Hypophyse zu überprüfen. Ein Halsultraschall und ein Schilddrüsenscan sowie eine Biopsie können erforderlich sein.

4. Wie ist Ihre Behandlung?

Die Therapie hängt von der Größe des Kropfes und seinen Symptomen ab. Wenn der Kropf klein ist und keine Probleme bereitet, reichen in der Regel regelmäßige Kontrollen aus. Wenn Jodmangel die Ursache ist, wird eine jodreiche Ernährung zusammen mit Kaliumjodidpräparaten empfohlen.

Wenn das Problem Hypothyreose ist, wird ein Schilddrüsenhormonersatz mit Levothyroxin durchgeführt, während bei einer Hyperthyreose die Wirkung mit Propylthiouracil oder Methimazol blockiert wird.

Bei Entzündungen der Drüse kann Aspirin oder ein Kortikosteroid eingenommen werden. In schweren Fällen kann eine Operation zur Entfernung des Organs oder deren Reduktion mit radioaktivem Jod erforderlich sein. In diesem Fall muss der Patient lebenslang Hormonersatzpillen einnehmen.

5. Welche anderen Aspekte sollten berücksichtigt werden?

Für Menschen mit Kropf ist es ratsam, jodreiche Lebensmittel wie Fisch, Garnelen und Schalentiere zu essen. Vermeiden Sie auch Gemüse wie Blumenkohl, Kohl, Brokkoli und Kohl, die es schwierig machen, dieses Mineral zu aktivieren. In vielen Ländern wird dem Salz Jod zugesetzt.

Der Ultraschall oder Ultraschall der Schilddrüse ist ein bildgebender Test, der mit dem Ziel durchgeführt wird, diese Drüse, die für die Produktion von Hormonen verantwortlich ist, die den Stoffwechsel, das Herz-Kreislauf-Gleichgewicht, den Energieverbrauch und das Wachstum steuern, genau zu beobachten.

Es ist eine Studie, die hochfrequente Schallwellen verwendet, die es uns ermöglichen, Organe und Strukturen im Körper in Echtzeit zu sehen. Im Gegensatz zu Röntgenstrahlen setzt dieser Test Sie keiner Strahlung aus.

Der Ultraschall der Schilddrüse ermöglicht es unter anderem zu sehen, ob die Drüse vergrößert oder geschwollen ist, ob sie an Knötchen oder gar Krebs leidet. Es ermöglicht auch die Führung der Nadel im Falle einer Biopsie.

Um mehr über diesen Test zu erfahren, haben wir Dr. Mario Vega Carbó, Endokrinologe und Leiter der Vega & Vado Klinik, konsultiert.

Doktor Mario,
1. Wann ist es notwendig, einen Ultraschall der Schilddrüse durchzuführen?

Wenn der Patient Symptome einer abnormalen Funktion der Drüse zeigt oder wenn die Drüse geschwollen ist oder ein seltsames Wachstum aufweist, kann der Arzt ihre Struktur und Größe überprüfen und bestätigen wollen, wenn es Knötchen gibt.

2. Wie läuft die Vorbereitung auf die Vorprüfung ab?

Für die Durchführung eines Ultraschalls ist keine vorherige Vorbereitung oder Fasten erforderlich. Der Patient muss bequeme und lose Kleidung tragen, Halsketten und Ketten entfernen und sich auf eine Trage legen.

3. Wie wird der Ultraschall durchgeführt?

Ein leitfähiges Gel auf Wasserbasis wird auf den Patienten aufgetragen, wodurch der Ultraschallwandler angepasst werden kann. Dies ist ein kleines tragbares Gerät, das über ein Kabel mit einem Computer verbunden ist. Der Wandler gleitet über die Haut, um hochfrequente Schallwellen zu senden und Echtzeitbilder auf einem Monitor zu erhalten. Die Untersuchung dauert in der Regel zwischen 15 und 30 Minuten und ist völlig schmerzfrei.

4. Was ist in der Studie zu sehen?

Der Ultraschall ermöglicht es uns, die Form und innere Struktur der Schilddrüse zu beobachten und zu überprüfen, ob sie vergrößert ist oder weniger Volumen hat, ob es Knoten gibt und was ihre Größe, Lage und Eigenschaften sind, um festzustellen, ob sie gutartig oder bösartig sind.

Beim Doppler, einer Art Ultraschall, der auch die Durchblutung anzeigt, kann die Vaskularisierung der Drüse beobachtet werden, die bei der Diagnose von Schilddrüsenentzündungen oder Basedow-Krankheiten hilft.

Die in der Studie gewonnenen Ergebnisse sind wesentlich, um die Schritte zu bestimmen, die bei der Behandlung zu befolgen sind.

5. Welche anderen Verwendungszwecke hat dieser Test?

Der Ultraschall ermöglicht auch die Erkennung von Tumoren in den Nebenschilddrüsen, die sich hinter der Schilddrüse befinden und für die Regulierung des Kalziumspiegels im Körper sehr wichtig sind. Darüber hinaus ist es sehr sinnvoll, Kontrollen nach chirurgischen Eingriffen im Bereich durchzuführen, die Funktion der Stimmbänder zu beurteilen und Lymphknoten und andere Tumore und Zysten zu beobachten, die im Hals auftreten können.

Auf der anderen Seite wird es auch als Leitfaden für eine Aspirationsbiopsie der Schilddrüse verwendet. In diesem Fall kann die Nadel mit dem Ultraschall in das Quise oder Hämatom gerichtet werden, um eine kleine Menge Gewebe zu entfernen, zu entleeren, den Inhalt zu analysieren oder ein Medikament zu infiltrieren. Dieses Verfahren ermöglicht es, mit größerer Sicherheit zu unterscheiden, ob die Schilddrüsenläsion gutartig oder bösartig ist.

Kapitel 64. Feinnadelbiopsie zur Untersuchung von Schilddrüsenknoten

Die meisten der Knötchen, die in der Schilddrüse auftreten, 90 - 95%, sind von Natur aus gutartig. Es gibt jedoch mehrere Arten von Krebs, die ihn beeinflussen können. Wenn es notwendig ist, eine Probe Ihrer Zellen zu entnehmen, um Krankheiten zu erkennen oder auszuschließen, ist es möglich, eine Feinwasserbiopsie durchzuführen.

Während dieses Vorgangs wird es in die Drüse eingeführt, um Flüssigkeit und Gewebe zu entfernen, die zur Analyse an das Labor geschickt werden.

Um mehr über dieses Thema zu erfahren, haben wir Mario Vega Carbó, einen Endokrinologen mit mehr als 20 Jahren Erfahrung, interviewt.

Doktor Mario,
1. Wie wird diese Studie durchgeführt?

Diese Biopsie ist sehr einfach und kann mit oder ohne Betäubung durchgeführt werden. Nach der Entnahme der Probe wird der Bereich unter Druck gesetzt, um Blutungen zu stoppen, und dann mit einem Verband abgedeckt.

In Fällen, in denen es nicht möglich ist, den Bereich zu ertasten, wird ein Ultraschall oder Scanner verwendet, um die Nadel in die Zyste oder das Hämatom zu führen. In der Regel dauert die Prüfung zwischen 15 und 30 Minuten.

2. Wie funktioniert Ultraschall?

Ein leitfähiges Gel auf Wasserbasis wird auf den Patienten aufgetragen, wodurch der Ultraschallwandler angepasst werden kann. Dies ist ein kleines tragbares Gerät, das über ein Kabel mit einem Computer verbunden ist. Der Wandler gleitet über die Haut, um hochfrequente Schallwellen zu senden und Echtzeitbilder auf einem Monitor zu erhalten.

3. Was ist die Vorbereitung auf diese Prüfung?

Diese Art von Studie erfordert nicht viel Vorbereitung. Sie sollten Ihren Arzt nur über alle Medikamente informieren, die Sie einnehmen, wenn Sie Allergien oder Krankheiten haben oder wenn Sie schwanger sind.

Im Falle der Einnahme von gerinnungshemmenden Mitteln wie Aspirin und Ibuprofen muss der Patient diese möglicherweise für einige Tage vor der Operation vorübergehend aussetzen.

4. Welche Vorteile hat dieses Verfahren?

Die Feinnadelbiopsie ermöglicht es, mit größerer Sicherheit zu unterscheiden, ob die Schilddrüsenläsion gutartig oder bösartig ist. Es ist ein weniger invasiver Test als der chirurgische, hinterlässt fast keine Narben und ist nicht der ionisierenden Strahlung ausgesetzt.

5. Welche Anomalien können bei der Biopsie festgestellt werden?

Die Ergebnisse können eine Art Schilddrüsenerkrankung zeigen, wie z.B. Kropf oder Thyreoiditis, gutartige Tumore oder Krebs.

6. Welche Nebenwirkungen hat es?

In einigen Fällen kann es zu leichten Beschwerden im Nacken oder zu einem kleinen Hämatom kommen, das nach ein oder zwei Tagen verschwindet. In der Regel kann der Patient nach dem Eingriff problemlos wieder aktiv werden und der gelegte Verband wird in wenigen Stunden entfernt.

7. Besteht bei einer Feinnadelbiopsie ein Risiko?

Das Verfahren ist sehr sicher und die Risiken sind sehr gering. In einigen sehr wenigen Fällen kann der Patient Blutungen an der Stelle der Untersuchung, Infektionen oder Schäden an einem der an die Schilddrüse angrenzenden Strukturen aufweisen.

Kapitel 65 Schilddrüsenkrebs

Schilddrüsenkrebs ist Krebs, der in der Schilddrüse auftritt, der Drüse, die für die Produktion von Hormonen verantwortlich ist, die den Stoffwechsel, das Wachstum und die meisten Körperfunktionen beeinflussen, wie Herzfrequenz und Blutdruck.

Dieses Organ im Hals, direkt unter dem Adamsapfel, hat die Form eines Schmetterlings, mit zwei Lappen, die durch einen zentralen Bereich verbunden sind. Die meisten der darin vorkommenden Knötchen, zwischen 90 und 95%, sind von Natur aus gutartig. Es gibt jedoch mehrere Arten von Krebs, die ihn beeinflussen können. Am häufigsten und am wenigsten gefährlich ist das Papillarkarzinom, das meist bei Frauen im gebärfähigen Alter auftritt und sich langsam ausbreitet. Andere sind das Anaplastische Karzinom, das schädlichste, aber seltenste; der Follikel-Tumor, der mit hoher Wahrscheinlichkeit wieder auftritt; und das Mark-Karzinom, das Nichtschilddrüsenzellen in der Drüse betrifft und tendenziell erblich ist.

Um mehr über dieses Thema zu erfahren, haben wir Mario Vega Carbó, einen Spezialisten für Endokrinologie mit mehr als 20 Jahren Erfahrung, interviewt.

Doktor Mario,
1. Was sind die Symptome von Schilddrüsenkrebs?

Ihre Zeichen können je nach Krebsart variieren, aber sie haben in der Regel einen Knoten oder eine Schwellung im Hals, Husten, Schluckbeschwerden, eine vergrößerte Schilddrüse, Stimmveränderungen mit erhöhter Heiserkeit, Halsschmerzen, Atembeschwerden und geschwollene Lymphknoten.

2. Wer wird es eher bekommen?

Schilddrüsenkrebs kann in jedem Alter auftreten, obwohl er bei Erwachsenen und Frauen häufiger auftritt. Menschen, die eine Bestrahlung des Hals- oder Kopfbereichs erhalten haben, und Menschen mit einer familiären Vorgeschichte, werden diese eher haben.

3. Wie wird es hergestellt?

Schilddrüsenkrebs entsteht, wenn die dort befindlichen Zellen genetische Veränderungen erfahren, die es ihnen ermöglichen, schnell zu wachsen und sich zu vermehren. Darüber hinaus führt diese Mutation dazu, dass sie die Fähigkeit zum Sterben verlieren, wie es normale Zellen tun würden. Seine Anhäufung in der Drüse bildet einen Tumor, der in das benachbarte Gewebe eindringen und sich im ganzen Körper ausbreiten kann.

4. Wie wird Schilddrüsenkrebs erkannt?

Angesichts der Symptome wird in der Regel eine körperliche Untersuchung durchgeführt, um nach Knoten in der Drüse und geschwollenen Lymphknoten im Hals zu suchen. Blutkalzitoninstudien, Laryngoskopie, Schilddrüsenbiopsie und Ultraschall, Hals-CT-Scan und Schilddrüsenfunktionstests werden zur Bestätigung der Diagnose durchgeführt.

5. Wie ist Ihre Behandlung?

Die Therapie hängt von der Art des Schilddrüsenkrebses ab. In der Regel wird eine Operation durchgeführt, um die gesamte Drüse zu entfernen. Wenn es sich ausgebreitet hat, können auch Lymphknoten aus dem Hals entfernt werden müssen. Nach der Behandlung muss der Patient lebenslang Schilddrüsenhormonpillen einnehmen.

Dieser Prozess kann durch eine externe Strahlentherapie oder Jod, das in Form von Kapseln oder Trinkflüssigkeit vorliegt, begleitet werden. Es kann Nebenwirkungen wie Übelkeit, Mundtrockenheit und Augen, Müdigkeit und Geschmacks- und Geruchsveränderungen verursachen.

Wenn der Krebs weder auf eine Operation noch auf eine Strahlentherapie anspricht, kann er mit einer Chemotherapie oder einer gezielten Therapie versucht werden, mit Substanzen, die die Krebszellen angreifen, ohne die normalen Zellen zu schädigen.

6. Wie ist die Prognose?

Die Behandlung der meisten Arten von Schilddrüsenkrebs ist in der Regel wirksam, wenn sie frühzeitig diagnostiziert wird.

7. Welche anderen Komplikationen kann diese Krankheit mit sich bringen?

Dieser Zustand kann zu Verletzungen des Kehlkopfes, Schäden an den Stimmbändern und Heiserkeit nach der Operation, niedrigem Kalziumspiegel durch versehentliche Entfernung der Nebenschilddrüsen und Verbreitung des Krebses auf die Lunge, Knochen oder andere Körperteile führen.

8. Welche anderen Aspekte sind bei der Behandlung dieser Krankheit zu beachten?

Wegen des Stresses und der Sorge, die diese Krankheit verursachen kann, wird psychologische Unterstützung und die Teilnahme an therapeutischen Gruppen mit Menschen, die an dieser Krankheit leiden, empfohlen.

Kapitel 66 Schilddrüsenoperation und ihre Komplikationen

Die Schilddrüsenoperation ist die häufigste endokrine Operation. Es wird zur Behandlung verschiedener Drüsenprobleme wie Krebs, Kropf oder Schilddrüsenüberfunktion eingesetzt.

Wird nur ein Teil der Schilddrüse entfernt, kann die Schilddrüse weiterhin normal funktionieren. Auf der anderen Seite, wenn die Entfernung abgeschlossen ist, muss der Patient lebenslang Hormonersatzpräparate einnehmen.

Die Schilddrüsenentfernung ist in der Regel ein sicheres Verfahren. Wie bei jeder Operation können jedoch Komplikationen auftreten.

Um mehr über dieses Thema zu erfahren, haben wir Dr. Mario Vega Carbó, einen Spezialisten für Endokrinologie, der derzeit an der Vega & Vado Klinik arbeitet, konsultiert.

Doktor Mario,
1. Was sind die häufigsten Gründe für eine Schilddrüsenoperation?

Krebs ist die häufigste Ursache für eine Schilddrüsenentfernung. Auch Kropf genannt, eine Schwellung im Nacken, die durch eine abnormale Vergrößerung der Drüse verursacht wird, die das Atmen oder Schlucken erschweren kann. Andere mögliche Gründe sind eine Hyperthyreose, bei der die Schilddrüse zu viel Thyroxinhormon produziert, und das Auftreten bestimmter verdächtiger Knoten, die ein Risiko darstellen, bösartig zu sein.

2. Woraus besteht diese Intervention?

Es gibt mehrere Möglichkeiten, eine Schilddrüsenoperation durchzuführen. Bei der herkömmlichen Methode wird ein Schnitt in der Mitte des Halses gemacht, um einen direkten Zugang zur Drüse zu haben. In der Transoral wird dieser Schnitt vermieden, indem er im Mund durchgeführt wird. In der Endoskopie werden kleine Schnitte im Hals gemacht, durch die eine kleine Videokamera eingeführt wird, die den Arzt während der Operation führt. Eine weitere Möglichkeit ist die Durchführung der Operation von der Achselhöhle aus.

3. Welche Komplikationen können während der Operation auftreten?

Die Schilddrüse ist stark vaskularisiert, was zu Blutungen und Infektionsrisiken führen kann. Darüber hinaus können Blutungen eine Atemwegsverstopfung verursachen.

Andererseits kann es während der Operation zu einer unfreiwilligen Verletzung der Nebenschilddrüsen, die hinter der Schilddrüse liegen, kommen. Dies kann zu einer Hypoparathyreose führen, einer Erkrankung, bei der wenig Nebenschilddrüsenhormon produziert wird, das die Verwendung und Entfernung von Kalzium, Phosphat und Vitamin D aus dem Körper steuert.

Im Gegenzug haben einige Menschen nach einer Schilddrüsenresektion Nackenschmerzen oder eine heiser oder schwache Stimme, als Folge einer Verletzung der Nerven der Stimmbänder und des Kehlkopfes.

Schließlich kann es in schweren Fällen von unbehandelter Schilddrüsenüberfunktion zu einer plötzlichen Verschlechterung Ihrer Symptome kommen, die den so genannten Schilddrüsensturm verursachen.

4. Warum können nach der Operation Stimmveränderungen auftreten?

Bei einer Schilddrüsenentfernung besteht die Gefahr einer Schädigung des wiederkehrenden Kehlkopfnervs, der durch die Innenseite und Rückseite der Drüse verläuft. Infolgedessen können einige Patienten Heiserkeit oder eine schwache Stimme haben. Diese Symptome sind vorübergehend und beruhen auf dem während der Operation in die Luftröhre eingeführten Lungenbeatmungsschlauch oder auf operativ bedingten Nervenreizungen.

n der Regel verschwinden diese Anzeichen nach 2 oder 3 Wochen, ohne dass eine Behandlung erforderlich ist. In einigen wenigen Fällen können traumatische Intubation, übermäßige Dehnung des Nervs oder versehentliches Schneiden des Nervs zu einer endgültigen Veränderung der Stimme und der Atmung führen.

5. Welche Schäden kann eine Operation an der Haut verursachen?

Die Auswirkungen auf die Haut sind die des Schnittes, der für die Durchführung der Operation erforderlich ist. Wenn ein Schnitt am Hals gemacht wird, ist es unvermeidlich, dass es nach der Operation zu einer Narbe kommt.

In den ersten Wochen in der Wunde kann es zu Verspannungen und ein wenig Schmerzen und sogar Unempfindlichkeit kommen. Diese Zeichen sind normal und vergänglich. Infektionen und blaue Flecken auf der Haut sind sehr unwahrscheinlich.

6. Was ist Schilddrüsensturm?

Schilddrüsensturm ist die akute Zunahme der Symptome einer Hyperthyreose, die die Funktion der Organe und das Leben des Patienten gefährdet. Es ist eine seltene Krise, die durch Infektion oder Operation ausgelöst werden kann und hohes Fieber, Durchfall, Tachykardie, Schock und Tod verursacht.

Sie tritt oft bei Patienten auf, bei denen die Schilddrüsenüberfunktion schlecht kontrolliert oder gar nicht diagnostiziert wird.

Kapitel 67 Hypothyreose oder Schilddrüsenunterfunktion

Die Hypothyreose ist eine Krankheit, bei der die Schilddrüse nicht genügend Schilddrüsenhormone produziert. Diese Drüse ist eine der wichtigsten im Körper und ihre Aktivität beeinflusst den Stoffwechsel und die meisten Körperfunktionen, wie Herzfrequenz und Blutdruck.

Der übliche Spiegel dieses Hormons im Körper ist für das normale Wachstum und die Entwicklung in der Kindheit und für die Funktion des Gehirns während des ganzen Lebens unerlässlich. Wenn sie nicht richtig behandelt wird, kann die Hypothyreose zahlreiche Gesundheitsprobleme verursachen, darunter Fettleibigkeit, Gelenkschmerzen, Unfruchtbarkeit oder Herzerkrankungen.

Um über dieses Thema zu sprechen, interviewen wir Dr. Mario Vega Carbó, einen Endokrinologen, der als Endokrinologe an der Vega & Vado Klinik arbeitet.

Doktor Mario,
1. Was verursacht eine Hypothyreose?

Die häufigste Ursache ist die Hashimoto-Krankheit oder die chronische Thyreoiditis. Sie wird durch eine Immunsystemreaktion verursacht, bei der Antikörper gegen die Schilddrüse zu einer Entzündung der Drüse führen. Es ist nicht sicher, warum dies der Fall ist, aber es wird angenommen, dass es mit einem Virus, Bakterien oder genetischen Versagen zusammenhängt. Die durch diese Erkrankung verursachten chronischen Schäden führen oft zu einem Rückgang des Schilddrüsenhormons im Blut.

Darüber hinaus kann die Hypothyreose auch durch virale oder respiratorische Infektionen, Schwangerschaft, bestimmte Medikamente wie Lithium, einige Arten der Chemotherapie, angeborene Krankheiten und das Sheehan-Syndrom verursacht werden.

Andere Gründe sind Behandlungen mit radioaktivem Jod oder Medikamenten gegen Schilddrüsenüberfunktion, Strahlentherapie oder ein Tumor oder eine Operation der Schilddrüse oder der Hypophyse.

2. Wer ist am meisten gefährdet?

Hypothyreose kann in jedem Alter auftreten. Sie ist jedoch häufiger bei Frauen mittleren Alters und Frauen über 60 Jahren zu finden. Diejenigen mit Autoimmunerkrankungen oder Familienmitgliedern mit einer Vorgeschichte von Schilddrüsenproblemen, diejenigen, die gegen Schilddrüsenüberfunktion behandelt wurden, und diejenigen, die hohen Strahlungswerten ausgesetzt waren, haben es eher. Auch Frauen, die in den letzten 6 Monaten schwanger waren oder gezeugt haben.

3. Was sind Ihre Hauptsymptome?

Die Krankheit entwickelt sich in der Regel langsam und zeigt zunächst keine Anzeichen. Im Laufe der Zeit kann es zu Verstopfung, Konzentrationsschwierigkeiten, blasser, trockener Haut, Schwellungen an der Vorderseite der Kehle, Müdigkeit, sprödem Haar und Nägeln, unregelmäßiger Menstruation, erhöhter Kälteempfindlichkeit, Gewichtszunahme, Depressionen, Gelenkschmerzen und Muskelschwäche kommen.

Unbehandelt kann es in schwereren Fällen zu einem verminderten Geschmacks- und Geruchssinn, Heiserkeit, verdickter Haut, langsamer Herzfrequenz und Schwellungen von Gesicht, Händen und Füßen kommen.

4. Wie wird diese Krankheit erkannt?

Wenn Symptome auftreten, werden in der Regel eine körperliche Untersuchung und verschiedene Tests durchgeführt, um den Gehalt an Schilddrüsenhormon, Schilddrüsen-stimulierendem Hormon, Cholesterin und Glukose sowie einen Antikörpertest zu messen. Es können auch andere spezielle Prüfungen der Stopfbuchse erforderlich sein.

5. Wie ist Ihre Behandlung?

Bei der Therapie wird das fehlende Schilddrüsenhormon im Körper durch Levothyroxin ersetzt, das in der Regel lebenslang eingenommen werden muss. Dieses orale Medikament stellt den richtigen Spiegel des Hormons wieder her und kehrt die Anzeichen und Symptome der Krankheit um. Regelmäßige Kontrollen sind während der Behandlung unerlässlich, da dieses Medikament in der richtigen Dosierung keine Nebenwirkungen hat. Im Falle der Einnahme einer größeren Menge als notwendig, kann der Patient einen beschleunigten Puls, Zittern, Gewichtsverlust, Müdigkeit und Hyperaktivität aufweisen.

6. Welche anderen Komplikationen kann die Hypothyreose mit sich bringen?

Wenn es nicht richtig behandelt wird, kann es Infektionen, Kropf, Herzprobleme, periphere Neuropathie, Depressionen, verminderte Libido, Unfruchtbarkeit und Fehlgeburten verursachen. Auch das Myxödem, die schwerste Form der Hypothyreose, die einen medizinischen Notfall verursacht, der im Krankenhaus behandelt werden muss. Zu den Symptomen gehören niedrige Temperatur, verminderte Atmung, niedriger Blutdruck und Blutzucker, Lethargie und Bewusstseinsverlust.

Andererseits können Babys von Frauen mit unbehandelter Hypothyreose mit angeborenen Defekten geboren werden.

Kapitel 68: Medikamente gegen Hypothyreose: Levothyroxin und Lyothyronin

Die Hypothyreose ist eine Krankheit, bei der die Schilddrüse nicht genügend Schilddrüsenhormone produziert. Das übliche Ausmaß ist für das normale Wachstum und die Entwicklung in der Kindheit und für die lebenslange Funktion des Gehirns unerlässlich.

Die Behandlung dieser Erkrankung besteht darin, das im Körper fehlende Hormon zu ersetzen, für das Levothyroxin und Lyothyronin verwendet werden, das in der Regel ein Leben lang eingenommen werden muss.

Um mehr über dieses Thema zu erfahren, haben wir Mario Vega Carbó, einen Endokrinologen mit mehr als 20 Jahren Erfahrung, interviewt.

Doktor Mario,
1. Wie wirken Levothyroxin und Lyothyronin?

Diese Medikamente ersetzen das Schilddrüsenhormon, das normalerweise vom Körper produziert wird. Sie kommen in Tabletten und Kapseln und werden in der Regel einmal täglich, auf nüchternen Magen, eine halbe Stunde vor dem Frühstück eingenommen. Sie beginnt in der Regel mit einer niedrigen Dosis, die allmählich erhöht wird.

Im Falle von Säuglingen sollten sie zerquetscht und mit Wasser oder Muttermilch gemischt mit einem Tropfer oder einer Spritze verabreicht werden.

2. Inwiefern unterscheiden sie sich voneinander?

In der Regel wird nur Levothyroxin zur Behandlung der Hypothyreose eingesetzt. In einigen Fällen, in denen die Symptome anhalten, kann die Kombinationstherapie mit Lyothyronin jedoch effektiver sein. Lyothyronin hat einen schnelleren Wirkungseintritt und eine kürzere Halbwertszeit im Vergleich zu Levothyroxin.

3. Was soll ich tun, wenn ich eine Dosis dieser Medikamente verpasse?

Du solltest es nehmen, sobald du dich erinnerst. Wenn es jedoch fast Zeit für die nächste Dosis ist, ist es am besten, sie zu überspringen und mit der regelmäßigen Dosierung fortzufahren. Unter keinen Umständen sollten Sie eine doppelte Dosis einnehmen, um eine verpasste Dosis auszugleichen.

4. Welche Nebenwirkungen haben diese Medikamente?

Wenn sie in der richtigen Dosis verabreicht werden, haben sie in der Regel keine Nebenwirkungen, daher sind regelmäßige Kontrollen zur Anpassung der Dosis wichtig. Manchmal können Patienten zunehmen oder abnehmen, Kopfschmerzen oder Erbrechen, Durchfall, Veränderungen im Appetit und im Menstruationszyklus, Fieber, Hitzeempfindlichkeit und Beinkrämpfe haben.

In schwereren Fällen kann es zu Atembeschwerden, Ausschlag, Rötungen und Schwellungen der Hände, Füße, Knöchel oder Unterschenkel kommen.

5. Was passiert, wenn eine höhere Dosis als die richtige gegeben wird?

Wenn mehr eingenommen wird, als benötigt wird, kann der Patient einen schnellen Puls, Brustschmerzen, Reizbarkeit, Kurzatmigkeit, Müdigkeit, Hyperaktivität und Bewusstseinsverlust haben. In großen Mengen mit Amphetaminen und Methamphetaminen eingenommen, kann es zu schweren, möglicherweise tödlichen Problemen führen.

6. Welche anderen Aspekte sollten bei der Verwendung berücksichtigt werden?

Vor Beginn der Behandlung ist es wichtig, Ihren Arzt über alle anderen verwendeten Medikamente, Vitamine oder Nahrungsergänzungsmittel zu informieren, damit er beurteilen kann, ob die Kombination schädlich sein kann.

Informieren Sie sich auch, wenn Sie andere Erkrankungen haben, wie z.B. Nieren- oder Herzprobleme, wenn Sie schwanger sind oder planen, kurzfristig zu schwanger zu werden, oder wenn Sie stillen. Levothyroxin und Lyothyronin sollten nicht zur Behandlung von Fettleibigkeit oder zur Gewichtsabnahme verwendet werden.

Andererseits können einige Lebensmittel und Getränke, insbesondere solche, die Soja und Ballaststoffe enthalten, die Absorption dieser Medikamente beeinträchtigen. Es ist wichtig für den Patienten zu verstehen, dass diese Medikamente die Hypothyreose kontrollieren, aber sie heilen sie nicht. Daher sollten sie auch dann weiterverwendet werden, wenn es dem Patienten gut geht.

Schließlich sollten diese Medikamente an einem geeigneten Ort, bei Raumtemperatur und außerhalb der Reichweite von Kindern gelagert werden.

Kapitel 69. gemischtes, dematöses Koma.

Das gemischt-dematöse Koma ist eine schwere Komplikation der Hypothyreose, die das Leben des Patienten gefährdet. Es ist eine seltene Erkrankung, bei der der Mangel an Schilddrüsenhormonproduktion schlecht kontrolliert oder gar nicht diagnostiziert wird.

Zu den Hauptsymptomen gehören eine starke Kälteintoleranz und Schläfrigkeit, gefolgt von tiefer Lethargie und Bewusstseinsverlust. Gemischtes, dematöses Koma muss dringend behandelt werden.

Um über dieses Thema zu sprechen, interviewen wir Dr. Mario Vega Carbó, einen Endokrinologen, der als Endokrinologe an der Vega & Vado Klinik arbeitet.

Doktor Mario,
1. Was verursacht ein gemischtes, dematöses Koma?

Diese Erkrankung tritt bei Patienten mit schlecht kontrollierter Hypothyreose über Jahre hinweg auf. Wenn diese Krankheit nicht behandelt wird, kann eine schwere Stresssituation, ein Trauma, ein Herzinfarkt, eine Operation, eine Infektion, eine Kälteeinwirkung, eine Hüftfraktur, Magen-Darm-Blutungen oder die Verwendung von Anästhetika, Beruhigungsmitteln oder Betäubungsmitteln eine plötzliche Verschlimmerung der Symptome und eine Krise verursachen.

2. Wer ist am meisten gefährdet?

Diese Erkrankung tritt häufiger bei älteren Frauen auf und tritt in den Wintermonaten häufiger auf, da die Kältebelastung ein auslösender Faktor ist.

3. Was sind Ihre Hauptsymptome?
Zu den häufigsten Anzeichen gehören schwere Kälteintoleranz, Kurzatmigkeit, Unterkühlung, Verstopfung, Müdigkeit,

247

Gelenkschmerzen, langsame Herzfrequenz, trockene Haut, Alopezie, heisere Stimme und Schwellungen von Gesicht, Händen und Füßen. Andererseits geht der psychische Zustand in der Regel von einem veränderten Bewusstsein über Desorientierung, tiefe Lethargie und schließlich Koma über, das von Krämpfen begleitet sein kann.

4. Wie wird das Mischkoma erkannt?

Anzeichen wie ein unwillkürlicher Abfall der Körpertemperatur, niedriger Blutzucker- und Natriumspiegel und ein Anstieg der Kreatin-Phosphokinase und des Schilddrüsen-stimulierenden Hormons, das Fehlen von ausreichendem Sauerstoff im Gewebe zur Aufrechterhaltung der Körperfunktionen, eine langsame Herzfrequenz und Veränderungen im Bewusstseinszustand werden bei der Diagnose berücksichtigt. Auch Urin und Atmungssystem werden auf Infektionen getestet.

5. Wie ist Ihre Behandlung?

Die Therapie sollte früh und multidisziplinär sein. Dazu gehören die schrittweise Erwärmung des Patienten, die Korrektur von Blutzuckerstörungen, die Überwachung der Herz-Kreislauf-Funktion sowie eine angemessene mechanische Beatmung und Hydratation. Darüber hinaus wird die Hypothyreose mit hohen Dosen von Levothyroxin, oral oder intravenös, kontrolliert, und Glukokortikoide und Breitbandantibiotika werden zur Bekämpfung von Infektionen eingesetzt. Arterielle Hypotonie, hydroelektrolytische Störungen und Krisenauslöser werden ebenfalls behandelt.

6. Was sind die erwarteten Ergebnisse?

Die Entwicklung wird vom Alter, den damit verbundenen Krankheiten und im Wesentlichen von der Kontrolle derUnterkühlung abhängen. In allen Fällen ist eine frühzeitige Diagnose unerlässlich, da die Verzögerung der Behandlung die Prognose verschlechtert.

Kapitel 70. Hashimoto's Chronische Schilddrüsenentzündung und Hypothyreose

Chronische Thyreoiditis oder Hashimoto-Krankheit ist eine Erkrankung, die durch eine Reaktion des Immunsystems gegen die Schilddrüse verursacht wird. Es verursacht eine Abnahme der Schilddrüsenfunktion, was zu einer Hypothyreose führt.

Diese Erkrankung betrifft vor allem Frauen mittleren Alters, kann aber auch bei Männern und Kindern auftreten. Die Hashimoto-Krankheit entwickelt sich langsam und kann lange dauern, bis sie erkannt wird. Die Behandlung mit Hormonersatz bringt in der Regel gute Ergebnisse.

Um über dieses Thema zu sprechen, haben wir Dr. Mario Vega Carbó, Endokrinologe und Leiter der Vega & Vado Klinik in Managua, Nicaragua, interviewt.

Doktor Mario,
1. Was verursacht die chronische Thyreoiditis?

Die Hashimoto-Krankheit wird durch eine Immunsystemreaktion verursacht, bei der Antikörper gegen die Schilddrüse zu einer Entzündung der Drüse führen. Es ist nicht sicher, warum dies der Fall ist, aber es wird angenommen, dass es mit einem Virus, Bakterien oder genetischen Versagen zusammenhängt.

Die durch diese Erkrankung verursachten chronischen Schäden führen oft zu einem Rückgang des Schilddrüsenhormons im Blut. In einigen wenigen Fällen kann die Krankheit mit anderen endokrinen Störungen wie Nebenniereninsuffizienz und Typ-1-Diabetes zusammenhängen.

2. Wer ist am meisten gefährdet?

Chronische Thyreoiditis kann in jedem Alter auftreten. Es ist jedoch häufiger bei Frauen im mittleren Lebensalter anzutreffen. Diejenigen mit

Immunkrankheiten oder Familienmitgliedern mit einer Vorgeschichte von Schilddrüsenproblemen und denen, die hohen Strahlenbelastungen ausgesetzt sind, haben es eher.

3. Was sind Ihre Hauptsymptome?

Der Patient hat in der Regel Verstopfung, Konzentrationsschwierigkeiten, blasse, trockene Haut, Schwellungen im vorderen Halsbereich, Müdigkeit, Haarausfall, brüchige Nägel, unregelmäßige Menstruation, erhöhte Kälteempfindlichkeit, erhöhte Zungengröße und Gewicht, Depressionen, Gelenkschmerzen und Muskelschwäche.

4. Wie wird diese Krankheit erkannt?

Wenn Symptome auftreten, werden in der Regel eine körperliche Untersuchung und verschiedene Tests durchgeführt, um den Gehalt an Schilddrüsenhormon, Schilddrüsen-stimulierendem Hormon, Cholesterin und Glukose sowie einen Antikörpertest zu messen. Es können auch andere spezielle Prüfungen der Stopfbuchse erforderlich sein.

5. Wie ist Ihre Behandlung?

Wenn Sie eine Hypothyreose haben, wird sie mit Levothyroxin behandelt, einer Pille, die Schilddrüsenhormone enthält. In dieser Therapie ist es notwendig, regelmäßige Kontrollen zur Anpassung der Dosis durchzuführen, und wahrscheinlich muss das Medikament ein Leben lang eingenommen werden. Wenn kein Hormonmangel vorliegt und die Schilddrüse normal funktioniert, sollte nur ihre Entwicklung überwacht werden.

6. Was passiert, wenn eine höhere Dosis an Hormonen zur richtigen Zeit verabreicht wird?

Im Falle der Einnahme einer größeren Menge als notwendig, kann der Patient einen beschleunigten Puls, Gewichtsverlust, Müdigkeit und

Hyperaktivität aufweisen. Aus diesem Grund sind regelmäßige Kontrollen für eine korrekte Verabreichung unerlässlich, da die richtige Dosis keine Nebenwirkungen hat.

7. Welche anderen Komplikationen kann die chronische Schilddrüsenentzündung mit sich bringen?

Die Hashimoto-Krankheit kann zusammen mit anderen Autoimmunerkrankungen wie Nebenniereninsuffizienz und Typ-1-Diabetes auftreten. Wenn es unbehandelt bleibt, kann es auch Kropf, Herzprobleme, Depressionen, verminderte Libido und Myxödeme verursachen. Darüber hinaus kann es selten Lymphome oder Schilddrüsenkrebs entwickeln. Auf der anderen Seite können Babys, die von Frauen mit unbehandelter Hypothyreose geboren wurden, mit Geburtsfehlern geboren werden.

Kapitel 71. subakute Thyreoiditis und Virusinfektionen

Die subakute Thyreoiditis ist eine Entzündung der Schilddrüse, die in der Regel auf eine Virusinfektion folgt. Es ist eine seltene Krankheit, die kurz nach einer Infektion der oberen Atemwege auftritt, wie z.B. Mumps, Grippe oder Erkältung. Zu den Symptomen gehören Fieber und Nackenschmerzen.

In den ersten Wochen registriert etwa die Hälfte der Patienten eine übermäßige Produktion von Schilddrüsenhormonen (Hyperthyreose), die dann normalisiert wird. Diese Erkrankung betrifft vor allem Frauen im mittleren Lebensalter und verschwindet in der Regel innerhalb weniger Monate.

Um mehr über dieses Thema zu erfahren, haben wir Mario Vega Carbó, einen Endokrinologen mit mehr als 20 Jahren Erfahrung, interviewt.

Doktor Mario,
1. Was sind die Symptome der subakuten Thyreoiditis?

Der Patient hat in der Regel Fieber und Schmerzen im vorderen Halsbereich, obwohl sich diese Beschwerden bis in den Oberkiefer und die Ohren erstrecken können. Deshalb werden ihre Zeichen oft mit einem Zahnproblem, Pharyngitis oder Otitis verwechselt. In diesen Fällen nimmt die Drüse in der Regel asymmetrisch zu, ist geschwollen und berührungsempfindlich. Darüber hinaus können die Schmerzen beim Schlucken oder Drehen des Kopfes zunehmen. Andere häufige Symptome sind Heiserkeit, Müdigkeit und ein Gefühl der Schwäche.

Zeichen, die mit einer Hyperthyreose verbunden sind, wie Angst, Nervosität, Konzentrationsschwierigkeiten, Durchfall, Erbrechen, erhöhter Appetit, Schwitzen, Herzklopfen, Haar- und Gewichtsverlust und Schlafstörungen, sind auch zu Beginn der Erkrankung häufig.

2. Wie wird diese Krankheit erkannt?

Wenn Symptome auftreten, wird eine körperliche Untersuchung und verschiedene Tests durchgeführt, um den Hormonspiegel der Schilddrüse zu messen. Spezielle Ultraschall- und Scan-Tests, einschließlich der Aufnahme von radioaktivem Jod und der Feinnadelaspirationsbiopsie, können erforderlich sein, um die Diagnose zu bestätigen.

2. Wie ist Ihre Behandlung?

Die Therapie zielt darauf ab, Schmerzen und Entzündungen zu lindern und gegebenenfalls eine Hyperthyreose zu behandeln. Die durch die subakute Schilddrüsenentzündung verursachten Beschwerden können mit nicht-steroidalen entzündungshemmenden Medikamenten wie Ibuprofen oder Kortikosteroiden wie Prednison behoben werden.

Darüber hinaus können zur Behebung von Symptomen der Hyperthyreose auch Beta-Blocker verschrieben werden, die helfen, Herzrhythmusstörungen, Zittern und Angstzustände zu verbessern.

Wenn die Schilddrüse während der Erholungsphase unteraktiv wird, können Ersatz-Schilddrüsenhormone erforderlich sein.

4. Was kann ich von dieser Therapie erwarten?

Die Behandlung ist effektiv, und die subakute Thyreoiditis heilt in der Regel spontan innerhalb weniger Monate. In einigen Fällen kann die Krankheit jedoch wieder auftreten und mit der Zeit zu einer dauerhaften Hypothyreose führen.

Kapitel 72. Euthyroid Disease Syndrom

Das Eutiroid Sick Syndrom ist eine Erkrankung, bei der die Ergebnisse der Schilddrüsentests abnormal sind, obwohl die Drüse korrekt funktioniert. Dies geschieht in der Regel, wenn der Patient eine andere schwere Krankheit hat, unterernährt ist oder sich einer Operation unterzogen hat, wodurch einige Hormone nicht regelmäßig wirken.

Die Schilddrüse ist eine der wichtigsten Drüsen des Körpers und ihre Aktivität beeinflusst den Stoffwechsel und die meisten Körperfunktionen, wie Herzfrequenz und Blutdruck.

Um über dieses Thema zu sprechen, interviewen wir Dr. Mario Vega Carbó, einen Endokrinologen, der derzeit für die Vega & Vado Klinik verantwortlich ist.

Doktor Mario,
1. Was ist das Euthyroid Sick Syndrom?

Es handelt sich um eine wenig bekannte Pathologie, die bei stationären Patienten auftritt, bei der die Serumwerte der Schilddrüsenhormone verändert werden, ohne dass eine Krankheit in der Drüse vorliegt, aber es gibt eine weitere systemische Erkrankung.

2. Welche Krankheiten können diese Veränderungen verursachen?

Bestimmte gastrointestinale, pulmonale, kardiovaskuläre, entzündliche und metabolische Erkrankungen können das Eutiroid Sick Syndrom verursachen. Auch chronische Niereninsuffizienz, akuter Myokardinfarkt, schwere Unterernährung, Fasten, Verbrennungen, schweres Trauma, diabetische Ketoazidose, Anorexia nervosa, Operation, Zirrhose, Sepsis, Krebs- oder Knochenmarktransplantation.

3. Warum werden die Testergebnisse der Schilddrüse verändert?

Schwankungen können auf Veränderungen in der Produktion von Schilddrüsenhormonen, in der Achse Hypothalamus-Hypophyse-Schilddrüse oder im peripheren Hormonstoffwechsel zurückzuführen sein. Sie kann auch aus einer Kombination dieser drei Faktoren resultieren.

4. Welche sind die häufigsten geänderten Testergebnisse?

Schwankungen, die normalerweise auftreten, sind niedrige Niveaus von Triiodthyronin (T3), erhöhtes inverse T3 und verringertes Thyroxin (T4). Darüber hinaus können auch das schilddrüsenstimulierende Hormon (TSH) und das freie T4 betroffen sein.

5. Wie wird dieses Syndrom erkannt?

Angesichts der Symptome ist es das Ziel, zu definieren, ob der Patient eine Hypothyreose oder ein Eutiroid Sick Syndrom hat. Zu diesem Zweck werden eine körperliche Untersuchung und verschiedene Studien zur Messung des Hormonspiegels durchgeführt. Der sicherste Test ist der des schilddrüsenstimulierenden Hormons, das bei Hypothyreose sehr hoch ist, während es beim Syndrom meist niedrig, normal oder leicht erhöht ist.

Ebenso steigt die Serum-Cortisol-Konzentration in der Regel im Syndrom an und ist bei Hypothyreose niedrig oder normal.

Einige Medikamente, die die Schilddrüsenhormone beeinflussen, wie jodreiche Kontrastmittel, Amiodaron, Dopamin und Kortikosteroide, können es schwierig machen, die Ergebnisse zu interpretieren.

6. Wie ist Ihre Behandlung?

Da dies keine Unannehmlichkeiten für die Schilddrüse darstellt, ist keine spezifische Behandlung oder Hormonersatz erforderlich. Die Therapie konzentriert sich auf die zugrunde liegende Krankheit, und wenn die Krankheit verschwindet, werden sich die Laborergebnisse wieder normalisieren.

Kapitel 73. Hyperthyreose oder überaktive Schilddrüse

Die Hyperthyreose ist ein Zustand, bei dem die Schilddrüse zu viel Schilddrüsenhormon produziert. Diese Drüse ist eine der wichtigsten im Körper und beeinflusst durch ihre Aktivität den Stoffwechsel, das Wachstum und die meisten Körperfunktionen, wie Herzfrequenz und Blutdruck.

Der häufigste Grund für eine übermäßige Schilddrüsensekretion ist die Basedow-Krankheit, bei der das Immunsystem Antikörper produziert, die es angreifen und schädigen. Andere Ursachen können eine Entzündung der Drüse aufgrund von Virusinfektionen, einigen Medikamenten oder postpartaler Schilddrüsenentzündung, ein überaktives Adenom, Tumore, die Einnahme großer Mengen an synthetischem Schilddrüsenhormon und der übermäßige Konsum von Jod sein.

Schilddrüsenüberfunktion kann den Stoffwechsel des Körpers beschleunigen und zu unbeabsichtigter Gewichtsabnahme, Arrhythmie und Tachykardie führen.

Um über dieses Thema zu sprechen, haben wir Dr. Mario Vega Carbó, einen Spezialisten für Endokrinologie, mit mehr als 20 Jahren Erfahrung interviewt.

Doktor Mario,
1. Was sind die häufigsten Symptome einer Hyperthyreose?

Die häufigsten Anzeichen sind Angst, Nervosität, Müdigkeit, Konzentrationsschwierigkeiten, Durchfall, feines, zerbrechliches Haar, zitternde Hände, Hitzeintoleranz, erhöhter Appetit, Schwitzen, Menstruationsstörungen, Herzklopfen, Schlafstörungen und Gewichtsverlust. Andere Symptome sind Schwellungen oder abnormales Wachstum der Schilddrüse, Brustentwicklung bei Männern, Bluthochdruck, Augenreizungen, Übelkeit, Erbrechen, heiße Haut und Rötungen, Nagelveränderungen, Depressionen und Ausschläge.

2. Wie wird diese Krankheit erkannt?

Wenn Symptome auftreten, wird eine körperliche Untersuchung und verschiedene Tests durchgeführt, um Schilddrüsenhormone, Cholesterin und Glukose zu messen. Spezielle Tests der Drüse, einschließlich Ultraschall und Szintigraphie oder Aufnahme von radioaktivem Jod, können ebenfalls erforderlich sein.

3. Wer ist wahrscheinlicher, darunter zu leiden?

Diese Erkrankung ist am häufigsten bei Frauen, Menschen mit anderen Schilddrüsenproblemen und Menschen über 60 Jahren. Sie tritt auch häufiger bei Menschen mit einer familiären Vorgeschichte der Morbus Basedow auf.

4. Wie ist Ihre Behandlung?

Die Therapie hängt von der Ursache der Hyperthyreose und dem Schweregrad ihrer Symptome ab. Es wird in der Regel mit Schilddrüsenpräparaten wie Propylthiouracil oder Methimazol behandelt, die die Wirkung des Hormons verringern oder blockieren. Beide Medikamente verursachen schwere Leberschäden, daher sollten sie mit Vorsicht und medizinischer Versorgung eingenommen werden.

In schwerwiegenderen Fällen kann eine Operation zur Entfernung der Drüse oder deren Reduktion mit radioaktivem Jod erforderlich sein. In diesem Fall sollte der Patient lebenslang Hormonersatzpillen einnehmen. Medikamente können verschrieben werden, um die Symptome der Hyperthyreose zu lindern, wie z.B. Beta-Blocker, die helfen, Herzrhythmusstörungen, Zittern und Angstzustände zu verbessern.

5. Was kann ich von dieser Therapie erwarten?

Die Patienten neigen dazu, gut zu reagieren und sich mit der Behandlung zu verbessern. Einige seiner Ursachen können sogar ohne Therapie verschwinden. Die durch die Morbus Basedow verursachte Schilddrüsenüberfunktion kann sich jedoch mit der Zeit verschlimmern und die Lebensqualität des Patienten beeinträchtigen.

6. Welche anderen Komplikationen kann diese Erkrankung mit sich bringen?

Stress oder eine Infektion kann zu einer plötzlichen Verschlechterung der Symptome der Hyperthyreose führen und Fieber, einen Bewusstseinswandel und starke Bauchschmerzen verursachen, die eine dringende medizinische Behandlung erfordern. Diese Erkrankung kann zu Herzproblemen und Osteoporose führen.

In seltenen Fällen kann es auch die Augen betreffen und sie anschwellen und trocknen lassen. Darüber hinaus kann eine Operation zum Ziehen der Schilddrüse zu einer Verletzung des Kehlkopfes, einer Schädigung der Stimmbänder, Heiserkeit und einem niedrigen Kalziumspiegel führen, da die Nebenschilddrüse beschädigt oder versehentlich entfernt wird.

7. Welche weiteren Empfehlungen sollten diese Patienten beachten?

Menschen mit Schilddrüsenüberfunktion sollten ihre Aufnahme von Jod, das in Lebensmitteln, Vitaminpräparaten und Hustensaft enthalten sein kann, kontrollieren, da sich durch den Verzehr die Symptome verschlimmern können. Es wird auch empfohlen, Tabak zu vermeiden, was mit der Entwicklung von Augenproblemen bei Patienten mit Morbus Basedow verbunden ist.

Auf der anderen Seite kann regelmäßige Bewegung helfen, die Knochendichte und das Herz-Kreislauf-System aufrechtzuerhalten, und die Anwendung von Entspannungstechniken beseitigt Stress, der ein wesentlicher Risikofaktor in diesem Zustand ist.

Die Schilddrüsen-Orbitopathie ist eine Erkrankung autoimmunen Ursprungs, die die Funktion der Schilddrüse und der damit verbundenen Sehorgane beeinträchtigt, entweder als Ganzes oder isoliert. Diese Patienten weisen in der Regel eine Hyperthyreose und eine Reihe von Veränderungen auf, die die Augenlider, die Augenhöhle und die Muskeln, die die Augen bewegen, betreffen und zu Schwellungen führen. Dies führt dazu, dass sie aus der Höhle herauskommen und das Auftreten von prallen Augen verursachen.

Andererseits kann die Schilddrüsen-Orbitopathie auch Schielen, Irritationen, Augenschließprobleme, Tränen, kiesiges Gefühl, Doppeltsehen und Schäden an den Sehnerven verursachen.

Um mehr über dieses Thema zu erfahren, haben wir Mario Vega Carbó, einen Endokrinologen mit mehr als 20 Jahren Erfahrung, interviewt.

Doktor Mario,
1. Was verursacht die Schilddrüsenorbitopathie?

In der Regel wird diese Erkrankung durch eine Reaktion des Immunsystems verursacht, das Antikörper erzeugt, die die Schilddrüse angreifen und schädigen. Dadurch produziert die Drüse überschüssige Hormone, was zu einer Hyperthyreose führt.

Andererseits können dieselben Antikörper auch visuell bedingte Organe betreffen, die anschwellen.

2. Wer ist von dieser Erkrankung betroffen?

Die Schilddrüsen-Orbitopathie ist am häufigsten bei Frauen, die zwischen 40 und 60 Jahren rauchen, und betrifft in der Regel beide Augen.

3. Was sind Ihre Hauptsymptome?

Diese Erkrankung tritt in der Regel Monate oder Jahre nach der Schilddrüsenerkrankung auf. In den seltensten Fällen kann sie jedoch vorausgehen. Erste Anzeichen sind Druck um den Augapfel, Reizung, Schielen, Tränen, Schwierigkeiten beim Schließen der Augen und ein körniges Gefühl.

Andererseits können Muskeln oder Gewebe, die stark geschwollen sind, den Sehnerv komprimieren und Sehverlust verursachen. Im Laufe der Zeit kann der Patient mit Folgen wie prallen Augen, Taschen an den Augenlidern und Doppelbildern konfrontiert werden.

4. Wie wird die Schilddrüsen-Orbitopathie behandelt?

Die Therapie hängt von der Schwere der Erkrankung und den auftretenden Symptomen ab. In milden Fällen reichen in der Regel künstliche Tränen, kalte Kompressen und Sonnenbrillen aus, um die Zeichen zu lindern.

Während der aktiven Phase der Erkrankung können Kortikosteroide intravenös verschrieben oder eine Strahlentherapie durchgeführt werden. Wenn der Zustand ernst ist und Risiken für das Sehvermögen bestehen, wird eine Operation durchgeführt, um einen Teil der den Augapfel umgebenden Knochen zu entfernen und die Augenhöhle zu dekomprimieren. Wenn es zu schweren kosmetischen Problemen kommt, kann eine rehabilitative oder palpebrale Operation durchgeführt werden.

5. Was sind die erwarteten Ergebnisse dieser Therapie?

Chirurgische Behandlungen sind in der Regel sicher und effektiv. In einigen wenigen Fällen kann es zu Entzündungen, Blutungen und Infektionen kommen, die mit Antibiotika behandelt werden.

Kapitel 75 Schilddrüsensturm oder schilddrüsentoxische Krise

Schilddrüsensturm ist die akute Zunahme der Symptome der Hyperthyreose, die die Funktion der Organe und das Leben des Patienten gefährdet. Dies ist eine seltene Krise, hat aber eine hohe Sterblichkeitsrate, weshalb sie dringend kontrolliert werden muss.

Diese plötzliche Verschlechterung wird in der Regel durch Stress, Infektion, Operation oder Wehen ausgelöst und kann hohes Fieber, Durchfall, Tachykardie, Schock und Tod verursachen. Sie tritt in der Regel bei Patienten auf, bei denen die Schilddrüsenüberfunktion schlecht kontrolliert oder gar nicht diagnostiziert wird.

Um über dieses Thema zu sprechen, interviewen wir Dr. Mario Vega Carbó, einen Endokrinologen, der als Endokrinologe an der Vega & Vado Klinik arbeitet.

Doktor Mario,
1. Wann tritt ein Schilddrüsensturm auf?

Die Hyperthyreose ist ein Zustand, bei dem die Schilddrüse zu viel Schilddrüsenhormon produziert. Diese Drüse ist eine der wichtigsten im Körper und ihre Aktivität beeinflusst den Stoffwechsel, das Wachstum und die meisten Körperfunktionen, wie Herzfrequenz und Blutdruck.

Wenn diese Krankheit nicht behandelt wird, kann eine schwere Stresssituation, wie Trauma, Herzinfarkt, Operation, Wehen oder Infektion, dazu führen, dass sich Ihre Symptome plötzlich verschlimmern und eine Krise verursachen.

In einigen wenigen Fällen kann dies auch auf eine unzureichende Zufuhr von Jod oder Schilddrüsenhormon bei der Behandlung von Morbus Basedow oder Fettleibigkeit zurückzuführen sein.

2. Was sind Ihre Hauptsymptome?

Die häufigsten Anzeichen sind Unruhe, vermindertes Bewusstsein, Verwirrung, Delirium, Durchfall, Fieber, schnelle Herzfrequenz, Bluthochdruck, Gelbfärbung der Augen und der Haut, Unruhe, Zittern, Schwitzen, Übelkeit, Erbrechen und Bauchschmerzen.

3. Wie wird ein Schilddrüsensturm erkannt?

Es gibt keine spezifischen diagnostischen Tests für diese Erkrankung, so dass der Nachweis auf klinischen Beobachtungen im Zusammenhang mit den Symptomen basiert. Blutdruck, Herzfrequenz und Schilddrüsenhormonspiegel werden gemessen, Nieren- und Herzfunktion werden überprüft und Infektionen gesucht. Schilddrüsenultraschall und andere Untersuchungen können ebenfalls durchgeführt werden.

4. Wie ist Ihre Behandlung?

Das Schilddrüsensturmmanagement beinhaltet die Reduzierung des Fiebers und die Bereitstellung von Sauerstoff und Flüssigkeiten bei Kurzatmigkeit und Dehydrierung. Ziel ist es, den Spiegel des Schilddrüsenhormons im Blut zu senken, entweder durch hohe Dosen von Jod oder durch Medikamente gegen die Schilddrüse wie Methimazol oder Propylthiouracil.

Darüber hinaus können intravenöse Beta-Blocker erforderlich sein, um Herzfrequenz, Blutdruck, Zittern und Angstzustände zu senken. Im Falle einer Infektion werden auch Antibiotika verabreicht.

5. Welche Komplikationen kann diese Erkrankung mit sich bringen?

Herzinsuffizienz und Lungenödem können sich schnell entwickeln, Schock verursachen und zum Tod führen.

6. Wie wird Schilddrüsensturm verhindert?

Der beste Weg, dies zu verhindern, ist die Behandlung und Kontrolle der Hyperthyreose. Regelmäßige Bewegung kann helfen, die Knochendichte und das Herz-Kreislauf-System aufrechtzuerhalten, und die Anwendung von Entspannungstechniken baut Stress ab, was ein wesentlicher Risikofaktor in diesem Zustand ist.

Kapitel 76. Behandlungen bei Hyperthyreose: Radiojod und Antithyreose

Die Hyperthyreose ist ein Zustand, bei dem die Schilddrüse zu viel Schilddrüsenhormon produziert. Diese Erkrankung wird in der Regel mit Schilddrüsenpräparaten wie Propylthiouracil oder Methimazol behandelt, die ihre Wirkung vermindern oder blockieren.

In schwerwiegenderen Fällen kann eine Operation zur Entfernung der Drüse oder deren Reduktion mit radioaktivem Jod erforderlich sein. In diesem Fall muss der Patient lebenslang Hormonersatzpillen einnehmen.

Um mehr über dieses Thema zu erfahren, haben wir Mario Vega Carbó, einen Endokrinologen mit mehr als 20 Jahren Erfahrung, interviewt.

Doktor Mario,
1. Wie wirken Schilddrüsenpräparate?

Diese Medikamente hemmen die Synthese, Freisetzung, periphere Umwandlung und Organwirkung von Schilddrüsenhormonen. Sowohl Propylthiouracil als auch Metimazol werden in Tablettenform geliefert und 3 mal täglich, alle 8 Stunden, mit der Nahrung eingenommen.

2. Welche Nebenwirkungen haben sie?

In einigen Fällen kann es zu Hautausschlägen, Juckreiz, abnormalem Haarausfall, Erbrechen, Gelenkschmerzen, Schläfrigkeit, Schwindel und verminderter Anzahl von Leukozyten und Blutplättchen kommen.

In schwerwiegenderen Situationen kann es zu Kopfschmerzen, Fieber, Blutungen, Bauchschmerzen und Gelbfärbung der Augen oder der Haut kommen. Propylthiouracil kann schwere Leberschäden verursachen. Es wird daher nur für Patienten empfohlen, die keine anderen Behandlungen wie Operationen oder radioaktives Jod erhalten können.

Metimazol sollte nicht während der Schwangerschaft oder während der Stillzeit verwendet werden, da es Geburtsfehler verursachen kann. In diesen Fällen kann Propylthiouracil in den ersten Monaten der Empfängnis verwendet werden.

3. Was ist zu tun, wenn ich eine Dosis dieser Medikamente verpasse?

Es sollte eingenommen werden, sobald es in Erinnerung ist. Wenn es jedoch fast Zeit für die nächste Dosis ist, ist es am besten, sie zu überspringen und mit der regelmäßigen Dosierung fortzufahren. Unter keinen Umständen sollten Sie eine doppelte Dosis einnehmen, um eine verpasste Dosis auszugleichen.

4. Welche anderen Aspekte sollten bei der Verwendung von Antithyroiden berücksichtigt werden?

Vor Beginn der Behandlung ist es wichtig, Ihren Arzt über alle anderen Medikamente, Vitamine oder Nahrungsergänzungsmittel zu informieren, die Sie verwenden, damit er beurteilen kann, ob die Kombination schädlich sein kann. Informieren Sie Ihren Arzt, wenn Sie andere Erkrankungen haben, wie z.B. Nieren- oder Herzprobleme oder eine Blutkrankheit, wenn Sie schwanger sind oder planen, kurzfristig zu empfangen, oder wenn Sie stillen.

Schließlich sollten diese Medikamente an einem geeigneten Ort, bei Raumtemperatur und außerhalb der Reichweite von Kindern gelagert werden.

5. Wofür wird die radioaktive Jodtherapie eingesetzt?

Radioaktives Jod wird in Pille oder flüssiger Form verabreicht, um Schilddrüsenzellen zu reduzieren oder abzutöten, um einige Krankheiten zu kontrollieren. Bei einer Hyperthyreose tötet diese Behandlung die hyperaktiven Zellen ab oder verkleinert die Größe der Drüse, wodurch die Hormonproduktion gestoppt wird.

Bei Krebs zerstört Jod nach einer Operation zur Entfernung der Schilddrüse die verbleibenden Krebszellen und diejenigen, die sich auf andere Körperteile ausgebreitet haben. Nach diesen Therapien müssen die Patienten möglicherweise lebenslang Hormonersatzpillen einnehmen.

6. Welche Nebenwirkungen hat diese Therapie?

Neben der Möglichkeit einer Hypothyreose ist der Patient bei missbräuchlicher Anwendung einer sehr geringen Strahlung ausgesetzt, die schädlich sein kann. Es wird daher nicht für schwangere oder stillende Frauen empfohlen.

In einigen wenigen Fällen können Patienten eine niedrige Spermienzahl und Unfruchtbarkeit für bis zu 2 Jahre bei Männern und unregelmäßige Perioden für bis zu 1 Jahr bei Frauen aufweisen.

Andererseits kann es nach der Behandlung zu Schwellungen und Zärtlichkeit in Hals und Speicheldrüsen, trockenem Mund und Augen, Gastritis und Geschmacksveränderungen kommen. Darüber hinaus können sehr hohe Dosen die Speichelproduktion verringern oder den Dickdarm oder das Knochenmark verletzen.

7. Welche Maßnahmen sind nach dieser Behandlung zu ergreifen?

Der Patient sollte den Kontakt mit anderen Menschen, insbesondere mit Kindern und Schwangeren, für mindestens vier Tage vermeiden. Dazu gehört auch das Schlafen in einem separaten Bett. Mindestens 6 Monate lang sollten Sie auch die Empfängnis oder Schwangerschaft vermeiden.

Andererseits wird jedes Mal, wenn Sie ins Badezimmer gehen, empfohlen, zweimal oder mehr zu spülen, damit das Wasser läuft. Es ist auch ratsam, häufig zu baden und sich die Hände zu waschen, Einwegbesteck zu verwenden oder getrennt von anderen zu waschen und keine Lebensmittel für andere zu kochen.

Kapitel 77: Post-Radiojod-Thyreoiditis nach der Schilddrüsenentzündung

Die postradiojodale Thyreoiditis ist eine Entzündung der Schilddrüse, die nach der Behandlung mit radioaktivem Jod auftritt, meist zur Bekämpfung von Hyperthyreose.

Die Schilddrüse ist eine der wichtigsten Drüsen im Körper und ihre Aktivität beeinflusst den Stoffwechsel, das Wachstum und die meisten Körperfunktionen wie Herzfrequenz und Blutdruck. Wenn es aus irgendeinem Grund überschüssige Hormone produziert, muss es behandelt werden. Eine der verwendeten Therapien ist die Reduktion der Drüse durch die Einnahme von radioaktivem Jod.

In einigen wenigen Fällen können die Auswirkungen einer milden Strahlung zu einer Entzündung der Schilddrüse führen, die als postradioaktive Jod-Thyreoiditis bezeichnet wird.

Um mehr über dieses Thema zu erfahren, haben wir Mario Vega Carbó, einen Endokrinologen mit mehr als 20 Jahren Erfahrung, interviewt.

Doktor Mario,
1. In welchen Fällen tritt diese Erkrankung auf?

Die postradiojodale Thyreoiditis ist ein seltenes Phänomen, das bei weniger als 1 Prozent der Patienten auftritt, die diese Behandlung erhalten. Die Symptome treten in der Regel innerhalb von zwei Wochen nach der Behandlung auf und sind durch eine vergrößerte Drüse, Nackenschmerzen und Fieber gekennzeichnet.

2. Wer ist am meisten gefährdet?

Diese Erkrankung tritt bei Frauen häufiger auf, und es gibt mehr Risiken, wenn die verabreichte Dosis an radioaktivem Jod deutlich über 15 mCi liegt.

3. Wie ist Ihre Behandlung?

Wenn die Schilddrüsenentzündung leicht ist, bedarf sie keiner Behandlung. Bei moderatem Verlauf können Schmerzen und Entzündungen mit nichtsteroidalen entzündungshemmenden Medikamenten wie Ibuprofen gelöst werden. In schweren Fällen wird es mit Steroiden behandelt.

Gelegentlich registrieren Patienten infolge dieser Erkrankung eine übermäßige Produktion von Schilddrüsenhormonen, die dann normalisiert wird. Um die Symptome der Hyperthyreose zu behandeln, können Beta-Blocker verschrieben werden.

Andererseits, wenn die Schilddrüse während der Erholungsphase unteraktiv wird, können Ersatz-Schilddrüsenhormone erforderlich sein.

4. Was kann ich von dieser Therapie erwarten?

Die Behandlung ist in der Regel effektiv, und die Thyreoiditis verschwindet in der Regel innerhalb kurzer Zeit.

5. Was ist noch zu beachten?

Patienten, die eine radioaktive Jodbehandlung erhalten, sollten immer auf Thyreotoxikose nach der Anwendung untersucht werden. Dies kann zu Herzproblemen wie Vorhofflimmern, supraventrikulären Tachykardien und ventrikulären Arrhythmien führen.

Kapitel 78 Nuklearmedizin für die Schilddrüse

Die Nuklearmedizin ist ein Fachgebiet der Medizin, das zur Diagnose und Behandlung von Krankheiten eingesetzt wird. Es verwendet ein Transportmittel und ein radioaktives Isotop, die im Körper appliziert werden, meist intravenös oder oral. Von dort aus senden sie Signale aus, die von einer speziellen Kamera, der so genannten Gammakamera, erfasst werden.

Diese Vorrichtung speichert die Informationen digital, die dann zu Bildern verarbeitet werden. Im Gegensatz zu den in der Radiologie gewonnenen zeigen diese, wie die Organe und Gewebe erforscht arbeiten und zeigen Veränderungen auf molekularer Ebene. Nuklearmedizinische Untersuchungen sind in der Regel nicht invasiv und haben keine schwerwiegenden Nebenwirkungen.

Um mehr über dieses Thema zu erfahren, haben wir Dr. Mario Vega Carbó, einen Endokrinologen, der für die Vega & Vado Klinik verantwortlich ist, interviewt.

Doktor Mario,
1. In welchen Fällen wird die Nuklearmedizin zur Behandlung der Schilddrüse eingesetzt?

Diese Spezialität wird in der Regel für einen Scan verwendet, der die Anatomie der Drüse analysiert und bewertet und nach chirurgischen Überresten, ektopischem Schilddrüsengewebe, Zysten oder Knötchen sucht.
Bei schweren Erkrankungen wird die radioaktive Jodbehandlung auch zur Zerstörung hyperaktiver oder krebsartiger Zellen eingesetzt.

2. Was ist die Vorbereitung auf diese Studien?

Der Patient wird in der Regel gebeten, nach Mitternacht am Tag vor dem Test nicht zu essen. Auch wenn Sie eine Schilddrüsenmedikation einnehmen, sollten Sie mindestens drei Tage vor dem Test aufhören. Wenn Sie jodhaltige Medikamente einnehmen oder Durchfall haben, kann dies die Ergebnisse beeinträchtigen.

Im Gegenzug sollten Schmuck, Zahnersatz und andere Metalle vor Beginn der Studie entfernt werden.

3. Wie wird ein Schilddrüsenscan durchgeführt?

Für dieses Verfahren wird eine Pille mit einer geringen Menge an radioaktivem Jod verabreicht. Dann werden zwischen 4 und 6 Stunden gewartet, bis sich diese Chemikalie in der Schilddrüse angesammelt hat und der erste Scan durchgeführt wird. Dazu wird die Kamera über den Hals gelegt, um die Stopfbuchse aus verschiedenen Winkeln aufzunehmen. Während dieses Prozesses muss der Patient völlig bewegungsunfähig bleiben.

Nach 24 Stunden kann eine weitere Messung erforderlich sein. Später wird radioaktives Jod aus dem Körper durch den Urin ausgeschieden.

4. Was sind die Ergebnisse dieses Tests?

Der Scan ermöglicht es uns unter anderem, Knoten, Kropf oder Krebs in der Schilddrüse zu erkennen und die Ursache der Hyperthyreose zu finden. Wenn die Drüse vergrößert oder nach einer Seite verschoben ist, kann dies ein Zeichen für einen Tumor sein.

Wenn sich zu viel Jod angesammelt hat, kann dies auf eine überaktive Schilddrüse zurückzuführen sein. Wenn Sie es jedoch nicht sehr gut gemacht haben, kann es zu einer Entzündung kommen. Wenn die Knötchen dunkel sind, bedeutet das, dass sie viel Jod aufgenommen haben, sehr aktiv sind und die mögliche Ursache für eine übermäßige Hormonproduktion sind.

5. Was ist eine radioaktive Jodbehandlung?

Diese Nuklearmedizintherapie kann Hyperthyreose und Schilddrüsenkrebs behandeln. Dabei wird eine kleine Dosis radioaktives Jod über Kapseln oder Flüssigkeiten aufgenommen, das sich in der Drüse ansammelt und ihre Zellen zerstört.

Eine Hyperthyreose tritt auf, wenn die Schilddrüse überschüssige Hormone produziert. Radioaktives Jod behandelt diesen Zustand, indem es überaktive Zellen abtötet oder die Größe der Drüse verkleinert, was die Produktion stoppt. Bei Krebs zerstört Jod nach einer Operation zur Entfernung der Schilddrüse die verbleibenden Krebszellen und diejenigen, die sich auf andere Körperteile ausgebreitet haben.

Nach diesen Therapien müssen die Patienten möglicherweise lebenslang Hormonersatzpillen einnehmen.

6. Welche Nebenwirkungen hat die Nuklearmedizin?

Diese Technik ist bis auf intravenöse Injektionen nicht invasiv, in der Regel schmerzfrei und hat keine größeren Nebenwirkungen. Wird die Anwendung jedoch missbraucht, ist der Patient einer sehr geringen Strahlung ausgesetzt, die schädlich sein kann. Es wird daher nicht für schwangere oder stillende Frauen empfohlen.

In einigen wenigen Fällen können die Patienten auch Schwellungen und Zärtlichkeiten im Hals und in den Speicheldrüsen, trockenen Mund und Augen sowie Veränderungen im Geschmackssinn erleben.

7. Welche Maßnahmen sind nach dieser Behandlung zu ergreifen?

Der Patient sollte den Kontakt mit anderen Menschen, insbesondere mit Kindern und Schwangeren, für mindestens vier Tage vermeiden. Dazu gehört auch das Schlafen in einem separaten Bett. Andererseits wird jedes

Mal, wenn Sie ins Badezimmer gehen, empfohlen, zweimal oder mehr zu spülen, damit das Wasser läuft. Es ist auch ratsam, häufig zu baden und sich die Hände zu waschen, Einwegbesteck zu verwenden oder getrennt von anderen zu waschen und keine Lebensmittel für andere zu kochen.

Mindestens 6 Monate lang sollten Sie auch die Empfängnis oder Schwangerschaft vermeiden.

Teil V. Fußballstoffwechsel

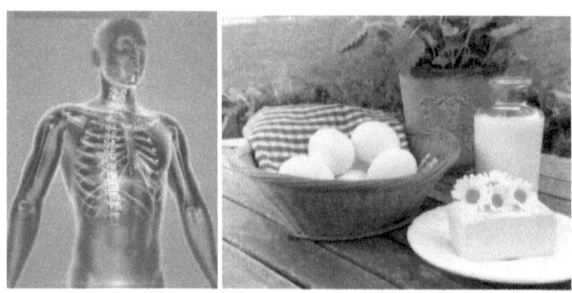

Kapitel 79. Hypokalzämie

Hypocalcemia ist eine Erkrankung, bei der der Kalziumspiegel im Blut niedrig ist. Dieses Mineral spielt eine wichtige strukturelle Rolle im Körper, indem es Teil der Zähne und Knochen ist und zu deren Entwicklung und Erhaltung beiträgt.

Sie ist unter anderem auch an der Blutgerinnung, der Übertragung von Nervenimpulsen, der Muskelkontraktion und -entspannung, der Stimulation der Hormonsekretion und der Herzfrequenz beteiligt. Ein anhaltendes Defizit des Kalziumspiegels kann zu einer Fehlbildung der Knochen führen oder sie spröde und anfällig für Frakturen machen.

Um mehr über dieses Thema zu erfahren, haben wir Mario Vega Carbó, einen Spezialisten für Endokrinologie, der als Endokrinologe an der Vega & Vado Klinik arbeitet, interviewt.

Doktor Mario,

1. Was verursacht Hypocalcemia?

Hypocalcemia kann auf verschiedene Faktoren zurückzuführen sein, wie z.B. eine kalziumarme Ernährung, Blutstörungen oder ein Defizit an Vitamin D und Magnesium, die für die Fixierung im Knochensystem unerlässlich sind. Andere mögliche Ursachen sind Alkoholismus, chronisches Nierenversagen, Probleme mit dem Nebenschilddrüsenhormon und dem Darm, bestimmte Medikamente wie Diuretika, Chemotherapie, Entzündungen der Bauchspeicheldrüse, das Syndrom hungriger Knochen und der Konsum von Kaffee oder Tee.

2. Was sind Ihre Hauptsymptome?

Einige häufige Anzeichen sind Muskelkrämpfe, besonders in den Händen, Füßen und im Gesicht, Krämpfe, Kontrakturen, Kribbeln, Taubheitsgefühl und Arthritisprobleme in den Fingern.

Darüber hinaus kann der Patient übermäßige Müdigkeit, Schweißausbrüche, Herzklopfen, unregelmäßige Kontraktionen, Kurzatmigkeit, Reizbarkeit, Erbrechen, Fieber, Übelkeit, Durchfall, Angstzustände und Depressionen erleiden.

3. Wie wird diese Störung erkannt?

Angesichts der Symptome wird in der Regel ein Blutbild durchgeführt, um den Kalziumspiegel im Blut zu kontrollieren. Wenn die Werte unter 8,5 mg/dl liegen, wird davon ausgegangen, dass der Patient an Hypocalcemia leidet. Darüber hinaus werden auch die Werte von Albumin, Kreatinin, Magnesium und Phosphor überwacht.

Andererseits können zur Vervollständigung der Diagnose ein Elektrokardiogramm, Röntgenbilder und Ultraschall erforderlich sein.

4. Wie ist Ihre Behandlung?

Die Therapie hängt von der Ursache der Hypokalzämie ab. Der erste Schritt besteht jedoch in der Regel darin, der Ernährung mehr Kalzium, Magnesium, Phosphor und Vitamin D hinzuzufügen.

Zu den kalziumreichen Lebensmitteln gehören Milchprodukte wie Milch, Käse und Joghurt, grünes Blattgemüse wie Brokkoli, Weichsteinfisch wie Sardinen- und Lachsdosen, Getreide, Mandeln, Paranüsse und Fruchtsäfte.

Bei Bedarf können Kalzium- und Vitamin-D-Präparate oder Infusionen verschrieben werden. In schweren Fällen kann das Mineral intravenös verabreicht werden. Ist die Hypokalzämie die Folge einer anderen Krankheit, muss sie behandelt werden.

5. Welche weiteren Empfehlungen können diesen Patienten gegeben werden?

Menschen mit Hypokalzämie wird empfohlen, gesunde Lebensgewohnheiten aufrechtzuerhalten, wie eine ausgewogene Ernährung und tägliche Bewegungsübungen, mit Kontrolle zur Vermeidung von Schlägen und Stürzen. Es ist ratsam, ein angemessenes Körpergewicht zu halten und Rauchen und übermäßigen Alkoholkonsum zu vermeiden.

Kapitel 80. hypokalzämische Krise

Hypocalcemia ist eine Erkrankung, bei der der Kalziumspiegel im Blut unter 8,5 mg/dl liegt. Häufige Anzeichen für diesen Zustand sind Muskelkrämpfe, vor allem in den Händen, Füßen und im Gesicht; Krämpfe, Kontrakturen, Kribbeln, Taubheitsgefühl und Arthritisprobleme in den Fingern.

Darüber hinaus kann der Patient übermäßige Müdigkeit, Schweißausbrüche, Herzklopfen, unregelmäßige Kontraktionen, Kurzatmigkeit, Reizbarkeit, Erbrechen, Fieber, Übelkeit, Durchfall, Angstattacken und Depressionen erleben.

In vielen Fällen kann eine Hypokalzämie zu einer ernsten Situation führen, die dringende therapeutische Maßnahmen erfordert.

Um mehr über dieses Thema zu erfahren, haben wir Mario Vega Carbó, Endokrinologe und Leiter der Vega & Vado Klinik, interviewt.

Doktor Mario,
1. Was sind die Symptome einer hypokaliämischen Krise?

In schweren Fällen kann der Patient Muskelkrämpfe, Laryngospasmus, beeinträchtigte Nierenfunktion, Hypotonie, Herzinsuffizienz, Arrhythmien und Ohnmacht, Krämpfe und vermindertes Bewusstsein haben.

Hyperkalzämische Krisen werden in der Regel durch große Tumore in den Nebenschilddrüsen verursacht, die höhere Plasmakonzentrationen von Kalzium und Nebenschilddrüsenhormon produzieren. Sie können auch auf Nierenversagen, Entzündungen der Bauchspeicheldrüse, Phosphatverabreichung oder übermäßige Gewebeschäden zurückzuführen sein.

2. Wie werden diese Krisen behandelt?

Schwere Hypokalzämie unter 7 mg/dl erfordert eine sofortige Behandlung mit Kalzium und Vitamin D intravenös. Normalerweise werden 100-200 mg elementares Kalzium in Form von Kalziumgluconat aufgetragen, gefolgt von einer kontinuierlichen Perfusion von 0,5-1,5 mg/kg/h. Die Perfusion sollte langsam sein, um kardiovaskuläre Komplikationen zu vermeiden.

Eine weitere Möglichkeit ist die Verwendung von Calciumchlorid, obwohl dieses weniger als Gluconat verwendet wird, da es lokal reizvoller ist. Diese Therapie sollte so lange fortgesetzt werden, bis der Patient in der Lage ist, oral Kalzium zu erhalten.

Als Vitamin-D-Ersatzstoffe kann Calcitriol, ein Medikament, das innerhalb weniger Stunden wirkt, verwendet werden.

3. Welche Kontraindikationen gibt es für Calciumgluconat?

Dieses Medikament sollte nicht bei schwerer Nierenpathologie oder bei Patienten, die mit Digitalis behandelt werden, eingesetzt werden. Neben anderen Nebenwirkungen kann Kalziumgluconat Juckreiz, Hitzewallungen, Schwindel und Gewebsnekrosen verursachen.

Andererseits kann es bei zu schneller Anwendung oder zu hoher Dosierung zu einer Hyperkalzämie kommen. Dies erhöht das Risiko von Hypotonie, Bradykardie, Arrhythmie, Synkope und Herzstillstand.

4. Was sollte man bei einer hypokaliämischen Krise noch beachten?

In diesen Fällen sollten auch Krämpfe und Spasmen des Kehlkopfes verhindert und der Herzrhythmus kontrolliert werden. Es ist üblich, dass Patienten mit Hypokalzämie auch Hypomagnesiämie aufweisen, insbesondere wenn sie alkoholkrank sind oder an Unterernährung oder schwerer Malabsorption leiden.

Daher ist es in Krisenzeiten auch wichtig, einen niedrigen Magnesiumspiegel im Blut zu behandeln, da dieser eine Resistenz gegen das Nebenschilddrüsenhormon verursacht und dessen Sekretion reduziert. Die übliche Dosis beträgt 2 g 10% Magnesiumsulfat, gefolgt von einer Perfusion von 1 g/100 ml/h.

Schließlich, wenn es auch Hyperphosphatämie, eine Erhöhung des anorganischen Phosphatgehalts im Blut gibt, werden seine Werte durch Hämodialyse bei Nierenversagen im Endstadium oder durch die Verabreichung von phosphatbindenden Antazida korrigiert.

Kapitel 81 Ergänzung: Kalzium, Vitamin D und Magnesium

Kalzium, Vitamin D und Magnesium sind für den menschlichen Körper unentbehrlich. Sie helfen, Zähne und Knochen zu bilden und tragen zu ihrer Entwicklung und Erhaltung bei. Sie sind unter anderem auch an der Blutgerinnung, der Nervenimpulsübertragung, der Muskelkontraktion und -entspannung, der Stimulation der Hormonsekretion und der Herzfrequenz beteiligt.

Ein längerer Mangel an diesen Substanzen kann zu einer Fehlbildung der Knochen führen oder sie spröde und anfällig für Brüche machen.

Um mehr über dieses Thema zu erfahren, haben wir den kubanischen Arzt Mario Vega Carbó, einen Spezialisten für klinische Endokrinologie, befragt.

Doktor Mario,
1. Was ist Hypocalcemia und was sind ihre Ursachen?

Hypocalcemia ist eine Erkrankung, bei der der Kalziumspiegel im Blut niedrig ist. Es kann auf verschiedene Faktoren zurückzuführen sein, wie z.B. eine mineralarme Ernährung, Blutstörungen oder das Defizit an Vitamin D und Magnesium, die für die Fixierung im Knochensystem unerlässlich sind.

Weitere mögliche Gründe sind Alkoholismus, chronisches Nierenversagen, Probleme mit dem Nebenschilddrüsenhormon und dem Darm, bestimmte Medikamente wie Diuretika, Chemotherapie, Entzündungen der Bauchspeicheldrüse, das Syndrom hungriger Knochen und der Konsum von Kaffee oder Tee. Im Durchschnitt sollten Erwachsene zwischen 1.000 und 1.200 mg Kalzium pro Tag erhalten.

2. Wie ist Ihre Behandlung?

Die Therapie hängt von der Ursache der Hypokalzämie ab. In einem ersten Schritt wird jedoch im Allgemeinen versucht, der Ernährung mehr Kalzium, Magnesium, Phosphor und Vitamin D hinzuzufügen.

Zu den kalziumreichen Lebensmitteln gehören Milchprodukte wie Milch, Käse und Joghurt, grünes Blattgemüse wie Brokkoli, Weichsteinfisch wie Sardinen- und Lachsdosen, Getreide, Mandeln, Paranüsse und Fruchtsäfte.

Bei Bedarf können Kalzium- und Vitamin-D-Präparate oder Infusionen verschrieben werden. In schweren Fällen kann das Mineral intravenös verabreicht werden.

3. Wer sollte die Einnahme von Kalziumpräparaten bewerten?

Menschen, die eine vegane Ernährung einhalten, Menschen, die große Mengen an Protein oder Natrium konsumieren, Menschen, die eine Langzeitbehandlung mit Kortikosteroiden erhalten und Menschen, die an Laktoseintoleranz, Osteoporose oder einer Verdauungs- oder Darmerkrankung leiden, die die Kalziumaufnahme verringert, benötigen möglicherweise Kalziumzusätze.

4. Wie werden Kalziumpräparate eingenommen?

Sie werden in Tabletten, Kapseln, Flüssigkeiten oder Pulvern verkauft und werden normalerweise am besten aufgenommen, wenn sie in kleinen Dosen (weniger als 500 mg) während der Mahlzeiten eingenommen werden.

Es ist jedoch wichtig zu beachten, dass diese Nahrungsergänzungsmittel die Art und Weise verändern können, wie der Körper bestimmte Medikamente aufnimmt, wie zum Beispiel Medikamente zur Kontrolle des Blutdrucks, synthetische Schilddrüsenhormone, Antibiotika und Eisenpillen.

Abhängig von den verwendeten Medikamenten wird Ihr Arzt Ihnen empfehlen, ob sie am besten mit oder zwischen den Mahlzeiten eingenommen werden.

5. Gibt es Risiken oder Nebenwirkungen durch diese Ergänzungsmittel?

Sie sind in der Regel sehr gut verträglich. In den seltensten Fällen kann der Patient Blähungen, Verstopfungen und Schwellungen haben. In großen Mengen eingenommen, können sie eine Hyperkalzämie verursachen und das Risiko von Knochenbrüchen, Bluthochdruck, Herzproblemen, Nierensteinen oder schweren Nierenerkrankungen erhöhen.

Auf der anderen Seite, während Studien nicht schlüssig sind, kann es einen Zusammenhang zwischen diesen Ergänzungen und der erhöhten Wahrscheinlichkeit von Prostatakrebs geben.

6. Welche Rolle spielt Vitamin D?

Diese Substanz ist für die normale Knochen- und Zahnbildung, die Aufnahme von Kalzium und Phosphor im Darm sowie für die Funktion des Nerven-, Muskel- und Immunsystems unerlässlich.

Wenn Sie nicht die richtige Menge an Vitamin D erhalten, oder wenn Ihr Körper Schwierigkeiten hat, es zu verwenden, kann es zu einem Verlust der Knochendichte, Osteoporose, Osteomalazie und Rachitis führen.

7. Wie wird Vitamin D gewonnen?

Vitamin D kann auf zwei Arten gewonnen werden: durch Sonneneinstrahlung oder durch den Verzehr von Lebensmitteln, die es enthalten, wie Milch, Eier, fetter Fisch, Getreide, Fleisch, Brot und Orangensaft.

8. Warum haben manche Menschen Schwierigkeiten, diese Substanz aufzunehmen?

Dies kann die Folge verschiedener Erkrankungen wie Zöliakie, Darm-, Herz- oder Immunerkrankungen, einige Krebsarten, Nierenprobleme, rheumatoide Arthritis und Tuberkulose sein.

Darüber hinaus können Operationen, die den Magen oder Darm entfernen, Probleme bei der Aufnahme von Vitamin D verursachen.

9. Wer braucht Vitamin D-Ergänzungen?

Menschen mit dunkler Haut, Menschen, die in geografischen Gebieten mit geringer Sonneneinstrahlung leben, Menschen, die drinnen bleiben und Menschen, die sehr starke Sonnenschutzmittel verwenden, müssen möglicherweise Vitamin D-Präparate einnehmen. Auch diejenigen, die laktoseintolerant sind, diejenigen, die keine Milchprodukte essen oder trinken, Vegetarier und diejenigen, die bestimmte antiseizure und antiretrovirale Medikamente nehmen.

Das Gleiche gilt für Menschen mit Krebs, Nierenversagen und Lebererkrankungen.

10. Kann zu viel Vitamin D schädlich sein?

Ja, zu viel Vitamin D kann auch schädlich sein, die Nieren schädigen und den Kalziumspiegel im Blut erhöhen. Dies kann zu Herzrhythmusstörungen, Übelkeit, Erbrechen, Appetitlosigkeit, Verstopfung und Gewichtsverlust führen. Überschüssiges Vitamin D wird in der Regel durch Überdosierung von Vitamin D-Ergänzungen verabreicht.

11. Was ist die Funktion von Magnesium?

Dieses Mineral greift in die Erhaltung gesunder Zähne, des Herzens und der Knochen ein, beteiligt sich am Energiestoffwechsel und an der Aktivierung von Enzymen, die Glukose freisetzen, hilft bei der Energie- und Proteinproduktion und wirkt auf die Nervenübertragung, neben anderen wichtigen Funktionen des Körpers.

12. In welchen Lebensmitteln ist es enthalten?

Es kann aus Gemüse, grünem Gemüse, Nüssen, Hülsenfrüchten, Getreide, Weißmais, Obst wie Bananen oder Aprikosen, Sojaprodukten, Schokolade, Fisch, Schalentieren, Vollkorn und Milch und anderen Lebensmitteln gewonnen werden.

13. Wer kann ein Magnesiumdefizit haben?

Obwohl es nicht üblich ist, können Alkoholiker, diejenigen, die sich kürzlich einer Operation unterzogen haben, diejenigen, die an Diabetes leiden, und diejenigen, die Verbrennungen oder die Entfernung eines großen Teils des Darms erlitten haben, ein erhebliches Magnesiumdefizit aufweisen. Die häufigsten Symptome sind übermäßige Erregbarkeit, Muskelschwäche und Schläfrigkeit.

Jedenfalls wird die Verwendung von Nahrungsergänzungsmitteln dieses Minerals nur für ganz besondere Fälle empfohlen und es ist immer besser, sie auf natürliche Weise zu erhalten.

14. Welche Nebenwirkungen können Magnesiumpräparate haben?

Der Körper entfernt in der Regel überschüssiges Magnesium. Allerdings kann sein wahlloser Gebrauch Durchfall, nervöse Veränderungen und Muskelkontraktion sowie Nierenversagen verursachen.

Kapitel 82. Rachitis und Vitamin-D-Mangel

Rachitis ist eine Kinderkrankheit, die zu einer Erweichung und Schwäche der Kinderknochen führt. Dies ist in der Regel auf einen anhaltenden Mangel an Vitamin D zurückzuführen, das einen angemessenen Kalzium- und Phosphorgehalt im Körper fördert. Dies führt oft zu verzögertem Wachstum, gebeugten Beinen, verdickten Handgelenken und Knöcheln sowie Schmerzen in Wirbelsäule, Becken und Beinen.

Ihre Behandlung besteht darin, der Ernährung Vitamin D oder Kalziumzusätze hinzuzufügen, Medikamente und in einigen Fällen eine Korrekturoperation.

Um mehr über dieses Thema zu erfahren, haben wir Mario Vega Carbó interviewt, einen Endokrinologen, der als Endokrinologe an der Vega & Vado Klinik arbeitet.

Doktor Mario,
1. Was ist die Ursache von Rickets?

Vitamin D ist essentiell für die normale Knochen- und Zahnbildung und für die Aufnahme von Kalzium und Phosphor im Darm. Wenn die richtige Menge dieser Substanz nicht eingenommen wird oder wenn der Körper Probleme hat, sie zu verwenden, kann es zu Rachitis kommen.

2. Wie wird Vitamin D gewonnen?

Diese Substanz kann auf zwei Arten gewonnen werden: durch Sonneneinstrahlung oder durch den Verzehr von Lebensmitteln, die sie enthalten, wie Milch, Eier, fetter Fisch, Getreide, Fleisch, Brot und Orangensaft.

3. Warum haben manche Menschen Schwierigkeiten, diese Substanz aufzunehmen?

Dies kann die Folge verschiedener Erkrankungen wie Zöliakie, Darm-, Herz- oder Immunerkrankungen, einige Krebsarten, Nierenprobleme, rheumatoide Arthritis und Tuberkulose sein.

4. Wer ist wahrscheinlicher für Rachitis?

Menschen mit dunkler Haut, Frühgeborene und Kinder von Müttern mit Vitamin-D-Mangel während der Schwangerschaft sind einem höheren Risiko ausgesetzt. Auch Kinder, die in geografischen Gebieten mit geringer Sonneneinstrahlung leben, diejenigen, die drinnen bleiben, und diejenigen, die bestimmte antikonvulsive und antiretrovirale Medikamente einnehmen.

Andererseits entwickeln auch Kinder mit Laktoseintoleranz, Säuglinge, die ausschließlich gestillt werden, und solche mit einer Familiengeschichte eher eine Laktoseintoleranz.

5. Welche Komplikationen kann diese Krankheit mit sich bringen?

Unbehandelt können Rachitis zu Wachstumsproblemen, abnormaler Krümmung der Wirbelsäule, Skelettdeformitäten, Zahnabweichungen und Krämpfen führen. Es kann auch Krämpfe, Schmerzen, Knochenbrüche ohne Ursache und eine Abnahme des Muskeltonus verursachen.

6. Wie werden Rachitis erkannt?

Um die Symptome zu bestätigen, werden unter anderem körperliche und Bluttests, Röntgenaufnahmen der Knochen und arteriellen Blutgase durchgeführt.

7. Wie ist Ihre Behandlung?

Die Therapie von Rachitis zielt darauf ab, die Ursachen zu beseitigen, die sie provozieren, und ihre Symptome zu lindern. In den meisten Fällen löst die Zugabe von Kalzium, Phosphor und Vitamin D zur Ernährung das

Problem. Kinder mit Magen-Darm-Erkrankungen oder anderen Krankheiten können verschreibungspflichtige Medikamente benötigen.

Auf der anderen Seite können einige Skelettdeformitäten eine Korrektur erfordern, während andere mit orthopädischen Geräten gelöst werden können.

8. Kann zu viel Vitamin D schädlich sein?

Ja, zu viel Vitamin D kann auch schädlich sein, die Nieren schädigen und den Kalziumspiegel im Blut erhöhen. Dies kann zu Herzrhythmusstörungen, Übelkeit, Erbrechen, Appetitlosigkeit, Verstopfung und Gewichtsverlust führen. Überschüssiges Vitamin D wird in der Regel durch Überdosierung von Vitamin D-Ergänzungen verabreicht.

Kapitel 83. Knochendichtemessung und die Diagnose von Osteoporose

Die Knochendichtemessung ist ein medizinischer Test, der die Dichte der Knochen einer Person misst. Es wird in der Regel zur Diagnose von Osteoporose, zur Beurteilung der Wahrscheinlichkeit von Frakturen und zur Beurteilung, ob die Behandlung dieser Krankheit funktioniert.

Dies ist ein schmerzfreier Test, um zu schätzen, wie viele Gramm Kalzium und andere Knochenmineralien sich im Knochen befinden. Der Test dauert in der Regel zwischen 10 und 30 Minuten und setzt den Patienten einer sehr geringen Menge an Strahlung aus.

Um mehr über diese Studie zu erfahren, haben wir Dr. Mario Vega Carbó, einen Spezialisten für Endokrinologie, der für die Vega & Vado Klinik verantwortlich ist, konsultiert.

Doktor Mario,
1. Was ist Knochendichtemessung?

Es handelt sich um einen Test, der auch als Dual-Energie-Röntgenabsorptionsmessung (DXA) bezeichnet wird und die Knochendichte in Knochen misst. Es verwendet eine sehr kleine Dosis ionisierender Strahlung, um Bilder des Inneren des Körpers zu erzeugen. Die Studie ist einfach, schnell und nicht invasiv.

2. In welchen Fällen wird diese Studie verwendet?

Die Knochendichtemessung wird für Patienten empfohlen, die an Höhe verloren haben, einen Knochenbruch erlitten haben, langfristige Steroidmedikamente eingenommen haben, eine Organ- oder Marktransplantation erhielten oder einen Rückgang des Hormonspiegels erlitten haben. Auch bei Rückenschmerzen und in den unteren Gliedmaßen, bei gebeugter Haltung oder bei Anzeichen von Osteoporose.

Es wird auch für postmenopausale Frauen empfohlen, die kein Östrogen einnehmen, sowie für Menschen mit einer Vorgeschichte des Rauchens, rheumatoider Arthritis, Typ-1-Diabetes, Leber- oder Nierenerkrankungen, Hyperthyreose oder Hyperparathyreose.

3. Wie ist die Vorbereitung auf eine Knochendichtemessung?

Diese Tests erfordern keine besondere Vorbereitung und es besteht keine Notwendigkeit zu fasten. Es wird nur empfohlen, lose und bequeme Kleidung zu tragen und die Einnahme von Kalziumpräparaten für mindestens 24 Stunden vor Durchführung der Studie zu vermeiden.

Wenn Sie schwanger sind, einen kürzlich durchgeführten Bariumtest hatten oder eine Injektion von Kontrastmaterial für einen CT-Scan oder eine Radioisotopie erhalten haben, informieren Sie Ihren Arzt.

Vor dem Start sollte der Patient alle Metallgegenstände aus den Taschen, wie Schlüssel, Geldbörsen oder Münzen, sowie Schmuck, Zahnersatz und Metalllinsen entfernen.

4. Wo werden die Tests am Körper durchgeführt?

Knochendichte-Tests werden in der Regel an Knochen durchgeführt, die aufgrund von Osteoporose am ehesten brechen. Es sind die Lendenwirbel in der unteren Wirbelsäule, der Oberschenkelknochen neben dem Hüftgelenk und die Unterarmknochen.

5. Welche Ergebnisse werden erwartet?

Die Knochendichtemessung erlaubt es uns zu schätzen, wie viele Gramm Kalzium und andere Knochenmineralien sich in den Knochen befinden. Je höher der Mineraliengehalt, desto größer ist ihre Dichte und Stärke und desto geringer ist die Wahrscheinlichkeit von Brüchen.

Die Studie bietet zwei Zahlen als Ergebnis: die T-Bewertung, die die Knochendichte mit dem Durchschnitt eines gesunden jungen Erwachsenen gleichen Geschlechts vergleicht, und die Z-Bewertung, die die Knochendichte mit anderen Menschen gleichen Alters, gleicher Größe und gleichen Geschlechts vergleicht.

Obwohl dieser Test uns erlaubt, zu wissen, ob eine niedrige Knochendichte vorliegt, gibt er keine Auskunft über die Ursache, so dass in diesen Fällen umfassendere Untersuchungen erforderlich sind.

6. Ist die Strahlenbelastung während der Knochendichtemessung gefährlich?

Nein. Die Belastung ist sehr gering, noch geringer als bei einem Röntgenbild der Brust.

7. Sind Densitometrie und Szintigraphie dasselbe?

Nein, die Studien sind anders. Der Knochenscan erfordert eine vorherige Injektion und wird in der Regel zur Erkennung von Frakturen, Krebs, Infektionen und anderen Knochenanomalien eingesetzt.

Kapitel 84 Osteoporose und Knochenschwäche

Osteoporose ist eine Krankheit, die die Knochen verdünnt und schwächt, sie spröde und leicht gebrochen macht. Dieser Rückgang der Knochenmassedichte betrifft vor allem Hüfte, Wirbelsäule und Handgelenk. Obwohl jeder daran leiden·kann, ist es bei Frauen ab dem 50. Lebensjahr häufiger der Fall.

Alkoholismus, bestimmte Medikamente, Nierenversagen und entzündliche, rheumatische, hepatische und endokrine Erkrankungen können Osteoporose verursachen. In einigen Fällen werden Knochenschwund und dünne Knochen vererbt.

Um mehr über dieses Thema zu erfahren, haben wir Dr. Mario Vega Carbó konsultiert, einen Spezialisten für Endokrinologie mit mehr als 20 Jahren klinischer Erfahrung.

Doktor Mario,
1. Wann tritt Osteoporose auf?

Knochen sind lebende Gewebe, die zerfallen und ständig erneuert werden. Osteoporose tritt auf, wenn die Bildung neuer Knochen nicht ausreicht, um den entfernten zu ersetzen.

2. Wie wird diese Erkrankung erkannt?

Osteoporose ist eine stille Krankheit, d.h. sie zeigt erst dann Symptome, wenn der Schaden signifikant ist und z.B. ein Bruch entsteht. Im fortgeschrittenen Stadium kann es Schmerzen im Rücken und in den unteren Gliedmaßen, Höhenverlust, gebeugte Haltung und zerbrechliche Knochen verursachen.

Um die Gesundheit des Knochengewebes zu überwachen, wird ein Mineralitätstest empfohlen, um Ihren Zustand zu sehen und zu analysieren und Komplikationen zu vermeiden.

3. Was erhöht das Risiko von Frakturen?

Die Wahrscheinlichkeit von Frakturen steigt, wenn nicht genügend Kalzium und Vitamin D konsumiert wird oder wenn sie nicht richtig vom Körper aufgenommen werden. Die Risiken nehmen auch mit zunehmendem Alter, Alkoholkonsum, Rauchen, Bewegungsmangel und Körpergewicht, Unterernährung, bestimmten Medikamenten wie Prednison und Kortison sowie Essstörungen zu.

4. Welche Beziehung besteht zwischen dieser Erkrankung und den Hormonen?

Osteoporose ist häufiger bei Menschen mit einem höheren oder niedrigeren als dem normalen Hormonspiegel. So erhöht beispielsweise der Rückgang von Östrogen bei Frauen in den Wechseljahren und Testosteron bei Männern im Laufe der Jahre das Risiko, es zu entwickeln.

Das gleiche gilt für hormonelle Probleme im Zusammenhang mit der Schilddrüse, der Hypophyse, der Nebenschilddrüse und den Nebennieren.

5. Welche anderen Krankheiten können die Entwicklung der Osteoporose beeinflussen?

Erkrankungen wie Zöliakie, Lupus, Krebs, Multiples Myelom, rheumatoide Arthritis und Darm-, Nieren-, Leber-, Hormon-, rheumatische und entzündliche Erkrankungen können das Leidensrisiko erhöhen.

6. Woraus besteht die Behandlung?

Als erster Schritt zur Behandlung der Osteoporose wird empfohlen, gesunde Lebensgewohnheiten beizubehalten, wie eine ausgewogene, kalziumreiche Ernährung und tägliche Bewegung, mit Kontrolle zur Vermeidung von Schlägen und Stürzen. Darüber hinaus ist es ratsam, das Rauchen und übermäßigen Alkoholkonsum zu vermeiden.

Auf der anderen Seite können einige Menschen Kalzium- und Vitamin-D-Ergänzungen sowie Medikamente zur Stärkung der Knochen benötigen.

Zu letzteren gehören Bisphosphonate, Östrogen und Östrogenrezeptor-Modulatoren, die den Knochenabbau verhindern. Teriparatid stimuliert die Bildung von neuem Gewebe..

Wenn es ein endokrines, hepatisches oder anderes Problem gibt, das Osteoporose verursacht, sollte es auch behandelt werden. Eine Hormonersatztherapie kann erforderlich sein, wenn die Werte zu hoch oder zu niedrig sind.

7. Was kann getan werden, um die Knochen gesund zu halten?

Wie ich Ihnen bereits sagte, ist das Ideal, eine kalzium- und vitaminreiche Ernährung zu essen, täglich Sport zu treiben, ein ausreichendes Körpergewicht zu halten und nicht zu rauchen. Bei älteren Menschen ist es wichtig, Stürze zu vermeiden, die die Hauptursache für Frakturen sind.

Frakturen der Hüfte und der Wirbelsäule sind besonders wichtig, da sie eine Operation und einen Krankenhausaufenthalt erfordern und die Lebensqualität des Patienten beeinträchtigen.

Kapitel 85 Hypoparathyreose, Kalzium und Vitamin D.

Hypoparathyreose ist eine Erkrankung, bei der die Nebenschilddrüsen wenig Nebenschilddrüsenhormon produzieren, das die Verwendung und Entfernung von Kalzium, Phosphat und Vitamin D aus dem Körper steuert. In diesem Fall sinken die Kalziumwerte im Blut und der Phosphorspiegel steigt.

Bei Kindern kann dieser Zustand zu schlechtem Wachstum, abnormalen Zähnen und langsamer geistiger Entwicklung führen. Bei Erwachsenen Knochenmissbildung und Frakturneigung.

Um mehr über dieses Thema zu erfahren, haben wir Mario Vega Carbó, einen Spezialisten für klinische Endokrinologie, befragt.

Doktor Mario,
1. Was verursacht eine Hypoparathyreose?

Sie ist in der Regel auf eine unfreiwillige Verletzung der Nebenschilddrüsen während einer Schilddrüsen- oder Halsoperation zurückzuführen. Darüber hinaus kann es auch durch Strahlenbehandlung, sehr niedrige Magnesiumwerte im Blut oder eine Autoimmunreaktion verursacht werden.

Andererseits werden Babys in einigen Fällen direkt ohne die Nebenschilddrüse geboren. Dies ist bekannt als Di-George-Syndrom und ist eine chromosomale Störung, die zu einer schlechten Entwicklung in mehreren der Körpersysteme führt.

2. Was sind die Hauptsymptome?

Diese Erkrankung entwickelt sich in der Regel langsam und hat in vielen Fällen keine oder sehr leichte Anzeichen. Im weiteren Verlauf der Erkrankung kann es zu Bauchschmerzen, spröden Nägeln, Katarakt, Kalziumablagerungen in einigen Geweben, trockenem Haar und trockener

Haut, Muskelkrämpfen und Krämpfen, Kribbeln oder Brennen, Müdigkeit und schmerzhafter Menstruation kommen.

Auch Nierenfunktionsveränderungen, Arrhythmien und Ohnmacht, Depressionen, Angstzustände, Krämpfe und Abnahme des Bewusstseinszustandes.

3. Wie wird diese Krankheit erkannt?

Angesichts der Symptome werden körperliche, Urin- und Bluttests durchgeführt, um den Gehalt an Parathyroidhormon, Kalzium, Phosphor und Magnesium zu überprüfen. Um die Diagnose zu vervollständigen, kann dagegen ein Elektrokardiogramm zur Überprüfung des Herzrhythmus und eine Computertomographie erforderlich sein, um festzustellen, ob Kalziumablagerungen im Gehirn vorhanden sind.

4. Wie ist Ihre Behandlung?

Die Therapie soll die Anzeichen von Hypoparathyreose reduzieren und das Gleichgewicht von Kalzium und Mineralien im Körper wiederherstellen. Eine Nahrungsergänzung mit Kalzium und Vitamin D ist in der Regel notwendig und muss in vielen Fällen lebenslang durchgeführt werden. Dazu müssen regelmäßige Kontrollen zur Regulierung der Dosis durchgeführt werden. Darüber hinaus wird eine kalziumreiche und phosphorarme Ernährung empfohlen.

Zu den Lebensmitteln mit Kalzium gehören Milchprodukte wie Milch, Käse und Joghurt, grünes Blattgemüse wie Brokkoli, Weichsteinfisch wie Sardinen- und Lachsdosen, Mandeln, Paranüsse und Fruchtsäfte. Vermeiden Sie kohlensäurehaltige Getränke, Fleisch, Hartkäse und Vollkorn.

In schweren Fällen können Kalzium und Vitamin D intravenös verabreicht werden. Krämpfe, Kehlkopfkrämpfe und Herzrhythmus sollten ebenfalls verhindert werden.

5. Welche anderen Komplikationen kann diese Krankheit mit sich bringen?

Wenn sie nicht früh behandelt wird, kann die Hypoparathyreose ein schlechtes Wachstum bei Kindern, abnormale Zähne, Katarakte und irreversible Verkalkungen des Gehirns verursachen. Darüber hinaus kann eine Überbehandlung mit Kalzium und Vitamin D zu Hyperkalzämie und Nierenversagen führen.

Auf der anderen Seite erhöht diese Erkrankung das Risiko für die Addison-Krankheit, die schädliche Anämie und die Parkinson-Krankheit.

Kapitel 86. Hyperparathyreoidismus: Ursachen, Symptome und Folgen

Hyperparathyreoidismus ist eine Erkrankung, bei der die Nebenschilddrüsen zu viel Nebenschilddrüsenhormon produzieren, das die Verwendung und Entfernung von Kalzium, Phosphat und Vitamin D aus dem Körper steuert. Die Krankheit ist am häufigsten bei Menschen über 60 Jahren, kann aber auch bei jungen Erwachsenen auftreten. Sein Aussehen in der Kindheit ist sehr ungewöhnlich und Frauen sind anfälliger dafür als Männer.

In den meisten Fällen ist die zugrunde liegende Ursache unbekannt. Es ist jedoch bekannt, dass der Empfang von ionisierender Strahlung im Kopf, der chronische Lithiumgebrauch und einige genetische Syndrome das Risiko der Entwicklung erhöhen.

Ebenso können diätetisches Kalzium- oder Nierenversagen, Bedingungen, die den Phosphatabbau erschweren, Probleme bei der Aufnahme von Nährstoffen aus der Nahrung und Vitamin D-Störungen die Ursache sein.

Um mehr über dieses Thema zu erfahren, haben wir den kubanischen Arzt Mario Vega Carbó, einen Spezialisten für klinische Endokrinologie, befragt.

Doktor Mario,
1. Was sind Nebenschilddrüsen?

Dies sind vier Drüsen, die etwa so groß sind wie ein Reiskorn und sich im Hals befinden. Ihre Hauptfunktion ist die Produktion des Nebenschilddrüsenhormons, das zusammen mit Vitamin D für die Kontrolle der Kalziummenge im Körper, insbesondere in den Knochen und im Blut, verantwortlich ist.

Kalzium und Phosphor, die im Körper zirkulieren, helfen bei der Übertragung von Signalen in Nervenzellen, beteiligen sich an der

Muskelkontraktion und beeinflussen mehrere Systeme. Daher ist ihre Regulierung sehr wichtig.

2. Was sind die Ursachen für einen Hyperparathyreoidismus?

Die übermäßige Produktion des Nebenschilddrüsenhormons kann auf das Wachstum einer der Nebenschilddrüsen und in viel geringerem Maße auf einen krebsartigen Tumor in den Drüsen zurückzuführen sein. Hyperparathyreoidismus kann auch auf einen schweren Calcium- oder Vitamin-D-Mangel oder chronisches Nierenversagen zurückzuführen sein.

3. Was sind die wichtigsten Symptome dieser Krankheit?

Seine Symptome stehen in der Regel im Zusammenhang mit Organ- oder Gewebeschäden, die durch einen erhöhten Kalziumspiegel im Blut oder durch Knochenschwund verursacht werden. Dazu können Knochen- oder Bauchschmerzen, Depressionen, Gedächtnisstörungen, Müdigkeit und körperliche Schwäche, leicht brechende zerbrechliche Knochen (Osteoporose), Nierensteine, Übelkeit, Erbrechen, Appetitlosigkeit, übermäßiges Wasserlassen und häufiges Wasserlassen gehören.

4. Wie wird der Hyperparathyreoidismus bestätigt?

Wenn Anzeichen von Hyperparathyreoidismus vorliegen, werden Bluttests durchgeführt, um den Gehalt an Nebenschilddrüsenhormonen, Kalzium und Phosphor sowie Urin zur Bestätigung der Diagnose zu überprüfen. Darüber hinaus können Röntgenstrahlen und eine Knochenmineraldichteuntersuchung den Zustand der Knochen ermitteln und mögliche Frakturen finden.

Andererseits ist es durch Tests in den Nieren und Harnwegen möglich zu wissen, ob Kalkablagerungen oder eine Obstruktion vorliegen, und es ist auch notwendig, den Hals auf Tumore oder Veränderungen in den Nebenschilddrüsen zu analysieren.

5. Was ist die Behandlung von Hyperparathyreoidismus?

Die Therapie hängt von der Ursache ab, die diese Erkrankung verursacht. Wenn der Kalziumspiegel sehr hoch ist, kann eine Operation erforderlich sein, um die Nebenschilddrüse zu entfernen, die das überschüssige Hormon produziert. Wenn das Problem in der Niere liegt, kann der Patient eine Dialyse oder ein Transplantat benötigen.

uf der anderen Seite ahmen einige Medikamente, wie z.B. mimetisches Kalzium, das im Blut zirkulierende Kalzium nach und können dazu führen, dass die Nebenschilddrüsen weniger Hormone freisetzen. In milderen Fällen können einige Gewohnheitsänderungen dazu beitragen, die Erkrankung zu verbessern, wie z.B. mehr Bewegung zu bekommen, eine angemessene Ernährung zu befolgen, nicht zu rauchen und mehr Flüssigkeit zu trinken, um die Bildung von Nierensteinen zu verhindern.

Frauen, die in der Menopause sind und Anzeichen von Osteoporose zeigen, benötigen möglicherweise eine Hormonersatzbehandlung mit Östrogen, um Kalzium in den Knochen zu halten.

6. Welche Störungen kann diese Krankheit mit sich bringen?

Ohne Kontrolle kann Hyperparathyreoidismus zu einem erhöhten Risiko für Knochenbrüche, Bluthochdruck, Herzerkrankungen, Nierensteine oder schwere Nierenerkrankungen führen. Andererseits kann eine Operation der Nebenschilddrüse die Nerven schädigen, die die Stimmbänder kontrollieren.

Kapitel 87. Nebenschilddrüsenoperationen

Nebenschilddrüsen sind vier Drüsen, die sich um die Schilddrüse herum befinden und das Nebenschilddrüsenhormon absondern. Diese Substanz ist zusammen mit Vitamin D dafür verantwortlich, Kalzium, Magnesium und Phosphor im Körper auszugleichen und ein Gleichgewicht ihrer Werte im Blut und in den Knochen aufrechtzuerhalten.

Diese Mineralien, die durch den Körper zirkulieren, helfen bei der Übertragung von Signalen in Nervenzellen, nehmen an der Muskelkontraktion teil und beeinflussen mehrere Systeme. Deshalb ist ihre Verordnung sehr wichtig. Die Parathyreoidektomie oder Nebenschilddrüsenoperation wird durchgeführt, um die Drüse oder einen Tumor aus ihr zu entfernen.

Um mehr über dieses Thema zu erfahren, haben wir den kubanischen Arzt Mario Vega Carbó, einen Spezialisten für klinische Endokrinologie, befragt.

Doktor Mario,
1. In welchen Fällen wird eine Schilddrüsenoperation durchgeführt?

Dies geschieht in der Regel bei Hyperparathyreoidismus, einer Erkrankung, bei der die Nebenschilddrüse zu viel Parathyreoidhormon produziert. Wenn dieser Zustand auf ein Wachstum einer der Drüsen oder einen krebsartigen Tumor in den Drüsen zurückzuführen ist, wird in der Regel eine Entfernung durchgeführt.

2. Wie ist dieses Verfahren?

Es gibt mehrere Möglichkeiten, eine Parathyreoidektomie durchzuführen. In der traditionellen Chirurgie wird eine kleine Menge radioaktiver Marker injiziert, um die betroffenen Drüsen hervorzuheben. Dann werden mit einer Sonde die Stopfbuchsen lokalisiert und ein Schnitt in den Hals gemacht, durch den die Entfernung durchgeführt wird.

In der videoassistierten Chirurgie werden zwei kleine Shorts im Hals gemacht, eine zur Einführung der Kamera, die die Sicht auf den Bereich ermöglicht, und die andere für die Instrumente, mit denen die betroffenen Drüsen entfernt werden.

Inzwischen ist der endoskopische Eingriff ähnlich. In diesem Fall werden kleine Schnitte an der Vorderseite des Halses und ein weiterer am oberen Teil des Brustbeins gemacht, durch den das Endoskop eingeführt wird, ein dünner Schlauch mit Licht und eine Kamera am Ende. Dies reduziert sichtbare Narbenbildung, Schmerzen und Erholungszeiten. In seltenen Situationen, in denen alle vier Drüsen entfernt werden müssen, kann ein Teil einer Drüse in den Unterarm transplantiert werden, um sicherzustellen, dass der Kalziumspiegel auf einem gesunden Niveau bleibt.

3. Wie ist die Vorbereitung auf diese Operation?

Vor der Operation ist es wichtig, Ihren Arzt über alle Medikamente zu informieren, die Sie einnehmen, wenn Sie an einer Allergie oder Krankheit leiden oder wenn Sie schwanger sind. Da die Nebenschilddrüse dagegen sehr klein ist, kann vor der Operation ein CT-Scan oder Ultraschall notwendig sein, damit der Chirurg die Drüsen leichter finden kann.

Werden gerinnungshemmende Mittel wie Aspirin und Ibuprofen eingenommen, muss der Patient diese vor der Operation eventuell vorübergehend aussetzen.

4. Welche Komplikationen können bei der Parathyreoidektomie auftreten?

Während der Operation kann es zu einer unfreiwilligen Verletzung der Schilddrüse oder der Notwendigkeit kommen, einen Teil davon zu entfernen. Dies kann zu einer Hypothyreose führen, bei der wenig

Schilddrüsenhormon produziert wird. Andererseits kann die Operation auch eine Hypoparathyreose verursachen und dazu führen, dass der Kalziumspiegel im Blut sinkt und der Phosphorspiegel steigt. Dies wird in der Regel mit Kalziumpräparaten gesteuert.

Nach einer Parathyreoidektomie wiederum haben einige Menschen Nackenschmerzen oder eine heisere oder schwache Stimme als Folge einer Verletzung der Nerven der Stimmbänder und des Kehlkopfes. Darüber hinaus kann es, wie bei jeder Operation, zu anormalen Reaktionen auf Medikamente, Atembeschwerden, Blutgerinnseln oder Infektionen kommen.

5. Welche Pflege sollte der Patient nach der Operation durchführen?

Nach der Operation sollte der Bereich, in dem der Schnitt durchgeführt wurde, sauber und trocken gehalten werden. In den ersten Wochen können Schwellungen und Rötungen auftreten, die nach und nach verschwinden. Darüber hinaus kann es sein, dass der Patient einen Tag lang Flüssigkeiten trinken und Soft Food essen muss.

Auf der anderen Seite kann das Blutkalzium niedriger sein als normal und Sie müssen möglicherweise eine Weile Tabletten einnehmen. Zu den Symptomen einer Hypokalzämie kann ein Kribbeln auf den Lippen, Fingerspitzen und Zehen gehören. Nach dem Eingriff sind regelmäßige Kontrollen erforderlich, um den Gehalt der verschiedenen Mineralien im Körper zu messen, um Mängel festzustellen.

6. Wie sind die Narben nach der Operation?

Die kleinen seitlichen Schnitte können plastisch verschlossen werden und bleiben in wenigen Monaten praktisch unsichtbar. Zentralnarben sind auffälliger, können aber auch ein Jahr nach der Operation fast unbemerkt bleiben.

Kapitel 88 Hyperkalzämie und überschüssiges Kalzium

Hyperkalzämie ist eine Erkrankung, bei der der Kalziumspiegel im Blut über dem Normalwert liegt. Dies kann unter anderem Knochen schwächen, Nierensteine bilden und die Funktion von Herz und Gehirn beeinträchtigen.

Diese Bedingung tritt in der Regel auf, wenn die Nebenschilddrüsen zu viel Nebenschilddrüsenhormon produzieren, das die Verwendung und Entfernung von Kalzium, Phosphat und Vitamin D aus dem Körper steuert. Dies wird als Hyperparathyreoidismus bezeichnet. Obwohl es bei Menschen jeden Geschlechts und Alters auftreten kann, ist Hyperkalzämie bei Frauen über 50 Jahren häufiger.

Um mehr über dieses Thema zu erfahren, haben wir den kubanischen Arzt Mario Vega Carbó interviewt, einen Spezialisten für Endokrinologie mit mehr als 20 Jahren Erfahrung.

Doktor Mario,

1. Was sind Parathyroide und was verursacht Hyperparathyreoidismus?

Parathyroide sind vier Drüsen im Hals. Ihre Hauptfunktion ist die Produktion des Nebenschilddrüsenhormons, das zusammen mit Vitamin D für die Kontrolle der Kalziummenge im Körper, insbesondere in den Knochen und im Blut, verantwortlich ist.

Die übermäßige Produktion dieses Hormons kann auf ein Wachstum einiger Nebenschilddrüsen und, in viel geringerem Maße, auf einen kleinen, nicht krebsartigen Tumor in ihnen zurückzuführen sein. Es kann auch die Folge eines schweren Calcium- oder Vitamin-D-Mangels oder eines chronischen Nierenversagens sein.

2. Was kann Hyperkalzämie neben dem Hyperparathyreoidismus bewirken?

Es kann auch durch schwere Dehydrierung verursacht werden; bestimmte Krebsarten, wie Brust- und Lungenkrebs; überschüssiges Vitamin D und Kalzium in der Ernährung; und viele Tage im Bett liegend. Auf der anderen Seite, Hyperthyreose; Nierenprobleme; bestimmte Medikamente, wie Lithium und Diuretika; einige Infektions- und Entzündungskrankheiten, wie Tuberkulose und Sarkoidose; und einige erbliche Faktoren können es auch verursachen.

3. Was sind Ihre Hauptsymptome?

Bei leichter Hyperkalzämie gibt es in der Regel keine Anzeichen. In schwerwiegenderen Fällen können Knochen- oder Bauchschmerzen, Depressionen, Gedächtnismangel, Orientierungslosigkeit, Müdigkeit und körperliche Schwäche, Spasmen, zerbrechliche Knochen, die leicht brechen (Osteoporose), Nierensteine, Übelkeit, Erbrechen, Verstopfung, Appetitlosigkeit, übermäßiges Wasserlassen und häufiges Wasserlassen auftreten. Darüber hinaus kann es selten zu Herzrasen und Ohnmacht führen.

4. Wie wird diese Krankheit erkannt?

Wenn seine Zeichen vorhanden sind, werden Bluttests durchgeführt, um den Gehalt an Nebenschilddrüsenhormon, Kalzium und Vitamin D sowie Urin zur Bestätigung der Diagnose zu überprüfen. Darüber hinaus können Röntgenstrahlen und eine Knochenmineraldichteuntersuchung den Zustand der Knochen ermitteln und mögliche Frakturen finden.

Andererseits ist es durch Tests in den Nieren und Harnwegen möglich zu wissen, ob Kalkablagerungen oder eine Obstruktion vorliegen, und es ist auch notwendig, den Hals auf Tumore oder Veränderungen in den Nebenschilddrüsen zu analysieren.

5. Was ist eine Hyperkalzämiebehandlung?

Die Therapie hängt von der Ursache ab, die diese Erkrankung verursacht. Wenn ein erhöhter Kalziumspiegel auf einen Hyperparathyreoidismus zurückzuführen ist, kann eine Operation zur Entfernung der Nebenschilddrüse erforderlich sein. Wenn das Problem in den Nieren liegt, kann der Patient eine Dialyse oder eine Transplantation benötigen.

uf der anderen Seite ahmen einige Medikamente, wie z.B. mimetisches Kalzium, das im Blut zirkulierende Kalzium nach und können dazu führen, dass die Nebenschilddrüsen weniger Hormone freisetzen. Darüber hinaus können Calcitonin, Bisphosphonate und Prednison auch zur Kontrolle der Hyperkalzämie beitragen.

Frauen, die in der Menopause sind und Anzeichen von Osteoporose zeigen, benötigen möglicherweise eine Hormonersatzbehandlung mit Östrogen, um die Kalziumspeicherung in den Knochen zu verbessern.

6. Welche anderen Komplikationen kann Hyperkalzämie noch verursachen?

Wenn diese Erkrankung nicht kontrolliert wird, kann sie zu einem erhöhten Risiko für Knochenbrüche, Bluthochdruck, Herzprobleme, Nierensteine oder schwere Nierenerkrankungen führen. Auch Pankreatitis, Magengeschwür, Knochenzysten, Dehydrierung, Osteoporose, Depression, Demenz und Konzentrations- und Denkprobleme.

Kapitel 89. Nierenlithiasis: Ursachen, Folgen und Behandlung der berühmten "Steine" in der Niere.

Die renale Lithiasis, auch Nierensteine genannt, ist ein Zustand, der durch das Vorhandensein von Steinen in den Harnwegen verursacht wird. Es ist eine der schmerzhaftesten Krankheiten da draußen und wird auf etwa 15 Prozent der Männer und 8 Prozent der Frauen geschätzt.

Die häufigsten Symptome sind starke Rückenschmerzen, Blut oder die Beseitigung von Streusand im Urin, Schwitzen, Übelkeit und Erbrechen.

In vielen Fällen zeigt es jedoch keine spezifischen Anzeichen und wird meist zufällig in Röntgen- oder Ultraschalluntersuchungen, die aus anderen Gründen durchgeführt werden, erkannt.

Um mehr über diese Erkrankung zu erfahren, haben wir mit Mario Vega Carbó gesprochen, einem Endokrinologen, der derzeit als Endokrinologe an der Vega & Vado Klinik arbeitet.

Doktor Mario,
1. Wie entstehen in den Nieren "Steine"?

Die renale Lithiasis entsteht, wenn der Urin eine hohe Konzentration an Mineralsalzen aufweist, die nicht richtig verdünnt sind. Die häufigsten Berechnungen, zwischen 75 und 80 Prozent, werden durch Calciumoxalat gebildet, während die restlichen 20-25 Prozent Harnsäure, Magnesium-Ammoniumphosphat und Cystin entsprechen.

2. Welche Folgen haben diese Berechnungen, können sie zum Tod führen?

Ihre Wirkung variiert je nach Größe und Bewegung, die sie innerhalb der Kanäle haben. Oft sind die Steine sehr klein und werden auf natürliche Weise ausgestoßen, ohne Schmerzen oder Effekte zu erzeugen. Andere hingegen sind sehr schmerzhaft und müssen mit Serum behandelt werden,

307

um zu verhindern, dass sich Urin ansammelt und eine Infektion verursacht.

Es ist schwierig, dass die Lithiasis zum Tode führt, aber es gab Fälle von Dialysepatienten, die dadurch schwere Komplikationen bei der Nierenfunktion erlitten haben.

3. Wer leidet an dieser Krankheit und wie oft?

Die Spitzeninzidenz tritt zwischen dem Alter von 15 und 44 Jahren auf und tritt bei Männern häufiger auf als bei Frauen, obwohl der Unterschied gering ist. Es gibt auch eine wichtige genetische Komponente, die Kinder von Menschen, die an dieser Krankheit gelitten haben, eher dazu bringt, sie zu bekommen.

Auf der anderen Seite neigen Patienten, die Nierensteine hatten, dazu, ihr ganzes Leben lang rückfällig zu werden, was im Laufe der Jahre wahrscheinlicher ist.

4. Was kann man tun, um Nierensteine zu verhindern?

Das Wichtigste ist, dass Sie Ihren Körper immer gut mit Flüssigkeit versorgt halten. In diesem Sinne ist es ratsam, mindestens 2,5 Liter Wasser pro Tag zu trinken. Andererseits wird auch empfohlen, ein gesundes Leben zu führen und Sport zu treiben, da Fettleibigkeit und sitzender Lebensstil die Möglichkeit der Steinbildung erhöhen.

Im Hinblick auf die Ernährung ist es wichtig, Salz und Natrium, Zucker, Alkohol und überschüssiges Fleisch und tierisches Eiweiß zu vermeiden.

5. Was passiert, wenn Steine nicht natürlich ausgestoßen werden?

In den letzten Jahren gab es bedeutende Fortschritte in der Behandlung und heute ist es möglich, Steine mit weniger invasiven Techniken wie der Lithotripsie und der endoskopischen Chirurgie zu entfernen. Im ersten

Fall handelt es sich um ein Verfahren, bei dem die Steine mit Hilfe von Stoßwellen in kleine Stücke zerlegt werden, die dann durch den Urin ausgestoßen werden.

Für die endoskopische Extraktion wird das Gestein mechanisch oder per Laser geteilt und seine Reste werden anschließend entfernt.

6. Welche Empfehlungen würden Sie einem Patienten geben, der an renaler Lithiasis leidet?

Ich würde ihm raten, keine Medikamente oder vorbeugende Maßnahmen wie ständige Hydratation, gesundes Leben, gute Ernährung, Bewegung auszusetzen, da, wie ich bereits sagte, Studien zeigen, dass die meisten Patienten, die dieses Problem hatten, mit der Zeit zurückkehren, um Steine zu bilden.

Kapitel 90. Paget-Krankheit des Knochens

Die Paget-Krankheit, auch bekannt als Deformierende Osteitis, ist eine Erkrankung, die den Prozess der allmählichen Erneuerung des Knochengewebes behindert. Dies führt im Laufe der Zeit dazu, dass die Knochen spröde und verformt werden. Es betrifft in der Regel das Becken, den Schädel, die Wirbelsäule, die Arme, die Schlüsselbeine und die Beine.

Dies ist die zweithäufigste Knochenerkrankung nach der Osteoporose, und das Risiko, an ihr zu erkranken, steigt mit dem Alter. Komplikationen können unter anderem zu Frakturen, Hörverlust und Kompression der Nerven der Wirbelsäule führen.

Um mehr über dieses Thema zu erfahren, haben wir Mario Vega Carbó, einen Endokrinologen mit mehr als 20 Jahren Erfahrung, interviewt.

Doktor Mario,
1. Was verursacht die Knochenerkrankung Paget?

Obwohl seine genaue Ursache unbekannt ist, wird angenommen, dass es mit einer Virusinfektion wie Masern oder Röteln zusammenhängt. Auf der anderen Seite gibt es auch eine genetische Komponente, da es sehr häufig vorkommt, dass mehrere Mitglieder derselben Familie darunter leiden, und die Umwelt, weil sie in Europa und Ozeanien häufiger vorkommt.

2. Was sind seine Symptome?

In den meisten Fällen gibt es keine Anzeichen für diese Krankheit und sie wird in der Regel erkannt, wenn ein Röntgenbild gemacht wird oder Bluttests auf eine andere Ursache durchgeführt werden. Einige Menschen können Knochenschmerzen, Gelenkprobleme, Hörverlust, Höhenminderung, Kribbeln und zerbrechliche Knochen spüren, die leicht brechen. Darüber hinaus kann es in schweren Fällen zu einer Wölbung der Beine, einer Vergrößerung des Kopfes und anderen Deformationen kommen.

3. Wer leidet eher darunter?

Menschen über 40 Jahre, Männer, Menschen, die in Europa und Ozeanien leben, und Menschen mit einer familiären Vorgeschichte der Krankheit sind stärker gefährdet.

4. Wie ist Ihre Behandlung?

In einigen Fällen, in denen die Krankheit keine Symptome aufweist, ist keine Behandlung notwendig. Im Gegenteil, wenn es Schmerzen, berüchtigte Knochenveränderungen oder Deformationen gibt, ist es notwendig. Bestimmte Medikamente, wie Bisphosphonate und das Hormon Calcitonin, helfen, den weiteren Knochenaufbau und -abbau zu verhindern. Acetaminophen und nicht-steroidale entzündungshemmende Medikamente (NSAIDs) helfen, Schmerzen zu lindern. Darüber hinaus können einige Missbildungen, Gelenkschäden und Frakturen eine orthopädische Operation erfordern. Die Therapieergebnisse sind in der Regel positiv.

5. Welche Komplikationen kann diese Krankheit mit sich bringen?

Menschen mit dieser Erkrankung sind einem höheren Risiko für neurologische, kardiovaskuläre und orthopädische Probleme ausgesetzt. Anormales Knochenwachstum kann bestimmte Nerven beeinträchtigen, wie z.B. die Hörnerven, wenn die Erkrankung im Schädel auftritt. Komplikationen können auch Arthrose, Risse, Frakturen, Hyperkalzämie und Herzinsuffizienz, Querschnittslähmung und Verengung der Wirbelsäule sein. In einigen wenigen Fällen kann es zu Knochenkrebs führen, dem so genannten Osteosarkom.

6. Welche anderen Empfehlungen sollten berücksichtigt werden?

Menschen mit Morbus Paget wird empfohlen, eine kalzium- und vitaminreiche Ernährung einzuhalten, sich täglich zu bewegen, ein angemessenes Körpergewicht zu halten und nicht zu rauchen. Bei älteren Menschen ist es wichtig, Stürze zu vermeiden, die die Hauptursache für Frakturen sind. In einigen Fällen kann es notwendig sein, einen Stock oder eine Gehhilfe zu benutzen.

Kapitel 91 Osteomalazie und Knochenerweichung

Osteomalazie ist eine Erkrankung, die zu einer deutlichen Erweichung der Knochen führt. Dies ist in der Regel auf einen anhaltenden Mangel an Vitamin D zurückzuführen, das einen angemessenen Kalzium- und Phosphorgehalt im Körper fördert. Dies kann zu gebeugten Beinen während des Wachstums, Knochenschmerzen und erhöhten Chancen auf Knochenbrüche, insbesondere an Rippen, Wirbelsäule und Beinen, führen. Bei Kindern wird dieser Zustand als Rachitis bezeichnet.

Um mehr über dieses Thema zu erfahren, haben wir Mario Vega Carbó, einen Spezialisten für Endokrinologie, Ernährung und Familienmedizin, der als Endokrinologe im Santa Fe Medical Center und in der Vega & Vado Clinic arbeitet, befragt.

Doktor Mario,
1. Was verursacht Osteomalazie?

Vitamin D ist essentiell für die normale Knochen- und Zahnbildung und für die Aufnahme von Kalzium und Phosphor im Darm. Wenn die richtige Menge dieser Substanz nicht eingenommen wird oder wenn der Körper Probleme mit ihrer Anwendung hat, kann sie Osteomalazie verursachen.

So können beispielsweise Operationen, die Magen oder Darm entfernen, Probleme mit der Vitamin-D-Aufnahme verursachen. So wie Zöliakie, einige Nieren- und Leberprobleme, rheumatoide Arthritis, Tuberkulose und bestimmte Medikamente zur Behandlung von Anfällen.

2. Wie wird Vitamin D gewonnen?

Vitamin D kann auf zwei Arten gewonnen werden: durch Sonneneinstrahlung oder durch den Verzehr von Lebensmitteln, die es enthalten, wie Milch, Eier, fetter Fisch, Getreide, Fleisch, Brot, Joghurt und Orangensaft.

3. Wer ist anfälliger für Osteomalazie?

Menschen mit dunkler Haut, Menschen, die in geografischen Gebieten mit geringer Sonneneinstrahlung leben, Menschen, die drinnen bleiben und Menschen, die sehr starke Sonnenschutzmittel verwenden, haben ein höheres Risiko, sie zu bekommen. Auch diejenigen, die laktoseintolerant sind, diejenigen, die keine Milchprodukte essen oder trinken, Vegetarier und diejenigen, die bestimmte antiseizure und antiretrovirale Medikamente nehmen. Das Gleiche gilt für Menschen mit Krebs, Nierenversagen und Lebererkrankungen.

4. Was sind deine Hauptsymptome?

Menschen mit Osteomalazie erleiden oft unverschuldet Frakturen, Muskelschwäche, Kribbeln von Armen und Beinen sowie Krämpfe in Händen und Füßen. Es gibt auch Knochenschmerzen, vor allem im Rücken, Becken, Hüften, Beinen und Rippen.

5. Wie wird Osteomalazie erkannt?

Um seine Symptome zu bestätigen, werden in der Regel körperliche und Bluttests durchgeführt, um den Gehalt an Vitamin D, Kreatinin, Kalzium, Phosphat, Elektrolyten, alkalischer Phosphatase und Parathormon zu überprüfen. Röntgenstrahlen können auch erforderlich sein, um Frakturen und Knochenschwund zu erkennen, sowie eine Biopsie, um zu sehen, ob eine Erweichung der Knochen vorliegt.

6. Wie ist Ihre Behandlung?

Die Therapie zielt darauf ab, die Ursachen zu beseitigen und Ihre Symptome zu lindern. Kalzium, Phosphor und Vitamin D werden in der Regel der Ernährung hinzugefügt, und bei Bedarf werden orale Nahrungsergänzungsmittel gegeben. Auf der anderen Seite sollten

Nieren- oder Lebererkrankungen, die den Stoffwechsel beeinflussen, behandelt werden.

Teil VI. Nebennieren

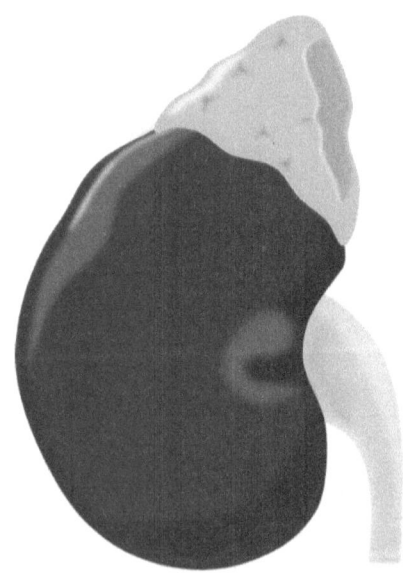

Kapitel 92. Lipothymien und Ohnmacht

Plötzlicher Bewusstseinsverlust durch verminderte zerebrale Durchblutung wird als Lipoptimie bezeichnet. Dazu gehören Synkopen, Anfälle und einige epileptische Anfälle.

Während der Ohnmacht kommt es zu einer vorübergehenden Ohnmacht, mit spontaner Erholung und keinen nachfolgenden Folgen. Auch wenn es alarmierend sein mag, hat es in der Regel keine größeren Folgen. In vielen Fällen gibt es keine Vorzeichen und der Bewusstseinsverlust ist plötzlich. In anderen kann es Übelkeit, Ohnmacht, verschwommenes Sehen, blasse Haut und Kälte geben.

Um mehr über dieses Thema zu erfahren, haben wir Mario Vega Carbó, einen Endokrinologen mit mehr als 20 Jahren Erfahrung, interviewt.

Doktor Mario,

1. Was verursacht Lipotitimie?

Lipohymie wird durch eine verminderte Durchblutung des Gehirns verursacht. Es kann an Müdigkeit, Müdigkeit, Nahrungsmangel, plötzlichem Eindruck, Freude oder Gefühl, Angst, Angst, Fieber, Dehydrierung oder übermäßiger Hitze liegen.

Andere mögliche Ursachen sind Blutabnahme, niedriger Blutdruck, starke Schmerzen, Kurzatmigkeit, Phobien, Alkohol- oder Drogenkonsum. In plötzlicheren Fällen kann es die Folge eines Herzproblems sein, wie z.B. Arrhythmien.

2. Was sind die Hauptsymptome?

In einigen Fällen gibt es keine vorherigen Anzeichen. In anderen kann es ein Gefühl von Schwäche, Blässe, kaltem Schwitzen, verschwommenem Sehen, schwachem Puls, flacher Atmung, Übelkeit und einem plötzlichen Abfall geben.

Bei epileptischen Anfällen können ihnen abnormale Taubheitsgefühle und Zittern von Körperteilen, visuelle Halluzinationen und Verhaltensänderungen vorausgehen.

3. Welche Komplikationen kann eine Lipothymie mit sich bringen?

Ohnmacht selbst hat in der Regel keine Folgen. Nachteile können sich aus der Umgebung ergeben, in der sie auftreten, z.b. durch Auftreffen auf den Boden oder andere Gegenstände, oder weil sie während der Fahrt oder des Aufstiegs auf einer Leiter auftreten.

4. Was tun bei einem Ohnmachtsanfall?

Bei Fettstoffwechselstörungen ist es wichtig, die Person mit erhobenen Beinen an einem kühlen Ort ins Bett zu legen, um die Rückführung von Blut ins Gehirn zu erleichtern. Du solltest auch die Kleidung lockern, die Person bitten, mehrmals zu husten und tief zu atmen, Luft durch die Nase zu nehmen und durch den Mund auszuleiten.

Wenn du dich erholt hast, solltest du langsam aufstehen, wenn möglich mit Hilfe einer anderen Person, und auf eventuelle Schläge oder Verletzungen achten.

Wenn die Person nicht wieder zu sich kommt, sollte sie an einem belüfteten Ort an der Seite platziert werden, um ein Ersticken bei Erbrechen zu verhindern. Wenn es kalt ist, kann eine Decke darüber gelegt werden, damit es nicht kalt wird. Wenn die Ohnmacht länger als fünf Minuten dauert, ist es ratsam, einen Arzt aufzusuchen.

5. Kann Lipothymie verhindert werden?

Es ist wichtig, gut hydriert zu bleiben, besonders an sehr heißen Tagen. Vermeide auch geschlossene Orte und starke Emotionen.

6. Welche andere Pflege sollte berücksichtigt werden?

Schwangere und über 50-Jährige sollten bei Ohnmacht besondere Aufmerksamkeit schenken, da dies ein Symptom für ein schwerwiegenderes Problem sein kann. Im Falle einer Person mit Diabetes kann die Ursache ein plötzlicher Abfall der Glukose sein, also sollten Sie etwas zuckerhaltiges Soda oder einen Löffel Honig oder Zucker geben.

Kapitel 93. Addison-Krankheit und Nebenniereninsuffizienz

Die Addison-Krankheit ist ein Zustand, der auftritt, wenn die Nebennieren nicht genügend Hormone produzieren. Es handelt sich um eine seltene Erkrankung, die jeden Menschen jeden Alters betreffen kann und, wenn sie unbehandelt bleibt, zum Tod führen kann. Es wird in der Regel durch ein Problem mit dem Immunsystem verursacht.

Die Nebennieren befinden sich oberhalb der Nieren und sind für die Produktion der lebenswichtigen Hormone wie Cortisol und Aldosteron verantwortlich. Neben anderen wesentlichen Funktionen ermöglichen sie ein normales Wachstum und regulieren Stoffwechsel, Energieniveau, Blutdruck und Stressreaktion.

Um mehr über dieses Thema zu erfahren, haben wir Mario Vega Carbó interviewt, einen Endokrinologen, der derzeit als Endokrinologe an der Vega & Vado Klinik arbeitet.

Doktor Mario,
1. Was verursacht diese Erkrankung?

Die Addison-Krankheit ist in der Regel auf ein Problem mit dem Immunsystem zurückzuführen, das fälschlicherweise sein eigenes Gewebe angreift und die Nebennieren schädigt. Wenn dies geschieht, wird es als primäre Nebenniereninsuffizienz bezeichnet. Andere mögliche Ursachen sind Infektionen wie Tuberkulose oder HIV, Krebs oder Blutungen in den Drüsen.

Auf der anderen Seite produziert die Hypophyse ein Hormon namens Adrenocorticotropin, das den Nebennierenrinde stimuliert, seine Hormone zu produzieren. Wenn es an einem Tumor, einer Entzündung oder einer Operation leidet, stellt es die Produktion von Hormonen ein, was letztendlich auch die Arbeit der Nebennieren beeinträchtigt. Dies wird als sekundäre Nebenniereninsuffizienz bezeichnet.

2. Wer ist am meisten gefährdet für die Addison-Krankheit?

Menschen mit bestimmten Krankheiten, wie chronische Schilddrüsenentzündung, Schilddrüsenüberfunktion, Morbus Basedow, Dermatitis Herpetiformis, Hypoparathyreose, Hypophyse, Myasthenia gravis, schädliche Anämie, Hodendysfunktion, Typ-1-Diabetes, Vitiligo und genetische Defekte, leiden eher darunter.

3. Was sind Ihre Hauptsymptome?

Die Krankheit schreitet in der Regel langsam voran, so dass es zunächst keine Anzeichen gibt. Im weiteren Verlauf der Erkrankung kann es bei primärer Nebenniereninsuffizienz zu chronischem Durchfall, Übelkeit, Erbrechen, Verdunkelung in einigen Hautstellen, Dehydrierung, Bauch- und Muskelschmerzen, Schwindel im Stehen, niedrigem Blutdruck, Schwäche, extremer Müdigkeit, Verlangen nach Salz, Reizbarkeit, Depressionen, Ohnmacht und Gewichtsverlust mit vermindertem Appetit kommen.

Die Anzeichen einer sekundären Nebenniereninsuffizienz sind ähnlich, obwohl sie eher einen niedrigen Blutzuckerspiegel und keine Hyperpigmentierung, schwere Dehydrierung und niedrigen Blutdruck aufweisen.

4. Wie wird diese Krankheit erkannt?

Um eine Diagnose zu stellen, ist es notwendig, körperliche Untersuchungen durchzuführen und die Krankengeschichte und die Medikamente des Patienten zu analysieren. Blut-, Speichel- und Urintests werden in der Regel durchgeführt, um den Hormon- und Antikörperspiegel im Zusammenhang mit der Krankheit zu messen, und bildgebende Tests werden durchgeführt, um Anomalien in der Hypophyse und den Nebennieren festzustellen.

Insulininduzierte Hypoglykämie und adrenokortikotropische Hormonstimulationstests können ebenfalls erforderlich sein.

5. Wie ist Ihre Behandlung?

Die Therapie besteht in der Regel aus dem Ersatz von Hormonen, die nicht durch Kortikosteroide (Hydrocortison, Prednison, Fludrocortisonacetat) und Mineralokortikoide produziert werden. Diese Medikamente müssen in der Regel ein Leben lang eingenommen werden.

Darüber hinaus sollte der Patient regelmäßig überprüft werden, um die Dosis anzupassen, und in Fällen von Infektionen, Verletzungen, Operationen oder Stress kann es erforderlich sein, die Dosis zu erhöhen.

6. Welche anderen Komplikationen kann die Addison-Krankheit mit sich bringen?

Menschen mit Morbus Addison sind durch einen sehr niedrigen Cortisolspiegel im Blut für eine Nebennierenkrise gefährdet. Dies führt zu Durchfall, Erbrechen, Dehydrierung und einem Rückgang des Körperzuckers, der sofortige Aufmerksamkeit erfordert.

Darüber hinaus leiden Menschen mit dieser Erkrankung in der Regel unter damit verbundenen Autoimmunerkrankungen wie Diabetes, chronischer Schilddrüsenentzündung, Hypoparathyreose, Hodeninsuffizienz, schädlicher Anämie und Hyperthyreose.

7. Welche anderen Aspekte sollten bei dieser Krankheit berücksichtigt werden?

Es ist wichtig, dass diese Patienten ein Armband oder eine spezielle Karte tragen, die ihren Zustand anzeigt, um andere in Notsituationen zu alarmieren. Es sollte das Medikament und die Dosis, die es verwendet, angeben.

Es wird auch empfohlen, dass sie zusätzliche Medikamente am Arbeitsplatz, in der Reisetasche oder in der Geldbörse einnehmen, da es gefährlich sein kann, das Medikament nicht einmal für einen einzigen Tag einzunehmen. Es wird ihnen auch empfohlen, sich regelmäßig zu untersuchen und ein Set mit einer Notfall-Hydrokortisoninjektion mitzuführen. Diese sollte im Falle einer Nebennierenkrise sofort angewendet werden.

Kapitel 94 Die Nebennierenkrise oder die akute Nebenniereninsuffizienz

Die Nebennierenkrise ist ein akutes Defizit an Hormonen, die von den Nebennieren produziert werden, was zu einer kritischen Situation führt, die eine dringende Behandlung erfordert. Es tritt in der Regel auf, wenn es nicht genügend Cortisol gibt, das Hormon, das für die Anpassung von Energie, Blutdruck, Gefäßfunktion, Glukosekonzentrationen, Immunsystem und Stressreaktion verantwortlich ist, unter anderem für die Gesundheit des Körpers.

Menschen mit Addison-Krankheit, angeborener Nebennierenhyperplasie und anderen Erkrankungen der Schilddrüse können eine solche Krise erleiden, wenn sie nicht richtig behandelt werden, wenn sie die Einnahme von Medikamenten abrupt einstellen oder wenn sie in Stresssituationen sind. In diesem Fall sinken Blutdruck und Blutzuckerspiegel, während der Kaliumspiegel steigt und sogar zum Tod führen kann.

Um mehr über dieses Thema zu erfahren, haben wir Mario Vega Carbó, einen Endokrinologen mit mehr als 20 Jahren Erfahrung, interviewt.

Doktor Mario,
1. Wie kommt es zu einer Nebennierenkrise?

Diese Situation tritt auf, wenn der Hormonspiegel der Nebennieren im Körper plötzlich sinkt. Dies tritt in der Regel auf, wenn Menschen mit Morbus Addison, angeborener Nebennierenhyperplasie und anderen ähnlichen Erkrankungen die Hormonersatzbehandlung mit Kortikosteroiden plötzlich einstellen.

Es kann auch durch massive bilaterale Blutungen oder plötzliche Schäden an den Nebennieren entstehen, oder wenn die oben genannten Krankheiten nicht gut behandelt werden. In diesen Fällen können Infektionen, Dehydrierung, Traumata, Stress oder Operationen die Krise auslösen.

2. Was sind Ihre Hauptsymptome?

Menschen mit ASD haben oft Fieber, Tachykardie, Dehydrierung, extrem niedrigen Blutdruck, Kurzatmigkeit, sinkenden Zucker, Bauchschmerzen, Durchfall, Übelkeit, Erbrechen, Appetitlosigkeit, Schwindel, Müdigkeit, schwere Schwäche, Verwirrung und vermindertes Bewusstsein. Die Symptome manifestieren sich schnell und fortschreitend und erfordern sofortige Aufmerksamkeit.

3. Wie ist Ihre Behandlung?

Die Therapie muss schnell durchgeführt werden und besteht darin, das Flüssigkeitsvolumen im Blut zu ersetzen und Hydrokortison intravenös zu verabreichen, um den Patienten zu stabilisieren. Auch Veränderungen der Ionen wie Natrium und Kalium sowie des Blutdrucks müssen korrigiert werden. Sobald der Notfall behoben ist, sollten die Ursachen, die die Krise verursacht haben, behandelt werden.

4. Welche Störungen können eine Nebennierenkrise verursachen?

Wenn sie nicht schnell behandelt wird, kann es zu einem Schock kommen, bei dem der Körper nicht ausreichend durchblutet wird und zum Tod führt.

5. Was ist bei der akuten Nebenniereninsuffizienz noch zu beachten?

Für Patienten mit Nebennierenproblemen ist es wichtig, ein Armband oder eine spezielle Karte zu tragen, die ihren Zustand anzeigt, um andere in Notsituationen zu alarmieren. Es sollte das Medikament und die verwendete Dosis enthalten. Es wird ihnen auch empfohlen, sich regelmäßig zu untersuchen und ein Set mit einer Notfall-Hydrokortisoninjektion mitzuführen. Diese sollte im Falle einer Nebennierenkrise sofort angewendet werden.

In Krankheitsfällen, vor einer Operation oder bei starker Belastung wird Patienten mit Addison-Krankheit generell empfohlen, die Dosis von Glukokortikoid-Medikamenten vorübergehend zu erhöhen.

Kapitel 95 Cortisolersatz: Glukokortikoide

Cortisol ist ein Steroidhormon, das von den Nebennieren produziert wird und wichtige Funktionen im Körper erfüllt. Unter anderem passt es den Energiehaushalt an und erhöht den Blutzuckerspiegel, den Stoffwechsel von Fetten, Proteinen und Kohlenhydraten sowie die Stressreaktion.

Verschiedene synthetische Formen von Cortisol, die so genannten Kortikoide oder Glukokortikoide, werden zur Behandlung einer Vielzahl von Krankheiten eingesetzt.

Um mehr über dieses Thema zu erfahren, haben wir den kubanischen Arzt Mario Vega Carbó, einen Spezialisten für klinische Endokrinologie, befragt.

Doktor Mario,
1. Was sind Glukokortikoide und wofür werden sie verwendet?

Glukokortikoide sind Medikamente, die die Wirkung von Hormonen nachahmen, die der Körper auf natürliche Weise in den Nebennieren produziert und die sich durch ihre entzündungshemmende, antiallergische und immunsuppressive Wirkung auszeichnen. In der Endokrinologie werden sie zum Ausgleich von Cortisolmangel bei Hormonersatztherapien, zur Behandlung der Addison-Krankheit und anderer Fälle von Nebenniereninsuffizienz eingesetzt.

Aufgrund ihres großen Umfangs werden sie auch zur Bekämpfung verschiedener Krankheiten wie Arthritis, Asthma, Lupus, Multiple Sklerose, Allergien und anderen Hautkrankheiten sowie einiger Krebsarten eingesetzt. Sie werden auch eingesetzt, um die Abstoßung von Organen bei Transplantatempfängern zu verhindern.

Da es sich jedoch um sehr wirksame Medikamente handelt, die schwerwiegende Nebenwirkungen verursachen können, werden sie in der Regel für kurze Zeiträume eingenommen.

2. Welche sind die am häufigsten verwendeten Glukokortikoide?

Dazu gehören Beclometason, Budesonid, Kortison, Deflazakort, Dexamethason, Hydrocortison, Methylprednisolon, Prednison, Prednisolon, Prednisolon und Triamcinolon. Aufgrund seiner kurzen Wirkungsdauer, seiner niedrigen Kosten und seiner geringen Häufigkeit von Nebenwirkungen ist Prednison das am häufigsten verschriebene Glukokortikoid. Bei Nebennereninsuffizienz ist jedoch Kortisonacetat oder Hydrokortisonacetat vorzuziehen, wobei Prednison nur dann verwendet wird, wenn diese nicht verfügbar sind.

Andererseits wird bei perioperativen und akuten Nebennierenkrisen die Verwendung von injizierbarem Hydrocortison je nach Bedarf des Patienten empfohlen.

3. Wie werden diese Medikamente verabreicht?

Sie kommen in verschiedenen Präsentationen. Es gibt Tabletten, Kapseln und Sirupe, die oral eingenommen werden und im Allgemeinen zur Behandlung von Entzündungen und Schmerzen im Zusammenhang mit chronischen Erkrankungen wie rheumatoider Arthritis und Lupus verwendet werden.

In Fällen von Cortisol-Hormonersatz, bei der Behandlung der Addison-Krankheit und anderer Nebennereninsuffizienzen wird in der Regel eine Tablette um 7 oder 8 Uhr morgens und eine halbe Tablette um 5 Uhr nachmittags verabreicht. Einige Patienten benötigen jedoch möglicherweise höhere Dosen oder Frequenzen, abhängig von Blutdruck und Kaliumzahlen, die in normalen Bereichen liegen sollten.

Andererseits gibt es auch Inhalatoren und Nasensprays, die bei Asthma und Nasenallergien eingesetzt werden, sowie topische Cremes und Salben, die bei Hautkrankheiten helfen.

In der Zwischenzeit werden Glukokortikoid-Injektionen zur Behandlung von Muskel- und Gelenkschmerzen sowie bei perioperativen und adrenalen Krisen eingesetzt, wie ich bereits erwähnt habe.

4. Welche Nebenwirkungen können diese Medikamente verursachen?

Orale Glukokortikoide, die den ganzen Körper und nicht nur den Bereich betreffen, für den sie eingenommen werden, können die meisten Nebenwirkungen verursachen. Dazu können Flüssigkeitseinlagerungen, Bluthochdruck, Stimmungsschwankungen, Glaukom, Gedächtnis- und Verhaltensprobleme, Verwirrung, Gewichtszunahme, Katarakte, Hyperglykämie, Osteoporose, erhöhtes Infektionsrisiko, Übelkeit, Muskelschwäche, psychotische Krisen, dünne Haut und langsamere Wundheilung gehören.

Auf der anderen Seite kann es bei Kindern zu Wachstumsproblemen führen.
Die eingeatmeten können unterdessen Heiserkeit und Pilzinfektionen im Mund verursachen, während die Topika dünne Haut, rote Läsionen auf der Haut und Akne erzeugen können.

Injektionspräparate können Hyperglykämie, Gesichtsrötung, Schlaflosigkeit, starke Schmerzen sowie Verdünnung und Verfärbung der Haut in der Nähe der Injektionsstelle verursachen.

5. Wie können diese Nebenwirkungen begrenzt werden?

Eine Einzeldosis, auch eine hohe Dosis, verursacht in der Regel keine toxischen Probleme. Dagegen verursachen Behandlungen von weniger als einer Woche in der Regel keine Schäden.

Bei längeren Behandlungen von mehr als zwei Wochen, um Nebenwirkungen zu reduzieren, können Sie niedrigere Konzentrationen oder intermittierende Dosen ausprobieren und **andere als orale Dosen** wählen. In diesen Fällen wird auch empfohlen, Kalzium- und Vitamin-D-

Ergänzungen einzunehmen, um Osteoporose zu vermeiden. Darüber hinaus wird eine regelmäßige Überprüfung zur Beurteilung möglicher Risiken empfohlen.

Andererseits sollte dies bei einer Unterbrechung der Versorgung schrittweise und nicht plötzlich geschehen, da dies zu einer schweren Nebenniereninsuffizienz führen kann.

6. Was sind Mineralokortikoide?

Mineralocorticoide sind andere Hormone, die von den Nebennieren ausgeschüttet werden. Das wichtigste ist Aldosteron, das hilft, die richtige Menge an Natrium im Körper aufrechtzuerhalten, indem es seine Ausscheidung über den Urin, die Schweißdrüsen und den Darm reguliert. Darüber hinaus beteiligt es sich an der Sekretion von Kalium und an der Erhöhung des Blutdrucks.

7. wofür werden synthetische Mineralokortikoide verwendet?

Diese Medikamente, wie z.B. Fludrocortison, werden zur Hormonersatzbehandlung bei Nebenniereninsuffizienz oder angeborenem Nebennierensyndrom eingesetzt. Sie helfen, die Menge an Natrium und Flüssigkeit im Körper zu kontrollieren und verhindern, dass große Mengen im Urin verloren gehen. Sie werden auch zur Erhöhung des Blutdrucks eingesetzt.

Wie wird Fludrocortison verabreicht?

Dieses Medikament wird in Tablettenform geliefert, die Sie mit dem Mund einnehmen können.

9. Welche Nebenwirkungen kann es haben?

Seine Verwendung kann Magenverstimmung, Erbrechen, Kopfschmerzen, Schwindel, Schlaflosigkeit, Unruhe, Angst, Akne,

330

erhöhtes Haarwachstum und Menstruationsstörungen verursachen. In schweren Fällen können Ausschläge, Sehstörungen und Schwellungen des Gesichts, der Beine oder Knöchel auftreten. Es kann auch Depressionen und erhöhte Selbstmordgedanken verursachen.

10. Welche anderen Aspekte sollten bei der Einnahme dieser Medikamente berücksichtigt werden?

In Fällen von Nebenniereninsuffizienz ist es wichtig, dass diese Patienten ein Armband oder einen Ausweis tragen, der ihren Zustand anzeigt, um andere in Notsituationen zu alarmieren. Es sollte das Medikament und die Dosis, die es verwendet, angeben.

Es wird auch empfohlen, dass sie zusätzliche Medikamente am Arbeitsplatz, in der Reisetasche oder in der Geldbörse einnehmen, da es gefährlich sein kann, das Medikament nicht einmal für einen einzigen Tag einzunehmen. Darüber hinaus wird ihnen empfohlen, sich regelmäßig zu untersuchen, um eine Krise zu vermeiden.

Kapitel 96 Autoimmun Polyglanduläres Syndrom

Autoimmune polyglanduläre Syndrome sind eine Reihe von Erkrankungen, bei denen zwei oder mehr Krankheiten des endokrinen Systems vorliegen, die mit anderen Pathologien der autoimmunen Ätiologie verbunden sind.

Die häufigsten endokrinen Erkrankungen, die in diesen Gruppen auftreten, sind Diabetes mellitus, Nebennereninsuffizienz, Hyperthyreose, Hypothyreose, Hypoparathyreose, Alopezie, Vitiligo und rheumatische Erkrankungen. In der Zwischenzeit sind Autoimmunerkrankungen in der Regel kutaner Natur.

Die Assoziation zwischen den verschiedenen Störungen zeigt sich wiederholende Muster. Dadurch konnten die Autoimmunen Polyglandularen Syndrome in die Typen I, II und III eingeteilt werden.

Um mehr über dieses Thema zu erfahren, haben wir Mario Vega Carbó, einen Endokrinologen mit mehr als 20 Jahren Erfahrung, interviewt.

Doktor Mario,
1. Was ist das Polyglanduläre Autoimmunsyndrom Typ I?

Diese Erkrankung tritt meist im Kindesalter auf und stellt in der Regel eine Hypoparathyreose zusammen mit einer mukokutanen Candidiasis im Mund dar. Diese Pilzinfektion ist in der Regel chronisch und resistent gegen die konventionelle Therapie. In der Pubertät wird das Nierenversagen in die Diagnose einbezogen.

Dieses Syndrom ist erblich und wird durch die Mutation eines einzelnen Autoimmungens auf Chromosom 21 verursacht. Neben anderen Symptomen kann es zu Anomalien in den Zähnen, chronischem Durchfall und Problemen in den Knochen, Gelenken, Haut, Nägeln, Eierstöcken, Hoden, Augen und anderen inneren Organen führen.

Andere endokrine Erkrankungen, die auftreten können, sind Hypogonadismus und Hypothyreose. Selten auch Diabetes. Andererseits entwickeln mehr als die Hälfte der Frauen unter 30 Jahren mit dieser Krankheit auch eine primäre Eierstockinsuffizienz.

2. Wie ist das Autoimmun-Polyglandulärsyndrom Typ II?

Sie beginnt im Erwachsenenalter und zeichnet sich durch eine Nebenniereninsuffizienz sowie eine autoimmune Schilddrüsenerkrankung aus. Auch Typ-1-Diabetes kann auftreten. Es ist nicht sicher, was die Ursachen sind, aber es wird angenommen, dass es mit einer Kombination von genetischen und Umweltfaktoren zusammenhängt.

Dieses Syndrom ist bei Frauen häufiger als bei Männern. Andere endokrine Probleme wie primärer Hypogonadismus, Myasthenie Gravis und Zöliakie können ebenfalls zu diesem Syndrom hinzukommen.

3. Was ist das Polyglanduläre Autoimmunsyndrom Typ III?

Dieser Typ zeichnet sich durch eine autoimmune Schilddrüsenentzündung in Kombination mit einer weiteren Erkrankung aus, die unter anderem Typ 1 Diabetes, schädliche Anämie, Vitiligo, Myasthenia gravis oder Alopezie sein kann.

In der Regel sind Frauen im mittleren Lebensalter davon betroffen. Die Ursache ist nicht bekannt, aber es wird geschätzt, dass sie durch eine Autoimmunerkrankung verursacht wird, die auf Umwelt- und genetische Faktoren zurückzuführen ist. In vielen Fällen haben es mehr als ein Mitglied derselben Familie.

4. Wie werden diese Syndrome behandelt?

Die Therapie der autoimmunen polyglandulären Syndrome basiert auf der Behandlung jeder der auftretenden endokrinen Erkrankungen. Der Hormonersatz ist in der Regel der Hauptgrund der Behandlung.

Typ I verwendet auch oft Medikamente zur Behandlung von Candidose. Bei dieser Infektion sollten Rezidive im Verdauungstrakt überwacht werden, da dies zu Epithelkrebs führen kann.

Vitiligo ist eine degenerative Hauterkrankung, die durch Depigmentierung von Hautbereichen gekennzeichnet ist. Dieser Farbverlust erzeugt weiße Flecken unterschiedlicher Größe und Form, die jeden Körperteil betreffen können. Es ist nicht ansteckend und seine Folgen sind vor allem ästhetisch, da sich das Hautbild nicht verändert.

Obwohl es eine starke erbliche Komponente hat, wird es im Allgemeinen mit anderen Autoimmunerkrankungen wie Zöliakie, Diabetes, rheumatoider Arthritis oder schädlicher Anämie in Verbindung gebracht. Etwa 2% der Bevölkerung leiden an Vitiligo, die oft psychologische und soziale Auswirkungen auf den Patienten hat.

Um mehr über dieses Thema zu erfahren, haben wir den kubanischen Arzt Mario Vega Carbó, einen Spezialisten für klinische Endokrinologie, befragt.

Doktor Mario,
1. Was verursacht Vitiligo?

Dieser Zustand tritt auf, wenn die für die Pigmentierung verantwortlichen Zellen, die sogenannten Melanozyten, sterben oder die Melaninproduktion stoppen. Obwohl die genaue Ursache nicht bekannt ist, wird angenommen, dass sie auf ein Immunproblem zurückzuführen ist, bei dem die Zellen dieses Systems die Melanozyten versehentlich zerstören.

Dies kann auch durch Sonnenbrand, Stress oder die Einwirkung von Industriechemikalien geschehen.

2. Wer wird es eher erleiden?

Vitiligo kann in jedem Alter auftreten und es gibt eine größere Neigung bei Menschen mit einer Familiengeschichte. Es betrifft sowohl Männer als auch Frauen gleichermaßen.

Andererseits leiden Menschen mit hormonellen Veränderungen (Schwangerschaft, Menopause, Stress), Diabetes, Addison-Krankheit oder Schilddrüsenerkrankungen und schädlicher Anämie eher darunter.

3. Was sind ihre Symptome?

Vitiligo ist gekennzeichnet durch das Auftreten von Bereichen mit einer anderen Farbe im Körper. Menschen mit dunkler Haut haben oft rosa Flecken, während Menschen mit heller Haut weiß sind. Diese Flecken erscheinen in der Regel auf Gesicht, Händen, Füßen, Knien und Ellbogen. Sie können auch an Rücken, Rumpf, Genitalien, Armen und Beinen auftreten, wenn auch seltener.

In einigen Fällen betrifft es das Innere von Mund und Nase, Augen und Haaren, das auf der Kopfhaut weiß oder grau wird, Wimpern, Augenbrauen oder Bart vorzeitig.

4. Wie ist Ihre Behandlung?

Vitiligo ist schwer zu behandeln und braucht Zeit, um konkrete Ergebnisse zu erzielen. Der Einsatz von Phototherapie und Lasern kann helfen, die Haut neu zu pigmentieren. Andererseits können bestimmte Medikamente mit Kortikosteroiden, immunsuppressiven Cremes oder Salben oder topischen Medikamenten wie Methoxalen die Melaninproduktion fördern.

In einigen Fällen kann eine Hauttransplantation von einer nicht betroffenen Stelle zu einer nicht betroffenen Stelle durchgeführt werden. Darüber hinaus können Naturheilmittel wie Nachtkerzenöl, Ginkgo biloba und Aloe Vera das Aussehen der Vitiligo verbessern.

In extremen Situationen, in denen sich die Krankheit auf den größten Teil des Körpers ausgebreitet hat, kann eine Depigmentierung von nicht betroffenen Bereichen durchgeführt werden. Diese Farbentfernung ist dauerhaft und die Person ist extrem empfindlich gegenüber Sonnenlicht.

5. Was kann man von dieser Therapie erwarten?

In vielen Fällen gelingt es der Behandlung, die Farbe der betroffenen Haut wiederherzustellen. Es verhindert jedoch nicht den kontinuierlichen Verlust der Pigmentierung und verhindert auch nicht deren Übertragung auf andere Körperteile.

Andererseits können bestimmte spezielle Make-ups Ihre Symptome verbergen.

6. Welche anderen Aspekte sollten von denjenigen, die an dieser Krankheit leiden, berücksichtigt werden?

Depigmentierte Haut hat keinen natürlichen Schutz und ist den Auswirkungen von UV-Strahlen stärker ausgesetzt. Um schwere Verbrennungen zu vermeiden, wird empfohlen, Sonnencreme oder Sonnencreme mit einem Faktor über 30, breitkrempige Hüte und Kleidung zu verwenden, die den ganzen Körper bedeckt. Es ist auch wichtig, Stress zu vermeiden, der in vielen Fällen die Symptome der Vitiligo und Tattoos, die nicht mit der Behandlung zusammenhängen, verstärkt.

7. Welche anderen Komplikationen können diese Erkrankung verursachen?

Menschen mit Vitiligo sind anfälliger für Sonnenbrand und Hautkrebs sowie Augen- und Ohrenprobleme. Auf der anderen Seite leiden diejenigen, die unter dieser Fraktion leiden, oft unter einem Mangel an Selbstwertgefühl, Scham und Depressionen aufgrund der Veränderung des Aussehens, so dass es ratsam ist, die Behandlung mit psychologischer und familiärer Unterstützung zu begleiten.

Kapitel 98: Sekundäre Hypertonie. Krankheiten, die sie verursachen

Sekundäre Hypertonie ist Bluthochdruck, der durch andere Krankheiten verursacht wird, wie z.B. Nieren, Arterien, Herz und Hormonsystem. Es unterscheidet sich von der primären, die am häufigsten ist, und ist mit Erbkrankheiten, schlechter Ernährung, Bewegungsmangel und Fettleibigkeit verbunden.

Der Blutdruck ist die Kraft, die durch den Blutkreislauf gegen die Wände der Arterien ausgeübt wird. Wenn sie zunimmt, tritt Bluthochdruck auf, eine Erkrankung, die ein Drittel der erwachsenen Bevölkerung betrifft. Unbehandelt kann es zu schweren Komplikationen wie Herzinfarkt, Schlaganfall, Nieren- und Sehschäden führen.

Um mehr über dieses Thema zu erfahren, haben wir Mario Vega Carbó, einen Endokrinologen mit mehr als 20 Jahren Erfahrung, interviewt.

Doktor Mario,
1. Was sind die Symptome von Bluthochdruck?

Diese Erkrankung ist in der Regel symptomfrei und wird durch Messungen nachgewiesen. In sehr schweren Fällen können Kopf- und Brustschmerzen, Übelkeit, Erbrechen, Nasenbluten, Schwitzen, verschwommenes Sehen und Verwirrung auftreten.

2. Was verursacht sekundäre Hypertonie?
Es gibt viele Bedingungen, die es verursachen können, vor allem solche, die mit den Nieren, Arterien, dem Herzen und dem endokrinen System verbunden sind. Die häufigsten sind Diabetes, Zysten in den Nieren, Cushing-Syndrom, Tumore in den Nebennieren, Schilddrüsenprobleme, Hyperparathyreoidismus, Aortenverengung und Schlafapnoe.

Darüber hinaus kann sekundäre Hypertonie durch Fettleibigkeit, Schwangerschaft oder durch den Einsatz verschiedener Medikamente, Nahrungsergänzungsmittel und illegaler Drogen verursacht werden.

3. Wer ist wahrscheinlicher, darunter zu leiden?

Ältere Menschen, fettleibige, gestresste, starke Trinker, Raucher und Personen mit Familiengeschichte leiden eher unter Bluthochdruck.

4. Welche anderen Erkrankungen kann die sekundäre Hypertonie verursachen?

Wenn sie nicht kontrolliert wird, kann es zu Verhärtungen und Verdickungen der Arterien kommen und zu einem Herzinfarkt oder Schlaganfall führen. Es kann auch ein Aneurysma, Stoffwechselstörungen, Herzinsuffizienz oder geschwächte, verdickte oder gebrochene Blutgefäße in den Nieren oder Augen verursachen.

5. Wie wird es diagnostiziert?

Der einzige Weg, es zu erkennen, ist, es zu messen. Viele Menschen können es jahrelang haben, ohne es zu wissen. Wenn der Patient nicht fettleibig ist, keine familiäre Vorgeschichte hat und der Bluthochdruck plötzlich auftritt, ist es möglicherweise eine sekundäre Hypertonie.

In diesem Fall werden Blut- und Urintests, Nierenultraschall, Elektrokardiogramm und andere Studien durchgeführt, um den Zustand zu erkennen, der ihn verursacht.

6. Wie wird die sekundäre Hypertonie behandelt?

Zunächst einmal muss die Krankheit, die sie verursacht, behandelt werden. Sobald dies gelöst oder kontrolliert ist, kann die sekundäre Hypertonie normalisiert werden. Auf der anderen Seite gibt es spezifische Medikamente, die den Blutdruck niedrig halten, wie Thiaziddiuretika, Beta-Blocker und Angiotensin-konvertierende Enzymhemmer.

Eine Kombination von Medikamenten wird in der Regel zur Behandlung verwendet.

7. Welche weiteren Empfehlungen werden für diese Fälle gegeben?

Wie bei der primären Hypertonie kann ein gesunder Lebensstil, Bewegung, viel Flüssigkeit und gutes Essen bei der Behandlung helfen.

In Lebensmitteln wird eine Ernährung empfohlen, die reich an Obst, Gemüse, Vollkorn und Milchprodukten ist, und Salz, gesättigte Fette und Gesamtfette vermeiden. Kalium, das in Kartoffeln, Spinat und Bananen enthalten ist, hilft, den Druck zu kontrollieren. Es ist auch ratsam, ein gesundes Gewicht zu halten, Vitaminmangel zu korrigieren, Alkohol zu vermeiden und mit dem Rauchen aufzuhören.

Schließlich können zur Stressbewältigung Muskelentspannungstechniken wie Yoga oder Meditation geübt werden.

Kapitel 99. gutartiges und bösartiges Nebenniereninzidentalom

Ein Nebennierenzwischenfall ist ein unerwarteter Tumor, der in einer oder beiden Nebennieren auftritt. Es ist eine immer häufiger auftretende Erkrankung, die gutartig oder bösartig (krebsartig) sein kann.

Die Nebennieren befinden sich oberhalb der Nieren und sind für die Produktion der lebenswichtigen Hormone wie Cortisol und Aldosteron verantwortlich. Neben anderen wesentlichen Funktionen ermöglichen sie ein normales Wachstum und regulieren Stoffwechsel, Energieniveau, Blutdruck und Stressreaktion.

Das Nebenniereninzidentalom kann in jedem Alter auftreten, obwohl es bei Kindern unter 5 Jahren und Erwachsenen über 50 Jahren häufiger auftritt, während Diabetiker, fettleibige und hypertensive Menschen eher dazu neigen, es zu erleiden.

Um mehr über dieses Thema zu erfahren, haben wir Mario Vega Carbó, einen Endokrinologen mit mehr als 20 Jahren Erfahrung, interviewt.

Doktor Mario,
1. Warum ist diese Bedingung "boomend"?

Die Zahl der zufällig entdeckten Vorfälle bei Ultraschall, CT, MRT und Scans ist gestiegen. Dies ist zum einen auf die stärkere Entwicklung und Auflösung von bildgebenden Verfahren und zum anderen auf die fortschreitende Alterung der Bevölkerung zurückzuführen, die zu einer Zunahme der Pathologien führt.

2. Was verursacht ein Nebennierenzwischenfall?

Einige verursachen, dass die Nebennieren zu viel Hormon produzieren und einen so genannten funktionellen aktiven Tumor erzeugen. Dies kann durch   verschiedene   Erkrankungen   wie   das   Cushing-Syndrom,

Hyperaldosteronismus, angeborene Nebennierenhyperplasie oder Phäochromozytom verursacht werden.

Andererseits, wenn das Indicentalom keine übermäßige Hormonproduktion verursacht, wird es als nicht funktionierender Tumor bezeichnet. In diesen Fällen kann es sich um ein Adenom, einen Krebs oder eine Zyste innerhalb oder außerhalb der Drüsen handeln.

3. Wie wird es diagnostiziert?

Wie ich Ihnen bereits sagte, werden diese Tumore in der Regel zufällig während einer bildgebenden Untersuchung entdeckt, um eine andere Erkrankung zu untersuchen. Einmal gefunden, wird die Krankengeschichte des Patienten in der Regel analysiert und körperliche Untersuchungen sowie Blut- und Urintests durchgeführt, um den Hormonspiegel zu messen und die Ursachen zu identifizieren.

4. Was sind deine Symptome?

Die Symptome variieren je nachdem, ob der Tumor funktionsfähig ist oder nicht. Bei einem Übermaß an Hormonen kann der Patient mit Gewichtsverlust, Fettleibigkeit im Mittel- und Oberkörper, violetten Gravidarumstrichen, dünner und zerbrechlicher Haut, Akne, Muskelschwäche, Bluthochdruck und erhöhtem Blutzucker auftreten.

Auf der anderen Seite, bei Frauen kann Hirsutismus (übermäßige Entwicklung der Körperbehaarung) und unregelmäßige oder nicht vorhandene Menstruationsperioden, und bei Männern verringerte Libido und Fruchtbarkeit, und erektile Diffusion. Darüber hinaus können Patienten an Depressionen, Angstzuständen, Reizbarkeit, Schwitzen und Schlafstörungen leiden.

5. Was ist die Behandlung des Nebennierenzwischenfalls?

343

Etwa 85% dieser Tumore sind nicht funktionsfähig und müssen möglicherweise nicht behandelt werden. Nur ihre periodische Kontrolle. In einigen Fällen kann eine Strahlentherapie, Chemotherapie oder Operation zur Entfernung des Tumors oder einer oder beider Nebennieren notwendig sein. Auch Behandlung zur Normalisierung des Hormonspiegels.

Krebs in den Nebennieren ist sehr selten und die Behandlung kann hilfreich sein, um das Fortschreiten zu verlangsamen. Obwohl es in der Regel sehr aggressiv ist, besteht bei frühzeitiger Erkennung die Chance auf eine Heilung.

6. Welche anderen Aspekte sollten berücksichtigt werden?

Im Falle eines bösartigen Tumors wird empfohlen, psychologische Unterstützung und Teilnahme an therapeutischen Gruppen mit Menschen, die an derselben Krankheit leiden, zu suchen, um die Angst, die Qual und den Stress zu behandeln, die die Krankheit verursachen kann.

Kapitel 100. Hyperkortisolismus oder Cushing-Syndrom

Das Cushing-Syndrom ist eine Erkrankung, die durch eine längere Exposition gegenüber überschüssigem Cortisol verursacht wird, das von den Nebennieren an der Spitze der Nieren produziert wird.

Dieses Hormon ist verantwortlich für die Anpassung von Energie, Blutdruck, Gefäßfunktion, Glukosekonzentrationen, Immunsystem und Stressreaktion, unter anderem für die Gesundheit des Körpers. Die Ursache für diese Erkrankung kann auf einen gutartigen Tumor in der Hypophyse oder die chronische Verwendung von Glukokortikoiden und anderen Medikamenten zur Behandlung von Entzündungskrankheiten wie Asthma und rheumatoider Arthritis zurückzuführen sein. Es kann auch durch Anomalien in den Nebennieren verursacht werden.

Das Cushing-Syndrom, auch bekannt als Hyperkortisolismus, ist eine seltene Erkrankung, die bei weniger als 40 Menschen pro Million Einwohner auftritt.

Um mehr über dieses Thema zu erfahren, haben wir Mario Vega Carbó, einen Spezialisten für Endokrinologie mit mehr als 20 Jahren Erfahrung, befragt.

Doktor Mario,
1. Was sind die Symptome dieser Erkrankung?

Die üblichen Anzeichen für das Cushing-Syndrom sind Fettleibigkeit im Mittel- und Oberkörper, die eine Art Fetthöcker zwischen den Schultern und dem runden und roten Gesicht erzeugt. Andere Symptome sind dünne Arme und Beine, violette, gravierende Schwangerschaftsstreifen, dünne und zerbrechliche Haut, langsame Erholung von Schnitten und leichte Prellungen.

2. Wie wird es diagnostiziert?

Im Allgemeinen kann es schwierig sein, Hyperkortisolismus zu erkennen, da seine Symptome denen anderer Krankheiten wie Fettleibigkeit und Stoffwechselsyndrome ähnlich sind.

Um eine Diagnose zu stellen, ist es notwendig, körperliche Untersuchungen durchzuführen und die Krankengeschichte und die Medikamente, die der Patient einnimmt, zu analysieren. Darüber hinaus werden Blut-, Speichel- und Urintests durchgeführt, um den Hormonspiegel zu messen, und bildgebende Tests, um Anomalien in der Hypophyse und den Nebennieren festzustellen. Auch die Messung der Dicke der Hautfalte wird empfohlen.

3. Was ist die Behandlung von Hyperkortisolismus?

Die Therapie hängt davon ab, was das überschüssige Cortisol im Körper verursacht. Zum Beispiel, wenn die Ursache ein Tumor ist, kann eine Operation, Strahlentherapie und andere Behandlungen erforderlich sein. Andererseits, wenn das Problem durch ein Medikament verursacht wird, kann die Dosis gesenkt oder auf eine ähnliche Dosis geändert werden, die diese Symptome nicht verursacht.

Auf der anderen Seite gibt es mehrere Medikamente zur Kontrolle der übermäßigen Cortisolproduktion, darunter Ketoconazol, Mitotan, Methyrapon, Pasireotida und Mifepriston.

4. Haben diese Medikamente Nebenwirkungen?

Ja, diese Medikamente können Müdigkeit, Übelkeit, Erbrechen, Durchfall, Kopf- und Bauchschmerzen, Muskelschmerzen, Bluthochdruck, niedrigen Kaliumspiegel und Schwellungen verursachen. Nebenwirkungen sind recht häufig.

5. Welche anderen gesundheitlichen Probleme können diese Erkrankung verursachen?

Das Cushing-Syndrom kann zu verminderter Knochenmasse, hohem Blutdruck, erhöhtem Blutzucker, übermäßigem Wasserlassen, häufigen Infektionen, Wirbelbrüchen, Akne und Übergewicht führen.

Andererseits kann es bei Frauen zu Hirsutismus (übermäßige Entwicklung der Körperbehaarung) und unregelmäßigen oder nicht vorhandenen Regelblutungen führen, während bei Männern die Libido und Fruchtbarkeit sowie die erektile Diffusion abnehmen.

Darüber hinaus können Patienten mit dieser Erkrankung an Depressionen, Angstzuständen, Reizbarkeit, Schlaflosigkeit, kognitiven Schwierigkeiten, Halluzinationen und paranoiden Symptomen leiden.

6. Welchen Einfluss haben Kortikosteroid-Medikamente?

In vielen Fällen kann Hyperkortisolismus auf die Einnahme oraler Kortikosteroide in hohen Dosen über einen längeren Zeitraum zurückzuführen sein.

Diese Medikamente, wie z.B. Prednison, haben die gleiche Wirkung auf den Körper wie Cortisol und werden zur Behandlung von Entzündungen wie rheumatoide Arthritis, Lupus und Asthma oder zur Verhinderung der Abstoßung einer Organtransplantation eingesetzt. Im Allgemeinen sind Steroide, die eingeatmet werden oder in Cremes enthalten sind, weniger wahrscheinlich für das Cushing-Syndrom verantwortlich als solche, die oral verabreicht werden.

7. Ist das Cushing-Syndrom erblich?

Selten erbt man eine Tendenz zu Tumoren in den Hormondrüsen, was den Cortisolspiegel beeinflusst und Hyperkortisolismus verursacht.

8. Was sind die üblichen Ergebnisse Ihrer Behandlung?

Im Allgemeinen, wenn die Cortisolproduktion im Körper normalisiert wird, ist die Prognose gut. In einigen Fällen können die Patienten jedoch anfälliger für Fettleibigkeit, Osteoporose und Depressionen sein als die normale Bevölkerung.

Kapitel 101 Phäochromozytom und der Anstieg des Blutdrucks

Das Phäochromozytom ist ein Tumor in den Nebennieren, der meist nicht krebserregend (gutartig) ist. Es stimuliert die übertriebene Sekretion von Adrenalin und Noradrenalin, zwei Hormonen, die Herzfrequenz, Stoffwechsel und Blutdruck steuern.

Unbehandelt kann es schwere Schäden an anderen Körpersystemen verursachen, insbesondere an Herz-Kreislauf-System, Gehirn und Nieren. Durch die chirurgische Entfernung des Phäochromozytoms wird der Blutdruck in der Regel wieder normalisiert.

Um mehr über dieses Thema zu erfahren, haben wir Mario Vega Carbó, einen Endokrinologen, Ernährungswissenschaftler und Meister in erfolgreicher Langlebigkeit mit mehr als 20 Jahren Erfahrung, befragt.

Doktor Mario,
1. Was verursacht ein Phäochromozytom?

Die Ursachen dieses Tumors sind nicht bekannt, aber er entwickelt sich meist im Zentrum einer oder beider Nebennieren, in Zellen, die Phäochromozyten genannt werden. Diese setzen bestimmte Hormone wie Adrenalin und Noradrenalin frei, die helfen, viele Körperfunktionen wie Herzfrequenz, Blutdruck und Blutzucker zu kontrollieren.

Das Auftreten eines Phäochromozytoms führt zu einer unregelmäßigen und übermäßigen Freisetzung dieser Hormone, was zu einem Anstieg des Blutdrucks führt.

2. Wer ist am meisten gefährdet?

Das Phäochromozytom kann in jedem Alter auftreten, ist aber am häufigsten bei Menschen zwischen 20 und 50 Jahren. In seltenen Fällen tritt die Erkrankung bei mehreren Familienmitgliedern auf.

Bei erblichen Erkrankungen wie multipler endokriner Neoplasie Typ II, von Hippel-Lindau-Krankheit, Neurofibromatose 1 und Paragangliomsyndromen besteht ein höheres Risiko, diese Tumore zu entwickeln.

3. Was sind Ihre Hauptsymptome?

Zusätzlich zu erhöhtem Blutdruck kann die Person Kopfschmerzen, starkes Schwitzen, Herzklopfen, Zittern, Kurzatmigkeit und extreme Blässe erleben. Diese Anzeichen treten in der Regel in Form von Episoden auf, wenn der Tumor Hormone freisetzt und können einige Minuten oder länger anhalten.

Sie können auch durch Angst oder Stress, körperliche Anstrengung oder den Konsum bestimmter Lebensmittel, Medikamente oder Stimulanzien ausgelöst werden. Mit zunehmendem Wachstum des Phäochromozytoms nehmen Häufigkeit, Dauer und Schweregrad der Attacken zu.

4. Wie wird das Phäochromozytom erkannt?

Physikalische, Blut- und Urintests sowie verschiedene bildgebende Verfahren werden in der Regel zur Diagnose von Phäochromozytomen durchgeführt. Diese können abdominale CT-Scans, abdominale MRT, Nebennierenbiopsie und Katecholamin-, Glukose- und Plasma-Metanephrintests beinhalten.

Darüber hinaus können auch Gentests erforderlich sein, um festzustellen, ob der Tumor mit einer erblichen Erkrankung zusammenhängt.

In vielen Fällen wird das Phäochromozytom beiläufig in Studien gefunden, die aus anderen Gründen durchgeführt werden.

5. Wie ist Ihre Behandlung?

Die häufigste Therapie ist die operative Entfernung des Phäochromozytoms. Vor der Entfernung müssen Blutdruck und Puls des Patienten mit Medikamenten stabilisiert werden. Nach der Operation normalisiert sich der Spiegel der Hormone Noradrenalin und Adrenalin in der Regel wieder.

Weitere Behandlungsmöglichkeiten sind Strahlentherapie, Chemotherapie und gezielte Therapie, bei der Substanzen verwendet werden, um Krebszellen zu identifizieren und anzugreifen, ohne gesunde Zellen zu schädigen.

6. Welche anderen Komplikationen kann das Phäochromozytom noch verursachen?

Unbehandelt kann der durch diesen Tumor verursachte Bluthochdruck mehrere Organe schädigen und zu Herzerkrankungen, Schlaganfall, Nierenversagen, Atembeschwerden und Schäden an den Nerven im Auge führen.

Andererseits ist das Phäochromozytom selten bösartig und Krebszellen breiten sich in andere Körperregionen aus und verursachen Metastasen.

Kapitel 102. primärer Hyperaldosteronismus und Blutdruck

Der primäre Hyperaldosteronismus ist eine hormonelle Störung, bei der die Nebennieren zu viel Aldosteron im Blut produzieren. Es ist auf einen nicht-kanzerösen (gutartigen) Tumor in den Drüsen zurückzuführen.

Aldosteron ist ein Hormon, das hilft, genau die richtige Menge an Natrium und Kalium im Körper aufrechtzuerhalten, indem es die Ausscheidung über den Urin, die Schweißdrüsen und den Darm reguliert.

Der primäre Hyperaldosteronismus verursacht einen Kaliumverlust und einen Natriumüberschuss, der eine Flüssigkeitsretention erzeugt, die das Blutvolumen und den Blutdruck erhöht.

Um mehr über diese Erkrankung zu erfahren, haben wir Dr. Mario Vega Carbó, einen Spezialisten für Endokrinologie, der derzeit in der Vega & Vado Klinik arbeitet, konsultiert.

Doktor Mario,
1. Was sind die Ursachen des primären Hyperaldosteronismus?

Dies ist in der Regel auf einen nicht-krebsartigen (gutartigen) Tumor in den Nebennieren zurückzuführen, der als Conn-Syndrom bekannt ist. Es kann auch die Folge einer Hyperaktivität beider Drüsen sein und in seltenen Fällen ein krebsartiger Klumpen oder erblicher Aldosteronismus.

2. Was sind Ihre Hauptsymptome?

Die häufigsten Anzeichen sind Bluthochdruck, Kaliummangel, Müdigkeit, Kopfschmerzen, Taubheitsgefühl und Muskelschwäche.

3. Wer ist am meisten gefährdet?

Primärer Hyperaldosteronismus ist am häufigsten bei Menschen im Alter von 30 bis 50 Jahren. Diejenigen mit einer Familiengeschichte von Bluthochdruck, Fettleibigkeit, Menschen, die ein sesshaftes Leben führen, Rauchern und Menschen, die viel Alkohol konsumieren, haben es eher.

4. Wie wird diese Störung erkannt?

Eine körperliche Untersuchung, eine CT-Untersuchung des Bauches, Ultraschall der Nieren und Messungen von Aldosteron, Renin, Natrium und Kalium im Blut und Urin werden in der Regel durchgeführt. Aldosteronmessungen können Studien zur Salzinfusion und Fludrocortisonsuppression beinhalten.

In einigen Fällen kann auch eine Probenahme der Nebennierenvenen erforderlich sein, um festzustellen, welche der beiden Drüsen zu viel Aldosteron produziert.

5. Wie ist Ihre Behandlung?

Die Therapie des primären Hyperaldosteronismus umfasst Medikamente, Lebensstiländerungen und Operationen. Die erste Möglichkeit ist, die Erkrankung mit Medikamenten und einer gesunden Ernährung zu behandeln. Medikamente, die die Wirkung von Aldosteron blockieren, wie z.B. Spironolacton, können verschrieben werden, während Diuretika helfen, den Flüssigkeitshaushalt im Körper zu verbessern.
In einigen Fällen kann die Entfernung des Tumors oder der Drüse die Symptome kontrollieren. Wenn Ihr Blutdruck weitergeht, müssen Sie einige Medikamente einnehmen, um ihn zu beseitigen.

6. Was ist noch zu beachten?

Blutdruckmedikamente sind am effektivsten, wenn sie von einem gesunden Lebensstil begleitet werden. Dazu gehören die Gewichtskontrolle und eine ausgewogene natriumarme Ernährung, die

Vermeidung von Gewürzen und die Eliminierung von Salz sowie das Hinzufügen von mehr Obst, Gemüse, mageren Proteinen und Vollkorn. Erhalten Sie auch mindestens 30 Minuten körperliche Aktivität an den meisten Tagen, und vermeiden Sie das Rauchen und übermäßigen Alkohol- und Koffeinkonsum.

7. Welche Komplikationen kann der primäre Hyperaldosteronismus verursachen?

Diese Erkrankung verursacht einen sehr hohen Blutdruck, der viele Organe schädigen kann, insbesondere Nieren, Augen, Herz und Gehirn. Mögliche Komplikationen sind Herzinfarkt, Schlaganfall, Nierenversagen und vorzeitiger Tod.

Auf der anderen Seite kann ein niedriger Natriumspiegel zu Schwäche, Arrhythmien, Muskelkrämpfen, übermäßigem Durst und Wasserlassen führen. Darüber hinaus kann die längere Einnahme von Medikamenten zur Kontrolle des primären Hyperaldosteronismus bei Männern Erektionsprobleme und Gynäkomastie verursachen.

Kapitel 103, Karzinoid-Syndrom.

Das Karzinoid-Syndrom ist eine Reihe von Symptomen, die mit gleichnamigen Tumoren verbunden sind, die den Dünndarm, den Dickdarm, den Blinddarm, den Blinddarm, das Rektum und die Lunge betreffen. Dies ist eine seltene und meist langsam wachsende Erkrankung.

Karzinoidtumore scheiden eine große Menge des Hormons Serotonin und anderer Substanzen aus, wodurch sich die Blutgefäße erweitern und das Syndrom entsteht. Die Symptome treten in der Regel erst im Spätstadium der Erkrankung auf. Am häufigsten sind Durchfall und Rötungen der Haut.

Um mehr über dieses Thema zu erfahren, haben wir Mario Vega Carbó, einen Endokrinologen mit mehr als 20 Jahren Erfahrung, interviewt.

Doktor Mario,
1. Wie wird dieser Zustand diagnostiziert?

In den meisten Fällen werden Karzinoidtumore erkannt, wenn Studien aus anderen Gründen durchgeführt werden, z.B. während einer Bauchoperation.

Zur Bestätigung der Diagnose werden Blut- und Urintests, CT- und MRT-Untersuchungen von Brust und Bauch, Ultraschall und Szintigraphie durchgeführt. Nur ein kleiner Prozentsatz der Karzinoidtumore scheidet die chemischen Substanzen aus, die das Syndrom verursachen, weshalb es in sehr wenigen Fällen (zwischen 5 und 8 %) auftritt. Wenn dies geschieht, liegt es in der Regel daran, dass sich die Krankheit auf die Leber oder Lunge ausgebreitet hat.

2. Was sind die wichtigsten Anzeichen für das Syndrom?

Das häufigste Symptom ist die Erweiterung kleiner Blutgefäße auf der Hautoberfläche, hauptsächlich im Gesicht, Hals und Oberkörper. Diese

Rötung kann ohne Grund auftreten oder kann durch Stress, körperliche Aktivität oder Alkoholkonsum verursacht werden. Es kann kurz oder stundenlang dauern, meist begleitet von Herzklopfen.

Weitere Anzeichen sind Kurzatmigkeit, Durchfall, Gesichtsläsionen, Bauchkrämpfe, Übelkeit, Erbrechen und Herzprobleme wie Tachykardie oder hoher oder niedriger Blutdruck.

3. Wie wird diese Erkrankung behandelt?

Die Behandlung des Karzinoid-Syndroms ist die gleiche wie bei Krebs, zusammen mit bestimmten spezifischen Medikamenten zur Kontrolle der Symptome. Eine Operation zur Entfernung des Tumors ist in der Regel das erste, was getan wird.

Begleitet werden kann dies von Medikamenten, die die Sekretion der von den Krebszellen produzierten Hormone blockieren, was dazu beiträgt, ihre Zeichen zu reduzieren und das Immunsystem zu stärken. Die Therapie kann auch eine Chemotherapie und die Entfernung von Krebszellen in der Leber durch Hitze oder Kälte beinhalten.

Andererseits werden in fortgeschrittenen Fällen, in denen der Tumor nicht operativ entfernt werden kann, Injektionen von Octreotid oder Lanreotid zur Behandlung und Verringerung der Symptome des Syndroms verabreicht.

4. Was ist die Erwartung dieser Therapie?

Die Prognose hängt davon ab, wo sich der Tumor befindet und wie weit er fortgeschritten ist. Wird der Tumor frühzeitig diagnostiziert, ist die Behandlung in der Regel effektiv.

Bei Patienten mit Karzinoid-Syndrom ist der Tumor in der Regel fortgeschritten und hat sich auf die Leber ausgebreitet, was die Überlebensrate reduziert.

5. Welche anderen Komplikationen kann diese Krankheit mit sich bringen?

Diese Erkrankung kann zu erhöhten Stürzen und Verletzungen infolge von niedrigem Blutdruck, Magen-Darm-Blockaden und Blutungen sowie Verdickungen der Herzklappen und damit zu Herzerkrankungen führen. Letzteres kann bei körperlicher Aktivität zu Müdigkeit und Kurzatmigkeit führen.

Andererseits kann die Exposition gegenüber bestimmten Auslösern, wie z.b. der während der Operation verwendeten Anästhesie, zu einer Karzinoidkrise führen. Diese ist gekennzeichnet durch schwere Rötungen, niedrigen Blutdruck, der zu Hypotonie und Kurzatmigkeit führt. Es kann tödlich sein.

6. Welche andere Pflege sollten diese Patienten übernehmen?

Menschen mit Karzinoid-Syndrom sollten Alkohol, große Mahlzeiten und tyraminreiche Lebensmittel (reifer Käse, Nüsse, Hühnerleber, Schokolade, Rotwein und bestimmter Fisch) vermeiden, da sie ihre Symptome auslösen können. Das Gleiche gilt für einige Medikamente, wie z.B. Prozac, die den Serotoninspiegel erhöhen können.

Sie sollten auch versuchen, Stresssituationen zu vermeiden, sich gut auszuruhen und ein Vitaminpräparat einzunehmen, um den Auswirkungen von Durchfall entgegenzuwirken.

Schließlich wird empfohlen, dass sie einen gesunden Lebensstil führen und gegebenenfalls psychologische Unterstützung suchen, um die Krankheit besser zu bewältigen.

Kapitel 104. multiple endokrine Neoplasien

Multiple endokrine Neoplasie umfasst eine Reihe von seltenen erblichen Erkrankungen, bei denen mehrere endokrine Drüsen überwachsen sind oder gutartige oder bösartige Tumore aufweisen. Sie werden durch genetische Veränderungen verursacht, die in der Regel die gesamte Familiengruppe betreffen. Ihre Symptome, die je nach den betroffenen Drüsen variieren, können in jedem Alter auftreten.

Im Allgemeinen produziert die Multiple endokrine Neoplasie eine Überproduktion von Hormonen, die behandelt werden müssen. Es gibt drei Klassen: Typ 1, Typ 2A und Typ 2B.

Um mehr über dieses Thema zu erfahren, haben wir Mario Vega Carbó, einen Endokrinologen mit mehr als 20 Jahren Erfahrung, interviewt.

Doktor Mario,
1. Was ist Multiple endokrine Neoplasie Typ 1?

Diese Klasse ist gekennzeichnet durch das Vorhandensein von Tumoren oder durch die Hyperaktivität von zwei oder mehr Drüsen, zu denen normalerweise die Bauchspeicheldrüse, die Nebenschilddrüse und die Hypophyse gehören. Die Tumore sind in der Regel gutartig und verursachen eine übermäßige Sekretion von Hormonen. Wenn es in Nebenschilddrüsentumoren auftritt, kann es den Kalziumspiegel im Blut erhöhen und Nierensteine verursachen.

Wenn es in der Bauchspeicheldrüse auftritt, verursacht es einen Gastrinüberschuss und kann eine Überproduktion von Magensäure erzeugen und Magengeschwüre bilden.

Wenn es sich jedoch in der Hypophyse entwickelt, kann es einen Anstieg des Prolaktins oder des Wachstumshormons produzieren und Menstruationsstörungen, Galaktorrhö, Lipidmangel, Akromegalie und Erektionsstörungen verursachen.

2. Wie ist die multiple endokrine Neoplasie Typ 2A?

Diese Klasse ist gekennzeichnet durch das Vorhandensein von Tumoren oder durch die Hyperaktivität von zwei oder mehr Drüsen, zu denen in der Regel die Schilddrüse, die Nebenschilddrüse und die Nebennieren gehören. Das medulläre Schilddrüsenkarzinom entwickelt sich in den meisten Fällen und auch Phäochromozytome, die Bluthochdruck verursachen, sind häufig.

Bei einigen Patienten treten Verstopfungen im Dickdarm und eine juckende Hauterkrankung auf, die als kutane Amyloidflechte bezeichnet wird.

3. Was ist Multiple endokrine Neoplasie Typ 2B?

Diese Klasse ist gekennzeichnet durch medullären Schilddrüsenkrebs, Nebenschilddrüsenhyperplasie, Adenome, Phäochromozytome und Nervenzelltumore in Schleimhäuten oder anderswo. Gelegentlich haben Patienten mit dieser Erkrankung keine familiäre Vorgeschichte dieser Erkrankung, aber sie ist das Ergebnis einer neuen Genmutation.

Durch gutartige Tumore in den Schleimhäuten können die Lippen und Augenlider dick erscheinen. Neurome können auch auf der Zunge, im Mundbereich und in den Augen auftreten.

Diese Patienten haben oft einen schlanken Körper mit dünnen Armen und Beinen. Auch Wirbelsäulenveränderungen und Anomalien der Schädelknochen sind häufig.

4. Wie wird die multiple endokrine Neoplasie diagnostiziert?

Gentests und Hormonspiegel werden in der Regel durch Blut- und Urintests gemessen. In einigen Fällen können auch bildgebende

Untersuchungen erforderlich sein, um die Lage von Tumoren zu bestimmen.

5. Wie ist Ihre Behandlung?

Die Neoplasie selbst ist nicht heilbar, daher zielt die Therapie darauf ab, die Veränderungen, die in jeder der betroffenen Drüsen entstehen, individuell zu lösen. Im Falle von Tumoren können sie operativ entfernt werden. Hormonelle Ungleichgewichte werden mit Medikamenten behandelt.

Bei Neoplasien vom Typ 2A oder 2B wird in vielen Fällen eine präventive Entfernung der Schilddrüse durchgeführt, um das Auftreten eines tödlich verlaufenden Schilddrüsenkarzinoms zu vermeiden. Nach der Operation muss das Schilddrüsenhormon lebenslang eingenommen werden.

6. Welche anderen Komplikationen kann diese Krankheit mit sich bringen?

Die Komplikationen hängen weitgehend davon ab, welche Drüsen betroffen sind. In vielen Fällen können die Tumore immer wieder zurückkommen. Aus diesem Grund sind regelmäßige Kontrollen unerlässlich.

Kapitel 105. gutartige und bösartige neuroendokrine Tumore

Neuroendokrine Tumore sind abnormale Klumpen, die aus neuroendokrinen Zellen stammen, die für die Produktion von Hormonen verantwortlich sind. Sie sind selten und kommen meist in der Lunge, im Blinddarm, im Dünndarm, im Rektum und in der Bauchspeicheldrüse vor. Sie können auch in der Schilddrüse, der Nebenschilddrüse, der Nebenniere, der Hypophyse und anderen Organen wie Niere, Blase und Prostata auftreten.

Neuroendokrine Tumore sind in der Regel langsam wachsend, können sich aber auch aggressiv entwickeln und sich auf andere Körperregionen ausbreiten.

Um mehr über diese Erkrankung zu erfahren, haben wir Dr. Mario Vega Carbó, einen Spezialisten für Endokrinologie, der derzeit in der Vega & Vado Klinik arbeitet, konsultiert.

Doktor Mario,
1. Was sind die Hauptsymptome von neuroendokrinen Tumoren?

Viele Menschen haben keine Anzeichen und die Krankheit kann jahrelang unbemerkt bleiben oder durch Zufall entdeckt werden. Wenn es Symptome gibt, variieren sie je nach Lokalisation des Tumors. Die häufigsten sind Hautrötungen, Durchfall, Schwitzen, Bauchschmerzen und Schwankungen des Blutzuckerspiegels. In der Regel treten Anzeichen auf, wenn der Tumor bestimmte Hormone übermäßig produziert.

2. Welche sind die häufigsten neuroendokrinen Tumore?

Dazu gehören Karzinoidtumore, medullärer Schilddrüsenkrebs, Phäochromozytome, Insulinome, neuroendokrines Hautkarzinom, Krebs der Nebenniere, kleinzelliger Lungenkrebs und großzelliger Karzinoidtumor.

3. Wer ist am meisten gefährdet?

Neuroendokrine Tumore treten sowohl bei Männern als auch bei Frauen auf, meist im Alter von etwa 50 Jahren.
Obwohl sie in der Regel nicht mit einer vererbten Genmutation verbunden sind, treten sie in einigen Fällen neben anderen familiären Syndromen auf, wie z.B. Multiple endokrine Neoplasie Typ 1.

Darüber hinaus haben Menschen mit Diabetes mellitus oder Magenerkrankungen und Raucher ein höheres Risiko, sie zu entwickeln.

4. Wie ist Ihre Behandlung?

Die Therapie hängt von der Art des Tumors, seiner Lage, der Beeinflussung der Hormonproduktion und der Ausbreitung auf andere Körperregionen ab. Einige Behandlungen können Chirurgie, Strahlentherapie, Chemotherapie und gezielte Therapie beinhalten. Auch die Verwendung bestimmter Medikamente, um das Wachstum und die Ausbreitung des Tumors zu verhindern oder die Sekretion von Hormonen zu blockieren, die von Krebszellen produziert werden. Dies hilft, die Zeichen zu reduzieren und das Immunsystem zu stärken.

Für Menschen mit Krebs, der sich auf die Leber ausgebreitet hat, kann eine Transplantation eine Option sein.

5. Welche andere Pflege sollten diese Patienten sonst noch übernehmen?

Diese Tumore können langsam wachsen und Stoffwechsel- und Ernährungsprobleme verursachen, die mit einer Überproduktion von Hormonen, Metastasen oder Behandlungsnebenwirkungen verbunden sind. Aus diesem Grund sind regelmäßige Kontrollen wichtig.

Es ist auch ratsam, dass diese Patienten versuchen, Stresssituationen zu vermeiden, für die die Anwendung von Entspannungstechniken wie Yoga oder Meditation empfohlen wird. Darüber hinaus wird empfohlen, dass sie ein gesundes Leben führen, dass sie sich gut ausruhen, dass sie leichte körperliche Aktivitäten wie Gymnastik, Pilates oder tägliche Spaziergänge durchführen und dass sie ein Vitaminpräparat einnehmen, um den Auswirkungen von Durchfall entgegenzuwirken, falls dieser vorliegt.

6. Welche anderen Aspekte sollten während der Krankheit berücksichtigt werden?

Im Falle eines bösartigen Tumors wird empfohlen, psychologische Unterstützung und Teilnahme an therapeutischen Gruppen mit Menschen, die an derselben Krankheit leiden, zu suchen, um die damit verbundenen Ängste, Qualen und Belastungen zu behandeln.

Teil VII. Hypothalamus und Hypophyse

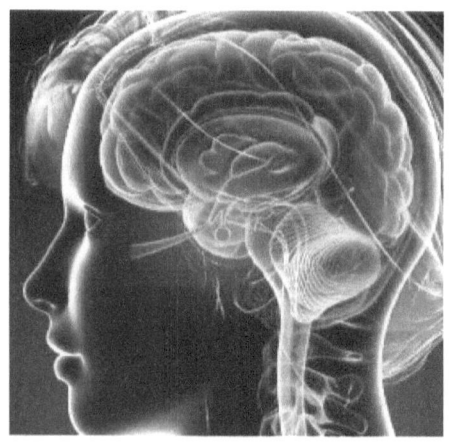

Kapitel 106 Syndrom der unzureichenden Sekretion von antidiuretischem Hormon

Antidiuretisches Hormon Unzureichende Sekretionssyndrom (AIHS) ist eine Erkrankung, bei der der Körper zu viel von dieser Substanz produziert.

Das antidiuretische Hormon wird im Hypothalamus gebildet und hilft den Nieren, Wasser zu sparen, indem es den Urin konzentriert und sein Volumen reduziert.

Die SSIHA bewirkt, dass der Körper überschüssige Flüssigkeit zurückhält und der Natriumgehalt im Blut sinkt, was die normale Funktion der Organe beeinträchtigt.

Um mehr über dieses Thema zu erfahren, haben wir den kubanischen Arzt Mario Vega Carbó interviewt, einen Spezialisten für Endokrinologie mit mehr als 20 Jahren Erfahrung.

Doktor Mario,
1. Was verursacht das ungenügende Sekretionssyndrom des antidiuretischen Hormons?

Diese Erkrankung kann durch den Einsatz bestimmter Medikamente gegen Diabetes, Blutdruck, Herz, Anfälle, Depressionen und Krebs verursacht werden. Es kann auch durch Hormonbehandlung, erbliche Ursachen, Operationen in Vollnarkose, bestimmte Hirnerkrankungen oder Lungenerkrankungen im Rückenmark, Hypothalamus oder in der Hypophyse entstehen.

2. Was sind Ihre Hauptsymptome?

Patienten mit SSIHA erleben oft Müdigkeit, Kopf- und Muskelschmerzen, dunklen Urin, verminderten Appetit, erhöhten Durst,

Durchfall, Übelkeit, Erbrechen, Reizbarkeit, Krämpfe, Verwirrung und Gedächtnisprobleme.

3. Wie wird diese Krankheit erkannt?

Eine körperliche Untersuchung und Blut- und Urintests werden normalerweise durchgeführt, um den Gehalt an Natrium und anderen Chemikalien sowie die Organfunktion zu messen. In einigen Fällen werden auch Thoraxröntgenaufnahmen, Kopf-CT-Scans und Flüssigkeitsprovokationstests durchgeführt, um die Urinretention und den Ausscheidungsgrad zu überprüfen.

4. Was ist die Behandlung des unzureichenden antidiuretischen Hormonsekretionssyndroms?

Normalerweise ist das erste, was zu tun ist, die Flüssigkeitsaufnahme zu begrenzen, um eine Flüssigkeitsansammlung im Körper zu verhindern. Um die Symptome zu lindern, werden dann in der Regel Kochsalzlösungen intravenös verabreicht, um den Natriumanteil im Blut zu erhöhen.

Wird die Überproduktion des antidiuretischen Hormons durch einen Tumor verursacht, kann der Tumor operativ entfernt werden. Wenn ein bestimmtes Medikament die Ursache ist, kann die Dosis angepasst oder ersetzt werden. Medikamente wie Demeclocyclin, Lithium, Conivaptan und Tolvaptan helfen auch bei niedrigeren Werten dieses Hormons.

5. Welche anderen Komplikationen kann SSIHA mit sich bringen?

Wenn der Natriumspiegel schnell und stark sinkt, kann es zu Hirnschlag, verminderter Wachsamkeit, Halluzinationen oder Koma kommen.

6. Was ist bei einer Krankheit noch zu beachten?

In einigen Fällen kann es notwendig sein, eine spezielle Ernährung mit mehr Salz und hohem Proteingehalt wie Bohnen, Nüsse, Eier, Huhn und Fisch zu befolgen.

Kapitel 107. Polyurie oder übermäßiges Wasserlassen

Polyurie ist die abnormale Produktion großer Urinmengen, die ein übermäßiges Bedürfnis hervorruft, auf die Toilette zu gehen. Ein gesunder Erwachsener uriniert durchschnittlich 700 Milliliter und 2,5 Liter pro Tag, je nachdem, wie viel Flüssigkeit er getrunken hat und wie viel Wasser sich insgesamt im Körper befindet. Wenn es in 24 Stunden 3 Liter überschreitet, ist es sehr wahrscheinlich, dass Sie an dieser Krankheit leiden.

Polyurie sollte von Polaquiurie unterschieden werden, bei der häufiges Wasserlassen erforderlich ist, während das normale Volumen beibehalten wird. Oft treten diese beiden Symptome zusammen auf. Die meisten Menschen urinieren ungefähr 4 bis 7 Mal pro Tag.

Viele Patienten stellen fest, dass sie an dieser Störung leiden, wenn sie nachts im Badezimmer aufstehen müssen, was als Nykturie bekannt ist. Dies kann auch passieren, wenn Sie vor dem Schlafengehen viel Flüssigkeit trinken.

Polyurie ist ein weit verbreitetes Symptom und kann auf verschiedene Faktoren zurückzuführen sein. Um mehr über diesen Zustand zu erfahren, wenden Sie sich an Dr. Mario Vega Carbó, einen Endokrinologen, der für das Vega & Vado-Büro zuständig ist.

Doktor Mario,
1. Was sind die häufigsten Ursachen für Polyurie?

Zwei der häufigsten Gründe sind Diabetes insipidus, ein Zustand, bei dem die Nieren der Flüssigkeitsentfernung nicht entgehen können, und Diabetes mellitus, bei dem der Blutzucker- oder Glukosespiegel infolge eines Defizits ansteigt bei der Herstellung von Insulin in der

Bauchspeicheldrüse. Eine weitere häufige Ursache ist das Trinken großer Mengen Wasser während des Tages.

Zu den selteneren Ursachen zählen Nieren- oder Herzinsuffizienz, bestimmte Medikamente wie Diuretika und Lithium, hohe oder niedrige Kalziumspiegel, Alkohol- oder Koffeinaufnahme, Sichelzellenanämie und das Sjögren-Syndrom, eine Systemstörung immunologisch gekennzeichnet durch trockene Augen und Mund.

2. Sind die Ursachen bei der Polaquiurie die gleichen?

Nein. Eine erhöhte Toilettenhäufigkeit ist in der Regel auf Blasenentzünd ung,
unwillkürliches Wasserlassen, Prostatawachstum oder Steine in den Harn wegen zurückzuführen. Schmerzen oder Brennen beim Wasserlassen, Fie ber, Lenden-
oder Flankenbeschwerden können auf eine Infektion hinweisen.

Wenn es jedoch Schwierigkeiten gibt, mit dem Wasserlassen zu beginnen, einen schwachen Urinstrom zu haben und am Ende zu tropfen, kann dies eine Verletzung der Prostata bedeuten.

3. Nach der Rückkehr nach Polyuria, wie wird diese Erkrankung dia gnostiziert?

Vor dem Arztbesuch ist es wichtig, dass der Patient seinen täglichen Urinspiegel kontrolliert und die Häufigkeit, mit der er auf die Toilette muss, die Menge, die er jedes Mal produziert, und die Gesamtmenge an Flüssigkeit, die er trinkt, aufzeichnet. Zusammen mit diesen Daten ist es für eine Diagnose erforderlich, die Krankengeschichte der Person zu kennen und unter anderem körperliche Untersuchungen, Urin- und Blutzuckertests sowie Osmolaritäts- und Wasserentzugstests durchzuführen.

Bei Frauen erfordert die Untersuchung in der Regel eine gynäkologische Untersuchung und Probenahme von Gebärmutterhals- und

Vaginalflüssigkeit, um sexuell übertragbare Krankheiten festzustellen. Bei Männern wird der Penis auf das Vorhandensein von Sekret untersucht und eine rektale Untersuchung zur Beurteilung der Prostata durchgeführt.

4. Welche anderen Punkte sollten bei Prüfungen berücksichtigt werden?

Unter anderem müssen wir auf Anzeichen von Fettleibigkeit oder Mangelernährung achten, die auf das Vorhandensein einer Art von Krebs oder Essstörungen hinweisen können. Während der Kopf- und Halsuntersuchung muss das Vorhandensein trockener Augen oder des Mundes (Sjögren-Syndrom) analysiert und die Haut auf hyperpigmentierte oder hypopigmentierte Läsionen, Geschwüre oder subkutane Knötchen, die auf Sarkoidose hindeuten, untersucht werden.

Auf der anderen Seite ist es wichtig herauszufinden, ob Polyurie plötzlich auftrat und ob der Patient Nachtschweiß, Husten und Gewichtsverlust hatte, ob er in der Vergangenheit geraucht hat und ob er an psychischen Störungen leidet.

5. Was ist die Behandlung von Polyurie?

Die Therapie hängt von der Ursache des Problems ab. Wenn es sich zum Beispiel um Diabetes Insipidus handelt, kann es mit Desmopressin, einem synthetischen Medikament, das die Flüssigkeitsretention fördert und Austrocknung verhindert, bekämpft werden. Bei Diabetes mellitus muss ein Insulinersatz oder ein orales Antidiabetikum angewendet und eine spezielle Diät befolgt werden.

Andererseits kann überschüssiger Urin reduziert werden, indem der Kaffee- oder Alkoholkonsum gesenkt wird und im Falle einer Behandlung mit Diuretika die Dosis angepasst wird.

6. Welche besondere Sorgfalt ist zu beachten?

Wenn eine Person mit Polyurie Schwäche in den Beinen hat, sollte sie sofort ins Krankenhaus gehen, da sie eine Rückenmarksstörung haben kann. Wenn Sie Fieber und Schmerzen im unteren Rückenbereich haben, sollten Sie dringend einen Arzt aufsuchen, da dies eine Infektion der Nieren sein kann.

7. Leiden ältere Menschen häufiger an dieser Störung?

Ja, ältere Männer neigen dazu, aufgrund einer Zunahme der Prostata häufiger zu urinieren, und bei Frauen tritt dies aufgrund verschiedener Faktoren auf, z Wechseljahre

Kapitel 108. Pflege und Behandlung von Diabetes insipidus

Diabetes Insipidus (DI) ist eine Erkrankung, bei der die Nieren aufgrund eines Mangels an Vasopressin, das von der Hypophyse ausgeschüttet wird, oder aufgrund einer Unempfindlichkeit der Nieren, darauf zu reagieren, nicht in der Lage sind, eine Flüssigkeitsentfernung zu vermeiden Hormon

Der größte Teil des Körperwassers wird resorbiert und nur ein kleiner Teil verworfen. Wenn dieser Zustand eintritt, geht die Rückhaltekapazität verloren und es entstehen große Mengen verdünnten Urins.

Personalausweis ist eine seltene Erkrankung, die Menschen jeden Alters und Geschlechts betreffen kann. Es wird durch genetische oder Nierenerkrankungen, Infektionen, Operationen, Tumoren oder andere Krankheiten verursacht, die den Hypothalamus oder die Hypophyse schädigen. Die Hauptsymptome sind übermäßiges Wasserlassen und Durst, das Erfordernis, viel Flüssigkeit zu trinken, Harninkontinenz und Verwirrtheit aufgrund von Dehydration und ein überdurchschnittlich hoher Natriumspiegel.

Bei kleinen Kindern kann es auch zu Wachstumsstillstand, mangelnder Gewichtszunahme oder -abnahme, Verstopfung und wiederholtem Fieber kommen.

Um über dieses Thema zu sprechen, interviewen wir Mario Vega Carbó, einen Endokrinologen mit mehr als 20 Jahren Erfahrung.

Doktor Mario,
1. Wie wird Diabetes insipidus erkannt?

Sobald die Anzeichen vorliegen, muss eine Reihe von Tests durchgeführt werden, um die Diagnose zu bestätigen. Im Allgemeinen werden Untersuchungen der Osmolarität und des Natriumgehalts im Blut, der

Urinanalyse, der Magnetresonanztomographie sowie Tests auf Wasserentzug und Provokation mit Desmopressin durchgeführt.

2. Was sind normale Wasserlassen?

Normalerweise uriniert ein gesunder Erwachsener durchschnittlich 2 Liter pro Tag. Eine Person mit Ausweis kann, wenn sie viel Flüssigkeit trinkt, je nach Schweregrad der Erkrankung mehr als 15 Liter trinken.

3. Was ist die Behandlung von Diabetes insipidus?

Zuallererst sollte die Ursache, die diesen Zustand verursacht, behandelt werden, entweder eine Abnormalität in der Hypophyse oder im Hypothalamus. DI kann mit Desmopressin kontrolliert werden, einem synthetischen Medikament, das die Flüssigkeitsretention fördert und Austrocknung verhindert. Es wird als Nasenspray, Tabletten, Waffeln unter der Zunge oder Injektionen verabreicht und sollte nur bei Bedarf angewendet werden.

Bei den meisten Menschen ist der Vasopressin-Mangel nicht vollständig und die Menge an Hormon, die der Körper produziert, variiert von Tag zu Tag. In milderen Fällen müssen Sie nur mehr Wasser trinken, um eine ausreichende Flüssigkeitszufuhr zu gewährleisten.

Auf der anderen Seite wird eine salzarme Diät empfohlen, wenn die Nieren nicht ausreichend auf das Hormon reagieren, um die Menge an Urin zu reduzieren, die sie produzieren.

4. Was passiert, wenn eine Person mehr Desmopressin als nötig konsumiert?

Dies kann zu Flüssigkeitsretention und niedrigen Natrium- und Salzwerten im Blut führen, was sehr gefährlich ist und sogar zu Krampfanfällen führen kann. Die Symptome einer übermäßigenWassereinlagerung im Körper sind Gewichtszunahme, geschwollene Beine, erhöhter Blutdruck und Kopfschmerzen.

5. Ist Diabetes insipidus dasselbe wie Diabetes mellitus?

Nein. Bei Diabetes Mellitus, der häufiger auftritt, steigt der Blutzucker-oder Glukosespiegel infolge eines Defizits bei der Insulinproduktion in der Bauchspeicheldrüse. Die Ursachen und Behandlungen sind unterschiedlich. Beiden Krankheiten ist gemeinsam, dass viel Durst und viel Flüssigkeit uriniert wird.

6. Welche Komplikationen kann ID mit sich bringen?

Eine falsche Flüssigkeitsaufnahme kann zu Dehydration und einem Elektrolytungleichgewicht führen. Dies kann zu niedrigem Blutdruck, Fieber, hoher Natriumkonzentration im Blut, Kopfschmerzen, schneller Herzfrequenz, Müdigkeit, Übelkeit, Muskelkrämpfen und anderen schwerwiegenden Problemen führen.

7. Welche andere Sorgfalt sollten Personen mit Personalausweis walten lassen?

Es wird empfohlen, dass diese Patienten ein Armband oder eine spezielle Karte tragen, die ihren Zustand anzeigt, um andere in Notsituationen zu warnen. Halten Sie auch immer eine Flasche Wasser und einen Vorrat Ihrer Medizin bereit und bringen Sie diese mit, wohin sie auch gehen.

Andererseits verringert Alkoholkonsum normalerweise die Vasopressin-Sekretion, daher wird empfohlen, dies zu vermeiden.

Kapitel 109. Hypopituitarismus

Hypopituitarismus oder Multipler Hypophysenhormonmangel (DHHM) ist eine Erkrankung, bei der die Hypophyse nicht die normale Menge einiger oder aller ihrer Hormone produziert. Diese Veränderung kann von Geburt an vorhanden sein oder später als Folge von Tumoren oder anderen Problemen erzeugt werden.

Das erste Anzeichen für diesen Zustand ist normalerweise auf die Abnahme der Knochenentwicklungsgeschwindigkeit und der Kleinwuchsform aufgrund eines Mangels an Wachstumshormon zurückzuführen. Andere häufige Symptome sind Bauch- und Kopfschmerzen, Appetitlosigkeit, mangelndes sexuelles Verlangen, Schwindel oder Ohnmacht, Müdigkeit, übermäßiges Wasserlassen und Durst, Unfruchtbarkeit, Verlust der Körperbehaarung, Gewichtsveränderungen, Kälteempfindlichkeit, Anämie. niedriger Blutdruck und Abnahme des Blutzuckerspiegels.

Diese Anzeichen können allmählich auftreten und variieren in Abhängigkeit von der Menge der fehlenden Hormone und der Schwere der Erkrankung.

Um mehr über dieses Thema zu erfahren, haben wir den kubanischen Arzt Mario Vega Carbó, einen Spezialisten für klinische Endokrinologie, interviewt.

Doktor Mario,
1. Was ist die Hypophyse?

Die Hypophyse ist eine interne Sekretdrüse, die sich an der Schädelbasis, hinter der Nase und zwischen den Ohren befindet. Es ist verantwortlich für die Kontrolle der Aktivität anderer Drüsen und die Regulierung bestimmter Körperfunktionen wie Wachstum und sexuelle Aktivität. Die Hormone, die es produziert, sind wichtig, um die Gesundheit, Entwicklung und Regulation des Stoffwechsels aufrechtzuerhalten.

2. Was sind die Ursachen für Hypopituitarismus?

DHHM kann auf Erbkrankheiten zurückzuführen sein, wird jedoch normalerweise erworben und ist normalerweise das Ergebnis eines Hypophysentumors. Es kann auch durch ein Kopftrauma verursacht werden; ein Schlaganfall; ein Tumor, eine Entzündung oder eine Infektion im Gehirn; Operation oder Strahlentherapie im Kopfbereich; oder Stoffwechsel-, Hypothalamus- oder Immunsystemerkrankungen.

Andererseits können bestimmte Medikamente wie Prednison und Dexamethason die normale Funktion dieser Drüse beeinträchtigen.

3. Wie wird DHHM erkannt?

Wenn Ihre Symptome auftreten, sind einige Tests erforderlich, um Ihre Diagnose zu bestätigen. Dies kann eine CT-Untersuchung des Gehirns, eine MRT der Hypophyse und Tests zur Kontrolle der Spiegel verschiedener Hormone im Körper umfassen.

4. Was ist Ihre Behandlung?

Um Hormone, die von der Hypophyse nicht richtig produziert werden, wieder aufzufüllen, benötigt der Patient eine lebenslange Hormontherapie. Dies kann unter anderem Corticosteroide (Cortisol), Levothyroxin, Wachstumshormon, Sexualhormone, Schilddrüsenhormon und Desmopressin umfassen.

Wenn eine Hypophyseninsuffizienz durch einen Tumor verursacht wird, muss dieser möglicherweise mit einer Strahlentherapie behandelt oder operativ entfernt werden.

5. Wie werden diese Hormone gegeben?

Abhängig von der Art des Hormons können einige oral durch Pillen und andere durch Injektionen, Hautpflaster oder Cremes verabreicht werden.

6. Was können Sie von dieser Therapie erwarten?

In der Regel ist dieser Zustand dauerhaft, daher sollten Sie eine lebenslange Behandlung durchführen. Auf jeden Fall können Sie mit einer geeigneten Therapie und regelmäßigen Kontrollen zur Dosisanpassung ein normales Leben führen.

7. Können Teenager mit Hypopituitarismus eine gewohnheitsmäßige sexuelle Entwicklung haben?

Ja, wenn ein Mangel an Sexualhormonen vorliegt, ermöglicht die angemessene Verwendung von Testosteron bei Männern und Östrogen bei Frauen einen normalen Beginn und ein Fortschreiten der Pubertät sowie eine vollständige sexuelle Entwicklung. Diese Behandlung sollte im Erwachsenenalter fortgesetzt werden, um die Genitalfunktion und ein störungsfreies Sexualverhalten sicherzustellen.

8. Welche andere Pflege sollten Menschen mit DHHM in Betracht ziehen?

Es wird empfohlen, dass diese Patienten ein Armband oder eine spezielle Karte tragen, die ihren Zustand anzeigt, um andere in Notsituationen oder bei Unfällen auf öffentlichen Straßen zu warnen. Dies ist besonders bei Menschen mit Cortisol- und Wachstumshormonmangel wichtig, da in Stresssituationen ein hohes Risiko für eine schwere Hypoglykämie oder eine arterielle Hypotonie besteht.

Kapitel 110. Sheehan-Syndrom und schwere Blutungen bei der Geburt

Das Sheehan-Syndrom ist eine Erkrankung, die auftritt, wenn eine Frau während der Geburt starke Blutungen oder einen zu niedrigen Blutdruck hat. In diesem Fall kann das Hypophysengewebe absterben und dazu führen, dass die Drüse nicht richtig funktioniert, was bedeutet, dass keine normalen Mengen eines oder mehrerer Hormone produziert werden. Diese Bedingung ist eine seltene Art von Hypopituitarismus.

Die Hypophyse ist verantwortlich für die Steuerung der Aktivität anderer Drüsen und die Regulierung bestimmter Körperfunktionen wie Wachstum, Muttermilchproduktion und sexuelle Aktivität. Die Hormone, die es erzeugt, sind für die Aufrechterhaltung der Gesundheit, die Entwicklung und die Regulierung des Stoffwechsels von wesentlicher Bedeutung. Daher kann ein Ausfall seiner Produktion verschiedene Störungen verursachen.

Um mehr über dieses Thema zu erfahren, haben wir den kubanischen Arzt Mario Vega Carbó, einen Endokrinologen mit mehr als 20 Jahren Erfahrung, interviewt.

Doktor Mario,
1. Welche Bedingungen kann das Risiko von Blutungen während der Geburt erhöhen?

Mehrlingsschwangerschaften (Zwillinge oder Drillinge) und Probleme in der Plazenta können das Risiko erhöhen. Wie auch immer, es ist eine sehr seltene Erkrankung, die bei 1 von 10.000 Geburten auftritt, und eine angemessene ärztliche Behandlung verringert das Blutungsrisiko in diesen Fällen weiter.

2. Was sind die Symptome des Sheehan-Syndroms?

Zu den häufigsten Anzeichen zählen Stillstörungen, Müdigkeit, fehlende Menstruationsperioden, Verlust von Scham- und Achselhaaren, Hypoglykämie, Appetitlosigkeit, Erkältungsunverträglichkeit, Brustverringerung und niedriger Blutdruck.

Einige Frauen leiden möglicherweise auch unter einer Abnahme der mentalen Funktion, Gewichtszunahme und Schwierigkeiten, wachsam zu bleiben, aufgrund einer schlechten Schilddrüsenaktivität. Oft manifestieren sich diese Symptome nach der Geburt, und Monate und sogar Jahre können vergehen.

3. Wie wird dieser Zustand erkannt?

Wie Ihre Symptome denen anderer Krankheiten übereinstimmen, kann es schwierig sein, zu diagnostizieren. Hierzu müssen einige Studien durchgeführt werden, die eine CT-Untersuchung des Gehirns, eine MRT der Hypophyse und Blutuntersuchungen zur Kontrolle der verschiedenen Hormonspiegel im Körper umfassen können.

4. Was ist Ihre Behandlung?

Um die Hormone zu ersetzen, die von der Hypophyse nicht richtig produziert werden, benötigt der Patient eine Hormontherapie. Im Falle von Östrogen und Progesteron sollten sie mindestens bis zum normalen Alter der Wechseljahre angewendet werden. Andererseits müssen Schilddrüsen- und Nebennierenhormone lebenslang eingenommen werden.

Angesichts schwerer Krankheit oder Stress, Schwangerschaft oder erheblicher Gewichtsveränderungen sollte die Dosis der Medikamente angepasst werden.

5. Was können Sie von dieser Therapie erwarten?

Normalerweise, wenn eine frühe Diagnose gestellt wird, sind die Ergebnisse sehr positiv. Contratamiento und regelmäßige Kontrollen die Dosis anpassen können ein normales Leben führen.

6. Welche anderen Komplikationen können beim Sheehan-Syndrom auftreten?

Einige Frauen können jahrelang leben, ohne zu bemerken, dass die Hypophyse nicht richtig funktioniert. Dann kann ein extremer körperlicher Stressfaktor eine Nebennierenkrise auslösen, die Ihr Leben gefährdet. Dies kann auf eine schwere Infektion oder Operation zurückzuführen sein.

Andererseits kann diese Erkrankung auch zu niedrigem Blutdruck und ungewolltem Gewichtsverlust führen. Daher ist es wichtig, die Anzeichen zu kennen.

Kapitel 111. Leeres türkisches Stuhlsyndrom

Das Empty Turkish Chair Syndrom ist eine Erkrankung, bei der die Hypophyse schrumpft oder abgeflacht wird. Diese Drüse ist für den Körper essentiell, da sie die Aktivität der anderen steuert und bestimmte Körperfunktionen wie Wachstum und sexuelle Aktivität koordiniert.

Darüber hinaus sind die Hormone, die es produziert, wichtig, um die Gesundheit, Entwicklung und Regulation des Stoffwechsels aufrechtzuerhalten. Die Hypophyse befindet sich an der Basis des Schädels in einer Vertiefung des Keilbeinknochens, die im Profil einem Pferdesattel ähnelt, den die Türken benutzten. Deshalb wird es ein türkischer Stuhl genannt.

Wenn die Drüse schrumpft oder abgeflacht ist, kann sie auf einer MRT nicht gesehen werden. Dies lässt den Eindruck entstehen, dass der Stuhl leer ist.

Um mehr über diesen Zustand zu erfahren, konsultierten wir Dr. Mario Vega Carbó, einen Endokrinologen, der für das Vega & Vado-Büro verantwortlich ist.

Doktor Mario,
1. Wodurch schrumpft die Hypophyse?

Wenn der türkische Stuhl leer aussieht, ist er in der Regel mit Gehirn- und Rückenmarksflüssigkeit gefüllt. Wenn es in diesen Bereich eindringt, übt es Druck auf die Hypophyse aus und bewirkt, dass sie schrumpft oder abflacht.

Andererseits können Drüsenschäden auch auf einen Tumor, ein Trauma, eine Strahlentherapie oder eine Operation zurückzuführen sein.

2. Welche Störungen verursachen das Empty Turkish Chair Syndrom?

Die Hypophyse ist für die Kontrolle der Nebennieren, der Schilddrüse, der Eierstöcke und der Hoden verantwortlich. Daher kann jeder Schaden, den Sie erleiden, Probleme in diesen Organen und abnormale Hormonspiegel im Körper verursachen. In vielen Fällen, in denen der türkische Stuhl leer aussieht, funktioniert er jedoch möglicherweise normal.

3. Was sind die Hauptsymptome dieses Syndroms?

Wenn die Hypophyse nicht richtig funktioniert, kann es bei Patienten zu Kopfschmerzen, unregelmäßiger oder fehlender Menstruation, Impotenz, verminderter Libido, hohem Blutdruck, Ohrensausen, Sehstörungen, Angstzuständen, Müdigkeit und Fäulnis kommen.

4. Wie wird dieser Zustand festgestellt?

Normalerweise wird das Empty Turkish Chair-Syndrom während einer MRT- oder CT-Untersuchung von Kopf und Gehirn entdeckt. Um die Diagnose zu bestätigen, werden normalerweise Tests durchgeführt, um die Spiegel verschiedener Hormone im Körper zu kontrollieren.

5. Wer hat es mit größerer Wahrscheinlichkeit?

Normalerweise sind Patienten mit diesem Syndrom zwischen 40 und 50 Jahre alt, obwohl dies auch im Kindesalter auftreten kann. Es gibt eine Dominanz von Frauen mit einer hohen Inzidenz von Fettleibigkeit.

6. Was ist die Behandlung?

Die Therapie hängt davon ab, ob die Hypophyse einen Schaden aufweist oder nicht. Wenn es normal funktioniert, ist keine Behandlung erforderlich. Wenn dieses Syndrom stattdessen ein Hormondefizit im Körper hervorruft, müssen Medikamente eingenommen werden, die diese ersetzen. Dies kann unter anderem Corticosteroide (Cortisol), Levothyroxin, Wachstumshormon, Sexualhormone, Schilddrüsenhormon und Desmopressin umfassen.

Wenn eine Hypophyseninsuffizienz durch einen Tumor verursacht wird, muss dieser möglicherweise mit einer Strahlentherapie behandelt oder operativ entfernt werden.

7. Welche anderen Störungen können diese Krankheit verursachen?

Das Empty Turkish Chair Syndrom kann einen höheren Spiegel im Körper von Prolaktin verursachen, dem Hormon, das die Brustentwicklung und die Muttermilchproduktion stimuliert.

Medikamente, die die Zubereitung unterdrücken, wie Bromocriptin, sind in der Regel bei der Lösung dieses Problems wirksam. Andererseits wird angenommen, dass dieser Zustand eine der Ursachen für Hypopituitarismus sein kann.

Kapitel 112. Galaktorrhoe und abnormale Brustsekretion

Galaktorrhoe ist die Absonderung von Milch über die Brustwarzen, die nicht mit dem Stillen zusammenhängt. Es betrifft normalerweise Frauen, obwohl es in einigen Fällen bei Männern und sogar bei Babys auftreten kann.

Diese Störung ist an sich keine Krankheit, kann aber ein Symptom für eine nicht diagnostizierte Pathologie sein. Brüste können von selbst oder bei Berührung abtropfen. Das Sekret ist normalerweise weiß und seltener gelb, grün oder braun.

Um mehr über dieses Thema zu erfahren, interviewen wir Mario Vega Carbó, einen Endokrinologen mit mehr als 20 Jahren Erfahrung.

Doktor Mario,
1. Was verursacht Galaktorrhoe?

Es gibt viele mögliche Ursachen. Es ist normalerweise auf einen Überschuss an Prolaktin im Körper zurückzuführen, dem Hormon, das für die Milchproduktion bei der Geburt von Babys verantwortlich ist. Es kann auch als Folge übermäßiger Bruststimulation, Hypophysen- oder Schilddrüsenproblemen, Nieren- oder Autoimmunerkrankungen, Tumoren, Stress, Entzündungen oder der Verwendung von Kleidung auftreten, die die Brüste reizen.

Andererseits kann der Konsum bestimmter Medikamente wie Antibabypillen, Antidepressiva oder Beruhigungsmittel oder illegaler Drogen wie Marihuana, Kokain und Opiate zu deren Entstehung führen. In einigen Fällen ist seine Herkunft nicht ganz klar.

2. Wie kommt es bei Männern und Babys vor?

Bei Männern ist es in der Regel mit einem Testosteronmangel verbunden und geht in der Regel mit einer vergrößerten Brust einher, einer als Gynäkomastie bekannten Erkrankung.

Bei Säuglingen kann es zu einer Vergrößerung des Brustgewebes kommen, wenn hohe Mengen an mütterlichem Östrogen die Plazenta passieren und Ihr Blut erreichen. In diesem Fall ist die Sezession in der Regel vorübergehend und löst sich von selbst auf.

3. Was sind die Symptome von Galactorrhea?

Neben der anhaltenden Nippelentladung sind andere Anzeichen dieser Störung das Fehlen oder die Unregelmäßigkeiten in der Menstruationsperiode, Kopfschmerzen, Sehstörungen, vermindertes sexuelles Verlangen, Akne und vermehrtes Haar. Bei Männern kann es zu erektiler Dysfunktion kommen.

4. Wie wird dieser Zustand diagnostiziert?

Im Hinblick auf ihre Symptome wird in der Regel die Anamnese des Patienten analysiert und eine körperliche Untersuchung durchgeführt. Auch ein Bluttest zur Kontrolle des Hormonspiegels und andere Tests, um eine Schwangerschaft auszuschließen.

Bei Verdacht auf ein Tumor- oder Hypophysenproblem kann eine MRT des Gehirns, eine Mammographie und eine Brustbiopsie erforderlich sein.

5. Was ist Ihre Behandlung?

Die Therapie wird davon abhängen, was Galaktorrhoe verursacht. Liegt es an einer übermäßigen Prolaktinproduktion, kann diese mit Medikamenten kontrolliert werden, ebenso bei Hypothyreose. Bei gutartigen Tumoren können diese operativ entfernt oder mit Medikamenten behandelt werden.

Wenn es auf den Konsum eines bestimmten Arzneimittels zurückzuführen ist, kann der Arzt es durch ein anderes ersetzen. Auf der anderen Seite können einige Cremes Veränderungen in der Haut um die Brustwarze behandeln. Oft verschwindet Galaktorrhoe von selbst im Laufe der Zeit, ohne dass eine Behandlung erforderlich ist.

6. Welche Komplikationen kann diese Störung mit sich bringen?

Wenn das Sekret Blut enthält oder transparent ist und mit einem Knoten verbunden ist, kann es ein Symptom für Brustkrebs sein und erfordert daher eine dringende Kontrolle. Es kann auch an einem Hypophysentumor liegen oder an der Paget-Krankheit der Brust, einer seltenen Krebsart, die die Haut der Brustwarze befällt.

7. Welche weiteren Aspekte sollten berücksichtigt werden?

Menschen mit Galaktorrhoe sollten es vermeiden, ihre Brüste beim Geschlechtsverkehr zu stimulieren, und enge Kleidung tragen, die die Haut reibt oder reizt.

Kapitel 113. Hyperprolaktinämie und Tumoren in der Hypophyse

Hyperprolaktinämie ist eine Erkrankung, bei der der Prolaktinspiegel im Blut höher als normal ist. Dieses Hormon wird von der Hypophyse ausgeschüttet und ist für die Stimulierung der Muttermilchproduktion nach der Geburt verantwortlich. Dieser Zustand kann bei Frauen zu einem Rückgang des Östrogens und bei Männern zu einem Rückgang des Testosterons führen, das Sehvermögen verändern und Galaktorrhoe und Unfruchtbarkeit verursachen.

Die häufigste Ursache für Hyperprolaktinämie ist das Vorhandensein eines Tumors in der Hypophyse, der in der Regel gutartig ist und als Prolaktinom bezeichnet wird.

Um mehr über dieses Thema zu erfahren, interviewen wir Mario Vega Carbó, einen Endokrinologen mit mehr als 20 Jahren Erfahrung.

Doktor Mario,
1. Was verursacht Hyperprolaktinämie?

In der Regel wird diese Störung durch einen Tumor in der Hypophyse verursacht, der einen hohen Prolaktinspiegel produziert. Andere mögliche Ursachen sind der Konsum bestimmter Medikamente gegen Bluthochdruck, Depressionen, Sodbrennen, schwere psychische Störungen und Schmerzen oder bestimmte Probleme in der Schilddrüse, Hypophyse, Leber oder Nieren.

2. Was sind Ihre Hauptsymptome?

Hyperprolaktinämie kann unter anderem Unfruchtbarkeit und Verlust von Libido und Knochenmasse verursachen. Bei Frauen sind Trockenheit der Scheide, Menstruationsbeschwerden, Akne, Hirsutismus und die Produktion von Muttermilch ohne Grund ebenfalls häufig. Bei Männern kann es zu erektiler Dysfunktion, vergrößerten Brüsten und vermindertem Körperhaar kommen.

Andererseits können große Tumore bei Prolaktinomen Kopfschmerzen und Sehstörungen verursachen.

3. Wie wird eine Hyperprolaktinämie festgestellt?

Eine Blutuntersuchung wird normalerweise durchgeführt, um den Prolaktinspiegel im Blut zu messen. Im Falle einer Erhöhung werden Hypothyreose und Schwangerschaft ausgeschlossen und die Medikamente, die die Patientin einnimmt, analysiert.

Andererseits wird bei Verdacht auf einen Tumor eine MRT des Gehirns und der Hypophyse durchgeführt. Wenn sich das Prolaktinom bestätigt, sind möglicherweise Sehtests erforderlich, um festzustellen, ob es betroffen ist.

4. Wer hat mehr Risiken, daran zu leiden?

Eine von einem Tumor herrührende Hyperprolaktinämie tritt häufiger bei Frauen zwischen 20 und 35 Jahren auf, obwohl sie sich in jedem Alter manifestieren kann.

5. Was ist die Behandlung von Hyperprolaktinämie?

Die Therapie hängt von der Ursache und den Symptomen ab. In bestimmten Fällen, in denen keine Anzeichen vorliegen, ist eine Behandlung möglicherweise nicht erforderlich.

Wenn der Zustand durch ein Prolaktinom verursacht wird, verringern bestimmte Medikamente wie Bromocriptin und Cabergolin die Produktion dieses Hormons und helfen, die Größe des Tumors zu verringern. Diese Medikamente können jedoch unter anderem Übelkeit, Erbrechen, verstopfte Nase, Kopfschmerzen und Schläfrigkeit verursachen.

Wenn der Tumor entfernt werden muss, kann eine Operation durchgeführt oder mit Strahlung behandelt werden. Wenn diese Störung auf den Konsum eines bestimmten Arzneimittels zurückzuführen ist, sollte die Dosis angepasst oder durch eine andere ersetzt werden. Wenn die Ursache eine Schilddrüsenunterfunktion ist, wird diese mit Levothyroxin behandelt.

6. Was ist Galaktorrhoe und in welcher Beziehung steht sie zu Hyperprolaktinämie?

Galaktorrhoe ist die Absonderung von Milch durch die Brustwarzen, die nicht mit dem Stillen zusammenhängt. Es ist in der Regel auf einen Überschuss an Prolaktin im Körper zurückzuführen, der mit Medikamenten kontrolliert werden kann.

Kapitel 114. Hypophysentumoren

Hypophysentumor ist ein abnormales Wachstum in der Hypophyse, das normalerweise nicht krebsartig (gutartig) ist. Diese Drüse befindet sich an der Basis des Schädels und ist für die Steuerung der Aktivität anderer Organe und die Regulierung bestimmter Körperfunktionen wie Wachstum, Stoffwechsel, Blutdruck und sexuelle Aktivität verantwortlich.

Zu den sezernierten Substanzen zählen Corticotropin, Wachstumshormon, Prolaktin, Schilddrüsenstimulierendes Hormon, Luteinisierendes Hormon und Follikelstimulierendes Hormon.

Hypophysentumoren können zu einer signifikanten Zunahme oder Abnahme der Hormone führen und verschiedene Komplikationen im Körper hervorrufen. Außerdem können sie wachsen und Druck auf andere Strukturen ausüben.

Um mehr über dieses Thema zu erfahren, haben wir den kubanischen Arzt Mario Vega Carbó interviewt, einen Endokrinologen mit mehr als 20 Jahren klinischer Erfahrung.

Doktor Mario,
1. Wie entstehen Hypophysentumoren?

Der Grund für das unkontrollierte Zellwachstum in der Drüse, die diesen Zustand hervorruft, ist derzeit nicht bekannt, obwohl vermutet wird, dass es sich um genetische Veränderungen handelt. In einigen Fällen sind Hypophysentumoren Teil einer als multiple endokrine Neoplasie bekannten Erbkrankheit.

2. Was sind Ihre Hauptsymptome?

Manchmal sind diese Tumoren sehr klein, produzieren keine Anzeichen und werden während des Lebens der Person nie entdeckt. In anderen

Fällen hängen die Symptome vom Hormonüberschuss oder -mangel ab, den sie erzeugen, oder vom Druck, den sie auf andere Strukturen ausüben. Im letzteren Fall können sie Sehstörungen, Kopfschmerzen, Energiemangel, Übelkeit und Erbrechen sowie Geruchssinnverlust verursachen.

Wenn sie ein hormonelles Defizit produzieren, können sie Schwäche, Erkältung, Abwesenheit oder Verkürzung der Menstruationsperioden, sexuelle Dysfunktion, mehr Urin, Übelkeit und Erbrechen sowie unwillkürlichen Verlust oder Gewichtszunahme erzeugen.

Währenddessen kann die übermäßige Produktion von Hormonen zum Cushing-Syndrom führen - Cortisolüberschuss - dessen Hauptmerkmale Fettleibigkeit im Mittel- und Oberkörper, gerundetes und rotes Gesicht, dünne Arme und Beine, violette Streifen, feine und empfindliche Haut, langsame Wiederherstellung der Schnitte und leichte Blutergüsse.

Es kann auch Akromegalie oder Gigantismus verursachen - Wachstumshormonüberschuss - und übermäßige Körpergröße aufweisen; große Hände, Füße, Kiefer, Stirn, Nase und Zunge; Veränderung der Gesichtszüge; Hypersudoration mit starkem Körpergeruch; Blut im Stuhl; Muskelschwäche; Seh- und Stoffwechselstörungen; Kopfschmerzen und Gelenkschmerzen; Ernste Stimm- und Schlafapnoe.

In sehr wenigen Fällen kann es zu einer Schilddrüsenüberfunktion (Schilddrüsenhormonüberschuss) kommen. Die häufigsten Symptome sind Angstzustände, Nervosität, Müdigkeit, Konzentrationsstörungen, Durchfall, dünnes und zerbrechliches Haar, zitternde Hände, erhöhte Hitzeunverträglichkeit Appetit, Schwitzen, Menstruationsstörungen, Herzklopfen, Schlafstörungen und Gewichtsverlust.

Schließlich kann übermäßiges Prolaktin bei Frauen unregelmäßige oder fehlende Menstruationsperioden und Galaktorrhoe sowie erektile Dysfunktion, Verlust des sexuellen Verlangens und Brustwachstum bei Männern verursachen.

3. Wie werden Hypophysentumoren erkannt?

Eine körperliche Untersuchung sowie Blut- und Urintests werden normalerweise durchgeführt, um den Hormonspiegel zu messen. Computertomographie oder Magnetresonanztomographie des Gehirns zur Bestimmung der Lage und Größe des Tumors; und Vision-Analyse, um zu sehen, ob es betroffen ist.

4. Was ist Ihre Behandlung?

Die Therapie hängt von den Symptomen des Tumors, seiner Größe, seinem Wachstum im Gehirn und den von ihm verursachten Störungen ab. Das Alter und der Gesundheitszustand des Patienten werden ebenfalls bewertet.

In einigen Fällen ist eine Operation erforderlich, um es zu entfernen, insbesondere wenn Sie Druck auf die Sehnerven ausüben. Strahlentherapie oder bestimmte Medikamente können auch verwendet werden, um ihre Größe zu reduzieren. In anderen Fällen, wenn keine Anzeichen vorliegen, wird der Tumor durch regelmäßige Kontrollen auf seine Entwicklung hin beobachtet.

Änderungen der Hormonproduktion werden durch den Einsatz von Medikamenten normalisiert.

5. Welche weiteren Komplikationen können diese Tumoren mit sich bringen?

Hypophysentumoren wachsen oder breiten sich normalerweise nicht aus. Das schwerwiegendste Problem, das sie verursachen können, ist Blindheit, wenn der Sehnerv schwer beschädigt ist.

Andererseits kann der Tumor oder seine Entfernung lebenslange hormonelle Ungleichgewichte verursachen, und der Patient muss permanent Medikamente einnehmen. Darüber hinaus kann eine Schädigung der Hypophyse zu Diabetes insipidus führen, was zu übermäßigem Urinieren und Durst führt, der die Notwendigkeit einer Einnahme bedingt

Kapitel 115. Akromegalie

Akromegalie ist eine seltene Erkrankung, die auftritt, wenn die Hypophyse im Erwachsenenalter übermäßiges Wachstumshormon produziert. Dies ist normalerweise auf einen nicht krebsartigen Tumor in der Drüse zurückzuführen, der mit einer Strahlentherapie behandelt oder operativ entfernt werden muss.

Wenn dies in der Kindheit geschieht, kann es zu Gigantismus kommen, bei dem Knochen und Körper zu stark wachsen und der Junge für sein Alter extrem groß wird. Im Erwachsenenalter erzeugt Akromegalie größere Hände, Füße und Gesicht als normal. Betroffen sind im Durchschnitt zwischen 5 und 10 Personen pro 100.000, ohne Unterschiede zwischen Männern und Frauen aufzuweisen.

Um mehr über diesen Zustand zu erfahren, konsultierten wir Dr. Mario Vega Carbó, einen Endokrinologen, der für das Vega & Vado-Büro verantwortlich ist.

Doktor Mario,
1. Was sind die Hauptsymptome von Akromegalie?

Unter anderem können Menschen, die an dieser Störung leiden, Hypersudorationen mit einem starken Geruch im Körper, Blut im Stuhl, Muskelschwäche, Müdigkeit, Seh- und Stoffwechselstörungen, Kopfschmerzen und Gelenkschmerzen, starker Stimm- und Schlafapnoe haben.

Aus physikalischer Sicht ist eine übermäßige Höhe üblich; große Hände, Füße, Kiefer, Stirn, Nase und Zunge; Veränderung der Gesichtszüge; weit auseinanderliegende Zähne; Warzen dicke Lippen; Markierte Falten und geschwollene Finger.

Viele Menschen bemerken, dass die Ringe nicht mehr in ihre Finger eindringen und dass die Anzahl der Schuhe schrittweise zunimmt.

Männer können eine erektile Dysfunktion und Unregelmäßigkeiten im Menstruationszyklus haben.

2. Wer leidet häufiger an dieser Krankheit?

Akromegalie betrifft normalerweise Erwachsene mittleren Alters. Es kann sich jedoch in jedem Alter manifestieren. Da es sich nicht um eine häufige Krankheit handelt und körperliche Veränderungen allmählich auftreten, dauert es manchmal eine Weile, bis sie erkannt werden.

Die Diagnose wird zwischen 5 und 15 Jahren nach Einsetzen der Symptome gestellt, bei einem Durchschnittsalter zwischen 40 und 50 Jahren.

3. Wie wird diese Krankheit bestätigt?

Um die Akromegalie zu bestätigen, ist es notwendig, die Krankengeschichte des Patienten zu analysieren, eine körperliche Untersuchung und Blutzuckermessung, Prolaktintests und eine Messung des Wachstumshormons durchzuführen.

Im Allgemeinen werden unter anderem eine Röntgenaufnahme der Wirbelsäule und eine MRT des Gehirns, die die Hypophyse umfasst, durchgeführt.

4. Was ist die Behandlung von Akromegalie?

Wenn bestätigt wird, dass der Grund für die Erkrankung ein Tumor in der Hypophyse ist, kann er durch eine Operation entfernt werden. Dies löst normalerweise das Problem. Wenn der Tumor zu groß ist, um vollständig entfernt zu werden, kann er mit Bestrahlung und Medikamenten behandelt werden.

Auf der anderen Seite gibt es spezielle Mittel, die die überschüssige Sekretion von Wachstumshormonen hemmen oder reduzieren.

5. Welche anderen Ursachen können diese Krankheit verursachen?

Bei einigen Menschen wird die Akromegalie durch Tumoren in anderen Körperteilen wie Lunge, Bauchspeicheldrüse oder Nebenniere verursacht.

6. Welche Unannehmlichkeiten kann Akromegalie verursachen?

Zusätzlich zu Veränderungen im Erscheinungsbild können Menschen, die an dieser Anomalie leiden, unter Dickdarmpolypen, hohem Blutdruck, Diabetes,Arthrose,Herz-Kreislauf-Erkrankungen, Rückenmarkkompression, Sehstörungen, sexuellen Funktionsstörungen, Depressionen und einer Vergrößerung leiden Schilddrüse und Herz.

Kapitel 116. Kraniopharyngeom

Das Kraniopharyngeom ist ein seltener nicht krebsartiger Tumor, der sich an der Basis des Gehirns in der Nähe der Hypophyse und des Hypothalamus entwickelt. Obwohl es in jedem Alter auftreten kann, betrifft es hauptsächlich Kinder zwischen 5 und 10 Jahren und ältere Erwachsene. Sein Ursprung ist weder erblich noch mit Krankheiten während der Schwangerschaft verbunden.

Dieser Zustand verursacht unter anderem einen Druckanstieg im Gehirn, eine Veränderung der Hormonproduktion der Hypophyse und eine Atrophie des optimalen Nervs. Die Hauptsymptome sind Kopfschmerzen, Übelkeit, Erbrechen, Müdigkeit, vermehrter Durst, übermäßiges Wasserlassen, Sehstörungen und langsames Wachstum. Darüber hinaus haben Patienten möglicherweise Schlafstörungen, Lernstörungen und Verhaltensstörungen.

Um mehr über diesen Zustand zu erfahren, konsultieren wir Dr. Mario Vega Carbó, einen Spezialisten für klinische Endokrinologie.

Doktor Mario,
1. Wie wird ein Kraniopharyngeom festgestellt?

Wenn ein Patient diese Anzeichen aufweist, werden normalerweise eine Reihe von körperlichen Bewertungen (Sehen, Hören, Gleichgewicht, Koordination und Reflexe) sowie Tests auf einen Tumor durchgeführt. Dies beinhaltet Blutuntersuchungen zur Messung des Hormonspiegels, Computertomographie oder MRT des Gehirns und eine Untersuchung des Nervensystems.

2. Was ist ein Tumor und mit welchen Risiken ist er in diesem Fall verbunden?

Ein Tumor ist eine Ansammlung von Zellen mit abnormalem Wachstum. Beim Craniopharyngeom handelt es sich um einen gutartigen Tumor, der sich also nicht auf andere Körperteile ausbreitet. Es kann jedoch eine große Größe erreichen und verschiedene Bereiche des Gehirns komprimieren, was zu Funktionsstörungen führt.

3. Welche Behandlung wird angewendet, wenn die Diagnose bestätigt wurde?

Am häufigsten wird eine Operation durchgeführt, um den Tumor zu entfernen. Dies hängt von der Position und Größe des Tumors ab. Da es in der Nähe viele empfindliche und wichtige Strukturen gibt, wird manchmal nicht alles entfernt, um eine gute Lebensqualität nach der Behandlung zu gewährleisten.

Eine Strahlentherapie und eine Chemotherapie oder eine Kombination von beiden können auch für das Kraniopharyngeom angewendet werden. Das Medikament, das am häufigsten zur Behandlung von Hirntumoren angewendet wird, ist Temozolomid, das als Tablette eingenommen wird.

4. Ist eine Operation sehr riskant?

Eine Operation zur Entfernung des Hirntumors birgt Risiken wie Infektionen oder Blutungen. Sie hängen davon ab, wo es sich befindet. Befindet es sich beispielsweise in der Nähe der mit den Augen verbundenen Nerven, besteht die Gefahr eines Sehverlusts. Jedenfalls ist es heute möglich, eine Gehirnoperation ohne Narben und minimal invasiv durchzuführen.

5. Und bei Strahlentherapie und Chemotherapie?

Die Anwendung kann Nebenwirkungen verursachen, die von der Art und der verwendeten Dosis abhängen. Bei Bestrahlung treten am häufigsten Müdigkeit, Kopfschmerzen, Gedächtnisverlust und Irritationen der Kopfhaut auf, während eine Chemotherapie Übelkeit, Erbrechen und Haarausfall verursachen kann.

6. Wie ist die allgemeine Prognose nach dem Eingriff?

Die Ergebnisse hängen davon ab, ob der Tumor vollständig entfernt werden konnte und welche Probleme der Zustand im Nervensystem verursacht. Die Erwartungen sind in der Regel günstig, mit einer Heilungswahrscheinlichkeit von 80 bis 90%. In vielen Fällen bessern sich Hormon- und Sehstörungen jedoch nicht mit der Behandlung.

7. Wie ist die postoperative Therapie?

Nach der Operation müssen unbedingt Untersuchungen durchgeführt werden, um festzustellen, ob die Funktion der Hypophyse oder der Hypophyse normal ist oder sich verändert. Bei Kindern wird empfohlen, deren Wachstum und Entwicklung sowie den Beginn der Pubertät zu überwachen. Wenn dies nicht auf normale Weise geschieht, muss die Leistung einer Hormontherapie bewertet werden.

Andererseits kann eine Rehabilitation erforderlich sein, wenn man bedenkt, dass diese Tumoren in Teilen des Gehirns auftreten können, die motorische Fähigkeiten, Sprache, Sehvermögen und Denken steuern. Dies kann physikalische Therapie, Sprachtherapie und Unterstützung bei Änderungen des Gedächtnisses, Denkens und der Stimmung nach der Operation umfassen.

8. Bestehen Chancen, dass der Tumor zurückkommt?

Wenn der Tumor nicht vollständig entfernt ist, kann der Zustand zurückkehren. In diesen Fällen tritt es normalerweise innerhalb der ersten 2 Jahre nach der Operation auf.

Kapitel 117. Zirbeltumoren und frühe Pubertät

Zirbeltumoren sind eine Art Hirntumor, der sich in der Zirbeldrüse bildet und sowohl dem Nervensystem als auch dem endokrinen System angehört. Dieses Organ produziert das Hormon Melatonin, das unter anderem die Muster von Wachheit und Schlaf sowie den Beginn der Pubertät moduliert.

Darüber hinaus ist es an der Bildung von Endorphinen beteiligt, den Hormonen, die Glückszustände verursachen und die Schmerzregulierung ermöglichen, sowie an anderen, die den Menstruationszyklus bei Frauen steuern. Zirbeltumoren, die normalerweise langsam wachsen, können gutartig (nicht krebsartig) oder bösartig (krebsartig) sein. Bei Jugendlichen können sie eine frühreife Pubertät erzeugen.

Um mehr über diesen Zustand zu erfahren, wenden Sie sich an Dr. Mario Vega Carbó, einen Endokrinologen, der für das Vega & Vado-Büro zuständig ist.

Doktor Mario,
1. Warum treten diese Tumoren auf?

Zirbeltumoren sind ungewöhnlich und treten im Kindesalter häufiger auf. Sie können durch die Vermehrung von primären Pinealozyten, Astrozyten oder Keimzellen entstehen.

2. Was sind Ihre Hauptsymptome?

Einige häufige Anzeichen sind Gangstörungen, Erbrechen, Kopf- oder Augenschmerzen, verschwommenes oder doppeltes Sehen, Hörstörungen und Schlaflosigkeit.

3. Wie werden Zirbeltumoren erkannt?

Angesichts der Symptome werden normalerweise ein CT-Scan oder eine MRT des Kopfes, ein Elektroenzephalogramm zur Messung der elektrischen Aktivität des Gehirns und eine stereotaktische Biopsie durchgeführt.

Eine frühzeitige Diagnose ist unerlässlich, um eine angemessene Behandlung einleiten und die Entwicklung von Hydrozephalus und anderen Folgen vermeiden zu können.

4. Was ist Ihre Behandlung?

Die Therapie hängt von der Tumorhistologie und ihrer Größe zum Zeitpunkt der Diagnose ab. Strahlentherapie, Chemotherapie und Chirurgie werden allein oder in Kombination angewendet. Die Prognose ist in der Regel schwierig, da die Extraktion komplex ist.

Die Verbesserung der Operationstechniken hat jedoch in vielen Fällen zu guten Ergebnissen geführt. Eine ventrikuläre Drainage kann erforderlich sein, um den Hydrozephalus zu senken.

5. Welche anderen Zustände können Zirbeltumoren verursachen?

Dieser Zustand kann vor allem bei Männern zu einer vorzeitigen Pubertät führen. Fettleibiger Diabetes und Hypogonadismus.

6. Welche weiteren Aspekte sollten während der Krankheit berücksichtigt werden?

Im Falle eines bösartigen Tumors wird empfohlen, psychologische Unterstützung und Teilnahme an therapeutischen Gruppen mit Menschen, die an derselben Krankheit leiden, zu suchen, um die Angstzustände, Ängste und Belastungen zu behandeln, die dazu führen können.

Kapitel 118. Hypophysenchirurgie

Die Hypophyse ist eine Drüse an der Schädelbasis, die für die Steuerung der Aktivität anderer Organe und die Regulierung bestimmter Körperfunktionen wie Wachstumsstoffwechsel, Blutdruck und sexuelle Aktivität verantwortlich ist. Dort können abnormale Gewebemassen auftreten, die normalerweise nicht krebsartig sind. Diese Tumoren können jedoch eine Zunahme oder eine signifikante hormonelle Abnahme verursachen, was zu unterschiedlichen Komplikationen im Körper führt.

Darüber hinaus können sie an Größe zunehmen und Druck auf andere Strukturen ausüben, beispielsweise auf die Sehnerven. In diesen Fällen kann eine Operation erforderlich sein, um sie zu entfernen. Ein chirurgischer Eingriff kann auch erforderlich sein, um einen Hypophysenanfall zu behandeln, eine seltene Krankheit, die durch Blutungen oder Infarkte der Drüse im Zusammenhang mit einem Tumor verursacht wird.

Um mehr über dieses Thema zu erfahren, befragen wir Mario Vega Carbó, einen Endokrinologen, der für das Vega & Vado-Büro zuständig ist.

Doktor Mario,
1. Wie wird eine Hypophysenoperation durchgeführt?

Für diese Art von Verfahren gibt es zwei Techniken. Am gebräuchlichsten ist die endoskopische transsphenoidale transsphenoidale Chirurgie, bei der der Hypophysentumor durch die Nase und die Nebenhöhlen entfernt wird. Wenn der Eingriff nicht auf diese Weise durchgeführt werden kann, wird eine Kraniotomie durchgeführt, bei der die Extraktion durch den oberen Teil des Schädels mittels eines Einschnitts in der Kopfhaut durchgeführt wird.

2. Wie ist die Vorbereitung auf diese Operation?

Vor der Operation ist es wichtig, den Arzt über alle Medikamente zu informieren, die eingenommen werden, wenn eine Allergie oder Krankheit vorliegt oder wenn Sie schwanger sind. Im Falle der Einnahme von Antikoagulanzien wie Aspirin und Ibuprofen muss der Patient diese möglicherweise vor dem Eingriff vorübergehend aussetzen.

3. Was sind die Vorteile des transsphenoidalen transnasalen endoskopischen Ansatzes?

Dieses Verfahren bietet den Vorteil, dass es minimal invasiv ist und die Entfernung des Tumors ohne äußere Inzision ermöglicht. Auf diese Weise ist kein anderer Teil des Gehirns betroffen und hinterlässt keine sichtbaren Narben oder Nähte.

Während dieser Operation wird das Endoskop, ein dünner Tubus mit einem Licht und einer Kamera am Ende, als Sichtquelle verwendet. Es ermöglicht eine Panorama-Perspektive auf das Innere der Keilbeinhöhlen, des türkischen Stuhls und der Tumorhöhle. Außerdem wird mit dieser Technik die Dissektion und Rekonstruktion der Septum- und Nasenstrukturen vermieden.

4. In welchen Fällen ist ein transkranieller Ansatz erforderlich?

Die Kraniotomie ist für große oder schwer zu behandelnde Tumoren erforderlich, z. B. solche, die in Hirngewebe oder benachbarte Nerven eingedrungen sind, da sie einen besseren Zugang ermöglichen. In diesem Fall wird ein Schnitt an der Stirn oder an einer Seite des Kopfes vorgenommen und ein Endotrachealtubus kann platziert werden, um dem Patienten das Atmen während des Eingriffs zu erleichtern.

Der Chirurg entfernt ein Stück des Schädels und schneidet und öffnet die Hirnhaut, um den Tumor zu erreichen. Nach dem Entfernen müssen möglicherweise Metallplatten oder Schrauben verwendet werden, um den entfernten Teil des Knochens wieder zu befestigen. Währenddessen wird der Kopfschnitt mit Stichen oder Heftklammern geschlossen.

5. Welche Risiken birgt die Hypophysenchirurgie?

Der Erfolg dieses Verfahrens hängt weitgehend von der Art des Tumors, seiner Lokalisation, seiner Größe und davon ab, ob er in nahegelegene Gewebe eingedrungen ist oder nicht. Während der Operation können Gehirn, Augen, Knochen, Blutgefäße oder Nerven verletzt werden. Darüber hinaus blutet der Patient möglicherweise stärker als erwartet, bekommt eine Infektion oder hat Atembeschwerden.

Andererseits können sich ihre Hormonspiegel ändern und schwerwiegende Komplikationen hervorrufen, es kann sich ein Blutgerinnsel bilden oder es kommt zu einem Flüssigkeitsverlust im Bereich von Gehirn und Rückenmark. Andere Risiken sind Seh-, Geschmacks- und Geruchsverlust.

Darüber hinaus kann der Patient nach der Operation an Diabetes insipidus leiden, einer Erkrankung, die zu übermäßigem Urinieren und Durst führt, der Notwendigkeit, eine große Menge an Flüssigkeiten zu trinken, Harninkontinenz und Verwirrung aufgrund von Dehydration und einem über dem normalen Natriumspiegel liegenden Wert. .

6. Welche Pflege sollte der Patient nach der Operation einhalten?

Während der ersten Tage haben Sie möglicherweise Stauung und Kopfschmerzen und benötigen Medikamente, die Ihnen bei der Regulierung des Hormonspiegels helfen, der schrittweise reduziert wird.

Andererseits benötigen Sie möglicherweise einen Nasenspray mit Kochsalzlösung, um die Nasenschleimhäute feucht zu halten und die Heilung zu erleichtern. Niesen, Husten und Schnupfen sollten Sie mindestens zwei Wochen lang vermeiden.

7. Welche Symptome erfordern nach der Operation Aufmerksamkeit?

Wenn der Patient Schmerzen in der Brust, Atemnot, Fieber, Anzeichen einer Infektion in der Wunde hat, klare Flüssigkeit aus der Nase oder dem Rachen tropft, starke und anhaltende Kopfschmerzen, Schwindel, Lichtempfindlichkeit, Verlust oder Probleme Sehkraft, ständige Notwendigkeit zu urinieren oder Schwellungen in den Beinen, wird es notwendig sein, dringend einen Arzt aufzusuchen.

8. Welche weiteren Aspekte sollten nach der Operation berücksichtigt werden?

In Fällen, in denen es nicht möglich ist, den gesamten Tumor während des Eingriffs zu entfernen, kann eine neue Operation oder Strahlentherapie erforderlich sein. Es ist möglich, dass die Spiegel bestimmter Hormone nach der Operation nicht wieder normal sind. Daher müssen Medikamente eingenommen werden, um sie zu ersetzen.

405

Kapitel 119. Hypophysenanfall

Hypophysen-Schlaganfall ist eine seltene Erkrankung, die durch Blutungen oder Infarkte dieser Drüse im Zusammenhang mit einem Tumor verursacht wird. Der Zustand ist gekennzeichnet durch plötzliche und intensive Kopfschmerzen, meningeale Reizungen, Übelkeit, Erbrechen, Sehstörungen, die zur Erblindung und manchmal zu einer Verringerung des Bewusstseins und sogar des Komas führen können.

Hypophyseninfarkt wird durch Blutungen in die Drüse oder durch eine Blockade des Blutflusses zu ihr verursacht. Eine frühzeitige Diagnose, eine Hormonersatztherapie zur Bekämpfung des Hypopituitarismus und eine transsphenoidale Operation bilden die Grundlage für die Behandlung dieser Erkrankung.

Um mehr über dieses Thema zu erfahren, befragen wir Mario Vega Carbó, einen Endokrinologen, der für das Vega & Vado-Büro in Managua, Nicaragua, verantwortlich ist.

Doktor Mario,
1. Was verursacht einen Hypophysenanfall?

Die Gründe, warum es sich entwickelt, sind nicht ganz klar, obwohl aufgrund des schnellen Tumorwachstums, der vaskulären Abnormalitäten und der Kompression der oberen Hypophysenarterie gegen das selare Zwerchfell eine ischämische Nekrose vermutet wird.

Bei den meisten Patienten ist kein auslösender Faktor bekannt, obwohl angenommen wird, dass die Verringerung der Gefäßversorgung, die akute Erhöhung des Blutflusses, die Stimulierung der Hypophyse, Antikoagulationssituationen und das Schädeltrauma das Erscheinungsbild beeinflussen könnten.

2. Wie wird dieser Zustand erkannt?

Angesichts der Symptome ist es wichtig, eine MRT- oder CT-Untersuchung durchzuführen, um festzustellen, ob es sich um eine Blutung oder einen Tumorinfarkt handelt, und um die Spiegel verschiedener Hormone im Körper zu kontrollieren.

Aus klinischer Sicht weisen diese Patienten in der Regel eine Zerstörung des Hypophysengewebes auf, die zu Hypopituitarismus, einer Ausdehnung der Blutung mit Nervenkompression sowie Kopfschmerzen und Anzeichen einer meningealen Reizung aufgrund des Blutabflusses in den Subarachnoidalraum und der Kompression des Hypophysengewebes führt Membran abdichten.

3. Welche Symptome von Kopfschmerzen lassen Sie vermuten, dass eine Hypophysen-Apoplexie vorliegt?

Neben Sehstörungen sind einige Anzeichen eines Kopfschmerzalarms Fieber, das nicht durch andere Ursachen erklärt werden kann, starke plötzlich auftretende Schmerzen, fortschreitende Verschlimmerung, Erbrechen und Übelkeit, niedriger Blutdruck, vermindertes Bewusstsein , psychomotorische Unruhe, epileptische Anfälle und Verhaltensstörungen.

4. Wie wird dieser Zustand behandelt?

Die Therapie besteht unter anderem aus einer dringenden transsphenoidalen Dekompression und einer Hormonersatztherapie mit hohen Dosen von Kortikosteroiden, Schilddrüsenhormon und Gonadotropinen. Wenn das Sehvermögen nicht beeinträchtigt wird, ist in der Regel kein chirurgischer Eingriff erforderlich.

Andererseits ist die Verabreichung von Wachstumshormon bei Erwachsenen umstritten, obwohl dies bei Kindern bis zum Ende der Entwicklungsphase empfohlen wird.

5. Wie ist die erwartete Prognose dieser Behandlung?

Bei frühzeitiger Diagnose entwickeln sich die Patienten in den allermeisten Fällen günstig und zeigen eine signifikante Heilung von Sehstörungen.

Bezüglich des Hormonspiegels sollte die Behandlung im Allgemeinen fortgesetzt werden und regelmäßige Kontrollen durchgeführt werden, um die Dosis der Medikamente anzupassen.

6. Welche anderen Komplikationen können Hypophysenanfälle mit sich bringen?

Bei akuter Darreichungsform handelt es sich um einen neuroendokrinologischen Notfall, der dringend behandelt werden muss, da er lebensbedrohlich ist. Ein plötzlicher Corticotropin- und Cortisolmangel kann zu ernsthaften Risiken einer Nebenniereninsuffizienz führen.

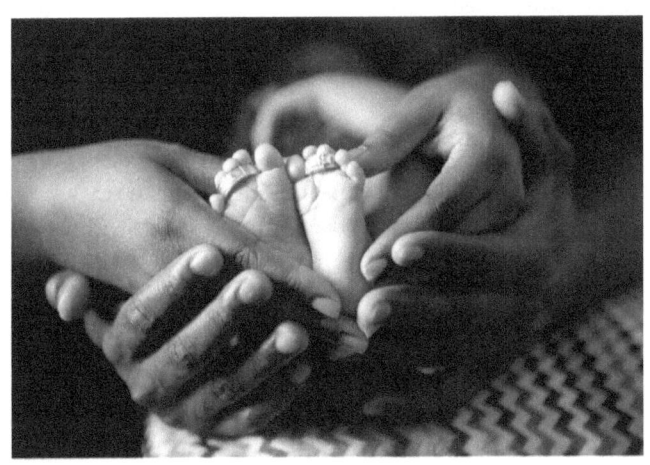

ABSCHNITT III REPRODUKTION
UND LEBENSZYKLUS

Der dritte Abschnitt des Interviewbuchs ist in 5 große Teile unterteilt, die wiederum die Kapitel in Bezug auf die Reproduktion und den Lebenszyklus des Einzelnen gruppieren.

Im ersten Teil werden die Themen der weiblichen Sexualdrüse, des Eierstocks, seiner Funktionen und der verschiedenen Veränderungen, die sich aus seinem Zustand ergeben, erörtert. Sie beantworten Fragen zu so häufigen und häufigen Veränderungen des Menstruationszyklus bei Frauen sowie zum polyzystischen Ovarialsyndrom und anderen Unfruchtbarkeitsproblemen.

Wir forschen weiter an den männlichen Geschlechtsdrüsen, den Hoden, und in diesem Teil werden interessante Themen wie häufige genetische Syndrome, die die männliche Sexualfunktion beeinflussen, und die androgene Hormontherapie behandelt.

In den folgenden Kapiteln, in denen wir uns mit Endokrinologie in der Pädiatrie befassen, werden wir wissen, dass bestimmte hormonelle Zustände oder Veränderungen in dieser ersten Lebensphase zur Entstehung von Krankheiten führen und Themen wie frühreife Pubertät, Wachstumsstörungen und morphologische Veränderungen in den Genitalien ansprechen aufgrund hormoneller Anomalien und juveniler Diabetes.

Der nächste Teil befasst sich mit der Endokrinologie in der Geburtshilfe, wie der Einfluss von Hormonen auf den Stoffwechsel der Mutter für die Bedingungen, unter denen sich eine Schwangerschaft entwickelt, entscheidend ist und wie Veränderungen dieser Hormonspiegel zu Situationen wie Diabetes führen können Schwangerschaftsstörung, Schwangerschaftsabbruch, Schilddrüsenfunktionsstörung ua

Zum Abschluss dieses Abschnitts und des Buches mit Interviews stellen wir die Endokrinologie in der Geriatrie vor, eine Reihe von Kapiteln zur Aufklärung älterer Menschen und zu den physiologischen und pathologischen Veränderungen, die mit dieser Lebensphase zusammenhängen, mit besonderem Schwerpunkt auf Präventionsthemen für Aufrechterhaltung der Funktionalität älterer Menschen wie richtige Ernährung, angemessene körperliche Betätigung und Vorbeugung von in diesem Alter vorherrschenden Krankheiten wie Sarkopenie, Osteoporose und Komplikationen chronischer nichtübertragbarer Krankheiten.

Lesen Sie weiter und erfahren Sie mehr über *Fortpflanzung und Lebenszyklus.*

Teil VIII Eierstock

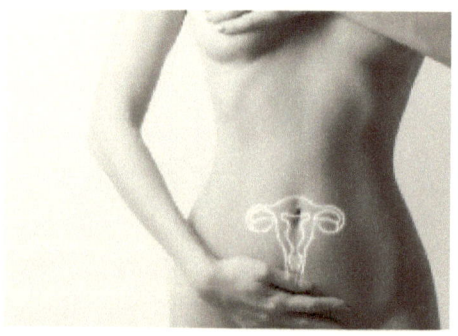

Kapitel 120. Weibliche sexuelle Dysfunktion

Sexuelle Dysfunktion ist jede Schwierigkeit, die während der verschiedenen Phasen des Verkehrs auftritt, einschließlich Verlangen, Erregung und der Beziehung selbst. Diese Unannehmlichkeiten können zu Beginn des Sexuallebens einer Person auftreten oder sich später im Laufe der Zeit entwickeln.

Die Ursachen können physisch, psychisch, eine Kombination aus beiden sein oder auf einen externen Faktor zurückzuführen sein. Bei Frauen gibt es verschiedene Probleme, die sie daran hindern können, ihre Beziehung zu genießen. Dazu gehören die mangelnde Libido, die Unfähigkeit, Erregung zu erregen, die Unfähigkeit, bei Begegnungen einen Orgasmus zu erreichen oder Schmerzen zu empfinden.

Sexuelle Funktionsstörungen können dauerhaft oder vorübergehend sein und variieren je nach Anlass und Paar. Die Abwesenheit von Vergnügen beim Geschlechtsverkehr kann Leiden verursachen und die Lebensqualität einer Person und ihre persönlichen Beziehungen beeinträchtigen.

Um mehr über dieses Thema zu erfahren, haben wir Dr. Mario Vega Carbó konsultiert, einen Endokrinologen, der für das Vega & Vado-Büro zuständig ist.

Doktor Mario,
1. Was sind die Hauptgründe für weibliche sexuelle Dysfunktion?

Innerhalb der physischen Ursachen kann dies auf Krankheiten wie Diabetes, Herzinsuffizienz, nervöse Störungen, hormonelle Probleme, Verletzungen der Wirbelsäule, bestimmte Arten von Krebs, Infektionen, Arthritis, gynäkologische Störungen, Müdigkeit oder Fettleibigkeit zurückzuführen sein.

Unter den psychologischen sind Stress, Angstzustände, Stimmungsschwankungen, Depressionen, mangelndes Selbstwertgefühl, traumatische sexuelle Episoden, strenge religiöse oder kulturelle Überzeugungen, Angst vor einer Schwangerschaft, Langeweile und Partner oder andere Probleme, die Beeinflussen Sie Ihr Leben.

Andererseits kann eine sexuelle Funktionsstörung auch durch die Einnahme bestimmter Medikamente, übermäßigen Alkohol- und Drogenkonsum nach der Geburt eines Kindes oder während der Wechseljahre auftreten.

2. Was sind Ihre Symptome?

Abhängig von ihrer Ursache können weibliche sexuelle Funktionsstörungen verschiedene Anzeichen aufweisen. Die häufigsten sind: Mangel an Verlangen, Fehlen von Fantasien, Vermeiden von Beziehungen mit dem Paar, Schwierigkeiten, erregt zu werden, Unfähigkeit, einen Orgasmus zu erreichen und Schmerzen während der Stimulation oder des vaginalen Kontakts.

3. Was sind die Hauptgründe für Schmerzen beim Sex?

Die Ursachen sind sehr unterschiedlich. Unter den wichtigsten sind Entzündungskrankheiten, gynäkologische Operationen, Tumoren oder Uteruszysten, Endometriose, Harnwegsinfektionen, Mangel an Gleitfähigkeit, Vaginismus und sexuell übertragbare Krankheiten zu nennen.

Darüber hinaus kann jeder dermatologische Zustand wie Ekzeme, Warzen oder Psoriasis in der Nähe der Geschlechtsorgane dazu führen, dass sich die Haut in dem Bereich zurückzieht. Andererseits können bestimmte Seifen, Cremes oder Latexkondome Allergien und Reizungen hervorrufen.

4. Was ist die Behandlung der weiblichen sexuellen Funktionsstörung?

Die sexuelle Reaktion impliziert eine komplexe Kombination von physischen, emotionalen Komponenten, Erfahrungen und Denk- und Lebensweisen. Die Veränderung einer dieser Substanzen kann zuFunktionsstörungen führen. Daher ist in der Regel ein ganzheitlicher und vollständiger Ansatz für Ihre Therapie erforderlich.

Aus medizinischer Sicht sollte die Behandlung darauf abzielen, die physischen Ursachen für die Erkrankung zu beseitigen. Wenn es sich um ein hormonelles Problem handelt, können je nach Bedarf des Patienten Östrogene oder Androgene angewendet werden.

Aus nichtmedizinischer Sicht wird empfohlen, offen mit dem Paar über das Problem zu sprechen und den Geschmack und die Vorlieben zum Zeitpunkt der Liebe auszudrücken. In einigen Fällen kann es auch erforderlich sein, einen auf sexuelle Probleme und Beziehungen spezialisierten Therapeuten zu konsultieren.

Bei vaginalen Schmerzen oder Trockenheit wird die Verwendung von Gleitmitteln oder Feuchtigkeitscremes empfohlen. Andererseits regen einige Geräte die Durchblutung des Genitalbereichs an und steigern die Empfindungen.

Wenn das Problem ein Medikament ist, kann es durch ein anderes ersetzt werden. Darüber hinaus stimulieren bestimmte Medikamente wie Flibanserin den sexuellen Appetit, während die Verwendung von Viagra bestimmten Frauen helfen kann.

5. Welche weiteren Empfehlungen können berücksichtigt werden?

Um ein besseres Sexualleben zu haben, ist es ratsam, sich gesund zu ernähren, sich täglich zu bewegen, ein angemessenes Körpergewicht zu bewahren, gut zu schlafen, nicht zu rauchen und Alkoholkonsum zu vermeiden. Vermeiden Sie auch Stress- und Konfliktsituationen und lernen Sie, das Selbstwertgefühl zu verbessern und den eigenen Körper so zu akzeptieren, wie er ist.

Andererseits werden auch Entspannungsübungen empfohlen.

Kapitel 121. Hypoactive Sexual Desire Disorder

Hypoactive Sexual Desire Disorder ist dafür bekannt, dass sexuelle Phantasien oder das Interesse an einer Aktivität dieser Art wiederholt und ständig verschwunden sind. Mangel an sexuellem Appetit ist relativ häufig. Schätzungen zufolge verliert einer von fünf Menschen irgendwann in seinem Leben das Verlangen und bei Frauen ist die Zahl sogar noch höher.

Dieser Zustand ist von Patient zu Patient unterschiedlich, geht jedoch in der Regel mit Angstzuständen, Ängsten und Schwierigkeiten bei der Behandlung einher. Sie sind auch häufiger in Zeiten von Stress, Schwangerschaft, Wechseljahren, während einer Krankheit oder zu Beginn oder am Ende einer Beziehung.

Um über dieses Thema zu sprechen, haben wir Dr. Mario Vega Carbó interviewt, einen Endokrinologen, der für das Vega & Vado-Büro verantwortlich ist.

Doktor Mario,
1. Was sind die Hauptursachen für Hypoactive Sexual Desire Disorder?

Dieser medizinische Zustand kann durch viele Faktoren verursacht werden, die sowohl physisch und emotional als auch psychisch sein können. Unter ihnen können wir die hormonellen Veränderungen hervorheben. Während der Wechseljahre sinkt beispielsweise der Östrogenspiegel, was das Verlangen verringert. Aus dem gleichen Grund könnte ich während der Schwangerschaft oder Stillzeit betroffen sein.

Darüber hinaus kann es durch bestimmte Krankheiten wie Arthritis, Krebs, Diabetes, Bluthochdruck oder neurologische Störungen verursacht werden.

Was psychologische Faktoren angeht, ist Stimmung für die Aufrechterhaltung der Libido von wesentlicher Bedeutung. Angstzustände, Depressionen, Stress, geringes Selbstwertgefühl, Partnerprobleme und negative sexuelle Erfahrungen wie Missbrauch oder Missbrauch können das Verlangen ernsthaft beeinträchtigen.

Andererseits kann diese Störung auch eine Folge des Konsums bestimmter Medikamente wie Antidepressiva, übermäßigen Alkohol- und Drogenkonsums oder des Rauchens sein.

2. Wie wird dieser Zustand diagnostiziert?

Angesichts seiner Symptome wird der Arzt nach der Ursache suchen, die die Abnahme der Libido verursacht. Dazu werden Krankengeschichte und Sexualgeschichte des Patienten analysiert.

Um physische Faktoren auszuschließen, können eine Beckenuntersuchung und Blutuntersuchungen erforderlich sein, um den Hormonspiegel zu überprüfen. Andererseits kann ein Sexualtherapeut emotionale und psychologische Faktoren bewerten.

3. Was ist Ihre Behandlung?

Die Therapie hängt von der Ursache ab. In einigen Fällen kann eine hormonelle Behandlung mit Testosteron oder Östrogen erforderlich sein, um das Verlangen zu steigern und die vaginale Trockenheit zu verbessern. Einige Medikamente wie Flibanserin können auch die Libido steigern.

Zum anderen kann durch psychologische Beratung oder Paartherapie versucht werden, emotionale oder relationale Probleme zu lösen.

4. Welche anderen Aspekte können bei der Behandlung dieser Störung berücksichtigt werden?

Gesunde Veränderungen des Lebensstils, z. B. regelmäßiges Training und richtiges Essen, können das sexuelle Verlangen anregen. Das gleiche Stress abzubauen.

Ebenso ist es wichtig, Alkohol, Zigaretten und Drogen zu vermeiden, die zu einer Verringerung der Libido führen können. Es wird empfohlen, die Kommunikation mit dem Paar zu verbessern und offen über intime Themen zu sprechen. Es ist auch wichtig, Zeit für sexuelle Begegnungen zu lassen und neue Erlebnisse hinzuzufügen, die das Verlangen steigern, z.

Kapitel 122. Hormontherapie der Feminisierung

Geschlechtsidentitätsstörung (Gender Identity Disorder, GIT) von männlich zu weiblich tritt auf, wenn sich eine Person, die mit männlichen Genitalien geboren wurde, mit den Merkmalen des weiblichen Geschlechts identifiziert und den Wunsch und das Bedürfnis verspürt, als solche zu leben und sich zu verhalten. Dies führt in der Regel zu großen Meinungsverschiedenheiten und Leiden, zusätzlich zu Angstzuständen und Depressionen, und dazu, dass sie sich in einem Körper befinden, mit dem sie sich nicht wohl fühlen.

Menschen können eine starke Abneigung gegen ihre Genitalien empfinden und möchten die körperlichen und sexuellen Eigenschaften des anderen Geschlechts haben. WIG kann sowohl bei Kindern als auch bei Erwachsenen auftreten.

Um zu erfahren, wie dieses Thema behandelt wird, befragen wir Dr. Mario Vega Carbó, einen Endokrinologen mit mehr als 20 Jahren Erfahrung.

Doktor Mario,
1. Was ist die Feminisierungshormontherapie?

Es ist eine Behandlung, die verwendet wird, um körperliche Veränderungen im Körper hervorzurufen, die durch weibliche Hormone während der Pubertät verursacht werden, um die Übereinstimmung zwischen Geschlechtsidentität und Aussehen zu fördern.

2. Welche Auswirkungen hat diese Therapie auf den Patienten?

Diese Behandlung kann die Schwere der Geschlechtsdysphorie, die psychische und emotionale Belastung verringern und die soziale Funktion, die sexuelle Befriedigung und die Lebensqualität verbessern

3. Wie ist die Behandlung der weiblichen Hormonalisierung?

Im Falle von Menschen mit männlichem biologischem Geschlecht, die sich weiblich fühlen, werden ihnen Medikamente verabreicht, um die Wirkung des Hormons Testosteron zu hemmen. Sie erhalten auch weibliche Hormone (Östrogene), die eine Abnahme der Libido und des Wachstums der Gesichts- und Körperhaare, eine Zunahme des Brustgewebes, eine gleichmäßige Fettverteilung und eine leichte Veränderung des Stimmtons bewirken.

4. Ab welchem Alter ist es ratsam, bei diesen Patienten mit der Hormonbehandlung zu beginnen?

Kinder, die sich nicht mit ihrem eigenen Geschlecht identifiziert fühlen, sollten von einem Psychologen untersucht und behandelt werden. Wenn dieser Zustand im Laufe der Zeit erhalten bleibt und der Experte der Ansicht ist, dass er nicht verändert wird, kann nach 16 Jahren eine Hormonbehandlung eingeleitet werden.

Wenn die Therapie vor den ersten Veränderungen in der Pubertät begonnen wird, können sekundäre männliche Geschlechtsmerkmale wie vermehrte Körperbehaarung und Stimmveränderungen vermieden werden. Es ist jedoch wichtig, jeden Fall auf eine bestimmte Weise zu analysieren. Eine Hormontherapie wird normalerweise bei Kindern nicht angewendet.

5. Was sind die Risiken einer feminisierten Hormontherapie?

Einige der Komplikationen dieser Behandlung sind tiefe Venenthrombose, Lungenembolie, hohe Triglyceride, Gallensteine, Gewichtszunahme, hohe Leberfunktionsanalyse, verminderte Libido, erektile Dysfunktion, hoher Kaliumspiegel, Bluthochdruck, Diabetes und Herz-Kreislauf-Erkrankungen .

Andererseits steigt das Risiko einer dauerhaften Sterilität bei längerem Einsatz von Hormonen, insbesondere wenn die Therapie vor der Pubertät begonnen wird.

6. Ist es mit dieser hormonellen Behandlung möglich, eine vollständige Körpermodifikation zu erreichen?

Obwohl viele Änderungen erzielt werden, die es ermöglichen, dem gewünschten Geschlecht zu ähneln, können einige physikalische Eigenschaften nicht geändert werden und erfordern chirurgische Eingriffe, um den Übergang abzuschließen. Bei einem Wechsel von männlich zu weiblich werden die äußeren Genitalien entfernt, eine künstliche Vagina angelegt und die Brustgröße durch eine Operation vergrößert.

Es ist wichtig zu verdeutlichen, dass die Autonomie und Freiheit des Patienten, seinen eigenen Körper zu verwalten, jederzeit gewahrt bleibt und er entscheidet, welches medizinische oder chirurgische Stadium er erreichen möchte.

7. Wie zufrieden sind die Patienten mit diesen Behandlungen?

Wenn sie mit angemessener psychologischer Unterstützung durchgeführt werden, haben diese Behandlungen im Allgemeinen sehr gute Ergebnisse mit Zufriedenheitsraten von über 90 Prozent.

Im Gegenteil, die Reuequote liegt unter 3 Prozent und ist in den meisten Fällen auf den Verlust familiärer und sozialer Unterstützung, persönliche Instabilität oder das Auftreten traumatischer Ereignisse zurückzuführen.

Kapitel 123. Prämenstruelles Syndrom

Das prämenstruelle Syndrom ist eine Reihe von Symptomen, die bei Frauen vor der Menstruation auftreten. Sie beginnen normalerweise in der zweiten Hälfte des Menstruationszyklus und verschwinden ein oder zwei Tage nach Beginn der Periode.

Zu den wichtigsten Anzeichen zählen Depressionen, Stimmungsschwankungen, Angstzustände, Brustschmerzen, Heißhungerattacken, Müdigkeit, Konzentrationsstörungen und Reizbarkeit. Diese Symptome können kaum wahrnehmbar oder sehr intensiv sein. Es wird geschätzt, dass 3 von 4 Frauen an einer Form des prämenstruellen Syndroms leiden.

Um mehr über dieses Thema zu erfahren, haben wir den kubanischen Arzt Mario Vega Carbó interviewt, der auf Endokrinologie und allgemeine Allgemeinmedizin spezialiert ist.

Doktor Mario,
1. Was sind die Ursachen für diesen Zustand?

Die genauen Gründe sind nicht bekannt, es wird jedoch angenommen, dass sie mit zyklischen Veränderungen des Hormonspiegels und der Chemikalien im Gehirn zusammenhängen. Es ist auch mit sozialen, kulturellen, biologischen und psychologischen Faktoren verbunden.

2. Wer hat es mit größerer Wahrscheinlichkeit?

Die meisten Frauen erleben Symptome im Zusammenhang mit dem prämenstruellen Syndrom während ihres fruchtbaren Lebens. Diese treten häufiger bei Personen zwischen 20 und 40 Jahren auf, bei Personen mit mindestens einem Kind und bei Personen mit familiärer oder persönlicher Depression.

3. Was sind Ihre Hauptsymptome?

Am häufigsten sind Bauchentzündungen, Brustspannen, Verstopfung oder Durchfall, Heißhungerattacken, Kopfschmerzen, schlechte Verträglichkeit gegenüber Lärm und Licht, Müdigkeit, Traurigkeit, Nervosität, Angstzustände, Depressionen, Reizbarkeit, Verlust des Sexualtriebs, Weinen, geringes Selbstwertgefühl, Akne, Schlaflosigkeit und Konzentrationsstörungen. Diese Anzeichen verstärken sich um das 40. Lebensjahr, wenn sich die Wechseljahre nähern.

Auf der anderen Seite ähneln einige Symptome des prämenstruellen Syndroms anderen Stimmungs- und Schilddrüsenstörungen, weshalb sie genau untersucht werden sollten, um sie nicht zu verwechseln.

4. Wann sollte der Arzt konsultiert werden?

Wenn die körperlichen Schmerzen und der emotionale Stress sehr stark sind und das normale Alltagsleben der Person beeinträchtigen, kann es zweckmäßig sein, einen Spezialisten aufzusuchen.

5. Was ist die Behandlung des prämenstruellen Syndroms?

Wenn Sie häufig einen gesunden Lebensstil führen, können Sie die Symptome dieser Erkrankung lindern. Bei Kopf- und Rückenschmerzen, Krämpfen und Brustspannen können diese Symptome mit verschiedenen Medikamenten wie Acetylsalicylsäure, Ibuprofen und anderen nichtsteroidalen entzündungshemmenden Arzneimitteln behandelt werden. Hormonelle Kontrazeptiva können ebenfalls angewendet werden.

Diuretika helfen ihrerseits dabei, Flüssigkeitsansammlungen zu verhindern, die Entzündungen, Schwellungen und Gewichtszunahmen verursachen. In schweren Fällen können Antidepressiva wie selektive Serotonin-Wiederaufnahmehemmer und Anxiolytika verschrieben werden. Die Wirksamkeit dieser Medikamente variiert von Frau zu Frau.

Schließlich können Sie auch alternative Medizin ausprobieren, wie den Verzehr bestimmter Kräuter und die Praxis der Akupunktur.

6. Welche Änderungen können im Lebensstil vorgenommen werden, um die Symptome des prämenstruellen Syndroms zu verbessern?

Es ist ratsam, regelmäßig Aerobic zu betreiben, ein angemessenes Körpergewicht zu halten, viel Flüssigkeit zu trinken, gut zu schlafen, nicht zu rauchen und Alkohol- und Drogenkonsum zu vermeiden. Essen Sie auch gesund, mit häufigen und kleinen Mahlzeiten. Es wird empfohlen, Vollkornprodukte, Gemüse und Obst zu der Diät hinzuzufügen und Salz, Koffein und Zucker zu begrenzen.

Bei Bedarf können Nahrungsergänzungsmittel mit Vitamin B6, Calcium und Magnesium verschrieben werden. Es ist wichtig, Stress zu kontrollieren und Entspannungstechniken wie Yoga oder Meditation zu üben.

Kapitel 124. Endometriose und starke Schmerzen während der Menstruation

Endometriose ist eine ziemlich häufige Erkrankung, bei der das Gewebe, das das Innere der Gebärmutter auskleidet, das so genannte Endometrium, außerhalb wächst und auch in den Eierstöcken, Eileitern, Eingeweiden und der Blase auftritt.

Diese Krankheit kann sehr schmerzhafte Perioden, starke Blutungen und Fruchtbarkeitsprobleme verursachen. Obwohl es keine Heilung gibt, gibt es Behandlungen, um die Symptome zu lindern.

Daran kann jede Frau leiden, obwohl sie häufiger im Alter zwischen 30 und 50 Jahren auftritt. Darüber hinaus sind Menschen, die nie Kinder hatten, und Menschen mit intensiven Menstruationsperioden, die länger als 7 Tage oder kurze Zyklen von weniger als 27 Tagen dauern, einem höheren Risiko ausgesetzt.

Andererseits besteht auch eine größere Neigung, wenn ein Familienmitglied diese bereits hatte und wenn es ein Problem gibt, das den normalen Durchgang des Menstruationsflusses aus dem Körper verhindert.

Um mehr über Endometriose zu erfahren, wenden Sie sich an Dr. Mario Vega Carbó, einen Spezialisten für klinische Endokrinologie.

Doktor Mario,
1. Was sind die Hauptsymptome dieser Erkrankung?

Das häufigste Anzeichen für Endometriose sind starke Schmerzen vor und während der Menstruation. Es kann auch zu anhaltenden Beschwerden im Unterbauch oder Rücken sowie beim Geschlechtsverkehr kommen. Andere übliche Symptome sind Blutungen zwischen den Perioden, sehr schwere Perioden, Unfruchtbarkeit, Magen-

Darm- oder Verdauungsprobleme, Müdigkeit, Energiemangel und Unbehagen beim Stuhlgang oder beim Wasserlassen.

Je nach Fall können die durch diesen Zustand verursachten Schmerzen leicht oder so stark sein, dass die Person nicht aus dem Bett aufstehen kann.

2. Was ist die Ursache dieser Krankheit?

Momentan sind die genauen Ursachen nicht bekannt, aber es wird angenommen, dass sein Ursprung im retrograden Menstruationsfluss liegt. Es ist jedoch bekannt, dass Menschen, die regelmäßig Sport treiben und wenig Körperfett haben, seltener darunter leiden.

Dies gilt auch, wenn sie bereits geboren haben und ihre Menstruationszyklen erst spät im Jugendalter einsetzten.

3. Wie wird Endometriose diagnostiziert?

Um dies zu erkennen, muss ein kleiner chirurgischer Eingriff durchgeführt werden, der als Laparoskopie bezeichnet wird. Dazu wird ein kleiner Schnitt in den Bauch gemacht und ein dünner Schlauch mit einer Kamera und Licht eingeführt, um nach Geweben zu suchen, die außerhalb der Gebärmutter wachsen. Manchmal wird eine kleine Probe für Studien genommen.

Vor der Durchführung dieser Operation wird der Fachmann wahrscheinlich die Symptome und die Krankengeschichte des Patienten überprüfen und eine Beckenuntersuchung, eine MRT und eine transvaginale oder abdominale Ultraschalluntersuchung durchführen.

4. Wie wirkt sich dieser Zustand auf die Fruchtbarkeit aus?

Wenn die Frau menstruiert, verdickt sich die Gebärmutterschleimhaut, bricht zusammen und blutet. Das gleiche gilt für das Gewebe, das daraus wächst und diese Krankheit verursacht.

Da es hier jedoch nicht an seinem üblichen Ort ist, hat Blut keinen Weg aus dem Körper und ist gefangen. Dadurch schwillt der Bereich an und erzeugt Schmerzen. Außerdem bildet sich ein Narbengewebe, das die Eileiter blockiert und die Empfängnis erschwert.

Es wird geschätzt, dass zwischen 30 und 50% der Frauen mit Endometriose Schwierigkeiten haben, schwanger zu werden.

5. Welche anderen Störungen können diese Krankheit verursachen?

Bei Frauen mit Endometriose tritt Eierstockkrebs häufiger als erwartet auf. Das Risiko, darunter zu leiden, ist jedoch weiterhin relativ gering.

6. Wie ist die Behandlung für diese Krankheit?

Endometriose ist nicht heilbar, wird aber mit Medikamenten und Operationen behandelt. Bei milden Symptomen helfen nichtsteroidale Schmerzmittel wie Ibuprofen bei der Bekämpfung von Beschwerden.

Auf der anderen Seite können Hormon- und Verhütungsmittel wie Pille oder Spirale Schmerzen und Blutungen lindern. Wenn die Beschwerden sehr stark sind, kann das überschüssige Gewebe durch eine chirurgische Behandlung entfernt werden, wodurch die Anzeichen gemindert und die Schwangerschaft erleichtert werden. Diese können jedoch mit der Zeit nachwachsen.

Als letztes Mittel entscheiden sich manche Menschen für eine Hysterektomie (Entfernung der Gebärmutter), die in einigen Fällen auch die Entfernung der Eierstöcke und Eileiter umfasst.

7. Gibt es eine Therapie für Unfruchtbarkeit, die durch Endometriose verursacht wird?

Ja. Zusätzlich zu den oben genannten Behandlungen kann eine Laparoskopie durchgeführt werden, um die Endometriose-Pflaster zu entfernen, die Eierstöcke zu mehr Eizellen zu stimulieren oder eine In-vitro-Befruchtung durchzuführen.

Kapitel 125. Behandlung von abnormalen Uterusblutungen

Viele Frauen leiden an abnormalen Uterusblutungen (SUA), die sich negativ auf ihr Leben auswirken, Angst erzeugen und ihre Aktivitäten einschränken können. Zusammen mit chronischen Beckenschmerzen und übermäßiger Vaginalsekretion ist es eine der Hauptursachen für gynäkologische Konsultationen.

SUA ist eine Blutung, die länger als gewöhnlich anhält und in unregelmäßigen Abständen auftritt. Es kann zwischen den Menstruationszyklen, nach dem Geschlechtsverkehr oder nach den Wechseljahren auftreten. Da neben dem Gynäkologen auch verschiedene Pathologien an ihrer Behandlung beteiligt sind, greifen in der Regel andere Spezialisten ein, darunter der Endokrinologe, der die Rolle der Hormone in diesem Prozess untersucht.

Um mehr über dieses Thema zu erfahren, haben wir mit Dr. Mario Vega Carbó gesprochen, der als Endokrinologe im Vega & Vado-Büro arbeitet.

Doktor Mario,
1. Was ist der Grund für ungewöhnliche Uterusblutungen?

Die Ursachen sind sehr vielfältig. Normalerweise verursachen hormonelle Veränderungen oder Ungleichgewichte, dass ein Menstruationszyklus fortschreitet oder verzögert wird und in einigen Fällen häufiger als normal auftritt. Es kann auch als Folge einer Verdickung der Gebärmutterschleimhaut, Myomen, Polypen, Infektionen oder einer Art von Krebs im Vaginalbereich, Gerinnungsstörungen, Schwangerschaftskomplikationen, Veränderungen der Harnwege und des Magen-Darm-Trakts, einer Schilddrüsenfunktionsstörung oder schwerwiegenden Veränderungen auftreten vom Gewicht

Ebenso können hormonelle Verhütungsmittel wie Pillen oder Spiralen, Beruhigungsmittel oder Psychopharmaka die Ursache für dieses Problem sein.

2. Wer leidet am ehesten an SUA?

Abnormale Uterusblutungen treten häufiger bei Jugendlichen sowie bei Frauen vor der Menopause oder bei übergewichtigen Frauen auf.

3. Was sind Ihre Hauptsymptome?

Die SUA umfasst Veränderungen im Menstruationszyklus, die länger als 2 Tage dauern können und Intervalle zwischen Perioden mit 4 Tagen weniger als üblich aufweisen. Im Gegenzug kann es zu intermenstruellen Blutungen kommen, die aufgrund ihrer Intensität zu Müdigkeit und Blutarmut führen und häufig die Durchführung täglicher Aktivitäten behindern. Zum Beispiel können Frauen genug bluten, um von einem oder mehreren Tampons oder Binden pro Stunde aufgenommen zu werden.

.

Andererseits kann SUA auch Stimmungsschwankungen, Empfindlichkeit und Trockenheit im Vaginalbereich hervorrufen.

4. Welche Faktoren müssen zum Zeitpunkt der Diagnose berücksichtigt werden?

In diesen Fällen müssen Sie zuerst eine Schwangerschaft ausschließen und dann das Alter der Patientin, die Familienplanungsmethode, die Krankengeschichte und Unfruchtbarkeitsprobleme analysieren.

Anschließend werden in der Regel eine Reihe von Tests durchgeführt, um andere mögliche Blutungsursachen auszuschließen, z. B. eine Becken-, Hormon- und Schilddrüsenuntersuchung, ein Blutgerinnungsprofil und eine vollständige Leberbiometrie.

5. Wie ist die Behandlung von abnormalen Uterusblutungen?

Dies hängt vom Grund der Blutung, dem Alter der Patientin und davon ab, ob sie in Zukunft schwanger werden möchte oder nicht. Fälle von starken Blutungen werden normalerweise mit hohen Östrogendosen behandelt.

Behandlungen mit Hormontherapie, Antibabypillen, Uterusgeräten, Entzündungshemmern, Eisendiäten und sogar Operationen werden ebenfalls durchgeführt. Die Kürettage ist beispielsweise ein Eingriff, bei dem die Gebärmutterschleimhaut zur Analyse abgekratzt wird.

Andererseits stellen hormonelle Manipulationen mit LHRH-Antagonisten (GnRH), Danazol und anderen Substanzen nicht-invasive Methoden dar, die in diesen Fällen zunehmend eingesetzt werden.

6. Was können Sie von diesen Behandlungen erwarten?

Die Hormontherapie lindert normalerweise Symptome einer abnormalen Uterusblutung. Wenn die Ursachen dieser Beschwerden bekannt sind, sind gezielte Behandlungen wiederum sehr effektiv.

Kapitel 126. Amenorrhoe oder fehlende Menstruation

Amenorrhoe ist das Fehlen längerer Regelblutungen. Diese Störung kann Frauen jeden Alters betreffen. Die häufigsten Ursachen sind Schwangerschaften und Probleme in den Geschlechtsorganen oder - drüsen, die zur Regulierung des Hormonspiegels beitragen.

Es ist als primäre Amenorrhoe bekannt, wenn ein Teenager das Alter von 16 Jahren erreicht, wenn er mit der Menstruation begonnen hat. Sekundäre Amenorrhoe tritt in der Zwischenzeit auf, wenn eine Frau nach regelmäßiger Menstruation mindestens drei Zyklen hintereinander keine Periode mehr hat.

Um mehr über dieses Thema zu erfahren, interviewen wir Mario Vega Carbó, einen Endokrinologen mit mehr als 20 Jahren Erfahrung.

Doktor Mario,
1. Was sind die häufigsten Ursachen für Amenorrhoe?

Es gibt viele mögliche Ursachen. Zu den natürlichen gehören Schwangerschaft, Stillzeit und Wechseljahre. In der Zwischenzeit haben Frauen, die orale oder injizierbare Kontrazeptiva einnehmen, möglicherweise auch 6 Monate lang keine Regelblutung, nachdem sie diese abgesetzt haben.

Andererseits können auch organische Probleme im Scheidenkanal, in der Gebärmutter oder in den Eierstöcken oder deren Fehlen Amenorrhö verursachen.

Das gleiche gilt für hormonelle Veränderungen des Hypothalamus, der Schilddrüse und der Hypophyse, wie z. B. das polyzystische Ovarialsyndrom, die Hyperthyreose, die Hypothyreose, Hypophysentumoren und die vorzeitige Menopause.

Darüber hinaus kann diese Störung durch den Konsum bestimmter Medikamente verursacht werden, wie z. B. Antipsychotika, Antidepressiva, Antiallergika und andere zur Behandlung von Blutdruck und Chemotherapie.

Andere mögliche Ursachen hängen mit dem Lebensstil zusammen, wie niedriges Körpergewicht, Fettleibigkeit, übermäßiges Training oder Stress.

2. Wer hat mehr Risiken, daran zu leiden?

Übergewichtige Frauen, diejenigen, die übermäßig viel Sport treiben, diejenigen, die sehr wenig Körperfett haben, diejenigen, die sich extrem ernähren, diejenigen, die an Magersucht oder Bulimie leiden, diejenigen, die unter Angstzuständen oder starker emotionaler Belastung leiden und diejenigen, die plötzlich Gewicht verlieren Sie leiden eher.

Das Gleiche gilt für diejenigen, die eine Familiengeschichte mit dieser Störung haben, und für diejenigen, die ein rigoroses sportliches Training durchführen, wie z. B. Spitzensportler oder Tänzer.

3. Was sind Ihre Hauptsymptome?

Zusammen mit dem Fehlen von Menstruationsperioden kann die Frau Milchsekret aus der Brustwarze, Veränderungen der Brustgröße, Haarausfall, vaginale Trockenheit, Kopfschmerzen, Seh- oder Stimmveränderungen, Akne, Gesichtsbehaarung haben übermäßige und Gewichtszunahme oder -verlust.

4. Wie wird Amenorrhoe diagnostiziert?

Angesichts der Symptome werden in der Regel eine Beckenuntersuchung und körperliche Untersuchungen durchgeführt, um festzustellen, ob ein Problem mit den Genitalorganen vorliegt. Auch Schwangerschaftstests und Blutuntersuchungen zur Messung der Schilddrüsen- und Eierstockfunktion, von Prolaktin und anderen Hormonen.

Andere Studien umfassen genetische Studien, Computertomographie im Kopf auf der Suche nach Tumoren, Ultraschall in den Genitalorganen, Biopsie der Gebärmutterschleimhaut und Ultraschall des Beckens.

5. Was ist Ihre Behandlung?

Die Therapie hängt von den Ursachen der Amenorrhoe ab. Wenn diese behoben sind, kehren die Menstruationsperioden normalerweise zur Normalität zurück. Wenn es auf ein hormonelles Problem zurückzuführen ist, kann es mit Medikamenten behandelt werden. Wenn es durch einen Tumor oder eine strukturelle Blockade verursacht wird, kann es mit einer Operation behoben werden.

Wenn der Grund Essstörungen oder Fettleibigkeit sind, kann die Ausübung regelmäßiger Bewegung und eine ausgewogene Ernährung Abhilfe schaffen. Wenn die Ursache ein bestimmtes Medikament ist, kann die Dosis angepasst oder durch ein anderes ersetzt werden.

In einigen Fällen können Antibabypillen und andere Hormontherapien den Menstruationszyklus wiederherstellen.

6. Welche anderen Komplikationen kann Amenorrhoe mit sich bringen?

Je nach Fall können die Ursachen von Amenorrhoe auch zu Unfruchtbarkeit, Osteoporose und sexuellen Problemen führen, wenn sie nicht behandelt werden.

Kapitel 127. Hormonverhütung und ihre verschiedenen Möglichkeiten

Es gibt viele Methoden der Hormonverhütung, mit denen eine Schwangerschaft verhindert werden kann. Dazu gehören die Pille, der Vaginalring, das Implantat, die Injektion, das Intrauterinpessar und das Pflaster. Alle diese Optionen sind effektiv, obwohl sie verschiedene Vor- und Nachteile bieten, die bekannt sein müssen, bevor Sie eine davon auswählen.

Um zu erfahren, wie jede Methode funktioniert, befragen wir Dr. Mario Vega Carbó, einen Endokrinologen mit mehr als 20 Jahren Erfahrung.

Doktor Mario,
1. Was sind Antibabypillen und wie wirken sie?

Diese Pillen enthalten Östrogen und Gestagen, zwei Hormone, die verhindern, dass der Eierstock einer Frau während der Menstruation ein Ei freisetzt. Dies wird erreicht, indem der Spiegel der natürlichen Hormone, die der Körper produziert, geändert wird. Darüber hinaus bewirkt Progestin auch, dass der Zervixschleim dick wird, wodurch verhindert wird, dass Sperma eindringt.

2. Wie werden sie eingesetzt und was sind ihre Vorteile?

Die Pillen werden einmal täglich oral verabreicht. Um Übelkeit zu vermeiden, wird empfohlen, sie zusammen mit Nahrung zu sich zu nehmen. Wenn sie regelmäßig eingenommen werden, sind sie eine sehr wirksame und einfach anzuwendende Verhütungsmethode, bieten jedoch keinen Schutz vor sexuell übertragbaren Krankheiten.

Auf der anderen Seite, neben anderen Vorteilen, verbessert seine Verwendung Akne, reduziert schwere Blutungen und das Risiko von Eierstock- und Gebärmutterschleimhautkrebs, lindert prämenstruelles Syndrom und die Intensität von Krämpfen.

3. Was passiert, wenn eine Person die Einnahme einer Pille vergisst?

In diesem Fall besteht die Gefahr, dass Sie schwanger werden. Aus diesem Grund wird empfohlen, eine Weile eine andere Methode zur Empfängnisverhütung anzuwenden. Jedes Produkt bietet jedoch insbesondere genaue Anweisungen, was in diesem Fall zu tun ist, die befolgt werden sollten.

4. Kann die Antibabypille Nebenwirkungen verursachen?

Ja, die häufigsten sind Übelkeit, Erbrechen, Blähungen, Durchfall, Gewichtszunahme oder -verlust, Akne, Haarwuchs an ungewöhnlichen Orten, vaginales Brennen, Brusterkrankungen, Veränderungen des Blutflusses und der Menstruationsperiode und andere, die möglicherweise auftreten Sei ernster.

Da Raucher, die Antibabypillen einnehmen, möglicherweise einem höheren Risiko für Herzinfarkte und Schlaganfälle ausgesetzt sind, wird diese Methode nicht empfohlen.

Gleiches gilt für Menschen, die stillen, an Bluthochdruck leiden oder an Brustkrebs, Diabetes und anderen Krankheiten leiden.

5. Was ist das hormonelle Verhütungspflaster und wie funktioniert es?

Bei dieser Methode handelt es sich um ein kleines Pflaster, das die Hormone Östrogen und Gestagen enthält. Dieses Pflaster sollte drei Wochen lang einmal wöchentlich auf die Haut aufgetragen und dann einmal nicht angewendet werden, damit es zu Menstruationsblutungen kommt. Es wird normalerweise auf die Schulter oder das Gesäß gelegt und funktioniert ähnlich wie die Pillen.

6. Was ist das hormonelle Intrauterin-Gerät?

Das IUP ist eine plastische Struktur, die in die Gebärmutter eingeführt wird und dort das Hormon Gestagen freisetzt. Es beginnt innerhalb von sieben Tagen nach der Insertion zu funktionieren und kann 3 bis 5 Jahre in der Gebärmutter verbleiben.

Es gibt viele Methoden der Hormonverhütung, mit denen eine Schwangerschaft verhindert werden kann. Dazu gehören die Pille, der Vaginalring, das Implantat, die Injektion, das Intrauterinpessar und das Pflaster. Alle diese Optionen sind effektiv, obwohl sie verschiedene Vor- und Nachteile bieten, die bekannt sein müssen, bevor Sie eine davon auswählen.

Um zu erfahren, wie jede Methode funktioniert, befragen wir Dr. Mario Vega Carbó, einen Endokrinologen mit mehr als 20 Jahren Erfahrung.

Kapitel 128. Weibliche Unfruchtbarkeit

Unfruchtbarkeit ist ein medizinischer Ausdruck, der verwendet wird, wenn eine Frau nach einem Jahr des häufigen Geschlechtsverkehrs keine Schwangerschaft empfängt oder zum Abbruch bringt. Es wird geschätzt, dass dieses Problem 15 Prozent der Paare betrifft. Bei richtiger Behandlung gelingt es den meisten jedoch, Babys zu bekommen.

In einem Drittel der Zeit ist Unfruchtbarkeit auf weibliche Faktoren zurückzuführen. Ein weiteres Drittel entspricht männlichen Faktoren, während der Rest eine Kombination aus beiden ist oder die genaue Ursache unbekannt ist.

Auf der Seite der Frauen kann diese Störung auf körperliche und hormonelle Probleme zurückzuführen sein oder mit ihrem Lebensstil oder Umweltvariablen zusammenhängen.

Um mehr über dieses Thema zu erfahren, haben wir Dr. Mario Vega Carbó konsultiert, einen Endokrinologen, der für das Vega & Vado-Büro verantwortlich ist.

Doktor Mario,
1. Was sind die Hauptursachen für weibliche Unfruchtbarkeit?

In den meisten Fällen handelt es sich um Probleme mit dem Eisprung, entweder weil er nicht regelmäßig ist oder weil er nicht direkt auftritt. Dies kann auf verschiedene Faktoren zurückzuführen sein, z. B. auf das Syndrom der polyzystischen Eierstöcke, bei dem die Eierstöcke nicht regelmäßig oder ungesund Eizellen freisetzen, und auf die primäre Ovarialinsuffizienz, wenn sie vor dem 40. Lebensjahr nicht mehr normal funktionieren .

Andere Ursachen sind eine übermäßige Prolaktinproduktion, eine vaginale Obstruktion, eine Schädigung der Eileiter, Infektionen, Entzündungen des Beckens und sexuell übertragbare Krankheiten.

Auch Genitaltuberkulose, Endometriose, gutartige Polypen oder Tumoren, angeborene Uterusanomalien, Vaginismus und Gebärmutterhalsstenose. In vielen Fällen ist Unfruchtbarkeit auf den Konsum bestimmter Medikamente zurückzuführen. In anderen Fällen kann der Grund nicht erklärt werden.

2. Welche anderen Krankheiten können Unfruchtbarkeit verursachen?

Diabetes Mellitus, Leber- oder Schilddrüsenprobleme, Zöliakie, Nieren- oder Nebennierenerkrankungen, Kallman-Syndrom, hypothalamische Dysfunktion, Hyperprolaktinämie und Hypopituitarismus können unter anderem Unfruchtbarkeit verursachen oder unterstützen.

Andererseits gibt es auch einen psychologischen Faktor, der mit Emotionen, Empfindungen und Gefühlen zusammenhängt, die die Fortpflanzungsfähigkeit beeinflussen können.

3. Was sind die Hauptsymptome der weiblichen Unfruchtbarkeit?

Neben der Unfähigkeit, eine Schwangerschaft zu empfangen oder zum Abbruch zu bringen, sind andere häufige Anzeichen Menstruationsstörungen. Dies kann zu lange (35 Tage oder mehr) oder kurze (weniger als 21 Tage), unregelmäßige oder fehlende Zyklen haben. Andererseits kann es auch zu Schmerzen oder Beschwerden im Vaginalbereich kommen.

4. Wer ist stärker gefährdet, daran zu leiden?

Frauen über 35, Raucherinnen, übergewichtige Personen, Personen mit sexuell übertragbaren Infektionen und Personen, die übermäßig viel Alkohol trinken, leiden häufiger an Unfruchtbarkeit.

5. Wie wird diese Störung erkannt?

Vor den Symptomen werden eine Analyse der Anamnese und verschiedene Studien durchgeführt, um nach den Ursachen zu suchen. Fruchtbarkeitstests können genetische Tests und Ovulationstests, Bluttests zur Kontrolle des Hormonspiegels, Hysterosalpingographie zur Erkennung von Abnormalitäten in der Gebärmutterhöhle, Beckenultraschall und Laparoskopie zur Untersuchung der Eileiter, Eierstöcke und der Gebärmutter umfassen.

6. Was ist die Behandlung für weibliche Unfruchtbarkeit?

Die Therapie hängt von der Ursache, dem Alter der Patientin und ihrer persönlichen Präferenz ab. Dies kann Medikamente, chirurgische Eingriffe oder die Verwendung von Techniken einschließen, die bei der Empfängnis helfen. In vielen Fällen können Ovulationsstörungen mit bestimmten Medikamenten wie Clomifencitrat, Gonadotropin, Metformin, Letrozol oder Bomocriptin behoben werden. Eine Operation kann Abnormalitäten korrigieren oder beseitigen.

Im Rahmen der assistierten Reproduktion können künstliche Befruchtungen oder In-vitro-Fertilisationen durchgeführt werden. Wenn die Ursache eine andere Krankheit oder ein psychisches oder emotionales Problem ist, sollten sie behandelt werden. Wenn es auf den Konsum eines bestimmten Arzneimittels zurückzuführen ist, kann der Arzt es durch ein anderes ersetzen.

7. Kann der Gebrauch von Fruchtbarkeitsdrogen andere Konsequenzen haben?

Seine Anwendung kann das Risiko für Mehrlingsschwangerschaften erhöhen und ein Überstimulationssyndrom der Eierstöcke verursachen, das Entzündungen und Schmerzen in den Eierstöcken verursacht. Auf der anderen Seite, obwohl es nur wenige Möglichkeiten gibt, kann sein längerer Gebrauch auch die Chancen für die Entwicklung von Ovarialtumoren in der Zukunft erhöhen.

8. Welche weiteren Empfehlungen können berücksichtigt werden?

Um die Fruchtbarkeit zu verbessern, ist es ratsam, sich gesund zu ernähren, sich täglich zu bewegen, ein ausreichendes Körpergewicht zu bewahren, gut zu schlafen, nicht zu rauchen und Alkoholkonsum zu vermeiden. Vermeiden Sie auch Stress und begrenzen Sie Koffein.

Andererseits ist die Unfähigkeit, schwanger zu werden, oft auf psychische und emotionale Probleme zurückzuführen und kann zu Depressionen führen. Daher wird bei Bedarf eine psychologische Betreuung empfohlen.

Kapitel 129. Fertilität: Ovulationsinduktoren

Die meisten Fälle weiblicher Unfruchtbarkeit sind auf Probleme mit dem Eisprung zurückzuführen, entweder weil sie nicht regelmäßig sind oder weil sie nicht direkt auftreten. Dies kann auf verschiedene Faktoren zurückzuführen sein, z. B. auf das Syndrom der polyzystischen Eierstöcke, eine primäre Ovarialinsuffizienz, eine übermäßige Prolaktinproduktion, eine Vaginalobstruktion, eine Schädigung der Eileiter, Infektionen, Entzündungen des Beckens oder sexuell übertragbare Krankheiten.

Es kann auch eine Folge von Genitaltuberkulose, Endometriose, gutartigen Polypen oder Tumoren, angeborenen Uterusanomalien, Vaginismus, Gebärmutterhalsstenose, Essstörungen oder dem Konsum bestimmter Medikamente sein.

In vielen Fällen können Ovulationsstörungen mit bestimmten Medikamenten wie Clomifencitrat, Gonadotropin, Metformin, Cabergolin oder Bromocriptin behoben werden.

Um über dieses Thema zu sprechen, interviewen wir Mario Vega Carbó, einen Endokrinologen mit mehr als 20 Jahren Erfahrung.

Doktor Mario,
1. Welchen Patienten werden Ovulationsinduktoren verschrieben?

Diese Medikamente werden zur Behandlung von Frauen angewendet, die keinen regelmäßigen Eisprung haben. Im Allgemeinen haben Patienten mit unregelmäßigen Menstruationszyklen oder mit Amenorrhoe in der Regel eine ovulatorische Dysfunktion.

Bevor Sie mit der Anwendung dieser Medikamente beginnen, ist es jedoch zweckmäßig, eine diagnostische Untersuchung durchzuführen, um die Ursachen für diesen Zustand zu ermitteln.

2. Wie wirken diese Medikamente?

Diese Medikamente regen die Eierstöcke dazu an, pro Zyklus ein oder mehrere reife Follikel zu bilden, mit dem Ziel, dass mindestens einer von ihnen befruchtet wird und eine Schwangerschaft bekommt.

3. Was ist das am häufigsten verwendete Medikament, um den Eisprung auszulösen?

Am häufigsten wird Clomifencitrat verwendet, das auf die gleiche Weise wie Östrogen wirkt, ein weibliches Hormon, das die Eierstöcke dazu bringt, Eier zu produzieren und freizusetzen. Dieses Arzneimittel liegt in Tablettenform vor und wird in der Regel 5 Tage lang einmal täglich eingenommen, beginnend am dritten Tag nach der Menstruation. Die Standarddosis beträgt 50 bis 100 Milligramm pro Tag.

Clomifencitrat ist im Allgemeinen für Patienten mit polyzystischem Eierstock oder mit Sterilität unbekannter Herkunft angezeigt. Darüber hinaus wird es auch zur Behandlung von Menstruationsstörungen, fibrozystischen Brüsten und anhaltender Muttermilchproduktion angewendet.

4. Welche Nebenwirkungen kann Clomifencitrat haben?

Dieses Arzneimittel kann eine höhere Inzidenz von Mehrlingsschwangerschaften, Hitzewallungen, dicker und trockener Zervixschleimhaut, verschwommenem Sehen, Kopfschmerzen, Übelkeit, Depressionen, Brustspannen, Stimmungsschwankungen, Vaginalblutungen, Ovarialzysten und Beckenbeschwerden verursachen.

Clomifencitrat sollte nicht länger als sechs aufeinanderfolgende Menstruationszyklen angewendet werden.

5. Was sind Gonadotropine und wie wirken sie?

Gonadotropine sind Hormone, die auf natürliche Weise von der Hypophyse ausgeschüttet werden und für die Follikelentwicklung und die Reifung der Eizellen verantwortlich sind. Bei Behandlungen zur assistierten Reproduktion werden sie verwendet, um das kontrollierte Wachstum eines oder mehrerer Follikel zu erzeugen.

Dieses Arzneimittel wird einmal täglich subkutan injiziert. Die Behandlung beginnt in der Regel am dritten Tag des Eierstockzyklus und dauert je nach Fall zwischen 7 und 12 Tagen. Die normale Anfangsdosis liegt normalerweise zwischen 75 und 150 Einheiten pro Tag.

6. Welche Nebenwirkungen können Gonadotropine verursachen?

Dieses Arzneimittel kann zu leichtem Blähungen im Unterleib, Brustspannungen, Stimmungsschwankungen und Hautausschlägen im Injektionsbereich führen. Darüber hinaus kann es zu einem Überstimulationssyndrom der Eierstöcke kommen, das Schmerzen und Schwellungen der Eierstöcke sowie ein erhöhtes Risiko für Mehrlingsschwangerschaften verursacht.

7. Wie können Bomocriptin und Cabergolin den Eisprung auslösen?

In vielen Fällen ovulieren Patienten unregelmäßig, weil die Hypophyse zu viel Prolaktin ausscheidet. Eine Hyperprolaktinämie kann zu einer Abnahme des Östrogens führen und Galaktorrhoe und Unfruchtbarkeit hervorrufen.

Bromocriptin und Cabergolin sind zwei Medikamente, die die Prolaktinmenge reduzieren, die von der Hypophyse freigesetzt wird. Die erste wird jeden Tag oral eingenommen, während die zweite zweimal pro Woche in Form von ein oder zwei Tabletten eingenommen wird. Darüber hinaus kann Bromocriptin auch vaginal verabreicht werden.

8. Welche Nebenwirkungen können Bomocriptin und Cabergolin verursachen?

Diese Medikamente können unter anderem Übelkeit, Erbrechen, verstopfte Nase, Kopfschmerzen, Müdigkeit, Ohnmacht, Schwindel, Blutdruckabfall und Schläfrigkeit verursachen. Um sie zu vermeiden, wird die Behandlung mit niedrigen Dosen normalerweise begonnen und schrittweise erhöht.

9. Welche weiteren Aspekte sollten bei der Anwendung dieser Medikamente berücksichtigt werden?

Vor Beginn der Behandlung ist es wichtig, den Arzt über alle anderen verwendeten Medikamente, Vitamine oder Ergänzungsmittel zu informieren, damit beurteilt werden kann, ob die Kombination schädlich sein kann.

Sie sollten auch benachrichtigen, wenn Sie an Allergien oder anderen Erkrankungen leiden, wie z. B. Bluthochdruck oder Nieren-, Herz- oder Leberproblemen. oder vaginale Blutungen.

Andererseits ist es während der Behandlung sehr wichtig, Ultraschallkontrollen durchzuführen, um das Follikelwachstum streng zu überwachen und eine übermäßige Anzahl sich entwickelnder Follikel zu diagnostizieren, die das Risiko einer Mehrlingsschwangerschaft erhöhen können.

Schließlich sollten diese Medikamente an einem geeigneten Ort, bei Raumtemperatur und außerhalb der Reichweite von Kindern aufbewahrt werden.

Kapitel 130. Weibliche androgene Alopezie

Weibliche androgenetische Alopezie ist die häufigste Form des Haarausfalls bei Frauen. Es wird auch als weibliche Musterkahlheit bezeichnet und bewirkt, dass das Haar kurz, sehr dünn und ohne fortschreitende Pigmentierung wird.

Das Ausdünnen der Haare tritt hauptsächlich im oberen Teil des Kopfes auf, was zu einem Verlust der Dichte und zum Auftreten von geklärten Stellen führt. Obwohl es in jedem Alter auftreten kann, ist es nach dem 50. Lebensjahr häufiger. Seine Manifestation kann zu geringem Selbstwertgefühl und Depressionen führen.

Um mehr über dieses Thema zu erfahren, haben wir Dr. Mario Vega Carbó konsultiert, einen Endokrinologen, der für das Vega & Vado-Büro zuständig ist.

Doktor Mario,
1. Was ist die Ursache der weiblichen androgenen Alopezie?

Dieser Zustand kann durch das Vorhandensein bestimmter männlicher Hormone wie Testosteron, Androsteron und Dihydrotestosteron (DHT) in erhöhten Konzentrationen verursacht werden. Diese können zu einer Erschöpfung der Haarfollikel führen, was zu einer größeren Zerbrechlichkeit und einem geringeren Haarwachstum führt.

Androgene weibliche Alopezie kann auch auf Alterung, genetische und erbliche Gründe, den Gebrauch bestimmter Medikamente, Stresssituationen, falsche Ernährung, Oxidation und Mikroentzündung, Schilddrüsenerkrankungen und übermäßigen Gebrauch von Behandlungen und Haarprodukten zurückzuführen sein. Sie manifestiert sich normalerweise nach Erreichen der Wechseljahre.

2. Welche Medikamente können diese Erkrankung verursachen?

Androgene weibliche Alopezie kann durch Medikamente verursacht werden, die den Cholesterinspiegel senken. zur Behandlung von Parkinson, Magengeschwüren, Arthritis, Depressionen und Bluthochdruck; und Antikonvulsiva.

3. Was sind Ihre Hauptsymptome?

Bei Frauen ist das Haar vor allem im oberen Teil des Kopfes dünner und beginnt mit einer Erweiterung durch den zentralen Bereich. Im Gegensatz zu Männern entwickelt sich bei Alopezie in einigen Fällen eine Kahlköpfigkeit, die jedoch zu einem Verlust an Dichte führt.

4. Was ist die Behandlung der weiblichen androgenen Alopezie?

Zu den Medikamenten, die zur Behandlung dieser Erkrankung verwendet werden, gehören Minoxidil, Finasterid, Spironolacton, Cimetidin, Antibabypillen und Ketoconazol.

Die pflanzlichen Wirkstoffe Serenoa repens und Pygeun africanum hemmen wiederum die Aktivität des Enzyms 5α-Reduktase, das die Passage von Testosteron zu Dihydrotestosteron hemmt und für die Miniaturisierung der Haarfollikel verantwortlich ist.

Methylsulfonylmethan (MSM), das antioxidativ und entzündungshemmend wirkt, wird ebenfalls verwendet und ist eine wesentliche Quelle für organischen Schwefel für den Lebenszyklus des Haares. Bei Bedarf kann auch eine Haartransplantation durchgeführt werden, die in der Regel sehr gute Ergebnisse liefert. Zu diesem Zweck werden kleine Teile des Haares an Stellen entfernt, an denen es dicker ist, und an Stellen, an denen es kahl ist.

Eine weitere Option ist die Stimulation der Kopfhaut durch die Anwendung von Kohlendioxid durch subkutane Injektionen.

5. Welche anderen Aspekte werden in diesen Fällen empfohlen?

Um das Problem zu lindern, ist es wichtig, eine gesunde Ernährung und gute Essgewohnheiten anzunehmen. Verbrauchen Sie auch Vitaminpräparate und Antioxidantien, ruhen Sie sich richtig aus und trainieren Sie regelmäßig. Zusätzlich werden Kopfhautmassagen empfohlen, um die Durchblutung zu aktivieren und die Verwendung von Trocknern, Bügeleisen und Farbstoffen zu vermeiden.

Andererseits ist es wichtig, Stress zu vermeiden und Probleme mit Depressionen, Angstzuständen, Anämie und Schlaflosigkeit schnell zu behandeln.

6. Welche anderen Komplikationen kann die weibliche androgene Alopezie mit sich bringen?

Haarausfall kann das Selbstwertgefühl senken, Depressionen und Angstzustände hervorrufen und sich auf Familie, Arbeit und soziale Beziehungen auswirken.

Extensions, die Verwendung von Perücken, Hüten oder Schals oder eine Änderung der Frisur können dazu beitragen, die Auswirkungen zu verbergen und das Erscheinungsbild zu verbessern.

Kapitel 131. Hyperandrogenismus, Hirsutismus und Akne

Hyperandrogenismus ist eine Störung, bei der Frauen einen Überschuss an Androgenen, den männlichen Sexualhormonen, produzieren. Dies ist ein recht häufiges Problem, das zwischen 5 und 10 Prozent der Frauen im gebärfähigen Alter betrifft.

Es kann zur Entwicklung männlicher Merkmale im Körper führen, wie zum Beispiel übermäßiges Haarwachstum (Hirsutismus), verringerte Brustgröße, Abwesenheit von Menstruationsperioden, Seborrhoe und Akne.

Um mehr über dieses Thema zu erfahren, interviewen wir Mario Vega Carbó, einen Spezialisten für klinische Endokrinologie.

Doktor Mario,
1. Was sind die Hauptursachen für Hyperandrogenismus?

Diese Störung ist normalerweise das Ergebnis einer übermäßigen Androgenproduktion der Eierstöcke und der Nebennieren. Dies kann unter anderem auf angeborene Nebennierenhyperplasie, Tumoren, Cushing-Syndrom, polyzystisches Ovarialsyndrom oder den Konsum bestimmter Medikamente wie Danazol, systemische Kortikosteroide und Fluoxetin zurückzuführen sein.

2. Was sind Ihre Hauptsymptome?

Hyperandrogenismus kann zu schwerer Akne, verminderter Brustgröße, vermehrtem Körper- und Gesichtshaar, fehlenden Menstruationsperioden, Unfruchtbarkeit, Stimmverdickung, Wachstum der Klitorisgröße, erhöhter Muskelmasse, männlicher Kahlköpfigkeit führen fettige haut

Andererseits kann es sich bei Neugeborenen in Form von mehrdeutigen Genitalien manifestieren, während es bei Mädchen mit vorzeitigem

Auftreten von Scham- oder Achselhaaren vor dem 9. Lebensjahr, Akne, erhöhtem Körpergeruch und Wachstumsbeschleunigung auftritt.

3. Wie wird diese Krankheit erkannt?

Eine körperliche Untersuchung und verschiedene Tests werden normalerweise durchgeführt, um den Spiegel bestimmter Hormone und anderer Substanzen im Blut zu messen, darunter Testosteron, Prolaktin, Cholesterin, Insulin, Glukose und Schilddrüsenstimulanzien.

Diagnostische Bildgebungstests können auch erforderlich sein, um Anomalien der Eierstöcke, der Hypophyse und der Nebennieren festzustellen, und eine Beckenuntersuchung, um nach Tumoren zu suchen.

4. Was ist die Behandlung von Hyperandrogenismus?

Die Therapie kann die Verwendung von Antiandrogenen wie Cyproteronacetat, Spironolacton und Flutamid umfassen. Wenn die Ursache dieser Störung ein Ovarial- oder Nebennierentumor ist, können eine Operation, eine Strahlentherapie und andere Behandlungen erforderlich sein.

Wenn es andererseits durch ein Medikament verursacht wird, kann die Dosis gesenkt oder auf eine ähnliche Dosis geändert werden, die diese Symptome nicht hervorruft.

Wenn die Patientin an Übergewicht leidet, versucht sie, ihr Gewicht durch eine kalorienarme Ernährung und körperliche Aktivitäten zu normalisieren. Dies hilft, den Zustand und die Wirksamkeit von Medikamenten zu verbessern. Bei Mädchen mit männlichen Geschlechtsteilen kann eine Reparaturoperation durchgeführt werden, um deren Aussehen und Funktion zu normalisieren.

5. Was ist Hirsutismus und was verursacht ihn?

Hirsutismus ist eine Erkrankung, bei der Frauen übermäßig dunkle und dicke Haare im Gesicht, auf der Brust und im Rücken haben. Es wird normalerweise durch einen Überschuss an Androgenen verursacht, obwohl es auch auf erbliche Merkmale zurückzuführen sein kann.

6. Wie wird es behandelt?

Hormonelle Kontrazeptiva, die Östrogen und Gestagen sowie Antiandrogen-Medikamente enthalten, werden häufig zur Behandlung von Hirsutismus eingesetzt, der durch die Produktion männlicher Hormone verursacht wird.

Andererseits können auch topische Cremes zur Behandlung von übermäßigem Gesichtshaar im Gesicht oder zur dauerhaften Entfernung mittels Lasertherapie verschrieben werden. In diesen Fällen wird die Haarentfernung mit einer Pinzette, Wachs oder Chemikalien oder die Rasur nicht empfohlen.

7. Was ist Akne und was verursacht sie?

Akne ist eine Hauterkrankung, die auftritt, wenn Haarfollikel mit Fett und abgestorbenen Zellen verstopft werden und das Auftreten von Mitessern oder Pickeln verursachen. Dies kann durch die reichliche Fettproduktion, die Verstopfung der Haarfollikel, Bakterien oder den Androgenüberschuss verursacht werden.

8. Wie wird es behandelt?

Die Therapie kombiniert normalerweise die Verwendung von topischen und oralen Medikamenten. Es gibt verschiedene Medikamente, die die Produktion von Fett oder Androgenen einschränken, die Erneuerung von Dermiszellen beschleunigen, bakterielle Infektionen bekämpfen und Entzündungen reduzieren.

In schweren Fällen können Laserbehandlung, chemisches Peeling, Komedonenextraktion und Steroidinjektion angewendet werden.

9. Welche weiteren Komplikationen kann Hyperandrogenismus mit sich bringen?

Diese Störung kann mit Unfruchtbarkeit und Problemen während der Schwangerschaft einhergehen. Frauen mit polyzystischem Ovarialsyndrom haben wiederum ein erhöhtes Risiko für Diabetes, hohen Cholesterin- und Blutdruck, Gebärmutterkrebs und Fettleibigkeit.

Um diesen Unannehmlichkeiten vorzubeugen, wird empfohlen, durch Gewichtskontrolle, regelmäßiges Training und eine angemessene Ernährung einen gesunden Lebensstil anzunehmen.

Andererseits sollten Frauen, die Medikamente zur Behandlung von Hirsutismus einnehmen, aufgrund des Risikos von Geburtsfehlern eine Schwangerschaft vermeiden.

Schließlich leiden diejenigen, die an dieser Krankheit leiden, möglicherweise an mangelndem Selbstwertgefühl, Scham und Depressionen infolge von schwerem Hirsutismus und Akne. Daher ist es ratsam, die Behandlung bei Bedarf mit psychologischer und familiärer Unterstützung zu begleiten.

Kapitel 132. Klitoromegalie oder klitorale Hypertrophie

Klitoromegalie oder Hypertrophie der Klitoris ist eine Erkrankung, bei der dieses Organ eine größere als die normale Größe aufweist, was einem kleinen Penis ähneln kann.

Die Klitoris befindet sich in der Scheide und ist von der Spitze der Vulva aus sichtbar. Es ist für das sexuelle Vergnügen von Frauen verantwortlich und hat keine reproduktiven Funktionen oder hängt mit der Urinausscheidung zusammen. Die Größe seines sichtbaren Teils kann zwischen 2 und 6 Millimeter breit und 2 und 9 Millimeter lang variieren. Klitoromegalie tritt auf, wenn diese Maßnahmen überschritten werden.

Um mehr über dieses Thema zu erfahren, haben wir den kubanischen Arzt Mario Vega Carbó, einen Spezialisten für klinische Endokrinologie, interviewt.

Doktor Mario,
1. Was verursacht Klitoromegalie?

Dieser Zustand kann angeborene Ursachen haben, die durch einen übermäßigen Anstieg des Testosteronspiegels oder andere hormonelle Störungen verursacht werden. Dadurch werden die äußeren Genitalien maskulinisiert und die Klitoris verlängert sich.

Ein weiterer Grund kann angeborene Nebennierenhyperplasie sein, eine Erbkrankheit, die die Produktion von Hormonen in den Nebennieren beeinflusst. Menschen mit dieser Erkrankung erzeugen mehr Androgene, ein Hormon, das männliche Merkmale frühzeitig oder unangemessen hervorruft.

Die Klitoromegalie kann auch auf mütterliche Tumoren zurückzuführen sein, die Androgene ausscheiden, auf den Konsum von anabolen Steroiden während der Schwangerschaft und auf eine traumatische Schwellung der Genitalien während der Wehen.

Andererseits kann es auch während der männlichen Hormontherapie auftreten.

2. Welche Störungen können zu Klitoromegalie führen?

Dieser Zustand kann aufgrund seines Aussehens zu schmerzhaftem Geschlechtsverkehr und emotionalen Störungen führen und aufgrund des Auftretens eines kleinen Penis Scham und Komplexe hervorrufen. Darüber hinaus geht die Klitoromegalie in fast allen Fällen mit einer Hypertrophie der Kappe einher, dh einer Vergrößerung der Hautfalte, die die Klitoris bedeckt.

3. Wie wird dieser Zustand behandelt?

Es kann operativ behandelt werden, um seine Größe zu reduzieren. Währenddessen wird das überschüssige Gewebe entfernt und die Klitoris wieder in die richtige Position gebracht.

In Fällen, in denen auch eine Hypertrophie der Kappe vorliegt, kann dies in derselben Operation korrigiert werden. In der Regel wird diese Operation ambulant unter örtlicher Betäubung durchgeführt.

4. Welche Konsequenzen kann diese Intervention haben?

Nach der Operation kann der Patient Beschwerden oder Schwellungen im Bereich haben, die innerhalb weniger Tage verschwinden. Bei Schmerzen können vom Arzt verordnete Entzündungshemmer und Analgetika eingenommen werden.

Die Person kann ihre Aktivitäten nach 48 Stunden Ruhezeit schnell wieder aufnehmen, muss jedoch mindestens einen Monat warten, um Sex zu haben. Diese Operation beeinflusst die erogene Empfindlichkeit des Organs überhaupt nicht.

5. Wie werden Fälle von angeborener Nebennierenhyperplasie behandelt?

In diesen Fällen versucht die verwendete Therapie, den Hormonspiegel zu normalisieren, indem Hydrocortison anstelle von Cortisol, Mineralocorticoide anstelle von Aldosteron und andere Medikamente angewendet werden.

Ziel ist es, ein Gleichgewicht zwischen Flüssigkeiten und Salzen sowie den Blutzuckerspiegeln aufrechtzuerhalten, eine Nebennierenkrise zu vermeiden und das körperliche Wachstum und die gewohnheitsmäßige sexuelle Entwicklung sicherzustellen. Hierzu ist eine regelmäßige Analyse erforderlich, um festzustellen, ob die verwendeten Dosen angepasst werden sollten.

Bei Mädchen mit männlichen Genitalien kann auch eine Reparaturoperation durchgeführt werden, um deren Aussehen und Funktion zu normalisieren. Es wird in der Regel im Alter zwischen 2 und 6 Monaten durchgeführt und manchmal sind während der Pubertät oder später neue Verfahren erforderlich.

Wird vor der Geburt eine Hyperplasie festgestellt, kann durch eine vorgeburtliche Behandlung mit dem synthetischen Hormon Dexamethason auch die Wirkung von Androgenen auf die weiblichen Genitalien verhindert werden.

Kapitel 133. Symptome und Behandlung des polyzystischen Ovarialsyndroms

Das polyzystische Ovarialsyndrom (PCOS) ist eine häufige Erkrankung bei Frauen im gebärfähigen Alter, die einen erhöhten Hormonspiegel in ihrem Körper haben.

Die wichtigsten Symptome sind unregelmäßige Menstruation, übermäßiges Haarwachstum in seltenen Bereichen (Oberlippe, Koteletten, Kinn, Nacken, Brustwarzenhof, Brustkorb, Nabel, Leistengegend, Oberschenkel und Rücken), schwere Akne und Haarausfall bei Männern.

Darüber hinaus verursacht es normalerweise Stoffwechselstörungen wie Hyperinsulinämie, Insulinresistenz, hohe Cholesterin- und Triglyceridspiegel und Fettleibigkeit. Hautveränderungen, Unfruchtbarkeit und eine Zunahme der Anzahl von Zysten in den Eierstöcken. Die genaue Ursache von PCOS ist nicht bekannt, es könnte sich jedoch um eine Kombination aus intrauterinen und extrauterinen genetischen Faktoren und Umweltfaktoren handeln.

Um mehr über diese Störung zu erfahren, befragen wir Mario Vega Carbó, einen Endokrinologen mit mehr als 20 Jahren Erfahrung.

Doktor Mario,
1. Was verursacht das polyzystische Ovarialsyndrom?

PCOS ist im Allgemeinen mit Veränderungen des Hormonspiegels von Östrogen und Progesteron verbunden, die zur Freisetzung der Eizellen beitragen. und Androgene, ein männliches Hormon, das in geringen Mengen bei Frauen vorkommt. Es hängt auch mit überschüssigem Insulin zusammen.

In vielen Fällen, wenn diese Störung auftritt, werden die Eizellen nicht freigesetzt und verbleiben in den Eierstöcken, was zur Sterilität beitragen kann. Die anderen Symptome im Zusammenhang mit dieser Pathologie sind auf den hohen Gehalt an männlichen Hormonen im Körper zurückzuführen.

2. Wer leidet häufiger unter PCOS?

Normalerweise wird das Syndrom bei Frauen zwischen 20 und 30 Jahren diagnostiziert, obwohl es auch jugendliche Mädchen betreffen kann. Symptome fangen normalerweise an, wenn Menstruationsperioden anfangen.

Bei adipösen Menschen sind die Anzeichen meist schwerer. Andererseits haben Familien von Frauen, die an dieser Störung leiden, ein höheres Risiko, daran zu leiden.

3. Welche anderen Komplikationen haben Sie für die Gesundheit?

Frauen mit PCOS leiden häufiger an Gebärmutterschleimhautkrebs, Diabetes, Unfruchtbarkeit, spontanen Aborten, alkoholfreier Steatohepatitis, Schlafapnoe, Depression, Angstzuständen und Essstörungen.

4. Wie wird das polyzystische Ovarialsyndrom diagnostiziert?

Zunächst müssen die Krankengeschichte des Patienten analysiert und eine Reihe von physikalischen Studien durchgeführt werden, einschließlich der Überprüfung des Gewichts und des Body-Mass-Index sowie der Messung der Größe seines Abdomens.

Darüber hinaus sind Beckenuntersuchungen zur Beobachtung der Eierstöcke und Bluttests zur Überprüfung der Hormon- und Glukosespiegel üblich. Auch Schwangerschafts- und Schilddrüsenfunktionstests. Mit all diesen Informationen und der

Einsichtnahme in die Familiengeschichte ist es möglich, eine genaue Diagnose zu stellen.

5. Was ist die Behandlung?

Die PCOS-Behandlung umfasst in der Regel Antibabypillen und Progesterontherapie zur Regulierung der Menstruation, Metformin zur Vorbeugung von Diabetes, Statine zur Kontrolle des hohen Cholesterinspiegels, Hormone zur Steigerung der Fruchtbarkeit, Spironolacton zur Blockierung von Androgenen und Verfahren zur Senkung und Eliminierung überschüssiges Haar, wie Elektrolyse und Laser-Haarentfernung.

Im Allgemeinen wird vom Patienten auch erwartet, dass er sein Gewicht durch kalorienarme Ernährung und körperliche Aktivitäten normalisiert. Dies hilft, den Zustand und die Wirksamkeit von Medikamenten zu verbessern.

6. Welche Ergebnisse werden erwartet?

Bei richtiger Pflege verschwinden die PCOS-Symptome normalerweise. Darüber hinaus können Frauen schwanger werden, obwohl ein erhöhtes Risiko für Fehlgeburten und Schwangerschaftsdiabetes besteht.

Nach Abschluss der Behandlung wird den Patienten geraten, regelmäßig Gewicht, Blutdruck, Glukosespiegel und Lipide zu überprüfen.

Kapitel 134. Antiandrogene: Finasterid, Spironolacton und Flutamid

Antiandrogene sind eine Gruppe von Medikamenten, die die biologische Wirkung der männlichen Geschlechtshormone Androgene auf das Körpergewebe hemmen. Sie werden zur Behandlung von Krebs oder gutartiger Prostatahyperplasie eingesetzt. Akne und Hirsutismus bei Frauen; androgene Alopezie; und schwere sexuelle Störungen wie Hypersexualität oder Paraphilien bei Männern.

Die Verabreichung dieser Medikamente kann bei Männern zu einer nachlassenden Entwicklung und einer Verschlechterung der sekundären Geschlechtsmerkmale führen. Es kann auch die Funktion der Geschlechtsorgane beeinträchtigen und die Libido verringern.

Zu den am häufigsten verwendeten Antiandrogenen gehören Finasterid, Spironolacton und Flutamid.

Um mehr über dieses Thema zu erfahren, haben wir den kubanischen Arzt Mario Vega Carbó, einen Spezialisten für klinische Endokrinologie, interviewt.

Doktor Mario,
1. Was ist Finasterid und wofür wird es angewendet?

Finasterid ist ein Antiandrogen, das 5-alpha-Reduktase hemmt, ein primäres Enzym bei der Umwandlung von Testosteron zu Dihydrotestosteron im Prostataepithel.

Dieses Arzneimittel wird zur Behandlung einer vergrößerten Prostata und einiger ihrer Symptome wie übermäßiges Wasserlassen oder Schwierigkeiten beim Wasserlassen angewendet. Seine Verwendung kann die Notwendigkeit einer Operation verringern.

Darüber hinaus wird dieses Medikament zur Behandlung der männlichen androgenen Alopezie eingesetzt.

2. Wie wird dieses Arzneimittel angewendet?

Finasterid ist in Tabletten erhältlich, die normalerweise einmal täglich oral eingenommen werden.

3. Welche Nebenwirkungen kann Finasterid verursachen?

Dieses Arzneimittel kann Impotenz, verminderte Libido, verringertes Ejakulationsvolumen, Schmerzen in den Hoden und Gynäkomastie verursachen. Auch Depressionen und die Zunahme von Selbstmordgedanken.

4. Was ist Spironolacton und wofür wird es angewendet?

Spironolacton ist ein synthetisches Steroid, das die Wirkung von Aldosteron und Androgenen reduziert. Dieses Arzneimittel wird zur Behandlung von Hyperaldosteronismus angewendet, einer hormonellen Störung, bei der die Nebennieren eine übermäßige Menge an Aldosteron im Blut produzieren. Es hilft den Nieren, unnötiges Wasser und Natrium im Urin zu eliminieren, verringert aber den Kaliumverlust des Körpers.

Darüber hinaus wird es auch zur Behandlung von Herzinsuffizienz und Bluthochdruck sowie bei Patienten mit Ödemen angewendet, die durch Leber- oder Nierenerkrankungen verursacht werden. Spironolacton wird verwendet, um diese Zustände zu kontrollieren, heilt sie jedoch nicht.

Andererseits wird es auch in Kombination mit anderen Medikamenten zur Behandlung von vorzeitiger Pubertät und Hirsutismus eingesetzt.

5. Wie wird dieses Arzneimittel angewendet?

Spironolacton ist in Tabletten und Suspension erhältlich, die normalerweise ein- oder zweimal täglich oral eingenommen werden. Es ist möglich, dass Sie zuerst mit einer niedrigen Dosis beginnen und diese dann schrittweise erhöhen.

6. Welche Nebenwirkungen kann Spironolacton verursachen?

Dieses Arzneimittel kann Erbrechen, Durchfall, Magenschmerzen, Vergrößerung oder Schmerzen in der Brust, unregelmäßige Menstruationsperioden, Vaginalblutungen, Hodenatrophie, erektile Dysfunktion, vermehrtes Haarwachstum im Körper, Schläfrigkeit, Müdigkeit, Krämpfe und Übelkeit verursachen.

7. Was ist Flutamid und wofür wird es angewendet?

Flutamid ist ein nicht-steroidales Antiandrogen, das die Testosteronaktivität blockiert. Es wird zur Behandlung bestimmter Arten von Prostatakrebs angewendet, indem die Vermehrung und Ausbreitung bösartiger Zellen gestoppt wird.

8. Wie wird dieses Arzneimittel angewendet?

Flutamid ist in Tabletten erhältlich, die alle 8 Stunden dreimal täglich eingenommen werden.

9. Welche Nebenwirkungen kann Flutamid verursachen?

Dieses Arzneimittel kann schwere Leberschäden verursachen. Darüber hinaus können unter den Nebenwirkungen Schwellungen in der Brust, Durchfall, Übelkeit, Erbrechen, Appetitlosigkeit, erektile Dysfunktion, verminderte Libido, Hitzewallungen und übermäßiges Schwitzen, Gynäkomastie und Depressionen auftreten.

Andererseits sollten schwangere Frauen dieses Arzneimittel nicht einnehmen, da es den Fötus schädigen kann.

10. Was ist zu tun, wenn Sie die Einnahme dieser Medikamente vergessen haben?

Sie sollten es einnehmen, sobald Sie sich erinnern. Wenn es jedoch fast Zeit für die nächste Dosis ist, ist es besser, diese zu überspringen und mit der regulären Dosierung fortzufahren. In keinem Fall sollte eine doppelte Dosis eingenommen werden, um die vergessene zu kompensieren.

11. Welche weiteren Aspekte sollten bei der Verwendung dieser Antiandrogene berücksichtigt werden?

Vor Beginn der Behandlung ist es wichtig, den Arzt über alle anderen verwendeten Medikamente, Vitamine oder Ergänzungsmittel zu informieren, damit beurteilt werden kann, ob die Kombination schädlich sein kann.

Sie sollten auch benachrichtigen, wenn Sie an Allergien oder anderen Erkrankungen leiden, z. B. Bluthochdruck oder Nieren-, Herz-, Leber- oder Prostataprobleme. wenn Sie schwanger sind oder kurzfristig schwanger werden möchten oder wenn Sie stillen.

Schließlich sollten diese Medikamente an einem geeigneten Ort, bei Raumtemperatur und außerhalb der Reichweite von Kindern aufbewahrt werden.

Kapitel 135. Primäre Ovarialinsuffizienz

Primäre Ovarialinsuffizienz, auch als vorzeitiges Ovarialversagen bezeichnet, ist eine Störung, die auftritt, wenn die Eierstöcke vor dem 40. Lebensjahr nicht mehr normal funktionieren.

Wenn die vier Jahrzehnte des Lebens vergangen sind, werden Frauen weniger fruchtbar und haben möglicherweise unregelmäßige Menstruationsperioden, wenn sie in die Wechseljahre eintreten.

Wenn sie unter dieser Krankheit leiden, beginnt dies jedoch früh, wenn sie noch jung sind, und sogar in der Jugend.

Die primäre Ovarialinsuffizienz ist nicht dasselbe wie die vorzeitige Menopause, bei der die Periode vor 40 endet und die Frau nicht länger schwanger werden kann. In diesem Fall hat die Person immer noch gelegentliche Regel und kann sogar empfangen.

Um mehr über dieses Problem zu erfahren, befragen wir den kubanischen Arzt Mario Vega Carbó, einen Endokrinologen.

Doktor Mario,
1. Was ist die Ursache der primären Ovarialinsuffizienz?

In den meisten Fällen ist der genaue Grund für dieses Versagen unbekannt, es wird jedoch angenommen, dass er mit Problemen in den Follikeln zusammenhängt, die unreife Eier enthalten. Diese funktionieren entweder aufgrund von genetischen Erkrankungen (Turner-Syndrom und Fragile-X-Chromosom-Syndrom), Chemotherapie- oder Strahlentherapiebehandlungen, Stoffwechselstörungen oder der Exposition gegenüber einigen Toxinen nicht mehr richtig.

Ebenso können bestimmte Medikamente gegen Autoimmunkrankheiten oder zur Verhinderung der Abstoßung von Organtransplantaten verwandt sein.

2. Was sind Ihre Symptome?

Das erste Anzeichen einer primären Ovarialinsuffizienz sind unregelmäßige oder fehlende Perioden. Darüber hinaus können bei Frauen ähnliche Symptome wie in den Wechseljahren auftreten, wie plötzliche Hitzewallungen, Nachtschweiß, Reizbarkeit, Konzentrationsschwäche, vermindertes sexuelles Verlangen, Schmerzen beim Geschlechtsverkehr, vaginale Trockenheit, Schlafstörungen und Unfruchtbarkeit.

3. Welche anderen Störungen können diesen Zustand verursachen?

Infolge hormoneller Veränderungen können Patienten unter Angstzuständen, Depressionen, Augenproblemen, Arterienverkalkung und Herzerkrankungen, Hypothyreose und Osteoporose leiden.

4. Wie wird ein vorzeitiger Eierstockversagen diagnostiziert?

Um diesen Zustand zu bestätigen, ist es erforderlich, die Krankengeschichte der Patientin zu analysieren, festzustellen, ob sie eine Familiengeschichte mit demselben Problem hat, und eine körperliche Untersuchung durchzuführen, um andere Krankheiten auszuschließen, die die Symptome verursachen können.

Auf der anderen Seite werden in der Regel eine Blutuntersuchung durchgeführt, um den Hormonspiegel zu überprüfen, eine Ultraschalluntersuchung des Beckens zur Kontrolle der Eierstöcke und Follikel sowie eine als Karyotyp bekannte Chromosomenuntersuchung. Während der Diagnose muss auch eine Schwangerschaft ausgeschlossen werden.

5. Was ist die Behandlung der primären Ovarialinsuffizienz?

Derzeit gibt es keine Behandlung zur Wiederherstellung der normalen Funktion der Eierstöcke. Was gibt es Therapien, um Ihre Symptome zu lindern. Beispielsweise verbessert eine Hormonersatzbehandlung mit Östrogen und Progesteron die sexuelle Gesundheit und verringert das Risiko von Herzerkrankungen und Osteoporose.

Im Allgemeinen wird diese Therapie bis zum Alter von 50 Jahren empfohlen, da nach diesem Alter das Risiko für Brustkrebs und Schlaganfall erhöht werden kann.

Zur Behandlung der Abnahme der Knochendichte, der Calcium- und Vitamin-D-Supplementierung, der regelmäßigen körperlichen Aktivität und der Gewichtskontrolle wird ebenfalls geraten.

Wenn die Patientin Kinder haben möchte, kann sie die Möglichkeit einer In-vitro-Befruchtung mit Eizellen eines Spenders in Betracht ziehen oder adoptieren. Ein geringer Prozentsatz der Frauen mit diesem Problem kann jedoch spontan schwanger werden, da die Eierstöcke in den frühen Stadien der Störung nur zeitweise funktionieren.

Andererseits können nach hormoneller Stimulation menschliche Eizellen oder Embryonen von Personen, bei denen das Risiko eines primären Ovarialversagens besteht, kryokonserviert werden.

6. Welche anderen Aspekte müssen angesichts der primären Ovarialinsuffizienz berücksichtigt werden?

In einigen Fällen kann der Verlust der Eierstockfunktion und die Unfähigkeit, schwanger zu werden, zu Depressionen führen. Daher wird bei Bedarf eine psychologische Betreuung empfohlen.

Um die Symptome dieser Störung zu lindern, ist es jedoch auch ratsam, den Lebensstil zu verbessern. Dies beinhaltet das Nichtrauchen, das Erlernen gesunder Ernährungsmuster, das Üben konstanter körperlicher Aktivität und das Vermeiden von Alkohol und koffeinhaltigen Getränken.

Kapitel 136. Hormonersatztherapie in den Wechseljahren

Die Menopause ist der Lebensabschnitt einer Frau, in dem sie keine Perioden mehr hat. Es tritt normalerweise auf natürliche Weise auf, am häufigsten zwischen 45 und 55, wenn die Eierstöcke die Produktion von Östrogen und Progesteron einstellen.

Die Anzeichen und Symptome, die in diesem Stadium auftreten, werden als Climaterio-Syndrom bezeichnet. Am häufigsten sind plötzliche Erwärmung des Körpers (Hitzewallungen), Stimmungsschwankungen, verringerte Knochendichte (Osteoporose), erhöhtes Herz-Kreislauf-Risiko und Erkrankungen des Urogenitalsystems.

Während dieser Phase können auch Schlaf- und Konzentrationsstörungen, nächtliche Schweißausbrüche, Schmerzen beim Geschlechtsverkehr, vaginale Trockenheit, Haarausfall, vermehrte Gesichtsbehaarung und Depressionen auftreten.

Um mehr über die Behandlung dieses Problems zu erfahren, befragen wir Dr. Mario Vega Carbó, einen Endokrinologen mit mehr als 20 Jahren Erfahrung.

Doktor Mario,
1. Was kann eine Frau in den Wechseljahren tun?

In den Jahren vor und nach den Wechseljahren steigen und fallen die weiblichen Hormonspiegel in der Regel und verursachen alle Arten von Störungen. Um diese Symptome zu lindern, ist es möglich, eine Hormonersatzbehandlung durchzuführen, bei der Östrogene und exogene Gestagene angewendet werden, um natürlich vorkommende Hormone zu ersetzen.

Dieses Verfahren hilft auch, Frauen vor Osteoporose zu schützen und wiederkehrende Harnwegsinfektionen zu verhindern. Darüber hinaus verbessern Östrogene die Stimmung von Patienten mit depressiven Symptomen.

2. Wem wird diese Behandlung empfohlen?

Bei einigen Frauen sind die Symptome der Menopause mild und verschwinden von selbst. Aber in anderen Fällen sind die Zeichen stärker und können sehr ärgerlich sein. In diesen Fällen wird eine Hormonersatzbehandlung empfohlen.

Es ist jedoch wichtig zu klären, dass dieses Verfahren nicht für Personen mit vaginalen Blutungsproblemen oder mit bestimmten Arten von Krebs, Schlaganfällen, Herzinfarkten, Blutgerinnseln oder Lebererkrankungen geeignet ist.

Vor Beginn der Therapie ist es daher wichtig, die Krankengeschichte und Familiengeschichte des Patienten zu überprüfen, seine Merkmale zu berücksichtigen und das Risiko zu bewerten.

3. Ab welchem Alter wird diese Behandlung empfohlen?

Die Hormonersatztherapie kann innerhalb der ersten 10 Jahre nach der Menopause oder bei Frauen unter 60 Jahren ohne Kontraindikationen eingeleitet werden. Zu diesem Zweck ist es ratsam, eine gründliche vorherige Analyse durchzuführen und mit der Umsetzung zu beginnen, wenn die beste Therapieoption für Ihre Symptome in Betracht gezogen wird, da die Anwendung über einen längeren Zeitraum nicht empfohlen wird.

4. Wie ist die Verabreichung dieser Hormone?

Es gibt verschiedene Darreichungsformen. Am häufigsten sind Tabletten zum Einnehmen, aber es gibt auch Hautpflaster, Vaginalcremes, Gele und Tabletten. Alle sind gleich wirksam.

Die Dosierung ist abhängig vom gewählten Verabreichungsweg, der Art des Östrogens und Progesterons und den verwendeten therapeutischen Schemata. Es wird empfohlen, mit niedrigen Dosen zu beginnen und zu erhöhen, wenn die Symptome anhalten.

5. Wie lange dauert die Hormonersatzbehandlung im Allgemeinen?

Die Dauer variiert von Patient zu Patient, es wird jedoch allgemein empfohlen, die Kombinationstherapie für einen Zeitraum von weniger als 3 Jahren und eine einfache Östrogentherapie für etwa 7 Jahre aufrechtzuerhalten.

6. Welche anderen Initiativen können durchgeführt werden, um die Symptome der Menopause zu lindern?

Sowohl vor als auch während und nach dieser Zeit ist es ratsam, den Lebensstil des Patienten zu verbessern. Dazu gehört, nicht zu rauchen, gesunde Ernährungsgewohnheiten zu entwickeln, sich ständig zu bewegen und Alkohol und koffeinhaltige Getränke zu meiden.

Andererseits hat in den letzten Jahren die Verwendung der sogenannten naturheilkundlichen Medizin, die Kräuter, Homöopathie, Akupunktur und andere Alternativen verwendet, zugenommen, um Symptome im Zusammenhang mit den Wechseljahren zu lindern.

Kapitel 137. Behandlung mit Östrogen und Progesteron

Bei Frauen produzieren die Eizellen in erster Linie Östrogen und Progesteron sowie eine kleine Menge Testosteron. Diese Hormone regulieren den Menstruationszyklus und die Schwangerschaft, sekundäre sexuelle Merkmale und wirken auf andere Organe und Systeme des Körpers.

Bei Patienten mit Hypogonadismus, einer Erkrankung, bei der die Gonaden nicht die richtige Menge dieser Substanzen produzieren, ist die Hormonersatztherapie eine der verfügbaren Alternativen.

Es gibt verschiedene Möglichkeiten, Östrogen und Progesteron anzuwenden, z. B. Injektionen, Hautpflaster, Vaginalcremes, Gele und Tabletten, die alle gleichermaßen wirksam sind.

Um mehr über dieses Thema zu erfahren, befragen wir Dr. Mario Vega Carbó, Facharzt für klinische Endokrinologie.

Doktor Mario,
1. Welche Störungen verursacht Hypogonadismus bei Frauen?

Diese Krankheit kann die Brustentwicklung und -größe beeinträchtigen und fehlende Menstruationszyklen, Hitzewallungen, vaginale Trockenheit, Stimmungsschwankungen und Unfruchtbarkeit verursachen. Sein Zustand ist während der Wechseljahre normal.

Andererseits kann Hypogonadismus auch mentale und emotionale Veränderungen und abnormale Genitalien verursachen.

2. In welchen Fällen wird Östrogen- und Progesterontherapie angewendet?

In den Jahren vor und nach den Wechseljahren steigen und fallen die weiblichen Hormonspiegel in der Regel und verursachen alle Arten von

Störungen. Am häufigsten sind plötzliche Erwärmung des Körpers (Hitzewallungen), Stimmungsschwankungen, verringerte Knochendichte (Osteoporose), erhöhtes Herz-Kreislauf-Risiko und Erkrankungen des Urogenitalsystems.

Während dieser Phase können auch Schlaf- und Konzentrationsstörungen, nächtliche Schweißausbrüche, Schmerzen beim Geschlechtsverkehr, vaginale Trockenheit, Haarausfall, vermehrte Gesichtsbehaarung und Depressionen auftreten.

Um diese Symptome zu lindern, ist es möglich, eine Hormonersatzbehandlung durchzuführen, um diejenigen zu ersetzen, die nicht auf natürliche Weise auftreten.

Bei Mädchen und Jugendlichen kann der Konsum das Wachstum stoppen und die Geschwindigkeit der sexuellen Entwicklung beeinträchtigen. Bei Patienten mit Hypogonadismus kann sich die Pubertät durch die Therapie normal entwickeln, und es treten sekundäre sexuelle Merkmale auf.

Bei Männern kann es zu einer Abnahme der Libido und des Wachstums von Gesichts- und Körperhaaren, einer Zunahme des Brustgewebes, einer gleichmäßigen Fettverteilung und einer leichten Veränderung des Stimmtons kommen.

Östrogen und Progesteron werden auch in der weiblichen Hormontherapie bei Störungen der Geschlechtsidentität eingesetzt. Die Verwendung während der Schwangerschaft kann das Baby schädigen.

3. Welche Vorteile bietet die Behandlung?

Eine Hormonersatztherapie kann die Entwicklung von Brüsten, Schamhaaren und anderen sexuellen Merkmalen während der Pubertät stimulieren.

Während der Menopause vor und nach der Menopause reduziert Östrogen das Wärmegefühl im Oberkörper und Hitzewallungen, Brennen und vaginalen Juckreiz sowie Schwierigkeiten beim Wasserlassen und schützt vor Osteoporose. Progesteron senkt seinerseits das Risiko für Gebärmutterkrebs und wird auch zur Erzeugung von Menstruation bei Frauen im gebärfähigen Alter verwendet, die normale Perioden hatten und dann abgesetzt haben.

4. Wie ist die Verabreichung dieser Hormone?

Es gibt verschiedene Darreichungsformen wie Injektionen, Hautpflaster, Vaginalcremes, Gele und Tabletten. Alle sind gleich wirksam.

Die Dosierung ist abhängig vom gewählten Verabreichungsweg, der Art des Östrogens und Progesterons und den verwendeten therapeutischen Schemata. Es wird empfohlen, mit niedrigen Dosen zu beginnen und zu erhöhen, wenn die Symptome anhalten.

5. Wie lange dauert die Hormonersatzbehandlung im Allgemeinen?

Die Dauer variiert von Patient zu Patient, es wird jedoch allgemein empfohlen, die Kombinationstherapie für einen Zeitraum von weniger als 3 Jahren und eine einfache Östrogentherapie für etwa 7 Jahre aufrechtzuerhalten.

6. Welche Nebenwirkungen können Östrogen und Progesteron haben?

Eine Hormonersatztherapie kann das Risiko für Herzinfarkte, Schlaganfälle, Brust- und Gebärmutterkrebs sowie Erkrankungen der Gallenblase erhöhen. Darüber hinaus können Nebenwirkungen wie Kopfschmerzen, Erbrechen, Durchfall, Verstopfung, Veränderungen von Appetit und Gewicht, Nervosität, Akne, Schläfrigkeit, Schwellung der Hände und Beine, Verdunkelung der Haut, Ausfluss aus der Scheide,

Veränderungen in der Haut auftreten Menstruationsfluss und Schwierigkeiten beim Tragen von Kontaktlinsen.

In schweren Fällen können Kopfschmerzen, Sprechstörungen, völliger oder teilweiser Verlust des Sehvermögens, Taubheitsgefühl im Arm oder Bein, Husten von Blut, Schwierigkeiten beim klaren Denken und Klumpen oder andere Brustveränderungen auftreten.

Progesteron kann auch Gerinnungsstörungen verursachen und die Blutversorgung von Gehirn, Herz, Lunge oder Augen unterbrechen und schwerwiegende Probleme verursachen.

7. Welche weiteren Aspekte sollten bei der Verwendung berücksichtigt werden?

Vor Beginn der Behandlung ist es wichtig, den Arzt über alle anderen verwendeten Medikamente, Vitamine oder Ergänzungsmittel zu informieren, damit beurteilt werden kann, ob die Kombination schädlich sein kann.

Sie sollten auch informieren, wenn Sie an Allergien oder anderen Erkrankungen leiden, wie Bluthochdruck, Brustklumpen, Vaginalblutungen, Herzinfarkt, Schlaganfall, Blutgerinnseln, hohem Cholesterinspiegel, Diabetes oder Nierenproblemen in der Gallenblase oder im Herzen. Wenn Sie schwanger sind, kurzfristig schwanger werden möchten oder wenn Sie stillen.

Andererseits wird empfohlen, während der Hormontherapie häufig Brustuntersuchungen durchzuführen. Diese Medikamente sollten an einem geeigneten Ort, bei Raumtemperatur und außerhalb der Reichweite von Kindern aufbewahrt werden.

Teil IX Hoden

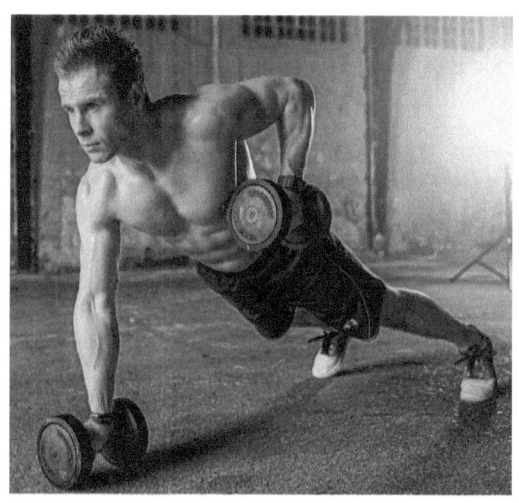

Kapitel 138. Störung der Geschlechtsidentität

Geschlechtsidentitätsstörung (Gender Identity Disorder, GIT) ist eine Erkrankung, bei der sich eine Person mit einem bestimmten biologischen Geschlecht mit den Merkmalen des anderen Geschlechts identifiziert und den Wunsch und das Bedürfnis empfindet, als solche zu leben und sich so zu verhalten. Diese Situation kann sowohl von männlich zu weiblich als auch von weiblich zu männlich auftreten.

Das WIG bezieht sich auf die Identität und nicht auf die sexuelle Orientierung, da beispielsweise der Homosexuelle seinen biologischen Zustand nicht ablehnt, sondern eine Anziehungskraft auf jemanden des gleichen Geschlechts empfindet. Das Hauptsymptom dieser Erkrankung ist das Unbehagen und die Unannehmlichkeit, unter der Patienten leiden, wenn sie sich in einem Körper befinden, in dem sie sich nicht wohl fühlen. Dies verursacht großes emotionales Leid, indem es eine andere Rolle in der Gesellschaft als die gewünschte spielen muss.

Um zu erfahren, wie die Endokrinologie zur Verbesserung der Lebensqualität beitragen kann, befragen wir Dr. Mario Vega Carbó, einen Endokrinologen mit mehr als 20 Jahren Erfahrung.

Doktor Mario,
1. Gibt es einen bestimmten Grund für die Störung der Geschlechtsidentität?

Die Ursache von WIG ist derzeit noch nicht bekannt. Die durchgeführten Studien zeigen, dass die psychosozialen Bedingungen nicht schlüssig sind, die Erziehung und das Umfeld, in dem sich die Person entwickelt, in diesem Aspekt keine entscheidende Rolle spielen. Es gibt keine hormonellen Faktoren, die sie von denen ohne diese Bedingung unterscheiden.

2. Wie wird bei einem Patienten mit einer Störung der Geschlechtsidentität vorgegangen?

Zuerst bewertet ein Psychiater oder Psychologe den Patienten und stellt eine Diagnose, um festzustellen, ob die Symptome, auf die er sich bezieht, mit der GIT kompatibel sind. In diesem Fall wird eine sexuelle Neuzuweisungstherapie durchgeführt, bei der durch eine Reihe von psychiatrischen, medizinischen und chirurgischen Behandlungen ein allmählicher Übergang vom Geschlecht, mit dem der Patient geboren wurde, zum Geschlecht, mit dem er sich identifiziert, erzielt wird.

3. Wie kommt die Endokrinologie in diesen gesamten Prozess?

Endokrinologie ist die Wissenschaft, die das endokrine System und die Hormone untersucht, die für die Regulierung unseres Körpers verantwortlich sind. Bei einem Patienten mit WIG wird eine Hormonbehandlung durchgeführt, die dem Geschlecht entspricht, zu dem Sie gehören möchten. Dabei werden die männlichen oder weiblichen Hormone in Ihrem Körper verringert oder erhöht. Dies trägt dazu bei, die Lebensqualität des Menschen signifikant zu verbessern, indem eine Akzeptanz von sich selbst erreicht wird.

4. Welche Auswirkungen haben solche Behandlungen auf die Patienten?

Bei Menschen mit männlichem biologischem Geschlecht, die sich weiblich fühlen, werden ihnen weibliche Hormone (Östrogene) verabreicht, die eine Abnahme der Libido und des Wachstums von Gesichts - und Körperhaaren, eine Zunahme des Brustgewebes und eine gleichmäßige Verteilung der Hormone bewirken Fett und eine leichte Veränderung im Tonfall.

Andernfalls erhalten sie männliche Hormone (Testosteron), die das Absetzen der Menstruation, eine Zunahme der Gesichtsbehaarung und der Libido, das Auftreten von Akne, eine Zunahme des Muskelaufbaus und der Schwere der Stimme sowie eine Abnahme des Gewebes verursachen Brust

5. Wie lange dauert es, bis spürbare Auswirkungen auftreten?

Die Behandlung zeigt nach 3 bis 6 Monaten sichtbare Ergebnisse und muss lebenslang aufrechterhalten werden, da sonst die Wirkung verloren geht.

El médico endocrinólogo se encargará de suministrar la dosis hormonal adecuada, para garantizar su éxito y evitar la aparición de secuelas no deseadas.

6. Ab welchem Alter ist es ratsam, mit der Hormonbehandlung bei Patienten mit WIG zu beginnen?

Kinder, die sich nicht mit ihrem eigenen Geschlecht identifiziert fühlen, sollten von einem Psychologen untersucht und behandelt werden. Wenn dieser Zustand im Laufe der Zeit erhalten bleibt und der Experte der Ansicht ist, dass er nicht verändert wird, kann nach 16 Jahren eine Hormonbehandlung eingeleitet werden. Es ist jedoch wichtig, jeden Fall auf eine bestimmte Weise zu analysieren.

7. Ist es mit einer hormonellen Behandlung möglich, eine vollständige Körpermodifikation zu erreichen?

Obwohl viele Änderungen erzielt werden, die es ermöglichen, dem gewünschten Geschlecht zu ähneln, können einige physikalische Eigenschaften nicht geändert werden und erfordern chirurgische Eingriffe, um den Übergang abzuschließen. Bei einem Wechsel von männlich zu weiblich werden die äußeren Genitalien entfernt, eine künstliche Vagina angelegt und die Brustgröße durch eine Operation vergrößert.

Ansonsten werden das Brustgewebe, die Gebärmutter, die Eierstöcke und die Vagina entfernt und ein Penis und künstliche Hoden geschaffen, die ihre sexuelle Funktion erfüllen.

Es ist wichtig zu verdeutlichen, dass die Autonomie und Freiheit des Patienten, seinen eigenen Körper zu verwalten, jederzeit gewahrt bleibt und er entscheidet, welches medizinische oder chirurgische Stadium er erreichen möchte.

8. Wie zufrieden sind die Patienten mit diesen Behandlungen?

Wenn sie mit angemessener psychologischer Unterstützung durchgeführt werden, haben diese Behandlungen in der Regel sehr gute Ergebnisse mit Zufriedenheitsraten von über 90%.

Im Gegenteil, die Rate des Bedauerns beträgt weniger als 3% und ist in den meisten Fällen auf den Verlust der familiären und sozialen Unterstützung, die persönliche Instabilität oder das Auftreten traumatischer Ereignisse zurückzuführen.

Kapitel 139. Hormontherapie der Maskulinisierung

Die Hormontherapie der Maskulinisierung hängt mit dem Verhalten bei Auftreten einer Störung der Geschlechtsidentität (GIT) zusammen.

Um zu erfahren, wie eine männliche Hormontherapie aussieht, befragen wir den Endokrinologen Dr. Mario Vega Carbó mit mehr als 20 Jahren Erfahrung.

Doktor Mario,
1. Gibt es einen bestimmten Grund für die Störung der Geschlechtsidentität?

Die Ursache von WIG ist derzeit noch nicht bekannt. Die durchgeführten Studien heben hervor, dass die psychosozialen Bedingungen nicht schlüssig wären und die Erziehung und das Umfeld, in dem sich die Person entwickelt, in diesem Aspekt keine entscheidende Rolle spielen würden.

Andererseits gibt es keine hormonellen Faktoren, die sie von denen ohne diese Bedingung unterscheiden.

2. Wie wird bei einem Patienten mit einer Störung der Geschlechtsidentität vorgegangen?

Zuerst beurteilt ein Psychiater oder Psychologe den Patienten und stellt eine Diagnose, um festzustellen, ob die Symptome, auf die er sich bezieht, mit der GIT kompatibel sind.

In diesem Fall wird eine sexuelle Neuzuweisungstherapie durchgeführt, bei der durch eine Reihe von psychiatrischen, medizinischen und chirurgischen Behandlungen ein allmählicher Übergang vom Geschlecht, mit dem der Patient geboren wurde, zum Geschlecht, mit dem er sich identifiziert, erzielt wird.

3. Wie kommt die Endokrinologie in diesen gesamten Prozess?

Endokrinologie ist die Wissenschaft, die das endokrine System und die Hormone untersucht, die für die Regulierung unseres Körpers verantwortlich sind.

Bei einem Patienten mit WIG wird eine hormonelle Behandlung entsprechend dem Geschlecht durchgeführt, zu dem Sie gehören möchten, wobei die männlichen oder weiblichen Hormone in Ihrem Körper verringert oder erhöht werden. Dies trägt dazu bei, die Lebensqualität des Menschen signifikant zu verbessern, indem eine Akzeptanz von sich selbst erreicht wird.

4. Wie wird die männliche Hormonalisierung behandelt?

Bei Menschen mit weiblichem biologischem Geschlecht, die sich männlich fühlen, werden ihnen männliche Hormone (Testosteron) verabreicht, die das Absetzen der Menstruation, eine Zunahme der Gesichtsbehaarung und der Libido, das Auftreten von Akne und eine Zunahme der Muskelentwicklung bewirken und Schweregrad in der Stimme und verringerte Brustgewebe.

5. Wie lange dauert es, bis spürbare Auswirkungen auftreten?

Die Behandlung zeigt nach 3 bis 6 Monaten sichtbare Ergebnisse und muss lebenslang aufrechterhalten werden, da sonst die Wirkung verloren geht.

Der Endokrinologe ist dafür verantwortlich, die geeignete Hormondosis bereitzustellen, um den Erfolg sicherzustellen und das Auftreten unerwünschter Folgen zu vermeiden.

6. Ab welchem Alter ist es ratsam, bei diesen Patienten mit der Hormonbehandlung zu beginnen?

Mädchen, die sich nicht mit ihrem eigenen Geschlecht identifiziert fühlen, sollten von einem Psychologen untersucht und behandelt werden. Wenn dieser Zustand im Laufe der Zeit erhalten bleibt und der Experte der Ansicht ist, dass er nicht verändert wird, kann nach 16 Jahren eine Hormonbehandlung eingeleitet werden.

Wenn die Therapie vor den ersten Veränderungen in der Pubertät begonnen wird, können weibliche sekundäre Geschlechtsmerkmale wie die Brustentwicklung vermieden werden. Es ist jedoch wichtig, jeden Fall auf eine bestimmte Weise zu analysieren. Hormontherapie wird normalerweise nicht bei Mädchen angewendet.

7. Was sind die Risiken einer Maskulinisierungshormontherapie?

Einige der Komplikationen sind Überproduktion roter Blutkörperchen, Gewichtszunahme, Akne, Haarausfall, Schlafapnoe, Analyse hoher Leberfunktion, abnormale Blutfettwerte, Verschlechterung einer bereits bestehenden psychotischen oder manischen Störung und Bluthochdruck.

Andererseits steigt das Risiko einer dauerhaften Sterilität bei längerem Einsatz von Hormonen, insbesondere wenn die Therapie vor der Pubertät begonnen wird.

8. Ist es mit einer hormonellen Behandlung möglich, eine vollständige Körpermodifikation zu erreichen?

Obwohl viele Änderungen erzielt werden, die es ermöglichen, dem gewünschten Geschlecht zu ähneln, können einige physikalische Eigenschaften nicht geändert werden und erfordern chirurgische Eingriffe, um den Übergang abzuschließen.
Bei einem Wechsel von Frau zu Mann werden Brustgewebe, Gebärmutter, Eierstöcke und Vagina entfernt und ein künstlicher Penis und Hoden geschaffen, die ihre sexuelle Funktion erfüllen.
Es ist wichtig zu verdeutlichen, dass die Autonomie und Freiheit des Patienten, seinen eigenen Körper zu verwalten, jederzeit gewahrt bleibt

und er entscheidet, welches medizinische oder chirurgische Stadium er erreichen möchte.

Kapitel 140. Der Mikropenis und seine Behandlung

Ein Penis mit einer normalen Struktur, dessen Größe jedoch kleiner als der übliche Bereich für ein Baby ist, wird als Mikropenis definiert. Normalerweise liegt die Länge dieses Organs bei einem Neugeborenen zwischen 2,8 und 4,2 Zentimetern bei einem Umfang von 0,9 bis 1,3 Zentimetern.

Bei einer Länge von weniger als 1,9 Zentimetern handelt es sich um einen Mikropenis. In der Regel ist diese Erkrankung auf Veränderungen der Hypothalamus-Hypophysen-Hoden-Achse zurückzuführen, die abnormale Hormonspiegel verursachen, die an der Entwicklung der Geschlechtsorgane beteiligt sind.

Um mehr über diesen Zustand zu erfahren, haben wir Dr. Mario Vega Carbó konsultiert, einen Endokrinologen, der derzeit im Vega & Vado-Büro arbeitet.

Doktor Mario,
1. Was sind die Ursachen der Mikropenis?

Diese Störung ist auf eine hormonelle Abnormalität zurückzuführen, die ab der zwölften Schwangerschaftswoche auftritt. Die häufigste Ursache ist idiopathisch, gefolgt von Hypogonadismus, Iatrogen, Genitalfehlbildungen und polymorphen Syndromen.

2. Wie wird dieser Zustand erkannt?

Nach einer körperlichen Untersuchung, bei der konstant ist, dass der Penis kleiner als 1,9 Zentimeter ist, sollte eine vollständige endokrinologische Untersuchung der Hypothalamus-Hypophysen-Hoden-Achse durchgeführt werden. In einigen Fällen kann diese Erkrankung mit einer geringen Spermienzahl einhergehen, was zu Unfruchtbarkeit oder einer Abnahme der Spermienzahl führen kann.

Andererseits ist es auch wichtig, die Mikropenis von den Situationen zu unterscheiden, in denen das Organ normal ist, aber aufgrund anderer Faktoren kleiner erscheint. Zum Beispiel ist der vergrabene Penis in suprapubischem Fett versteckt, das bei adipösen Kindern oder nach schwerer Phimose auftreten kann.

In ähnlicher Weise ist der heruntergekommene Penis auf eine Veränderung des Suspensivbandes zurückzuführen, während sich im vernetzten Penis die Hodensackhaut zur ventralen Seite des Organs erstreckt, wodurch sie am Hodensack fixiert wird.

3. Was ist die Behandlung für die Mikropenis?

Die Therapie hängt vom Alter des Patienten, seinem allgemeinen Gesundheitszustand und seiner Krankengeschichte, der Schwere der Erkrankung und der Verträglichkeit gegenüber Medikamenten ab. Eine der Optionen ist die hormonelle Behandlung mit Testosteron zur Stimulierung des Peniswachstums. Es wird empfohlen, es in den ersten Lebensmonaten zu beginnen, da in diesem Stadium eine größere Ausstattung und Affinität von androgenen Rezeptoren vorliegt, gefolgt von höheren Dosen zu Beginn der Pubertät.

Andererseits können Hypophysenhormoninjektionen die Spermienproduktion unterstützen. Wenn diese Behandlung nicht zufriedenstellend ist, kann nach Erreichen des Erwachsenenalters eine rekonstruktive Operation durchgeführt werden.

Kapitel 141. Gynäkomastie und vergrößerte Brüste bei Männern

Gynäkomastie ist eine Erkrankung, bei der das Brustgewebe des Mannes infolge eines Rückgangs der männlichen Hormone (Testosteron) oder eines Anstiegs der weiblichen Hormone (Östrogen) anschwillt.

In einigen Fällen kann dieser Zustand während der Pubertät auftreten und sich spontan auflösen. Es kann auch bei Neugeborenen, älteren Menschen oder infolge des Konsums bestimmter Drogen oder Medikamente auftreten. Diese Krankheit kann eine oder beide Brüste betreffen, manchmal ungleichmäßig.

Gynäkomastie ist in der Regel kein ernstes Problem, kann jedoch das Selbstwertgefühl des Patienten beeinträchtigen und dazu führen, dass er sich unwohl und beschämt fühlt.

Um mehr über dieses Problem zu erfahren, befragen wir Dr. Mario Vega Carbó, Facharzt für klinische Endokrinologie.

Doktor Mario,
1. Was sind die Hauptsymptome einer Gynäkomastie?

Seine charakteristischen Anzeichen sind Entzündungen des Brustdrüsengewebes und Berührungsschmerzen, die mild oder konstant sein können. In einigen Fällen kann es auch zu Sekreten aus der Brustwarze einer oder beider Brüste kommen.

2. Was sind ihre Ursachen?

Gynäkomastie wird durch eine Verringerung der Testosteronmenge im Vergleich zur Östrogenmenge im Körper verursacht. Dies kann eine Folge hormoneller Veränderungen oder anderer äußerer Faktoren sein.

Bei Neugeborenen liegt es normalerweise an der Wirkung des Östrogens der Mutter und ihre Symptome verschwinden normalerweise zwei bis drei Wochen nach der Entbindung.

In der Pubertät kommt es häufig vor und verschwindet ohne Behandlung. Bei Erwachsenen ist 1 von 4 Männern im Alter zwischen 50 und 70 Jahren betroffen, was auf hormonelle Veränderungen während des Alterns zurückzuführen ist.

Auf der anderen Seite gehören zu den Medikamenten, die diese Krankheit verursachen können, Antiandrogene, die zur Behandlung der vergrößerten Prostata verwendet werden, anabole Steroide und Androgene, die zur Verbesserung der sportlichen Leistung verwendet werden, Efavirenz, Anxiolytika wie Diazepam, trizyklische Antidepressiva, Antibiotika und einige Heilmittel für das Geschwür und das Herz.

3. Welche Krankheiten können das normale Gleichgewicht dieser Hormone beeinflussen?

Es gibt verschiedene Zustände, die eine Gynäkomastie verursachen können. Unter ihnen sind Hypogonadismus, bei dem der Körper nicht genug Testosteron produziert; Klinefelter-Syndrom, eine genetische Erkrankung bei Männern mit zwei oder mehr X-Chromosomen; einige Tumoren wie die, die die Hoden, die Nebennieren oder die Hypophyse betreffen; Hyperthyreose; Nieren- oder Leberfunktionsstörung; Zirrhose; Fettleibigkeit; Unterernährung und Hunger.

4. Welche anderen Substanzen können Gynäkomastie verursachen?

Alkohol und Drogen wie Marihuana, Heroin, Methadon und Amphetamine können ebenfalls zu dieser Erkrankung führen. Einige Kräuter wie Lavendel, Teebaumöl und Dong Quai, die in Shampoos, Seifen und Lotionen verwendet werden, sind ebenfalls mit dieser Störung in Verbindung gebracht worden.

5. Wie wird dieser Zustand diagnostiziert?

Um Ihre Symptome zu bestätigen, führt der Arzt in der Regel eine körperliche Untersuchung durch, bei der unter Umständen Brustgewebe, Bauch, Achselhöhle und Genitalien untersucht werden. Blutuntersuchungen, Mammographien und andere Tests können angezeigt werden, um die Ursache zu bestimmen und andere Zustände auszuschließen, die dieselben Anzeichen verursachen können, wie Fettgewebe in der Brust, Brustkrebs oder Mastitis.

Darüber hinaus sind möglicherweise Studien erforderlich, um festzustellen, ob Leber, Nieren und Schilddrüse ordnungsgemäß funktionieren.

6. Was ist die Behandlung von Gynäkomastie?

Die Behandlung hängt von der Ursache ab, die sie verursacht. Wenn es eine Folge einer vorbestehenden Krankheit ist, wie Hypogonadismus oder bestimmte Tumoren, sollten diese Zustände mit ihren jeweiligen Therapien behandelt werden.

Wenn die Erkrankung auf ein Medikament zurückzuführen ist, kann der behandelnde Fachmann empfehlen, die Einnahme abzubrechen oder durch ein anderes zu ersetzen. In sehr nervigen und berüchtigten Fällen ist es möglich, eine Operation durchzuführen, um überschüssiges Brustgewebe entweder durch eine Fettabsaugung oder eine Mastektomie zu entfernen.

Andererseits können auch Androgene, Antiöstrogene, Aromatasehemmer und Danazol zur Behandlung dieses Zustands verwendet werden. In bestimmten Fällen kann eine Strahlentherapie mit niedriger Dosis wirksam sein.

In den meisten Fällen verschwindet die Gynäkomastie mit der Zeit, ohne etwas zu tun.

7. Welche weiteren Aspekte müssen bei der Behandlung berücksichtigt werden?

Gynäkomastie kann emotionale und psychische Probleme verursachen. Es ist schwierig, sich zu verstecken, da dies das Selbstwertgefühl des Patienten beeinträchtigt und insbesondere im Jugendalter zu vielen Konflikten, sozialer Isolation, Angstzuständen, Stress und Depressionen führen kann. Es wird daher empfohlen, die Behandlung mit psychologischer und familiärer Unterstützung zu begleiten.

8. Kann diese Krankheit verhindert werden?

In einigen Fällen ja und in anderen nein. Um Ihre Risiken zu verringern, wird empfohlen, ein gesundes Leben und eine gesunde Ernährung zu führen, regelmäßig Sport zu treiben, keinen Alkohol oder illegale Drogen zu konsumieren und die Medikamente zu kontrollieren, die eingenommen werden, um festzustellen, ob Gynäkomastie eine der Nebenwirkungen ist.

Kapitel 142. Klinefelter-Syndrom

Das Klinefelter-Syndrom (SK) ist eine genetische Erkrankung, an der Männer leiden, deren Geschlechtschromosomen zwei oder mehr X-Chromosomen aufweisen. Die überwiegende Mehrheit der Betroffenen hat kleine und feste Hoden, deren Funktionen beeinträchtigt sind und die weniger Testosteron produzieren.

Andere häufige Symptome sind Unfruchtbarkeit, abnormale Brustvergrößerung, kurzes Haar, große Statur, verringerte Penisgröße und seltene Körperproportionen wie breite Hüften und lange Beine und Arme im Verhältnis zum Rumpf.

Während der Pubertät kann es zu einer fehlenden, verzögerten oder unvollständigen Pubertät kommen, obwohl die Anzeichen von Person zu Person unterschiedlich sind. Diese Krankheit tritt bei 1 von 500 bis 1.000 Neugeborenen auf.

Um mehr über dieses Thema zu erfahren, befragen wir Dr. Mario Vega Carbó, Facharzt für klinische Endokrinologie.

Doktor Mario,
1. Was sind die Ursachen des Klinefelter-Syndroms?

Die meisten Menschen haben 46 Chromosomen, die ihre genetische Information enthalten. Die zwei Geschlechtschromosomen, bekannt als X und Y, bestimmen, ob sie männlich oder weiblich sind.

Männer haben normalerweise 1 X-Chromosom und ein anderes Y. Klinefelter-Syndrom tritt auf, wenn sie mehr als ein X-Chromosom zwischen den Geschlechtschromosomen haben, was für unbekannte Ursachen vorkommt, die nicht vererbt werden.

2. Wie wird der SK entdeckt?

Im Allgemeinen wird das Klinefelter-Syndrom im Erwachsenenalter diagnostiziert, wenn es sexuelle Probleme und Unfruchtbarkeitsprobleme gibt, da es in der Kindheit normalerweise keine Anzeichen für Unterschiede gibt.

Zur Bestätigung des Zustands wird eine Analyse der Chromosomen durchgeführt, die als Karyotyp- und Hormontests von Blut, Urin und Sperma bekannt sind.

3. Gibt es Besonderheiten, die in der Kindheit und Jugend wahrgenommen werden können?

Kinder mit SK haben normalerweise Lernprobleme, insbesondere in den Bereichen Kommunikation und verbaler Ausdruck.

In der Adoleszenz ist dieses Verhalten mit einer Zunahme von Aggression und Reizbarkeit, Schwierigkeiten bei der Sozialisierung und einer Tendenz zu Verhalten und einsamen Aktivitäten verbunden.

4. Hat ein Kind mit Klinefelter-Syndrom eine geistige Behinderung?

Obwohl es, wie ich bereits sagte, keine geistige Behinderung gibt, ist es sehr wahrscheinlich, dass Sie in einigen Bereichen Lernprobleme haben, mit denen Sie sich rechtzeitig befassen können. Andererseits haben viele Patienten mit SK unterschiedliche Talente, die es zu suchen und zu entwickeln gilt.

5. Wenn bestätigt, wie wird das Klinefelter-Syndrom behandelt?

Im Allgemeinen wird eine hormonelle Behandlung mit Testosteron angewendet, um das Wachstum von Körperhaaren, eine ernsthafte Stimme, eine erhöhte Körpermasse, Konzentration, Selbstwertgefühl, Energie und sexuellen Antrieb zu fördern. Dies kann auch die Knochendichte verbessern und das Risiko von Frakturen verringern.

Zusammen mit einem Endokrinologen sollte die Therapie auch die Konsultation eines Physiotherapeuten, eines Spezialisten für Reproduktionsmedizin und psychologische oder psychiatrische Unterstützung umfassen.

Die meisten Männer mit Klinefelter-Syndrom werden weiterhin unfruchtbar sein, aber die heutigen assistierten Reproduktionsverfahren ermöglichen es einigen, Kinder zu bekommen.

Auf der anderen Seite können Menschen mit einer vergrößerten Brust überschüssiges Gewebe durch eine Operation entfernen.

6. Welche anderen Komplikationen kann diese Krankheit mit sich bringen?

Menschen mit SK haben möglicherweise einen vergrößerten Zahn, der als Taurodontismus bekannt ist und durch die längliche Form der Pulpakammer gekennzeichnet ist. Diese leiden häufiger an Hyperaktivitäts- und Aufmerksamkeitsstörungen, Brustkrebs, Angstzuständen, Depressionen, Legasthenie, Diabetes, Hypothyreose, Leukämie, Lupus, rheumatoider Arthritis, Lungen- und Herzerkrankungen, Osteoporose und Hodentumoren.

7. Beeinflusst die SK die Geschlechtsidentität und die sexuellen Vorlieben des Patienten?

Die zusätzliche Menge an X-Chromosomen hängt nicht mit der sexuellen Identifikation, Orientierung und Präferenzen zusammen, die von anderen Faktoren bestimmt werden.

Abgesehen von den bereits erwähnten Anzeichen, die mit der Verabreichung von Testosteron vermieden werden können, ist die körperliche Konformation nahezu identisch mit der eines nicht betroffenen Mannes.

Kapitel 143. Das Kallmann-Syndrom und der Geruchssinn

Das Kallmann-Syndrom ist eine seltene genetische Störung, die das normale Funktionieren des Hypothalamus und der Geschlechtsdrüsen beeinträchtigt. Es ist durch den Mangel an Gonadotropin-Releasing-Hormon (GnRH) und den Verlust des Geruchssinns gekennzeichnet.

Dieser Zustand ist eine der Ursachen für Hypogonadismus, eine Krankheit, die auftritt, wenn die Gonaden nicht die richtige Menge an Hormonen absondern, was zu Sterilität und anderen Störungen führt. Die Symptome des Kallmann-Syndroms variieren je nach Alter.

Um mehr über dieses Problem zu erfahren, befragen wir Dr. Mario Vega Carbó, Facharzt für klinische Endokrinologie.

Doktor Mario,
1. Was verursacht das Kallmann-Syndrom?

Diese Störung hat einen genetischen Ursprung, der hauptsächlich mit den Genen KAL1, FGFR1, FGF8, PROK2 und PROKR2 assoziiert ist. Patienten haben in der Regel Mutationen in einem oder mehreren dieser Gene aufgrund von Umwelt- und Erbfaktoren.

2. Was sind Ihre Hauptsymptome?

Das Hauptmerkmal des Kallmann-Syndroms ist der teilweise oder vollständige Verlust des Geruchssinns. Wenn es in der Kindheit auftritt, zeigen Kinder normalerweise auch Mikropenis und das Fehlen von einem oder zwei Hoden im Hodensack. In der Adoleszenz gibt es eine unvollständige Geschlechtsreife und Anzeichen von Hypogonadismus.

Im Erwachsenenalter kann es bei Männern zu Wachstumsproblemen kommen. geringe Knochen- und Muskelmasse; schlechte Entwicklung der Genitalien, Körperbehaarung und Stimme; Unfruchtbarkeit; erektile Dysfunktion und Verlust des sexuellen Verlangens.

Bei Frauen kann es die Entwicklung der Brüste und der Körpergröße beeinträchtigen und fehlende Menstruationszyklen, Hitzewallungen, vaginale Trockenheit, Stimmungsschwankungen und Sterilität verursachen. Andere weniger häufige Symptome sind Zahnfehler, Lippenspalten, Hör- und Nierenprobleme und Farbenblindheit.

3. Wie wird diese Krankheit erkannt?

Angesichts der Symptome wird in der Regel eine körperliche Untersuchung durchgeführt, um Veränderungen in der sexuellen Entwicklung festzustellen und um den Hormonspiegel und die Geruchskapazität zu messen. Neuroimaging-Studien können auch erforderlich sein, um Gehirnstrukturen und genetische Tests zu bewerten.

4. Was ist Ihre Behandlung?

Im Allgemeinen wird eine Hormonersatztherapie angewendet, um die Pubertät und anschließend die Fruchtbarkeit zu induzieren. Bei Männern ist die Verabreichung von Testosteron, Choriongonadotropin und follikelstimulierendem Hormon am häufigsten, um eine vollständige Entwicklung der männlichen Geschlechtsmerkmale zu erreichen und die Spermienproduktion zu stimulieren.

Bei Frauen werden zusätzlich zum Endometriumzyklus Östrogene, Gonadotropine und Gestagene angewendet, um die Brustentwicklung, Schamhaare und andere weibliche Geschlechtsmerkmale zu stimulieren.

5. Wie ist die Verabreichung dieser Hormone?

Es gibt verschiedene Darreichungsformen. Am häufigsten sind Tabletten zum Einnehmen, aber es gibt auch Hautpflaster, Cremes, Gele, Injektionen und Tabletten. Alle sind gleich wirksam.

6. Was können Sie von dieser Therapie erwarten?

Die richtige hormonelle Behandlung führt zum Einsetzen der Pubertät, zur sexuellen Reifung und kann die Fruchtbarkeit wiederherstellen. Derzeit gibt es jedoch keine Therapie gegen Geruchsverlust.

7. Welche anderen Komplikationen kann das Kallmann-Syndrom mit sich bringen?

Unter anderem kann diese Krankheit eine Verzögerung der Pubertät, Sterilität, geringe Knochendichte und sexuelle und emotionale Probleme verursachen. Bei Bedarf wird psychologische Unterstützung empfohlen.

Kapitel 144. Ursachen und Hauptsymptome des Noonan-Syndroms

Das Noonan-Syndrom ist eine genetische Störung, die eine abnormale Entwicklung in verschiedenen Körperteilen verursacht. In vielen Fällen kann es von den Eltern auf die Kinder übertragen werden, obwohl es auch durch eine spontane Mutation ohne Familiengeschichte verursacht werden kann. Dieser Zustand kann ungewöhnliche Gesichtszüge, Kleinwuchs, Herzprobleme und mögliche Entwicklungsverzögerungen verursachen.

Um mehr über dieses Thema zu erfahren, befragen wir Mario Vega Carbó, einen Endokrinologen, der für das Vega & Vado-Büro in Managua, Nicaragua, verantwortlich ist.

Doktor Mario,
1. Was verursacht das Noonan-Syndrom?

Diese Störung wird durch eine genetische Mutation verursacht. Im Allgemeinen bewirken diese Defekte, dass bestimmte Proteine hyperaktiv werden und den normalen Wachstumsprozess und die Zellteilung stören.

Mutationen können vererbt oder zufällig vorhanden sein. Die Kinder eines Vaters mit Noonan-Syndrom haben eine 50-prozentige Chance, es zu bekommen.

2. Was sind Ihre körperlichen Hauptsymptome?

Die Anzeichen variieren von Person zu Person und können mild oder schwerwiegend sein. Die meisten weisen Unterschiede in der Gesichts- und Kopfform auf, die sich bei Säuglingen und Kleinkindern stärker bemerkbar machen. Einige charakteristische Merkmale sind weit auseinander liegende blaue oder grüne Augen, dicke Ohren und niedrige Implantation, eine tiefe Furche zwischen Nase und Mund, kleiner Unterkiefer, kurzer Hals, schlaffe Augenlider und krumme Zähne.

Darüber hinaus können sie Kleinwuchs, eingesunkenes Brustbein, separate Brustwarzen, kleinen Penis und Hoden ohne Senkung aufweisen.

3. Welche anderen Funktionen haben sie normalerweise?

Diejenigen, die an Noonan-Syndrom leiden, haben in der Regel eine Verzögerung der Pubertät, Seh- und Hörstörungen, Blutergüsse und übermäßige Blutungen sowie eine langsame Gewichtszunahme.

Andererseits können sie Herzfehler, Hautkrankheiten, Wachstums- und Ernährungsprobleme, Lernschwierigkeiten und eine leichte geistige Behinderung haben. Auch emotionale und Verhaltensstörungen.

4. Wie wird das Nooman-Syndrom erkannt?

Im Hinblick auf die Symptome wird in der Regel die klinische und familiäre Vorgeschichte des Patienten analysiert und eine körperliche Untersuchung durchgeführt, um die Diagnose zu bestätigen.

Darüber hinaus können je nach Fall unter anderem eine Thrombozytenzahl-, Hormonspiegel-, Röntgen-, Echokardiogramm-, Audiometrie- und Gentests durchgeführt werden.

5. Was ist Ihre Behandlung?

Das Nooman-Syndrom ist nicht heilbar, da es keine Möglichkeit gibt, die Veränderungen, die es in den Genen hervorruft, zu reparieren. Es können jedoch verschiedene Therapien angewendet werden, um Ihre Symptome zu lindern. Beispielsweise kann eine Behandlung mit Wachstumshormon Kleinwuchs behandeln, während einige Medikamente Blutungen und Blutungen lindern können.

Auf der anderen Seite können bestimmte Medikamente und Operationen einige Herzprobleme lösen und ungeklappte Hoden korrigieren. Die Verwendung einer Brille löst die meisten Sehprobleme, und

Bildungsprogramme können Kindern mit Lernschwierigkeiten helfen. Die gleiche Sprachtherapie und Physiotherapie.

6. Welche anderen Komplikationen kann das Nooman-Syndrom verursachen?

Dieser Zustand kann eine Ansammlung von Flüssigkeit im Körpergewebe, Entwicklungsverzögerungen, Harnwegsinfektionen, ein erhöhtes Risiko für Leukämie und andere Krebsarten, männliche Unfruchtbarkeit und Probleme mit der Herzstruktur verursachen. Darüber hinaus können als Folge von körperlichen Symptomen Depressionen, ein geringes Selbstwertgefühl und soziale Probleme auftreten.

Kapitel 145. Erektionsstörungen

Erektionsstörung ist die häufige Unfähigkeit eines Mannes, eine Erektion zu bekommen oder aufrechtzuerhalten, um zufriedenstellenden Sex zu haben. Dies kann in jedem Alter auftreten, ist jedoch nach dem 65. Lebensjahr häufiger.

In den meisten Fällen liegt es an körperlichen Problemen, obwohl es auch an psychischen oder emotionalen Problemen liegen kann, an einer Kombination aus beiden oder an einem externen Faktor wie der Einnahme bestimmter Medikamente. Einige Männer können sporadische Unannehmlichkeiten haben, um eine Erektion zu bekommen. Wenn dies kontinuierlich auftritt, wird empfohlen, einen Arzt zu konsultieren.

Zusätzlich zu sexuellen Beschwerden kann die erektile Dysfunktion ein Zeichen für andere Gesundheitsprobleme sein, z. B. verstopfte Blutgefäße oder eine Nervenverletzung.

Um über dieses Thema zu sprechen, interviewen wir Dr. Mario Vega Carbó, einen Endokrinologen mit mehr als 20 Jahren klinischer Erfahrung.

Doktor Mario,
1. Was sind die Hauptgründe für erektile Dysfunktion?

Zu den physischen Ursachen zählen Krankheiten wie Diabetes, Bluthochdruck, Herz- oder Schilddrüsenerkrankungen, verstopfte Blutgefäße, niedrige Testosteronspiegel, Rückenmarksverletzungen, Parkinson, Multiple Sklerose, hoher Cholesterinspiegel und Fettleibigkeit oder Erkrankungen des Nervensystems.

Zu den psychologischen zählen Stress, Angstzustände, Depressionen, mangelndes Selbstwertgefühl, frühere traumatische sexuelle Episoden, Angst vor Versagen, Schlafstörungen, Kommunikationsstörungen und Beziehungsprobleme.

Andererseits kann erektile Dysfunktion auch durch die Einnahme bestimmter Medikamente wie Antidepressiva oder Schlaftabletten oder durch übermäßigen Alkohol- und Drogenkonsum auftreten.

Körperliche Ursachen sind bei älteren Männern häufiger und emotionale Ursachen bei jungen Menschen.

2. Was sind Ihre Symptome?

Die häufigsten Anzeichen sind anhaltende Probleme, eine Erektion zu erreichen oder aufrechtzuerhalten, oder dass dies nicht fest genug ist, um eine sexuelle Beziehung zu haben. Es kann auch ein Mangel an Verlangen und ein geringeres Interesse an Sex geben.

3. Wie werden die Ursachen dieser Störung festgestellt?

Vor den Anzeichen werden körperliche, Blut- und Urintests durchgeführt, um den Hormonspiegel, das Cholesterin und die Glukose zu messen und um nach Erkrankungen wie Diabetes oder Herzproblemen zu suchen.

Andererseits kann ein Ultraschall des Penis erforderlich sein, um nach Durchblutungsstörungen und psychologischen Tests zu suchen, um mögliche emotionale Ursachen zu analysieren. Wenn der Patient morgens oder abends Erektionen hat, ist dies wahrscheinlich kein körperliches Problem.

4. Was ist Ihre Behandlung?

Die Therapie hängt von der Ursache des Problems ab. Wenn es sich um einen hormonellen Unterschied handelt, kann Testosteron über Hautpflaster, Gel oder intramuskuläre Injektionen verabreicht werden. Im Falle von Diabetes, Herzproblemen oder anderen chronischen Krankheiten müssen sie kontrolliert werden.

Bestimmte orale Medikamente wie Sildenafil (Viagra), Avanafil, Vardenafil und Tadalafil sind bei der Behandlung der erektilen Dysfunktion sehr wirksam. Andere Medikamente, die in die Harnröhre gegeben oder in den Penis injiziert werden (Alprostadil), verbessern die Durchblutung. Einige Patienten bevorzugen die Verwendung einer Penispumpe, einem Gerät, das die Erektion unterstützt.

Wenn diese Behandlungen nicht funktionieren, können chirurgisch Implantate in den Penis eingesetzt werden. Wenn die Unannehmlichkeit ein Medikament ist, das eingenommen wird, kann es durch ein anderes ersetzt werden.

Aus emotionaler und psychologischer Sicht wird empfohlen, offen mit dem Paar über das Problem zu sprechen und gegebenenfalls einen auf Sexual- und Beziehungsprobleme spezialisierten Therapeuten zu konsultieren.

5. Können Viagra und andere verwandte Medikamente schwerwiegende Nebenwirkungen haben?

Ja, diese Medikamente können von Muskel- und Kopfschmerzen, verstopfter Nase, Rötung, Sehstörungen und Magenverstimmung bis hin zu einem Herzinfarkt führen. Daher werden sie nicht für Patienten mit schwerer Herzkrankheit oder Schlaganfall oder einem kürzlich aufgetretenen Herzinfarkt empfohlen.

Es wird auch nicht für Menschen mit unkontrolliertem Diabetes oder mit sehr niedrigem oder sehr hohem Blutdruck empfohlen. Es ist wichtig, dass sie von einem Arzt verschrieben werden. Wenn die Einnahme dieser Medikamente jedoch zu einer Erektion führt, die länger als 4 Stunden dauert, sollte dringend Hilfe gesucht werden.

6. Welche weiteren Empfehlungen können berücksichtigt werden?

Um ein besseres Sexualleben zu haben, ist es ratsam, sich gesund zu ernähren, sich täglich zu bewegen, ein ausreichendes Körpergewicht zu bewahren, gut zu schlafen, nicht zu rauchen und Alkohol und Drogen zu meiden. Vermeiden Sie auch Stress- und Konfliktsituationen und lernen Sie, das Selbstwertgefühl zu verbessern und den eigenen Körper so zu akzeptieren, wie er ist. Wenn Sie an Diabetes leiden, ist es wichtig, Ihren Blutzuckerspiegel gut zu kontrollieren.

Kapitel 146. Männliche Unfruchtbarkeit

Männliche Unfruchtbarkeit ist ein medizinischer Begriff, der verwendet wird, wenn ein Mann nach einem Jahr häufigen Geschlechtsverkehrs ohne Schutz Schwierigkeiten hat, eine Frau schwanger zu machen. Dies kann auf verschiedene Gründe zurückzuführen sein, z. B. auf körperliche oder hormonelle Probleme, Verletzungen, Krankheiten, Umweltfaktoren oder auf den Lebensstil.

Sobald die Ursache gefunden ist, kann sie mit Medikamenten, chirurgischen Eingriffen oder assistierten Reproduktionstechniken behandelt werden.

Um mehr über dieses Thema zu erfahren, haben wir Dr. Mario Vega Carbó konsultiert, einen Endokrinologen, der für das Vega & Vado-Büro verantwortlich ist.

Doktor Mario,
1. Was sind die Hauptursachen für männliche Unfruchtbarkeit?

Es gibt viele Gründe, die es verursachen können. In den allermeisten Fällen liegt das Problem in den Hoden, die für die Produktion von Sperma und Testosteron, dem männlichen Sexualhormon, verantwortlich sind.

Verletzungen, Infektionen, Bestrahlung, Chemotherapie, Operationen oder bestimmte genetische Erkrankungen können diese schädigen und deren Funktion beeinträchtigen. Hitze kann auch die Spermienproduktion beeinträchtigen, wie dies bei Varikozelen der Fall ist (vergrößerte Venen um die Hoden).

Unfruchtbarkeit kann auch auf eine Verstopfung der Samenleiter zurückzuführen sein, die den Samen zum Penis führen. Dies kann die Folge einer Infektion, einer Vasektomie oder einer Mukoviszidose sein. Andere mögliche Ursachen sind Hormonmangel, Ejakulationsprobleme,

Hodenschwund, chronische Krankheiten, Tumore, Übergewicht, die Einnahme bestimmter Medikamente und der Drogenkonsum.

Darüber hinaus kann eine übermäßige Exposition gegenüber bestimmten Umweltelementen wie Hitze, Toxinen und Chemikalien auch die Spermienproduktion oder -funktion beeinträchtigen.

2. Welche anderen Krankheiten können Unfruchtbarkeit verursachen?

Einige Erbkrankheiten wie das Klinefelter-Syndrom bei Männern mit zwei oder mehr X-Chromosomen können zu einer abnormalen Entwicklung der Fortpflanzungsorgane führen. Zöliakie, Mukoviszidose, Kallmann-Syndrom und Kartagener-Syndrom können ebenfalls zu Unfruchtbarkeit führen.

3. Was sind die Hauptsymptome der männlichen Unfruchtbarkeit?

Neben der Unfähigkeit zu empfangen, umfassen andere häufige Anzeichen Schwierigkeiten bei der Ejakulation, verminderte Libido, erektile Dysfunktion, Schmerzen oder Schwellungen im Hodenbereich, Unfähigkeit, Gerüche zu fühlen, abnormales Brustwachstum und vermindertes Körperhaar.

4. Wer ist stärker gefährdet, daran zu leiden?

Männer, die Tabak rauchen, übergewichtig sind, an sexuell übertragbaren Infektionen leiden, übermäßig Alkohol trinken und illegale Drogen konsumieren, leiden eher an Unfruchtbarkeit. Auch diejenigen, die unter Stress oder Depressionen leiden, diejenigen, die bestimmten Toxinen ausgesetzt sind, diejenigen, die ein Hodentrauma oder eine Beckenoperation hatten, und diejenigen, die bestimmte Krankheiten haben.

5. Wie wird diese Störung erkannt?

Gegen ihre Symptome werden eine Analyse der Krankengeschichte des Patienten und verschiedene Studien durchgeführt, um nach den Ursachen zu suchen. Tests können physische Tests und Bluttests zur Kontrolle des Hormonspiegels einschließen; Gen-, Samen- und Urintests; Ultraschall des Skrotums und transrektale, um vergrößerte Venen, Tumoren oder Verstopfungen zu erkennen; und Hodenbiopsie.

6. Was ist die Behandlung für männliche Unfruchtbarkeit?

Die Therapie hängt von der Ursache ab. Dies kann Medikamente, chirurgische Eingriffe oder die Verwendung von Techniken einschließen, die bei der Empfängnis helfen. Eine Operation kann Obstruktionen und Varikozelen reparieren und Vasektomien umkehren. In der Zwischenzeit kann die Behandlung bei einem Hormonmangel die Spermienproduktion verbessern.

Antibiotika können Infektionen im Fortpflanzungstrakt heilen und bestimmte Medikamente können erektile Dysfunktion behandeln. Im Rahmen der assistierten Reproduktion können künstliche Befruchtungen oder In-vitro-Fertilisationen durchgeführt werden.

Wenn die Ursache eine andere Krankheit oder ein psychisches oder emotionales Problem ist, sollten sie behandelt werden. Wenn es auf den Konsum eines bestimmten Arzneimittels zurückzuführen ist, kann der Arzt es durch ein anderes ersetzen.

7. Welche weiteren Empfehlungen können berücksichtigt werden?

Um die Erfolgschancen zu erhöhen, wird ein gesunder Lebensstil empfohlen. Es wird empfohlen, sich gesund zu ernähren, täglich Sport zu treiben, ein ausreichendes Körpergewicht zu halten, gut zu schlafen, nicht zu rauchen und Alkoholkonsum zu vermeiden. Vermeiden Sie auch Stress, Kontakt mit Toxinen und Situationen, in denen die Hoden längere Zeit Hitze ausgesetzt sein können.

Andererseits ist männliche Unfruchtbarkeit oft auf psychische und emotionale Probleme zurückzuführen und kann zu Depressionen führen. Daher wird bei Bedarf eine psychologische Betreuung empfohlen.

Kapitel 147. Spermatogramm

Das Spermatogramm ist eine Analyse, die durchgeführt wird, um die Quantität und Qualität des Samens und des Samens eines Mannes zu messen. Sie können Ihre Fortpflanzungsfähigkeit überprüfen und Auffälligkeiten feststellen, die die Empfängnis behindern.

Während der Untersuchung werden makroskopische und mikroskopische Parameter von Spermien bewertet, einschließlich Ejakulatvolumen, Farbe, Viskosität, pH-Wert und Verflüssigung. Die Art und Weise, wie sich das Sperma verfestigt und dann flüssig wird, seine Dicke, sein Säuregehalt und das Vorhandensein von Bindemitteln und weißen Blutkörperchen werden ebenfalls analysiert.

Ebenso wird eine Spermienzählung durchgeführt und deren Beweglichkeit, Vitalität und Morphologie untersucht.

Um mehr über dieses Thema zu erfahren, haben wir den kubanischen Arzt Mario Vega Carbó, einen Spezialisten für klinische Endokrinologie, interviewt.

Doktor Mario,
1. Wozu dient ein Spermatogramm?

Diese Studie wird durchgeführt, um die Fruchtbarkeit eines Mannes zu bewerten und festzustellen, ob Unannehmlichkeiten bei der Spermienproduktion oder -qualität zu Problemen bei der Empfängnis führen. Ihre Ergebnisse sind sehr nützlich, um dem Paar individuelle Behandlungen anzuzeigen.

Zum anderen kann der Test auch nach einer Vasektomie durchgeführt werden, um zu bestätigen, dass sich kein Sperma im Samen befindet und somit den Erfolg des Eingriffs sicherzustellen. Dieser Test dient zur Diagnose des Klinefelter-Syndroms, einer genetisch bedingten Erkrankung bei Männern mit zwei oder mehr X-Chromosomen.

2. Wie ist die Vorbereitung auf diese Prüfung?

Vor der Studie sollte der Patient 3 Tage lang jegliche sexuelle Aktivität vermeiden, die eine Ejakulation hervorruft, um die Spermienqualität sicherzustellen.

3. Wie erfolgt die Probennahme?

Die Person sollte masturbieren und in einem sterilen Gefäß oder einer Tasse ejakulieren. Es wird empfohlen, die Probe innerhalb einer halben Stunde von einem Spezialisten untersuchen zu lassen, da die Ergebnisse umso genauer sind, je schneller sie analysiert werden.

Andererseits ist es unter Berücksichtigung der täglichen Schwankungen der Samenqualität ratsam, zwei oder drei Proben an verschiedenen Tagen auszuwerten, um eine zuverlässigere Diagnose zu erhalten.

4. Was sind die erwarteten Ergebnisse während dieser Studie?

Im Allgemeinen variiert das Samenvolumen innerhalb der normalen Werte von 1,5 bis 5 Milliliter pro Ejakulation und muss nach 60 Minuten vollständig verflüssigt werden.

Bei Spermien muss die Anzahl pro Milliliter größer als 15 Millionen sein, mindestens 60% müssen am Leben sein und normale Bewegungen aufweisen, und die Morphologie muss größer als 4 Prozent sein. In der Zwischenzeit muss der pH-Wert größer als 7,1 sein.

Ein abnormales Ergebnis bedeutet jedoch nicht immer, dass der Patient nicht empfangen kann.

5. Was können die abnormalen Ergebnisse bedeuten?

Wenn in diesen Fällen die Spermienzahl zu niedrig oder zu hoch ist, kann dies bedeuten, dass die Person weniger fruchtbar ist. Andererseits können die Säure und das Vorhandensein weißer Blutkörperchen das Vorhandensein einer Infektion anzeigen, während ein pH-Wert unter 7,1 auf das Fehlen von Spermien oder chronischen Entzündungsprozessen hindeuten kann.

Wenn die Probe sehr viskos ist, kann dies auf eine Funktionsstörung der Prostata zurückzuführen sein. Wenn mehr als 50 Prozent der Spermien an andere Zellen oder Partikel gebunden sind, kann es auch zu einem Immunproblem kommen.

6. Welche Aspekte können die Fruchtbarkeit eines Mannes beeinflussen?

Es gibt viele Gründe, die es beeinflussen können. In den allermeisten Fällen liegt das Problem in den Hoden, die für die Produktion von Sperma und Testosteron, dem männlichen Sexualhormon, verantwortlich sind. Verletzungen, Infektionen, Bestrahlung, Chemotherapie, Operationen oder bestimmte Erbkrankheiten können diese schädigen und deren Funktion beeinträchtigen.

Hitze kann auch die Spermienproduktion beeinträchtigen, wie dies bei Varikozelen der Fall ist (vergrößerte Venen um die Hoden). Unfruchtbarkeit kann auch auf eine Verstopfung der Samenleiter zurückzuführen sein, die den Samen zum Penis führen. Dies kann die Folge einer Infektion, einer Vasektomie oder einer Mukoviszidose sein.

Weitere mögliche Ursachen sind Hormonmangel, Ejakulationsprobleme, Hodenschwund, chronische Erkrankungen, Tumore, Übergewicht, der Konsum bestimmter Medikamente sowie der Konsum von Alkohol und Drogen.

Darüber hinaus kann eine übermäßige Exposition gegenüber bestimmten Umweltelementen wie Hitze, Toxinen und Chemikalien auch die Spermienproduktion oder -funktion beeinträchtigen.

Kapitel 148. Hypogonadismus und die Sexualdrüsen

Hypogonadismus ist eine Erkrankung, die auftritt, wenn die Sexualdrüsen, sogenannte Gonaden, nicht die richtige Menge an Hormonen absondern.

Bei Männern sind diese Drüsen die Hoden und produzieren Testosteron, das die Entwicklung der Geschlechtsorgane, den Erhalt der Knochen und Muskeln, die Produktion von Spermien und weißen Blutkörperchen sowie die Libido beeinflusst. Bei Frauen sind es die Eizellen, die in erster Linie Östrogen und Progesteron sowie eine kleine Menge Testosteron produzieren.

Diese Hormone regulieren den Menstruationszyklus und die Schwangerschaft, sekundäre sexuelle Merkmale und wirken auf andere Organe und Systeme des Körpers.

Hypogonadismus kann verschiedene Ursachen haben, angeboren sein oder im Laufe der Jahre auftreten. Eine der Hauptfolgen ist die Sterilität.

Um mehr über diese Störung zu erfahren, befragen wir Mario Vega Carbó, einen Endokrinologen mit mehr als 20 Jahren Erfahrung.

Doktor Mario,
1. Was verursacht Hypogonadismus?

Dieser Zustand kann aus verschiedenen Gründen auftreten. Einerseits kann es zu bestimmten Problemen in den Hoden und Eierstöcken kommen, die deren ordnungsgemäße Funktion beeinträchtigen. Dies kann eine Folge von Unannehmlichkeiten im Immunsystem, Infektionen, Leber- und Nierenerkrankungen, Traumata und der Exposition gegenüber Operationen, Bestrahlung oder Chemotherapie sein.

Es können auch genetische und entwicklungsbedingte Störungen wie das Turner-, Kallman- und Klinefelter-Syndrom oder andere Erkrankungen wie Hypothalamus- oder Hypophysenprobleme, Anorexia nervosa, Tumore und Traumata sowie bestimmte Medikamente, Ernährungsdefizite u Eisenüberschuss sind andere Auslöser.

2. Was sind Ihre Symptome?

Bei Frauen kann Hypogonadismus die Brustentwicklung und -größe beeinflussen und fehlende Menstruationszyklen, Hitzewallungen, vaginale Trockenheit, Stimmungsschwankungen und Unfruchtbarkeit verursachen. Sein Zustand ist während der Wechseljahre normal. Bei Männern verursacht es auch Wachstumsprobleme und beeinträchtigt die Muskel-, Genital-, Körperhaar- und Stimmentwicklung. Darüber hinaus kann es Brustwachstum, Unfruchtbarkeit, erektile Dysfunktion und Verlust des sexuellen Verlangens verursachen.

Andererseits kann Hypogonadismus auch mentale und emotionale Veränderungen und abnormale Genitalien verursachen.

3. Wie wird diese Krankheit erkannt?

Angesichts ihrer Symptome wird normalerweise eine körperliche Untersuchung durchgeführt; Tests zur Messung des Hormonspiegels und der Funktion von Hypophyse und Schilddrüse; Blut- und Chromosomenanalyse; Spermienzahl und andere Studien zur Bestätigung Ihrer Diagnose.

4. Was ist Ihre Behandlung?

In diesen Fällen wird in der Regel eine Hormonersatztherapie angewendet, um nicht natürlich vorkommende zu ersetzen.

Für Frauen werden Östrogene und Progesteron verwendet, die die Entwicklung von Brust- und Schamhaaren sowie anderer sexueller Merkmale stimulieren. Diese Hormone schützen auch vor Osteoporose und einigen Krebsarten, beugen Harnwegsinfekten vor und verbessern die

Stimmung. In einigen Fällen können Injektionen oder Pillen verwendet werden, um den Eisprung zu stimulieren.

Bei Männern wird Testosteron verwendet, um das Wachstum von Körperbehaarung, ernster Stimme, erhöhter Körpermasse, Konzentration, Energie und sexueller Lust zu fördern. Hypophysenhormon-Injektionen können ihnen helfen, Sperma zu produzieren

5. Wie ist die Verabreichung dieser Hormone?

Es gibt verschiedene Darreichungsformen. Am häufigsten sind Tabletten zum Einnehmen, aber es gibt auch Hautpflaster, Cremes, Gele, Injektionen und Tabletten. Alle sind gleich wirksam.

6. Welche anderen Komplikationen kann diese Krankheit mit sich bringen?

Hypogonadismus kann das Risiko für Osteoporose und Herzerkrankungen erhöhen. Bei einigen Frauen kann die verlängerte Anwendung einer Hormontherapie das Risiko für Brustkrebs, Blutgerinnsel und Herzerkrankungen erhöhen.

7. Welche weiteren Empfehlungen werden für diese Fälle gegeben?

Eine gute körperliche Verfassung mit normalem Körpergewicht und gesunden Ernährungsgewohnheiten kann bei der Vorbeugung einiger Fälle von Hypogonadismus hilfreich sein.

Kapitel 149. Andropause oder "männliche Wechseljahre"

Die Andropause wird als Abfall des Hormonspiegels bei Männern bezeichnet, der mit dem Altern einhergeht. Obwohl sie nicht sehr ähnlich sind, treten sie normalerweise in den Wechseljahren bei Frauen auf, da sie ähnliche Symptome aufweisen. Diese Störung beginnt sich ab dem 40. Lebensjahr zu manifestieren, obwohl ihre Symptome nicht mehr so ausgeprägt sind wie bei Frauen.

Alle Männer haben einen Rückgang des Testosteronspiegels ab dem 30. Lebensjahr. Wenn sie runter gehen, erscheint eine Menge Andropause. Neben physischen Faktoren beeinflussen auch psychologische, soziale und emotionale Aspekte das Erscheinungsbild.

Um mehr über dieses Thema zu erfahren, interviewen wir Mario Vega Carbó, einen Endokrinologen mit mehr als 20 Jahren Erfahrung.

Doktor Mario,
1. Was ist Testosteron und welche Funktion hat es?

Testosteron ist ein Hormon, das in den Hoden produziert wird und viele physische, biochemische und mentale Funktionen des Menschen beeinflusst. Es ist für die Entwicklung und das Wachstum von grundlegender Bedeutung. Mit Erreichen des Erwachsenenalters ist es unter anderem für die Aufrechterhaltung starker Knochen und Muskeln, des Verlangens und der sexuellen Leistungsfähigkeit sowie für die Produktion roter Blutkörperchen und Spermien verantwortlich.

2. Was sind die Symptome von Andropause?

Die Hauptmerkmale sind fortschreitende Müdigkeit, vermindertes sexuelles Verlangen und Veränderungen der Ejakulation. Auch weniger Kraft und Ausdauer, mehr trockenes Haar und Haut, kalte Hände und Füße sowie Gedächtnis- und Konzentrationsverlust.

Andererseits werden Sehvermögen, Hodengröße und Samenmenge verringert; und erhöht Schwitzen, Muskelschwäche und Körperfett.Es kann zu erektiler Dysfunktion und einer Tendenz zu Stimmungsschwankungen, Anzeichen von Depressionen, anhaltenden Kopfschmerzen und erhöhter Angst, Reizbarkeit und Schlaflosigkeit kommen.

3. Können einige Krankheiten Ihr Risiko erhöhen?

Ja, Menschen, die an metabolischem Syndrom, Diabetes mellitus, Herz-Kreislauf-Erkrankungen oder hohem Blutdruck leiden, leiden mit größerer Wahrscheinlichkeit an Andropause.

4. Was ist Ihre Behandlung?

Mit zunehmendem Alter ist es normal, dass diese Symptome allmählich auftreten. Wenn der Testosteronspiegel sehr niedrig ist und die Abnahme plötzlich auftritt, kann eine Hormonersatzbehandlung durchgeführt und oral, in Gelform oder durch intramuskuläre Injektionen angewendet werden.

5. Welche Vorteile bietet diese Therapie?

Die Testosteronbehandlung ermöglicht es dem Patienten, das Verlangen und die sexuelle Aktivität zu steigern, die Erektion zu steigern und sich energetischer zu fühlen. Dies kann auch die Muskelmasse erhöhen und die Knochendichte und die allgemeine Stimmung verbessern.

6. Was ist die Gefahr einer Selbstmedikation mit hohen Dosen von Testosteron?

Erhöhte Testosteronspiegel können einen Anstieg der Prostata, der roten Blutkörperchen und des Cholesterins verursachen. Seine Verwendung trägt auch zur Schlafapnoe und zur Bildung von Blutgerinnseln in den

Venen bei. Andererseits erhöht es das Risiko für Prostatakrebs, Herzinfarkt und Schlaganfall.

Deshalb ist es wichtig, einen Arzt aufzusuchen, um festzustellen, ob eine hormonelle Behandlung angemessen und wirklich notwendig ist.

7. Welche anderen Empfehlungen können diejenigen, die an Andropause leiden, berücksichtigen?

Um Ihre Symptome zu verbessern, wird empfohlen, ein gesundes Leben zu führen. Dies beinhaltet eine ausgewogene Ernährung, tägliche Bewegung, Aufrechterhaltung eines angemessenen Körpergewichts, gutes Schlafen, Nichtrauchen und die Vermeidung des Konsums von Koffein, Alkohol und Drogen.

Vermeiden Sie auch Stress und suchen Sie bei Depressionen therapeutische Hilfe auf und besprechen Sie das Problem mit dem Paar und mit Freunden des gleichen Alters.

Kapitel 150. Testosteronbehandlung

Bei Männern sind die Hoden für die Sekretion von Testosteron verantwortlich, einem Hormon, das die Entwicklung der Sexualorgane, den Erhalt von Knochen und Muskeln, die Produktion von Spermien und weißen Blutkörperchen sowie die Libido beeinflusst.

Bei Patienten mit Hypogonadismus, einer Erkrankung, bei der die Gonaden nicht die richtige Menge dieser Substanz produzieren, ist die Hormonersatztherapie eine der verfügbaren Alternativen.

Es gibt verschiedene Möglichkeiten, Testosteron anzuwenden. Die häufigste Form sind Tabletten zum Einnehmen, sie können jedoch auch mit Cremes, Gelen, Injektionen und Tabletten geliefert werden, wobei alle gleichermaßen wirksam sind.

Um mehr über dieses Thema zu erfahren, interviewen wir Dr. Mario Vega Carbó, einen Spezialisten für klinische Endokrinologie.

Doktor Mario,
1. In welchen Fällen wird Testosterontherapie angewendet?

Diese Behandlung wird im Allgemeinen bei erwachsenen Männern mit einem niedrigen Hormonspiegel angewendet, der durch Erkrankungen der Hoden, der Hypophyse oder des Hypothalamus verursacht wird.

Bei Kindern und Jugendlichen könnte seine Anwendung das Knochenwachstum stoppen und eine frühe Pubertät verursachen. Bei Menschen mit Hypogonadismus kann sich die Pubertät normal entwickeln, und es treten sekundäre sexuelle Charaktere auf.

Bei Frauen kann es zu einer ernsten Stimme, Haarwuchs an ungewöhnlichen Stellen, Genitalvergrößerung, Abnahme der Brustgröße, Haarausfall bei Männern und unregelmäßigen Menstruationszyklen kommen. Die Anwendung während der Schwangerschaft oder Stillzeit kann das Baby schädigen.

2. Welche Vorteile bietet die Testosteronbehandlung?

Je nachdem, wofür es angewendet wird, kann es das Haarwachstum fördern und die Körpermasse, die Konzentration, die Energie und den Sexualtrieb steigern. Es kann auch Knochendichte, Erektionen und allgemeine Stimmung verbessern.

3. Wie wird dieses Arzneimittel angewendet?

Testosteron durch Pillen wird normalerweise zweimal täglich zu den Mahlzeiten eingenommen. Die topische Gelpräsentation wird einmal täglich morgens angewendet und muss zum Trocknen gebracht werden. Es sollte nicht in den Penis oder Hodensack oder in Hautpartien mit Wunden, Schnitten oder Reizungen eingebracht werden. Sie sollten auch den Kontakt mit den Augen vermeiden.

Unterdessen werden subkutane Injektionen alle 10 oder 20 Tage angewendet, während intramuskuläre Injektionen alle 3 Monate erfolgen.

4. Was ist zu tun, wenn Sie eine Dosis dieses Arzneimittels vergessen haben?

Sie sollten es einnehmen, sobald Sie sich erinnern. Wenn es jedoch fast Zeit für die nächste Dosis ist, ist es besser, diese zu überspringen und mit der regulären Dosierung fortzufahren. In keinem Fall sollte eine doppelte Dosis eingenommen werden, um die vergessene zu kompensieren.

5. Welche Nebenwirkungen kann Testosteron haben?

Erhöhte Testosteronspiegel können einen Anstieg der Prostata, der roten Blutkörperchen und des Cholesterins verursachen. Seine Verwendung trägt auch zur Schlafapnoe und zur Bildung von Blutgerinnseln in den Venen bei.

Por otro lado, incrementa los riesgos de ataque cardíaco y accidente cerebrovascular.

Andere mögliche Nebenwirkungen sind Schlaganfall, Lebererkrankungen, Sodbrennen, Durchfall, Gas, Kopfschmerzen, Brustvergrößerung, Atemnot, verminderte Spermienzahl, Anfälle und Veränderungen der psychischen Gesundheit, wie Depressionen, aggressives Verhalten oder feindselige und Halluzinationen.

Deshalb ist es wichtig, einen Arzt aufzusuchen, um festzustellen, ob eine hormonelle Behandlung angemessen und wirklich notwendig ist. Wenn ja, sollte Testosteron genau nach Anweisung des Arztes eingenommen werden.

6. Welche weiteren Aspekte sollten bei der Verwendung berücksichtigt werden?

Vor Beginn der Behandlung ist es wichtig, den Arzt über alle anderen verwendeten Medikamente, Vitamine oder Ergänzungsmittel zu informieren, damit beurteilt werden kann, ob die Kombination schädlich sein kann. Sie sollten benachrichtigen, wenn Sie an Allergien oder anderen Erkrankungen leiden, wie z. B. Bluthochdruck oder Nieren-, Herz- oder Prostataproblemen.

Auf der anderen Seite können topische Testosteronprodukte schädliche Auswirkungen auf Menschen haben, die die Haut in dem Bereich berühren, in dem das Gel oder die Lösung aufgetragen wurde.

Die Injektion kann wiederum während oder unmittelbar nach der Anwendung schwerwiegende Atemprobleme und allergische Reaktionen hervorrufen.

Schließlich sollten diese Medikamente an einem geeigneten Ort, bei Raumtemperatur und außerhalb der Reichweite von Kindern aufbewahrt werden.

Kapitel 151. Anabolika und ihre Gefahren

Anabole Steroide sind männliche Sexualhormone oder synthetische Substanzen, die für verschiedene Zwecke eingesetzt werden.

In der Medizin werden sie zur Behandlung von hormonellen Problemen, der späten Pubertät und dem Verlust von Muskelmasse infolge verschiedener Krankheiten eingesetzt. In Sport und Leichtathletik werden sie zur Leistungssteigerung eingesetzt. Sein Verzehr ist jedoch illegal und kann schwerwiegende gesundheitliche Probleme verursachen.

Anabole Steroide können unter anderem kardiovaskuläre Probleme und die Entwicklung von Leber- oder Hodentumoren verursachen.

Um über dieses Thema zu sprechen, haben wir Dr. Mario Vega Carbó interviewt, einen Endokrinologen, der für das Vega & Vado-Büro verantwortlich ist.

Doktor Mario,

1. Warum verwenden manche Menschen Anabolika für nichtmedizinische Zwecke?

Diese Substanzen fördern den Muskelaufbau und steigern die Kraft. Sie reduzieren auch Muskelschäden und helfen Sportlern, sich nach einem anstrengenden Training schneller zu erholen. Einige Leute mögen das muskulöse Aussehen, das durch den Konsum dieser Steroide entsteht.

2. Welche unerwünschten Wirkungen kann seine Verwendung erzeugen?

Anabole Steroide können schwerwiegende Herzprobleme, einschließlich Herzinfarkt, und die Entwicklung von Leber- oder Hodentumoren verursachen. Andere unerwünschte Wirkungen sind starke Akne, erhöhter Blutdruck, aggressives und gewalttätiges Verhalten, abnorme Cholesterinwerte, psychiatrische Störungen und Drogenabhängigkeit.

Bei Frauen kann es auch zu einer Verdickung der Stimme, zum Wachstum der Klitoris und der Körperbehaarung, zu Kahlheit und Menstruationsbeschwerden kommen. Bei Männern Infertilität, Brustvergrößerung, Hodenverkleinerung und Prostatavergrößerung. Bei Jugendlichen Wachstumshemmung und Risiko zukünftiger Gesundheitsprobleme.

3. Was ist Kreatin und welche Risiken birgt es?

Kreatin ist eine natürliche Körperverbindung, die den Muskeln hilft, Energie freizusetzen. Es wird als Nahrungsergänzungsmittel verkauft und zur Steigerung der Muskelmasse und -stärke verwendet.

Neben anderen Nebenwirkungen kann es zu Magen- und Muskelkrämpfen, Gewichtszunahme, Wassereinlagerungen und Austrocknung kommen.

4. Was ist Androstendion?

Es ist ein Hormon, das der Körper in Testosteron und eine Form von Östrogen umwandelt. Es wird verwendet, um die Muskelmasse zu erhöhen und eine schnelle Erholung nach dem Training zu erreichen, obwohl wissenschaftliche Studien nicht bestätigen, dass es für das Training wirksam ist.

Diese Substanz kann unter anderem das Herz und die Blutgefäße schädigen. Darüber hinaus kann es bei Männern zu Akne, verminderter Spermienproduktion, Brustvergrößerung und verminderter Hodengröße sowie bei Männern zu Kahlheit und Stimmbildung bei Frauen führen.

5. Wie kann festgestellt werden, ob ein Teenager Anabolika verwendet?

Einige Anzeichen sind beschleunigtes Muskelwachstum, erhöhte Aggression sowie Akne- und Nadelspuren am Gesäß oder an den Oberschenkeln. Auch die emotionalen und psychologischen Veränderungen.

Bei Männern kann es zu einer Vergrößerung der Brüste und einer Verkleinerung der Hoden kommen. Bei Frauen eine Abnahme der Brüste, Verdickung der Stimme und übermäßiges Wachstum der Körperbehaarung.

6. Wie kommen Sie an diese Substanzen?

In den meisten Ländern ist der Verkauf für Sportzwecke verboten. Deshalb werden sie in der Regel illegal erworben und in vielen Fällen in geheimen Labors hergestellt, was ihr Risiko weiter erhöht.

Kapitel 152. Männliche androgene Alopezie

Androgene männliche Alopezie ist die häufigste Form des Haarausfalls bei Männern und steht im Zusammenhang mit männlichen Geschlechtshormonen und -genen. Es zeichnet sich durch ein Muster der Haarimplantationslinie aus, das sich in den Bereichen temporal, fronto-parietal und vertex zurückbildet und ausdünnt und Haarausfall verursacht. Es wird geschätzt, dass 45% der Männer betroffen sind, und die häufigsten Ursachen sind erblicher Faktor und Alter.

Um mehr über dieses Thema zu erfahren, haben wir Dr. Mario Vega Carbó konsultiert, einen Spezialisten für klinische Endokrinologie.

Doktor Mario,
1. Was verursacht männliche androgene Alopezie?

Diese Krankheit kann durch verschiedene Faktoren hervorgerufen werden, darunter genetische Veranlagung, Alter, hormonelle Veränderungen und chronische Krankheiten wie Insulinresistenz und metabolisches Syndrom. Androgene, insbesondere Dihydrotestosteron, spielen eine sehr wichtige Rolle bei der Ursache dieser Art von Kahlheit.

Auf der anderen Seite kann es durch die Verwendung bestimmter Medikamente verursacht werden, z. B. zur Behandlung von Krebs, Arthritis, Depressionen, Herzproblemen, Gicht und Bluthochdruck. Strahlentherapie; Stresssituationen; schlechte Ernährung und übermäßiger Gebrauch von Behandlungen und Haarprodukten.

2. Wie tritt dieser Zustand auf?

Androgene männliche Alopezie kann je nach dem Grund, der sie verursacht, auf viele Arten auftreten. Sie kann plötzlich oder allmählich auftreten und nur die Kopfhaut oder den gesamten Körper betreffen. In einigen Fällen ist es vorübergehend, während es in der Mehrzahl dauerhaft ist

Das typische Muster der männlichen Glatze beginnt in der Haarimplantationslinie, die sich allmählich zurückzieht und ein "M" bildet. Dann werden die Haare dünner und treiben in einem Hufeisen um die Seiten des Kopfes.

Wenn Haarausfall in Patches auftritt, gibt es Rötung, Peeling, Eiter oder Schmerzen, es kann durch andere Ursachen verursacht werden. In diesen Fällen wird empfohlen, eine Hautbiopsie, Blutuntersuchungen oder andere Verfahren durchzuführen, um andere Störungen festzustellen.

3. Was ist die Behandlung von männlicher androgener Alopezie?

Zu den Medikamenten, die zur Behandlung dieses Zustands verwendet werden, gehören Minoxidil in 5% Lotion und 5% Schaum sowie Finasterid in Dosen von 1 Milligramm pro Tag.

In einigen Fällen hat letzteres Nebenwirkungen wie verminderte Libido, vermindertes Sperma, erektile Dysfunktion, Katarakte und Soft-Iris-Syndrom.

Pflanzliche Medikamente Serenoa repens und Pygeun africanum hemmen die Aktivität des Enzyms 5α-Reduktase, das den Übergang von Testosteron zu Dihydrotestosteron hemmt und für die Miniaturisierung der Haarfollikel verantwortlich ist.

Andererseits sind andere topische und systemische Antioxidantien auch wirksam und sicher bei der Bekämpfung von Haarausfall.

Es ist möglich, eine Haartransplantation durchzuführen, die normalerweise sehr gute Ergebnisse liefert. Zu diesem Zweck werden kleine Teile des Haares an Stellen entfernt, an denen es dicker ist, und an Stellen, an denen es kahl ist. Eine weitere Option ist die Lichttherapie mit geringer Intensität.

Wenn die Person mit ihrem Aussehen zufrieden ist, ist eine Behandlung nicht erforderlich.

4. Welche anderen Aspekte werden in diesen Fällen empfohlen?

Haarausfall kann das Selbstwertgefühl senken und Depressionen verursachen. Haarverlängerungen, die Verwendung von Toupets, Hüten oder Bandanas oder eine Änderung der Frisur können dazu beitragen, ihre Auswirkungen zu verbergen und das Erscheinungsbild zu verbessern.

Massagen in der Kopfhaut werden empfohlen, um den Kreislauf zu aktivieren, Stress zu vermeiden und Probleme mit Depressionen, Angstzuständen, Anämie und Schlaflosigkeit schnell zu behandeln, um mögliche Auslöser der androgenen Alopezie zu vermeiden.

Teil X. Endokrinologie in der Pädiatrie

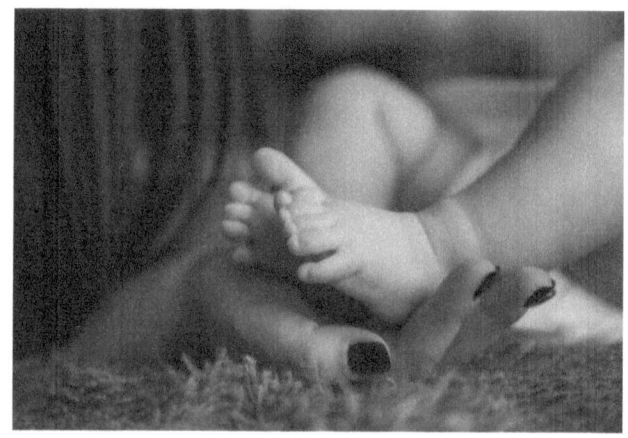

Kapitel 153. Pädiatrische Endokrinologie

Die pädiatrische Endokrinologie ist eine medizinische Fachrichtung, die Erkrankungen des endokrinen Systems bei Kindern und Jugendlichen behandelt. Dies schließt den Satz von Organen und Geweben des Körpers ein, die für hormonelle Sekrete verantwortlich sind, Substanzen, die mehrere der Hauptfunktionen des Körpers regulieren.

Die Veränderungen in diesem System können unter anderem Probleme in Bezug auf Wachstum und Entwicklung, Stoffwechsel, Schlaf und Verhalten verursachen. Aus diesem Grund ist es wichtig, auf Ihre Symptome zu achten, regelmäßige Kontrollen durchzuführen und einen Spezialisten zu konsultieren, wenn Anomalien auftreten.

Um mehr über diese Spezialität zu erfahren, befragen wir Mario Vega Carbó, einen Endokrinologen mit mehr als 20 Jahren Erfahrung.

Doktor Mario,
1. Was ist die Hauptfunktion der pädiatrischen Endokrinologie?

Die Hauptfunktion besteht darin, das hormonelle Gleichgewicht im Körper des Kindes wiederherzustellen, falls es durch einen Faktor verändert wurde. Hierzu werden wichtige Drüsen wie die Schilddrüse, die Nebenschilddrüse, die Bauchspeicheldrüse, die Nebennieren, die Hypophyse, die Eierstöcke und die Hoden sowie die von ihnen erzeugten Substanzen kontrolliert und behandelt.

2. Auf welche anormalen Symptome sollten Eltern von Kindern und Jugendlichen achten?

Es ist wichtig, auf Anzeichen wie Übergewicht und Wachstumsprobleme zu achten, entweder weil das Kind für sein Alter klein oder sehr groß ist oder im Verhältnis zur Größe seiner Eltern. Achten Sie auf Anomalien in der Pubertät, z. B. das Auftreten von Schamhaaren und Brüsten bei Frauen und Hoden bei Männern vor dem 9. Lebensjahr oder auf Abwesenheit von mehr als 13 Jahren.

Andere Symptome, die nicht übersehen werden sollten, sind Gewichtsverlust oder übertriebene Gewichtszunahme, Müdigkeit, Schläfrigkeit, schlechte Schulleistungen, Traurigkeit, Nervosität, Polyurie, Herzklopfen und Zittern.

3. Wie ist die erste Konsultation mit einem Kinderendokrinologen?

In der Regel werden zuerst die Anamnese und die Familienanamnese des Kindes analysiert und dann nach möglichen Beschwerden befragt. Anschließend wird eine anthropometrische Auswertung durchgeführt, in der Größe, Gewicht, Kopfumfang und andere Körperproportionen gemessen und eine körperliche Untersuchung durchgeführt werden.

Im Falle der Feststellung von Anomalien werden andere Studien und Tests angefordert, und auf der Grundlage ihrer Ergebnisse wird eine Diagnose gestellt und anschließend eine Behandlung durchgeführt.

4. Was sind die Hauptgründe für die Konsultation von Kindern und Jugendlichen?

Die häufigsten sind Wachstumsprobleme und Fettleibigkeit, eine im Kindesalter immer häufiger auftretende Störung. Ein fettleibiges Kind ist eher auch im Erwachsenenalter.

Darüber hinaus ist dieser Zustand mit dem metabolischen Syndrom verbunden, einer Reihe von Zuständen, die gemeinsam auftreten und hohen Blutdruck, hohen Blutzuckerspiegel, überschüssiges Körperfett in der Taille sowie abnormale Cholesterin- und Triglyceridspiegel umfassen. Dies erhöht das Risiko, an Herz- oder Nierenerkrankungen, Schlaganfall oder Diabetes zu leiden.

5. Welche anderen Krankheiten behandelt ein Kinderendokrinologe?

Neben Adipositas und Kleinwuchs sind Diabetes, Hypoglykämie, Hypothyreose, Hyperthyreose, Rachitis, Hypokalzämie, Hypoparathyreose, Hyperparathyreose, Hirsutismus, polyzystischer Eierstock, angeborenes Nebennierenhyperplasie, Hypophysensyndrom, Pubertätssyndrom von Turner und anderen hormonellen Veränderungen aufgrund von Tumoren in den endokrinen Drüsen.

6. Welche anderen Aspekte sind in der pädiatrischen Endokrinologie wichtig?

In dieser Lebensphase sind Prävention und Aufklärung von grundlegender Bedeutung, da die in der Kindheit erworbenen Gewohnheiten häufig während des gesamten Lebens beibehalten werden. Gesunde Praktiken, die im Kindesalter begonnen und erworben werden, verringern das Risiko von Osteoporose, Übergewicht, Fettleibigkeit und anderen Störungen im Erwachsenenalter.

Kapitel 154. Diagnose und Behandlung von angeborener Nebennierenhyperplasie

Die angeborene Nebennieren-Hyperplasie (HAC) ist eine Erbkrankheit, die die Produktion von Hormonen in den Nebennieren beeinträchtigt, die sich im oberen Teil der Nieren befinden. Diese Hormone wie Cortisol und Aldosteron sind lebenswichtig und ermöglichen unter anderem ein normales Wachstum und die Regulierung des Stoffwechsels.

Cortisol reguliert die Energieniveaus, den Blutdruck, die Blutzuckerkonzentration, das Immunsystem und die Stressreaktion, während Aldosteron dabei hilft, die richtige Menge an Natrium im Körper aufrechtzuerhalten, indem es dessen Ausscheidung durch reguliert Urin, Schweißdrüsen und Darm. Menschen mit HAC erzeugen auch mehr Androgene, ein Hormon, das männliche Merkmale frühzeitig oder unangemessen hervorruft.

Um mehr über diesen Zustand zu erfahren, wenden Sie sich an Dr. Mario Vega Carbó, einen Endokrinologen, der für das Vega & Vado-Büro zuständig ist.

Doktor Mario,
1. Was sind die Ursachen für eine angeborene Nebennierenrindenhyperplasie?

Menschen mit HAC fehlt eines der Enzyme, mit denen die Nebennieren Hormone produzieren, in den allermeisten Fällen die 21-Hydroxylase. Es ist eine Erbkrankheit, bei der beide Elternteile in der Regel HAC haben oder Träger der genetischen Mutation sind, die sie verursacht.

2. Was sind die Symptome einer Person mit angeborener Nebennierenrindenhyperplasie?

Die Symptome können variieren, abhängig von der Art des HAC des Patienten und dem Alter, in dem er erkannt wird. In der Kindheit ist es bei einem milden Zustand möglich, dass die Person keine Anzeichen zeigt und im Jugendalter neu diagnostiziert wird.

In schwereren Fällen haben Mädchen normalerweise bei der Geburt abnormale Genitalien, während die Symptome bei Jungen nach 2 oder 3 Wochen auftreten und schlechte Ernährung, Erbrechen, Dehydrierung, abnormale Natrium- und Kaliumwerte und veränderten Herzrhythmus umfassen.

3. Wie wird es im Jugendalter erkannt?

Frauen mit milden Erkrankungen haben normalerweise normale Fortpflanzungsorgane und können im Jugendalter seltene oder nicht vorhandene Menstruationsperioden, übermäßiges Körperhaar, schwere Akne und Klitorisvergrößerung erleben. Männer hingegen leiden möglicherweise unter einer vorzeitigen Pubertät und haben eine dicke Stimme, einen frühen Haarwuchs am Körper und gut entwickelte Muskeln.

In beiden Fällen werden sie als Kinder groß sein, aber als Erwachsene niedriger als normal.

4. Was ist die Hauptkomplikation, die diese Störung mit sich bringen kann?

Menschen mit schwerem HAC laufen Gefahr, aufgrund eines sehr niedrigen Cortisolspiegels im Blut eine Nebennierenerkrankung zu bekommen. Dies führt zu Durchfall, Erbrechen, Austrocknung und einem Tropfen Zucker im Körper, der sofortige Aufmerksamkeit erfordert.

5. Was ist die Behandlung von angeborener Nebennierenrindenhyperplasie?

Die verwendete Therapie zielt darauf ab, den Hormonspiegel zu normalisieren, indem Hydrocortison anstelle von Cortisol,

Mineralocorticoide anstelle von Aldosteron und andere Medikamente angewendet werden.

Ziel ist es, ein Gleichgewicht zwischen Flüssigkeiten und Salzen sowie den Blutzuckerspiegeln aufrechtzuerhalten, eine Nebennierenkrise zu vermeiden und das körperliche Wachstum und die gewohnheitsmäßige sexuelle Entwicklung sicherzustellen. Hierzu ist eine regelmäßige Analyse erforderlich, um festzustellen, ob die verwendeten Dosen angepasst werden sollten.

Bei Mädchen mit männlichen Geschlechtsteilen kann eine Reparaturoperation durchgeführt werden, um deren Aussehen und Funktion zu normalisieren. Es wird in der Regel im Alter zwischen 2 und 6 Monaten durchgeführt und manchmal sind während der Pubertät oder später neue Verfahren erforderlich.

Wird HAC vor der Geburt festgestellt, kann durch eine vorgeburtliche Behandlung mit dem synthetischen Hormon Dexamethason auch die Wirkung von Androgenen auf die weiblichen Genitalien verhindert werden.

6. Wie führen Sie diese Hormone durch?

Es gibt verschiedene Darreichungsformen, sie können über Tabletten oder durch intramuskuläre oder intravenöse Injektion erfolgen.

7. Können sie Nebenwirkungen verursachen?

Die Behandlung verursacht in der Regel keine unerwünschten Wirkungen wie Fettleibigkeit oder Knochenschwäche, da die verwendete Dosis die Hormone ersetzt, die der Körper auf natürliche Weise nicht produziert.

Wenn jedoch die Menge an Steroiden hoch ist und lange Zeit hoch bleibt, kann dies zu einer verringerten Wachstumsgeschwindigkeit und einer übermäßigen Gewichtszunahme führen.

8. Was sind die erwarteten Ergebnisse der Behandlung?

Bei richtiger Therapie können Menschen mit HAC normalerweise ein normales Leben führen, obwohl sie immer medikamentös behandelt werden sollten. Die Mehrheit wird keine besonderen oder unterschiedlichen Risiken für die allgemeine Bevölkerung darstellen. In Situationen mit schwerer Krankheit oder Stress müssen sie möglicherweise höhere Dosen der Medikamente einnehmen.

Kapitel 155. Mehrdeutige Genitalien

Der Begriff Ambiguous Genitals bezieht sich auf die Tatsache, dass die äußeren Geschlechtsorgane eines Neugeborenen nicht das typische Aussehen eines Jungen oder eines Mädchens haben.

Es handelt sich um eine seltene angeborene Erkrankung, bei der Ärzte das Geschlecht des Kindes nicht sofort bestimmen können. In diesen Fällen können die Genitalien unvollständig entwickelt sein oder sowohl weibliche als auch männliche Merkmale aufweisen. Es kann auch vorkommen, dass die äußeren Geschlechtsorgane nicht mit den inneren oder dem genetischen Geschlecht des Babys übereinstimmen.

Um mehr über dieses Thema zu erfahren, befragen wir Mario Vega Carbó, einen Endokrinologen mit mehr als 20 Jahren Erfahrung.

Doktor Mario,
1. Warum entstehen mehrdeutige Genitalien?

Das erste, was zu beachten ist, ist, dass das genetische Geschlecht einer Person zur gleichen Zeit der Empfängnis festgestellt wird. Wenn das Sperma des Vaters ein X-Chromosom enthält, ist das Baby weiblich, und wenn es ein Y-Chromosom enthält, ist es männlich.

Andererseits entwickeln sich männliche und weibliche Fortpflanzungsorgane aus demselben Gewebe im Fötus, und ihre Bestimmung hängt von den Chromosomen und der Anwesenheit oder Abwesenheit männlicher Hormone ab. Wenn dieser Prozess durch bestimmte Umstände wie hormonelle Anomalien oder die Mutation bestimmter Gene verändert oder unterbrochen wird, kann Ambiguous Genitalia auftreten.

2. Welche Eigenschaften können diese Genitalien haben?

Bei Menschen weiblichen genetischen Geschlechts kann die vergrößerte Klitoris wie ein kleiner Penis aussehen, die Harnröhrenöffnung ist möglicherweise schlecht lokalisiert und die Vaginallippen sind möglicherweise geschlossen und sehen aus wie ein Hodensack mit nicht nach oben gebogenen Hoden.

In der Zwischenzeit haben Menschen mit männlichem genetischem Geschlecht möglicherweise einen kleinen Penis, der wie eine vergrößerte Klitoris aussieht. die Harnröhrenöffnung kann schlecht lokalisiert sein; der Hodensack kann klein und getrennt sein und wie Scheidenlippen aussehen; und die Hoden sind in der Regel nicht abgestiegen.

3. Was sind die Ursachen für mehrdeutige Genitalien?

Dies kann unter anderem eine Folge von Hermaphroditismus sein, bei dem das Kind möglicherweise Teile der männlichen und weiblichen Genitalien aufweist, oder von Pseudohermaphroditismus, bei dem einige physische Merkmale des anderen Geschlechts auftreten.

Es kann auch durch eine angeborene Nebennieren-Hyperplasie verursacht werden, eine Erbkrankheit, die die Produktion von Hormonen in den Nebennieren beeinflusst. Andere Gründe sind Chromosomenanomalien wie das Klinefelter- und Turner-Syndrom, die fehlende Produktion bestimmter Hormone oder der Konsum bestimmter Medikamente während der Schwangerschaft.

In sehr seltenen Fällen kann die Mutter auch einen Tumor haben, der männliche Hormone erzeugt und mehrdeutige Genitalien verursacht.

4. Wer hat mehr Risiken, an dieser Störung zu leiden?

Da viele Ursachen der mehrdeutigen Genitalien einen erblichen genetischen Ursprung haben, ist es wichtig, der Familiengeschichte besondere Aufmerksamkeit zu schenken. Zu den Faktoren, die berücksichtigt werden müssen, gehören unerklärliche Todesfälle in der frühen Kindheit, Unfruchtbarkeit, fehlende Menstruationsperioden, Genitalprobleme, abnormale körperliche Entwicklung während der Pubertät und angeborene Nebennierenhyperplasie.

5. Wie werden mehrdeutige Genitalien erkannt?

Das medizinische Personal, das die Entbindung durchführt, diagnostiziert diese Störung normalerweise zum Zeitpunkt der Geburt. Gentests können gegen ihre körperlichen Anzeichen feststellen, ob ein Baby genetisch männlich oder weiblich ist.

In komplizierteren Fällen können eine Chromosomenanalyse und andere Tests wie Endoskopie, Abdominalradiographie und Ultraschall des Beckens durchgeführt werden, um das Vorhandensein innerer Genitalstrukturen und die Funktion der Fortpflanzungsorgane zu bestimmen. Eine Laparoskopie oder eine Biopsie der Gonaden kann ebenfalls erforderlich sein.

6. Wie wird das endgültige Geschlecht eines Babys mit mehrdeutigen Genitalien bestimmt?

Die Entscheidung wird getroffen, sobald alle oben genannten Prüfungen und Tests abgeschlossen sind. Unter Berücksichtigung der Ursache dieser Störung, des genetischen Geschlechts, der Anatomie und der möglichen sexuellen und reproduktiven Zukunft des Babys empfiehlt das Ärzteteam den Eltern das Geschlecht und sie müssen entscheiden, ob sie als Mann oder als Frau erzogen werden.

Dies ist eine schwierige Entscheidung, deren langfristige soziale und psychologische Auswirkungen nicht vorhersehbar sind. Wenn das Kind wächst, kann es eine andere Entscheidung in Bezug auf seine sexuelle Identität treffen.

7. Was ist die Behandlung von mehrdeutigen Genitalien?

Sobald das Geschlecht des Babys ausgewählt ist, kann die Therapie beginnen, die darauf abzielt, die zukünftige sexuelle Aktivität, Fruchtbarkeit und stabile Identität zu bewahren. Eine Operation kann das ästhetische Erscheinungsbild und die Funktion der Genitalien normalisieren. Ärzte können vorschlagen, einige Patienten in der Kindheit zu operieren. In anderen Fällen können die Eltern den Eingriff verschieben, bis das Kind alt genug ist, um eine Entscheidung treffen zu können.

Andererseits kann eine Hormontherapie während der Pubertät Ungleichgewichte in diesem Aspekt lösen.

8. Welche weiteren Komplikationen kann diese Störung mit sich bringen?

In vielen Fällen können die mehrdeutigen Genitalien Unfruchtbarkeit, sexuelle und psychische Probleme und ein höheres Risiko für bestimmte Krebsarten verursachen. Andererseits können einige Reparaturoperationen unvollständige ästhetische und funktionelle Ergebnisse haben.

9. Welche anderen Aspekte sollten bei dieser Störung berücksichtigt werden?

In Anbetracht der Komplexität der Situation wird den Eltern und dem Kind zu jeder Zeit eine therapeutische Unterstützung empfohlen. Auch die regelmäßigen medizinischen Kontrollen zur Überwachung der Entwicklung.

Kapitel 156. Kryptorchismus oder Hodenhochstand

Kryptorchismus ist eine Entwicklungsstörung, bei der einer oder beide Hoden vor der Geburt nicht in den Hodensack gelangen. Dieser Zustand ist selten und betrifft etwa 3% der Männer. Bei Frühgeborenen steigt die Zahl jedoch auf fast 30 Prozent.

In den meisten Fällen bewegt sich der nicht abgesenkte Hoden innerhalb der ersten 4 Lebensmonate spontan in die richtige Position. Geschieht dies nicht, kann es operativ verlegt werden.

Um mehr über diese Störung zu erfahren, befragen wir Mario Vega Carbó, einen Endokrinologen mit mehr als 20 Jahren Erfahrung.

Doktor Mario,
1. Was verursacht Kryptorchismus?

Die Ursachen sind nicht genau bekannt, aber es wird geschätzt, dass sie auf eine Kombination von genetischen, Umwelt- und Gesundheitsfaktoren der Mutter zurückzuführen sind, die Hormone und nervöse Aktivität verändern und die Entwicklung der Hoden beeinflussen .

2. Wer hat mehr Risiken?

Frühgeborene mit niedrigem Geburtsgewicht, familiärem Kryptorchismus oder anderen Problemen der Genitalentwicklung oder mit Down-Syndrom haben ein höheres Risiko, daran zu leiden.

Auch die Kinder von Müttern, die während der Schwangerschaft Alkohol konsumieren oder rauchen, oder von Eltern, die Pestiziden ausgesetzt waren.

3. Kann der Hoden während der Kindheit oder vor der Pubertät auftauchen?

Bei Kindern, die bei der Geburt keinen Kryptorchismus hatten und deren Symptome später auftreten, kann dies an einem einziehbaren Hoden liegen, der sich zwischen Hodensack und Leiste hin und her bewegen kann. Der einziehbare Hoden muss nicht behandelt werden.

4. Wie wird Kryptorchismus diagnostiziert?

Dieser Zustand wird in der Regel bei einer körperlichen Untersuchung nach der Geburt festgestellt. In Fällen, in denen der Arzt die Hoden im Hodensack nicht finden kann, können Bildgebungstests durchgeführt werden, um festzustellen, ob sie nicht vorhanden sind oder nicht abgefallen sind.

5. Warum ist eine Behandlung notwendig?

In diesen Fällen sind die Hoden, die sich höher im Körper befinden, einer höheren Temperatur als gewöhnlich ausgesetzt. Dies könnte ihre Entwicklung und ihre Fähigkeit, in Zukunft Spermien zu bilden, hemmen und zu Sterilität führen. Darüber hinaus besteht ein erhöhtes Risiko, an Tumoren und Krebs zu erkranken, Verletzungen zu erleiden und Leistenbrüche zu entwickeln.

6. Was ist die Behandlung?

Diese Störung wird normalerweise durch eine Operation behoben, bei der sich der Hoden im Hodensack befindet. In Fällen, in denen das Baby einen Leistenbruch im Zusammenhang mit Kryptorchismus hat, wird es auch während des Eingriffs behandelt. Es wird empfohlen, die Operation zwischen dem 6. und 12. Lebensmonat durchzuführen, da eine frühzeitige Behandlung das Risiko künftiger Komplikationen verringert.

Eine andere Möglichkeit ist die Durchführung einer Hormontherapie zur Verlagerung des Hodens, obwohl diese weniger wirksam ist als eine Operation.

7. Welche Komplikationen kann Kryptorchismus mit sich bringen?

Wie ich bereits sagte, kann diese Störung zu Hodenschäden, Sterilität und erhöhtem Krebsrisiko führen. Nach der Operation haben Patienten mit nur einem absteigenden Hoden normalerweise eine fast normale Fruchtbarkeit. In Fällen, in denen Kryptorchismus beide Hoden befällt, ist das Risiko geringer Spermienzahlen, schlechter Spermienqualität und Sterilität viel größer.

Kapitel 157. Diagnose und Behandlung der angeborenen Hypothyreose

Angeborene Hypothyreose (HC) ist eine Erkrankung, bei der die Schilddrüse fehlt oder nicht richtig funktioniert. Dieser Zustand tritt bei 1 von 2.500 bis 4.000 Neugeborenen auf, ist in der Regel dauerhaft und erfordert eine lebenslange Behandlung.

Schilddrüsenhormon ist für die Entwicklung und das Wachstum des Gehirns von entscheidender Bedeutung. Wenn der Patient nicht rechtzeitig behandelt wird, kann dies zu geistigen Behinderungen und einer Verzögerung der Reifung führen. Bei rechtzeitiger und angemessener Therapie können sie jedoch ein normales Leben führen.

Um über dieses Thema zu sprechen, haben wir Dr. Mario Vega Carbó interviewt, einen Endokrinologen, der für das Vega & Vado-Büro in Managua, Nicaragua, zuständig ist.

Doktor Mario,
1. Was sind die Ursachen für eine angeborene Hypothyreose?

Typischerweise tritt HC auf, wenn sich die Schilddrüse nicht richtig entwickelt, entweder weil sie fehlt, weil sie zu klein ist oder weil sie sich in einem ungeeigneten Teil des Halses befindet. In einigen Fällen ist die Drüse entwickelt, produziert aber keine Hormone oder erfasst nicht das Signal der Hypophyse.

Andererseits kann dieser Zustand auch auf einen Mangel an Jod oder Medikamenten zurückzuführen sein, die die Mutter während der Schwangerschaft eingenommen hat. Sein Zustand ist normalerweise nicht erblich.

2. Was sind die Hauptsymptome von HC?

In den ersten Lebenswochen ist es nicht einfach, es ohne Studien zu entdecken. In schweren Fällen kann das Baby jedoch ein geschwollenes

Gesicht, schlechte Ernährung, übermäßigen Schlaf, schwaches Weinen, Verstopfung, große Zunge und eine Gelbfärbung der Haut haben.

Aufgrund der Schwierigkeit der Diagnose bei Neugeborenen werden jedoch normalerweise Tests durchgeführt, um die Krankheit zu entdecken. Dieser Test ist als Neugeborenen-Screening bekannt und wird in den meisten spanischsprachigen Ländern in medizinischen Zentren durchgeführt.

3. Was ist die Funktion der Schilddrüse?

Diese Drüse ist dafür verantwortlich, Schilddrüsenhormone zu produzieren und an das Blut zu senden, die an der Regulation des Stoffwechsels beteiligt sind, dh an der Geschwindigkeit, mit der der Körper die Nahrung verwendet, um die Energie zu produzieren, die zur Erfüllung seiner täglichen Funktionen erforderlich ist.

Dass es im Körper übliche Spiegel dieses Hormons gibt, ist für ein normales Wachstum und eine normale Entwicklung im Kindesalter sowie für die lebenslange Funktionsweise des Gehirns unerlässlich.

4. Was ist die Behandlung von angeborener Hypothyreose?

HC wird mit Levothyroxin behandelt, einer Pille, die Schilddrüsenhormon enthält. Bei Säuglingen sollte es zerkleinert und mit Wasser oder Muttermilch gemischt mit einer Pipette oder einer Spritze verabreicht werden.

Die verabreichte Dosis hängt von der Körpergröße und dem Reifegrad ab und muss regelmäßig auf der Grundlage der Testergebnisse angepasst werden. Mit dieser Medikation und den regelmäßigen Kontrollen hat der Patient ein normales Wachstum und eine normale Gehirnentwicklung. In den meisten Fällen sollte Levothyroxin lebenslang eingenommen werden.

5. Was passiert, wenn eine größere als die angemessene Dosis verabreicht wird?

Im Falle der Einnahme einer größeren Menge als erforderlich kann der Patient einen beschleunigten Puls, Gewichtsverlust, Müdigkeit und Hyperaktivität haben. Aus diesem Grund sind regelmäßige Kontrollen für die korrekte Anwendung unerlässlich, da es in der richtigen Dosis keine Nebenwirkungen hat.

6. Kann Levothyroxin zusammen mit anderen Medikamenten angewendet werden?

Ja, es gibt keine Einschränkungen für die Anwendung von Impfstoffen bei Kindern oder für Probleme bei der Einnahme anderer Medikamente.

7. Was kann passieren, wenn HC nicht rechtzeitig behandelt wird?

Die Entwicklung des Gehirns und des Nervensystems ist in den ersten Lebensmonaten sehr wichtig. Daher kann der HC, wenn er nicht behandelt wird, irreversible Schäden verursachen, wie z. B. schwerwiegende geistige Behinderungen und Wachstumsprobleme.

8. Ist ein Patient mit angeborener Hypothyreose anfälliger für andere Krankheiten?

Im Allgemeinen nicht. Die Mehrheit wird keine besonderen oder unterschiedlichen Risiken für den Rest der Bevölkerung darstellen.

Kapitel 158. Kinder mit Wachstumsproblemen

Es ist üblich, dass Eltern die Größe ihrer Kinder mit der von gleichaltrigen Freunden oder Klassenkameraden vergleichen. Wenn sie bemerken, dass die Größe vom Durchschnitt abweicht, neigen sie dazu, sich Sorgen zu machen und zum Arzt zu gehen, um zu bestätigen, ob es ein Wachstumsproblem gibt. Allerdings leiden nur 20 Prozent der Kinder, die wegen einer Kleinwuchserkrankung zum Kinderarzt gehen, an irgendeiner Krankheit.

In den meisten Fällen entwickeln sie sich normal und die Unterschiede sind auf erbliche Probleme oder eine vorübergehende Verzögerung der Pubertät zurückzuführen. Das derzeitige Wachstum hängt von der Kombination einer Reihe von Faktoren ab, darunter gute Gesundheit, richtige Ernährung und normale genetische Eigenschaften.

Entwicklungsstörungen können durch Chromosomenstörungen, hormonelle oder systemische Erkrankungen, Mangelernährung, angeborene Störungen oder Störungen der Knochen und des Knorpels verursacht werden.

Um mehr über dieses Thema zu erfahren, interviewen wir Mario Vega Carbó, einen Endokrinologen mit mehr als 20 Jahren Erfahrung.

Doktor Mario,
1. Wie wichtig ist es, die Größe der Kinder regelmäßig zu kontrollieren?

Wachstum ist ein sehr empfindlicher Indikator zur Beurteilung des allgemeinen Gesundheitszustands eines Kindes, und jede Abweichung von normalen Parametern ist ein Alarm.

Deshalb ist es wichtig, regelmäßig Gewicht, Größe und Entwicklungsgeschwindigkeit zu bewerten, um mögliche Krankheiten zu vermeiden. Im Falle einer Anomalie ist es wichtig, nach der Ursache zu suchen und diese zu beheben.

2. Wie definieren Sie, ob ein Kind Wachstumsprobleme hat?

Vor der Diagnose führt der Arzt eine Reihe von Untersuchungen durch, in denen er die Größe, das Gewicht und den Umfang des Kopfes des Kindes misst. und analysiert ihre Körperproportionen, ihren allgemeinen Gesundheitszustand und die Größe der Eltern. Sie können auch Hormontests durchführen. Chromosomen-, Urin- und Bluttests; und ein Blutbild.

3. Wie werden diese Fälle behandelt?

Die Art der durchgeführten Therapie hängt von den Ursachen ab, die das Wachstumsproblem verursachen. In Fällen, in denen es sich beispielsweise um eine Folge von Magen-Darm-, Herz-Kreislauf- oder Nierenerkrankungen, einer Gluten-Unverträglichkeit oder eines Hormonmangels handelt, wird die ermittelte Pathologie behandelt, um die normale Entwicklung des Patienten zu begünstigen.

4. Was ist der Hauptgrund für Minderwuchs in Kindheit und Pubertät?

Eine der häufigsten Ursachen ist die sogenannte konstitutionelle Wachstumsverzögerung, bei der eine langsamere Reifungsrate vorliegt, die von einem oder beiden Elternteilen geerbt wird.

In diesen Fällen gibt es in der Regel eine Vorgeschichte von Familienmitgliedern, die in der Kindheit relativ kurz waren, später in die Pubertät eintraten und länger brauchten, um das Wachstum zu beenden, aber schließlich als Erwachsene eine normale Größe erreichten.

5. Was sind die Ursachen für einen Wachstumshormonmangel?

Seine Unzulänglichkeit kann auf eine Schädigung der Hypophyse oder des Hypothalamus zurückzuführen sein, sei es als Folge eines Tumors, erblicher Störungen, Schädelschlägen oder einer Entzündung oder Infektion des Gehirns. In einigen Fällen ist es nicht möglich, die genaue Ursache zu bestimmen.

6. Wann wird eine hormonelle Behandlung empfohlen?

Diese Therapie ist indiziert für Fälle von Wachstumshormonmangel, Niereninsuffizienz oder Turner-Syndrom (ein genetischer Zustand, an dem einige Frauen leiden, der durch das Fehlen oder die Abnormalität des X-Chromosoms verursacht wird).

Auch für Kinder, die klein geboren werden und nicht den normalen Entwicklungsstand wiedererlangen, oder für Kinder mit Minderwuchs, ohne dass dies erklärt werden muss.

7. Wie werden diese Hormone angewendet?

Das Wachstumshormon wird in der Regel einmal täglich nachts über Injektionen im Bereich der Vorderseite des Oberschenkels, der Rückseite der Arme, des Bauches oder des Gesäßes verabreicht. Diese Behandlung ist langfristig und dauert oft mehrere Jahre, in denen regelmäßige Kontrollen erforderlich sind, um die Dosis anzupassen und ihre Wirksamkeit sicherzustellen.

Das Gleiche sollte befolgt werden, bis der Patient das Erwachsenenalter erreicht hat. Zu diesem Zeitpunkt kann der Knochen nicht mehr wachsen. In einigen Fällen, wenn ein Hormonmangel vorliegt, wird die Therapie lebenslang fortgesetzt.

8. Was ist der erwartete Effekt?

Je früher mit der Behandlung begonnen wird, desto größer ist die Wahrscheinlichkeit, dass der Patient eine Erwachsenengröße erreicht, die nahezu normal ist. Mit einer Hormontherapie wachsen Kinder im ersten Jahr in der Regel um die zehn Zentimeter und in den nächsten zwei um die 7,5 Zentimeter. Dann nimmt die Rate progressiv ab.

Wachstumshormon wird seit vielen Jahren mit großem Erfolg eingesetzt. Einer der bekanntesten Fälle ist der des argentinischen Fußballspielers Lionel Messi.

9. Kann diese Therapie Nebenwirkungen verursachen?

Die hormonelle Behandlung ist sicher und hat keine schwerwiegenden Nebenwirkungen. In einigen Fällen können Hautreizungen, Kopfschmerzen, Flüssigkeitsretention, Gelenk- und Muskelschmerzen sowie Veränderungen der Hüftknochen auftreten.

10. Was ist mit Kindern, die mehr Wachstumshormon als normal produzieren?

Zu viel Wachstumshormon kann Gigantismus verursachen. In diesem Fall wachsen die Knochen und der Körper zu stark. Dies ist in der Regel auf einen nicht krebserzeugenden Tumor in der Hypophyse zurückzuführen, der mit einer Strahlentherapie behandelt oder operativ entfernt werden muss.

Bei Erwachsenen kann diese Störung zu Akromegalie führen, wodurch Hände, Füße und Gesicht größer als normal werden.

Kapitel 159. Frühreife Pubertät

Die Pubertät ist der Lebensabschnitt, in dem sich die sexuellen und körperlichen Eigenschaften eines Menschen entwickeln und die Fähigkeit zur Fortpflanzung erreicht wird. Man spricht von vorzeitiger Pubertät, wenn diese Veränderungen früher als normal eintreten.

Dies gilt als gegeben, wenn der Körper eines Kindes bei Frauen vor 8 Jahren und bei Männern vor 9 Jahren zum Körper eines Erwachsenen wird. Manchmal ist die frühreife Pubertät einfach eine Variante des normalen Wachstums. In anderen Fällen kann es an Infektionen, hormonellen oder genetischen Störungen, Tumoren oder Hirnanomalien liegen.

Um über dieses Thema zu sprechen, haben wir Dr. Mario Vega Carbó interviewt, einen Endokrinologen, der derzeit als Endokrinologe im Santa Fe Medical Center und im Vega & Vado Office arbeitet.

Doktor Mario,
1. Was sind die Hauptmerkmale der vorzeitigen Pubertät?

Einige der häufigsten Anzeichen sind das Auftreten von Scham- und Achselhaaren, schnelles Wachstum der Körpergröße, Akne und Körpergeruch bei Erwachsenen. Bei Mädchen kann es zu einer fortgeschrittenen Entwicklung von Brüsten und Vaginalblutungen kommen, bei Jungen zu einem Wachstum von Hoden und Penis, Muskelwachstum, Verdickung der Stimme und Gesichtsbehaarung.

2. Warum entsteht eine frühreife Pubertät?

In einigen Fällen tritt der Prozess der Körperentwicklung normalerweise nur früher als gewöhnlich auf. Dies wird als zentrale frühreife Pubertät bezeichnet und hat normalerweise keine offensichtliche Ursache oder verstecktes medizinisches Problem.

In seltenen Fällen kann es sich um einen Tumor, eine Verletzung des Gehirns oder des Rückenmarks, Strahlenexposition, Entzündung oder Krankheiten wie Meningitis, McCune-Albright-Syndrom, angeborene Nebennierenhyperplasie oder Hypothyreose handeln.

Wenn andererseits die frühe Entwicklung des Körpers eine Folge der vorzeitigen Produktion von Sexualhormonen ist, spricht man von peripherer frühreifer Pubertät. Dies kann auf Probleme in den Eierstöcken, Hoden, Hypophysen oder Nebennieren zurückzuführen sein.

Eine andere Ursache kann die Einwirkung von Sexualhormonen von außen sein, beispielsweise die Verwendung von Östrogen- oder Testosteroncremes oder -salben.

3. Wie wird dieser Zustand erkannt?

In Anbetracht der Symptome wird in der Regel die klinische und familiäre Vorgeschichte des Patienten analysiert und eine körperliche Untersuchung sowie eine Blutuntersuchung durchgeführt, um den Hormonspiegel zu überprüfen. Ein CT-Scan oder eine MRT-Untersuchung des Gehirns oder des Abdomens kann durchgeführt werden, um Tumore auszuschließen, und eine Röntgenaufnahme, um festzustellen, ob die Knochen zu schnell wachsen.

4. Was ist Ihre Behandlung?

Die Therapie hängt von der Ursache der vorzeitigen Pubertät ab. Wenn es eine Folge eines Tumors ist, wird es durch eine Operation entfernt. Wenn es auf eine frühe Ausschüttung von Sexualhormonen zurückzuführen ist, können Medikamente verschrieben werden, um deren Entwicklung zu verzögern.

Wenn es eine Folge der Verwendung von Östrogen- oder Testosteron-Cremes ist, sollte die Verwendung vermieden werden.

5. Welche weiteren Komplikationen kann Precocious Puberty mit sich bringen?

Kinder mit dieser Erkrankung können kurz sein, wenn sie Erwachsene erreichen. Dies liegt daran, dass ihre Knochen schneller als normal reifen und ihr Wachstum frühzeitig stoppen. Eine frühzeitige Behandlung kann dazu beitragen, dass sie größer werden.

Andererseits kann die frühreife Pubertät soziale und emotionale Probleme beim Kind hervorrufen, wenn es sich anders fühlt als vor seinen Altersgenossen. Dies kann Ihr Selbstwertgefühl beeinträchtigen und das Risiko für Depressionen erhöhen. Bei Bedarf wird empfohlen, psychologische Hilfe in Anspruch zu nehmen.

Kapitel 160. Verzögerte Pubertät

Man spricht von verzögerter oder verzögerter Pubertät, wenn sie bei Mädchen nicht vor dem 13. Lebensjahr und bei Jungen erst mit dem 14. Lebensjahr einsetzt. Die Pubertät ist der Lebensabschnitt, in dem sich die sexuellen und körperlichen Eigenschaften eines Menschen entwickeln und die Fähigkeit zur Fortpflanzung erreicht wird.

Im Falle einer verzögerten Pubertät können diese Änderungen nicht auftreten oder nur sehr langsam fortschreiten. Dies ist häufiger bei Männern als bei Frauen.

In den meisten Fällen entwickelt sich das Kind später als seine Altersgenossen, aber dann tritt die sexuelle Reifung normal auf. In anderen Fällen kann die Verzögerung auf Infektionen, hormonelle oder genetische Störungen, Tumoren, Essstörungen oder andere Krankheiten zurückzuführen sein.

Um über dieses Thema zu sprechen, haben wir Dr. Mario Vega Carbó interviewt, einen Endokrinologen, der für das Vega & Vado-Büro zuständig ist.

Doktor Mario,
1. Was sind die Hauptmerkmale einer verzögerten Pubertät?

Typische Anzeichen bei Männern sind das Fehlen eines Hodenwachstums im Alter von 14 Jahren, ein kleiner und unreifer Penis, wenig Haarwuchs, ein dünner und kurzer Körper und eine scharfe Stimme.

Bei Frauen sind die Hauptsymptome das Fehlen der Brustentwicklung im Alter von 13 Jahren und die Menstruation im Alter von 16 Jahren. Im Allgemeinen gibt es kein Schamhaar, die Gebärmutter hat sich nicht entwickelt, die Körpergröße ist kurz und das Wachstum ist langsam.

2. Warum kommt es zu einer verzögerten Pubertät?

Manchmal ist es einfach eine Variante des normalen Wachstums, die vererbt werden kann. In anderen Fällen kann es durch chronische Erkrankungen wie Diabetes, Hypogonadismus, Zöliakie, entzündliche Darmerkrankungen, Nieren- oder Leberfunktionsstörungen, Autoimmun- oder Erbkrankheiten, Anämie, Mukoviszidose oder Tumoren der Hypophyse oder des Hypothalamus verursacht werden.

Bei Männern kann es auch durch Trauma, Infektionen oder Läsionen in den Hoden oder durch deren Abwesenheit verursacht werden. Bei Frauen als Folge von Essstörungen wie Bulimie oder Magersucht oder extremer Dünnheit.

Schließlich kann es auch bei Jugendlichen auftreten, die übermäßig viel Sport treiben oder die bei Krebsbehandlungen eine Strahlentherapie oder Chemotherapie erhalten haben.

3. Wie wird dieser Zustand erkannt?

In Anbetracht der Symptome wird in der Regel die klinische und familiäre Vorgeschichte des Patienten untersucht und eine körperliche Untersuchung sowie eine Blutuntersuchung durchgeführt, um den Hormonspiegel und die Chromosomenanalyse zu überprüfen. Ein CT-Scan oder eine MRT des Gehirns oder des Abdomens kann durchgeführt werden, um Tumore, Ultraschall der Genitalorgane und Röntgenaufnahmen zur Bestimmung des Grades der Knochenreife auszuschließen.

4. Was ist Ihre Behandlung?

Die Therapie hängt von der Ursache der verzögerten Pubertät ab. Wenn es in der Familienanamnese zu einer Verzögerung der Reifung kommt, ist die Behandlung häufig nicht erforderlich und beginnt mit der Zeit von selbst. Bei Bedarf können Sexualhormone (Testosteron oder Östrogen) angewendet werden, um den Prozess zu starten.

Wenn die Verzögerung eine Folge eines Tumors ist, wird sie durch eine Operation entfernt. Wenn es durch eine andere Grunderkrankung verursacht wird, sollte es behandelt werden.

5. Welche anderen Komplikationen kann die verzögerte Pubertät mit sich bringen?

Der niedrige Hormonspiegel kann Erektionsstörungen oder frühe Wechseljahre, Unfruchtbarkeit und Osteoporose verursachen. Diese Störung kann beim Kind soziale und emotionale Probleme hervorrufen, die sich unterschiedlich anfühlen, da sie sich nicht wie Gleichaltrige entwickeln, was sich auf das Selbstwertgefühl auswirken und das Risiko einer Depression erhöhen kann. Bei Bedarf wird empfohlen, psychologische Hilfe in Anspruch zu nehmen.

Kapitel 161. Pflege und Behandlung des Turner-Syndroms

Das Turner-Syndrom (ST) ist eine genetisch bedingte Erkrankung, an der einige Frauen leiden, weil das X-Chromosom fehlt oder abnormal ist Ursachen

Unter anderen Symptomen haben diejenigen, die darunter leiden, normalerweise eine geringere Körpergröße und Ovarialinsuffizienz mit einem Mangel an sekundären sexuellen Merkmalen. Sie können auch angeborene Herzerkrankungen, Nierenfehlbildungen, Erkrankungen des Mittel- und Innenohrs und Skelettfehlbildungen aufweisen.

Aus physikalischer Sicht sind andere sichtbare Anzeichen des Turner-Syndroms die tiefe Implantation der Ohren, des kurzen oder geflügelten Halses, der breiten Brust, des schmalen Gaumens, der kleinen Finger und Nägel, der plumpen Hände und Füße, des Unterkiefers und der hängenden Augenlider.

Um mehr über diesen Zustand zu erfahren, konsultierten wir Dr. Mario Vega Carbó, einen Endokrinologen, der für das Vega & Vado-Büro verantwortlich ist.

Doktor Mario,
1. Wie wird das Turner-Syndrom erkannt?

ST kann zu jedem Zeitpunkt des Lebens diagnostiziert werden, auch vor der Geburt, wenn während einer vorgeburtlichen Untersuchung eine Chromosomenanalyse durchgeführt wird. Kleinwuchs ist die häufigste Manifestation. In vielen Fällen können die vom Syndrom herrührenden Anomalien jedoch sehr subtil werden und werden möglicherweise erst im Alter von 11 Jahren bemerkt.

In der Regel wird die Analyse in diesem Fall zu spät durchgeführt, wenn der Jugendliche beispielsweise das Fehlen einer Menstruation oder eine erwachsene Frau aufgrund von Unfruchtbarkeit befragt.

2. Welche anderen Symptome haben Frauen mit ST zusätzlich zu den sichtbaren körperlichen Anzeichen?

Wenn sie die Pubertät erreichen, können sie sexuellen Infantilismus zeigen, keine Brüste entwickeln und fehlende oder sehr leichte Menstruationsperioden haben. Auch leiden unter vaginaler Trockenheit, Schmerzen beim Geschlechtsverkehr und Unfruchtbarkeit.

Im Allgemeinen haben Patienten mit TS eine normale Intelligenz, obwohl sie in einigen Fällen eine geistige Behinderung und ein Lerndefizit aufweisen können.

3. Hat die ST auch andere gesundheitliche Folgen?

Frauen mit Turner-Syndrom sind anfälliger für Herz-, Nieren-, Schilddrüsen- und Fruchtbarkeitsprobleme. Darüber hinaus können sie eine bestimmte neurokognitive Entwicklung und eine höhere Inzidenz von Autoimmunerkrankungen aufweisen.

Andererseits sind sie anfälliger für Hörverlust, Bluthochdruck, Diabetes, Osteoporose, Katarakte, Schielen, Fettleibigkeit und Depression.

4. Was ist die Behandlung von ST?

Wachstumshormon kann einem Mädchen mit Turner-Syndrom helfen, größer zu werden. Östrogen und andere Hormone stimulieren wiederum die Entwicklung von Brust- und Schamhaaren sowie anderer sexueller Merkmale.

Seine Verwendung verbessert auch die Feinmotorik, das verbale und Arbeitsgedächtnis, die Aufmerksamkeitsspanne, die Visualisierung, die Selbstwahrnehmung und das Gedächtnis. Kurz gesagt, bei diesen Patienten ist eine Hormonersatztherapie unerlässlich, um eine bequeme Feminisierung und soziale Anpassung zu gewährleisten, die kognitiven

Funktionen zu verbessern und das metabolische Syndrom zu vermeiden, das durch frühes Ovarialversagen hervorgerufen wird.

5. Können Frauen mit TS Kinder bekommen und ein normales Leben führen?

Es gibt Reproduktionstechniken, mit denen sie schwanger werden können. In jedem Fall sollte eine Schwangerschaft mit dem behandelnden Arzt besprochen werden, da es häufig zu Missbildungen des Fötus und Müttersterblichkeit kommt.

Durch spezielle assistierte Fertilitätstechniken und die Verwendung eines gespendeten Eies ist es ihnen jedoch bereits möglich, eine Schwangerschaft im eigenen Uterus durchzuführen.

Andererseits können Frauen mit Turner-Syndrom mit den richtigen Kontrollen ein völlig normales Leben führen.

Kapitel 162. Hyperhidrose und übermäßiges Schwitzen

Hyperhidrose ist eine Erkrankung, bei der eine Person übermäßig schwitzt, auch wenn die Temperatur niedrig ist und sie keine körperliche Aktivität ausübt.

Schweiß ist die Art und Weise, wie der Körper die Körpertemperatur reguliert. Dadurch eliminieren wir Wasser, Mineralsalze und Toxine. Schweiß tritt hauptsächlich unter den Armen, Füßen und Handflächen auf. Wenn es mit den Bakterien auf der Hautoberfläche vermischt wird, kann es einen schlechten Geruch erzeugen.

Menschen schwitzen mehr, wenn es heiß ist, wenn sie Sport treiben, wenn sie Fieber haben oder wenn sie auf Situationen reagieren, die sie nervös, wütend, ängstlich, verlegen oder ängstlich machen. Wenn Sie jedoch übermäßig schwitzen, kann dies an einer Störung der Schilddrüse oder des Nervensystems, einer Abnahme des Blutzuckers oder einem anderen gesundheitlichen Problem liegen.

Um mehr über dieses Thema zu erfahren, haben wir Dr. Mario Vega Carbó, einen Endokrinologen mit mehr als 20 Jahren Erfahrung, konsultiert.

Doktor Mario,
1. Was ist die Ursache für diesen Zustand?

Hyperhidrose ist ein übertriebenes Schwitzen, das ohne ersichtlichen Grund auftritt. Wenn es die Hände, Füße und Achselhöhlen befällt, spricht man von primärer Hyperhidrose und in den meisten Fällen ist die Ursache unbekannt, was erblich zu sein scheint. Wenn Schweiß eine Folge anderer Krankheiten ist, spricht man von sekundärer Hyperhidrose und kann im ganzen Körper oder nur in einem bestimmten Bereich auftreten.

2. Welche anderen Beschwerden können diese Störung verursachen?

Akromegalie, Angstzustände, Krebs, Karzinoid-Syndrom, Missbrauch bestimmter Medikamente und Substanzen, Alkoholkonsum, Diabetes, Schilddrüsenprobleme, Wechseljahre, Parkinson, Tuberkulose, Infektionen und einige Lungen-, Nerven- oder Herzerkrankungen können Hyperhidrose verursachen.

3. Was sind Ihre Hauptsymptome?

Zusätzlich zu übermäßigem Schwitzen kann der Patient einen starken Körpergeruch, Gewichts- oder Appetitverlust, Brustschmerzen, schnellen und sehr intensiven Herzschlag, Übelkeit, Atemnot, Schwindel, Hautinfektionen und Fieber haben.

4. Wie unterscheidet man normales Schwitzen von übermäßigem Schwitzen?

Bei Hyperhidrose tritt übermäßiger Schweiß auch bei mäßigen Temperaturen und ohne körperliche Aktivität auf. Die Person hat normalerweise Schweißhalos unter den Armen, Feuchtigkeitsflecken auf der Kleidung und Schweißtropfen laufen über sein Gesicht und beeinträchtigen sein normales Leben. Die Hände werden klebrig, kalt und nass und die Füße und Schuhe werden auch nass und riechen schlecht. Für diejenigen, die unter dieser Krankheit leiden, geschieht dies mindestens einmal pro Woche.

5. Wie wird diese Krankheit diagnostiziert?

Zur Bestätigung der Anzeichen von sichtbarem Schweiß können Stärke- und Jodtests oder Papiertests durchgeführt werden, um die Diagnose zu bestätigen. Es können auch Blut- und Urintests und andere Studien durchgeführt werden, um die Funktion der Schilddrüse zu analysieren und nach Tumoren und anderen Zuständen zu suchen, die die Ursache für dieses Problem sein können.

6. Was ist die Behandlung von Hyperhidrose?

Wenn bereits eine Krankheit vorliegt, sollte diese behandelt werden. Übermäßiges Schwitzen kann mit starken Antitranspirantien kontrolliert werden, die die Schweißkanäle verstopfen. Diese Produkte müssen hohe Dosen Aluminiumchlorid enthalten, das auf die betroffenen Stellen aufgetragen wird und die Haut reizen kann.

Bestimmte Medikamente, die die Stimulation der schweißverursachenden Drüsen verhindern, können ebenfalls verschrieben werden. Diese haben in der Regel Nebenwirkungen wie Trockenheit, verschwommenes Sehen, Blasenprobleme und sind nicht für alle Menschen geeignet. Einige Glycopyrrolat-Cremes können helfen, das Schwitzen von Gesicht und Kopf zu kontrollieren.

Eine andere verfügbare Therapie ist die Iontophorese, bei der die Schweißdrüsen vorübergehend durch Strom deaktiviert werden.

Botox-Injektionen werden zur Behandlung von Achselhöhlen, Füßen und Händen eingesetzt und blockieren die schweißstimulierenden Nerven.

In schweren Fällen kann eine Operation zum Entfernen der Achselhöhlen oder eine Sympathektomie durchgeführt werden, um die für die Schweißüberproduktion verantwortlichen Nerven zu trennen.

7. Welche weiteren Empfehlungen werden für diese Fälle gegeben?

Intensive Hyperhidrose kann die normalen Aktivitäten des Patienten stören und zu emotionalem Stress, Depressionen, Angstzuständen und sozialem Rückzug führen. Daher kann es notwendig sein, die Therapie mit einer psychologischen Behandlung zu begleiten.

Zusätzlich zur regelmäßigen Anwendung von Antitranspirantien und zum Baden wird empfohlen, leichte Kleidung aus natürlichen Materialien wie

Baumwolle, Wolle und Seide sowie Lederschuhe zu tragen, damit die Haut atmen kann.

Es ist wichtig, die Füße zu lüften, die Socken häufig zu wechseln, scharfe Speisen und Sonneneinstrahlung zu vermeiden sowie Alkohol und Kaffee zu konsumieren. Außerdem können Achselpflaster verwendet werden, die das Schwitzen absorbieren und die Kleidung schützen.

Schließlich wird empfohlen, Entspannungstechniken wie Yoga oder Meditation anzuwenden, um den durch Schweiß verursachten Stress zu kontrollieren.

Kapitel 163. Typ 1 Diabetes oder Jugenddiabetes

Typ-1-Diabetes, auch als Jugenddiabetes bekannt, ist eine chronische Erkrankung, bei der die Bauchspeicheldrüse nicht genügend Insulin produziert. Dieses Hormon ist verantwortlich für die Regulierung des Zuckers im Körper und seine Verwendung als Energiequelle in Muskeln und anderen Geweben.

Sein Mangel führt dazu, dass ein Überschuss an Glukose im Blut verbleibt, was zu ernsthaften Problemen in Herz, Augen, Nieren, Nerven und Füßen führen kann.

Typ-1-Diabetes tritt normalerweise im Kindesalter auf, kann aber auch im Jugend- und Erwachsenenalter auftreten. Während es keine Heilung hat, kann es mit Behandlung, richtiger Ernährung, regelmäßiger Bewegung, Gewichtsverlust und Medikamenten kontrolliert werden.

Um mehr über dieses Thema zu erfahren, interviewen wir Mario Vega Carbó, einen Endokrinologen mit mehr als 20 Jahren Erfahrung.

Doktor Mario,
1. Was verursacht Typ 1 Diabetes?

Die Gründe dafür sind nicht genau bekannt. In den meisten Fällen greift das Immunsystem fälschlicherweise die Bauchspeicheldrüse an und zerstört die Zellen, die Insulin produzieren. Die Krankheit kann auf die Exposition gegenüber bestimmten Viren sowie auf genetische und umweltbedingte Faktoren zurückzuführen sein.

2. Was sind Ihre Hauptsymptome?

Die Hauptmerkmale sind vermehrter Hunger, Durst und Harndrang. Andere häufige Symptome sind das dauerhafte Gefühl der Müdigkeit, Gewichtsverlust ohne ersichtlichen Grund, das Vorhandensein von Wunden, die Zeit zum Heilen benötigen, trockene Haut, verschwommenes Sehen, Juckreiz, Kribbeln in den Füßen, Reizbarkeit und andere Stimmungsschwankungen.

3. Wie wird diese Krankheit erkannt?

In Anbetracht der Symptome werden in der Regel eine Anamnese, eine körperliche Untersuchung sowie Blutzucker-, Hämoglobin- und Lipidwerte durchgeführt. Es ist auch möglich, dass Urin, Osmolarität, Herzfrequenz, Blutdruck und andere Tests zur Bestätigung der Diagnose durchgeführt werden.

4. Was ist die Behandlung von Typ 1 Diabetes?

Die Therapie beinhaltet die Anwendung von drei oder mehr täglichen Insulininjektionen, um einen normalen Blutzuckerspiegel aufrechtzuerhalten. Eine weitere Option ist die Verwendung einer Insulinpumpe, einem Gerät in der Größe eines Mobiltelefons, mit dem das Hormon 24 Stunden lang kontinuierlich verabreicht wird. Dazu verbindet ein Schlauch das Insulinreservoir mit einem Katheter, der unter der Bauchhaut eingeführt wird.

Der Patient muss lernen, seinen Blutzuckerspiegel zu messen und regelmäßige Kontrollen durchzuführen. Basierend auf diesen Ergebnissen wird die Behandlung an die Bedürfnisse angepasst, um einen angemessenen Bereich aufrechtzuerhalten.

Falls erforderlich, können auch Medikamente gegen Bluthochdruck und Cholesterinsenkung sowie die tägliche Einnahme von Aspirin zum Schutz des Herzens verschrieben werden.

Es ist wichtig, dass der Patient einen gesunden Lebensstil annimmt. In diesem Sinne sollten Sie Ihr Gewicht kontrollieren und eine ausgewogene Ernährung mit weniger Kalorien, raffinierten Kohlenhydraten und gesättigten Fetten sowie mehr Obst, Gemüse und Ballaststoffen zu sich nehmen. Treiben Sie auch regelmäßig Sport und vermeiden Sie das

Rauchen und den Konsum von übermäßigem Alkohol. Diese Behandlung sollte lebenslang durchgeführt werden.

5. Welche anderen Komplikationen kann diese Krankheit mit sich bringen?

Menschen mit Typ-1-Diabetes haben ein höheres Risiko für Kreislauf- und Herzerkrankungen. Nervenverletzungen; Nieren-, Augen- und Fußschäden; Haut- und Mundinfektionen; und Komplikationen in der Schwangerschaft.

6. Welche weiteren Aspekte sollten diese Patienten berücksichtigen?

Menschen mit Typ-1-Diabetes wird empfohlen, ihren Glukosespiegel zu messen, bevor sie Auto fahren oder eine Maschine bedienen. Außerdem tragen sie ein Armband oder eine spezielle Karte, die ihren Zustand anzeigt, um andere in Notsituationen zu benachrichtigen.

Ebenso ist es gut, Familie, Freunde und Mitarbeiter zu alarmieren und ihnen zu sagen, wie sie in einer Krise handeln sollen. Schließlich kann das Leben mit Diabetes sehr stressig sein und Depressionen und Leiden verursachen. Deshalb ist es auch wichtig, auf die emotionale Gesundheit zu achten.

In diesem Sinne wird ihnen geraten, Meditation zu praktizieren, um den Geist von Sorgen zu befreien, Yoga zu praktizieren und andere entspannende Aktivitäten durchzuführen. Bei Bedarf wird auch psychologische und therapeutische Unterstützung empfohlen.

Kapitel 164. Fettleibigkeit in der Kindheit

Fettleibigkeit ist eine chronische Krankheit, die durch eine übermäßige Ansammlung von Fett im Körper gekennzeichnet ist, was zu einem deutlichen Anstieg des Gesundheitsrisikos führt. Diese Störung tritt bei Kindern und Jugendlichen immer häufiger auf und führt dazu, dass sie an Krankheiten erkranken, die bisher nur Erwachsenen vorbehalten waren, wie z. B. Diabetes.

Übergewicht steht im Zusammenhang mit dem metabolischen Syndrom, einer Reihe von Erkrankungen, die zusammen auftreten und hohen Blutdruck, hohen Blutzuckerspiegel, überschüssiges Körperfett in der Taille sowie abnormale Cholesterin- und Triglyceridspiegel umfassen.

Prävention, Aufklärung und der Erwerb gesunder Lebensgewohnheiten sind für die Behandlung von Fettleibigkeit bei Kindern unerlässlich.

Um mehr über dieses Thema zu erfahren, interviewen wir Dr. Mario Vega Carbó, einen Endokrinologen mit mehr als 20 Jahren Erfahrung.

Doktor Mario,
1. Was sind die Hauptursachen für Fettleibigkeit bei Kindern?

Diese Störung kann auf viele Gründe zurückzuführen sein, einschließlich genetischer, hormoneller, ernährungsbedingter, sozialer, kultureller und erblicher Faktoren. Die Hauptursache für Fettleibigkeit im Kindesalter hängt jedoch mit dem Lebensstil zusammen.

In den letzten Jahrzehnten hat der Konsum von Nahrungsmitteln und Getränken mit vielen Kalorien, geringer körperlicher Aktivität und übermäßigem Zeitaufwand für Mobiltelefone, Computer, Fernseher und Videokonsolen zu einer Zunahme dieses Zustands bei Kindern und Jugendlichen geführt.

Andererseits sind bestimmte Krankheiten, der Konsum bestimmter Medikamente und emotionale Störungen auch einige der möglichen Ursachen für Fettleibigkeit.

2. Wer hat ein höheres Risiko, an dieser Krankheit zu leiden?

Kinder, die sich nicht täglich körperlich betätigen, schnell gefroren oder kalorienreich essen und Süßigkeiten, Soda und andere zuckerhaltige Getränke zu sich nehmen, haben ein höheres Risiko, übergewichtig zu werden.

Gleiches gilt für diejenigen, die ein sitzendes Leben führen, für diejenigen, die aus einer Familie mit übergewichtigen Menschen stammen und für diejenigen, die unter emotionalen und psychischen Problemen leiden.

3. Welche Rolle spielt die Umwelt in diesen Fällen?

Die Umgebung des Kindes ist sehr wichtig. Es ist wichtig, dass Sie die Möglichkeit haben, ein gesundes Lebensstilmodell zu verfolgen, mit Zugang zu angemessenen Nahrungsmitteln und Orten, an denen Sie sich erholen und sportlich betätigen können. Eine der besten Strategien zur Verringerung der Fettleibigkeit bei Kindern besteht darin, die Gewohnheiten der gesamten Familiengruppe zu verbessern.

In dieser Lebensphase sind Prävention und Aufklärung von grundlegender Bedeutung, da die in der Kindheit erworbenen Praktiken häufig während des gesamten Lebens beibehalten werden.

Gesunde Gewohnheiten, die im Kindesalter beginnen, verringern das Risiko von Osteoporose, Übergewicht, Fettleibigkeit und anderen Störungen im Erwachsenenalter. Im Gegensatz dazu ist es wahrscheinlicher, dass ein fettleibiges Kind es auch ist, wenn es erwachsen wird.

4. Wie wird Fettleibigkeit diagnostiziert?

Normalerweise führt der Arzt eine körperliche Untersuchung des Kindes durch und vergleicht ihre Werte mit dem Body Mass Index (BMI), um zu sehen, ob ihr Gewicht aufgrund ihrer Größe und ihres Alters überschritten wird. Es analysiert auch Ihre Krankengeschichte, Ihre Familiengeschichte, Ihre Essgewohnheiten und Ihre körperliche Aktivität.

Andererseits kann eine Blutuntersuchung erforderlich sein, um den Cholesterin-, Zucker-, Vitamin D- und Hormonspiegel zu messen.

5. Was ist Ihre Behandlung?

Die Therapie weist in der Regel auf die Anpassung gesunder Lebensgewohnheiten hin. Das erste, was zu tun ist, ist eine ausgewogene Ernährung, bei der Erfrischungsgetränke und Junk-Food wie Pommes Frites, Hamburger, Würste, Kekse und Eiscreme reduziert werden und der Verzehr von Obst, Gemüse, Hülsenfrüchten und Getreide erhöht wird. Vollkorn- und Trockenfrüchte.

Es ist auch wichtig, dass Sie täglich körperliche Aktivitäten ausüben, für die Eltern ihn ermutigen sollten, in seiner Freizeit zu spielen, zu laufen, zu schwimmen, Fahrrad zu fahren und Sport zu treiben. Wenn Fettleibigkeit eine Folge einer anderen Krankheit ist, muss sie behandelt werden.

In schweren Fällen kann eine Operation eine Option für Jugendliche sein, die aufgrund von Änderungen im Lebensstil kein Gewicht verlieren. Normalerweise werden Medikamente zur Gewichtsreduktion für Kinder nicht empfohlen.

6. Welche anderen Komplikationen kann Fettleibigkeit bei Kindern mit sich bringen?

Kinder mit dieser Störung haben häufiger Diabetes. Hypertonie; abnormales Cholesterin und Triglyceride; Herz-, Leber- und Nierenerkrankungen; Knochen- und Gelenkprobleme; Asthma und Schlafapnoe.

Andererseits führt Fettleibigkeit in der Regel auch zu geringem Selbstwertgefühl, Depressionen sowie sozialen und Verhaltensproblemen. Bei Bedarf wird empfohlen, psychologische Hilfe in Anspruch zu nehmen.

7. Welche anderen Aspekte können berücksichtigt werden, um diese Störung zu verbessern?

Um den Erfolg der Behandlung zu gewährleisten, ist die Unterstützung der Familie wichtig und jeder ist an der Therapie und der Annahme gesunder Gewohnheiten beteiligt.

Teil XI Endokrinologie in der Geburtshilfe

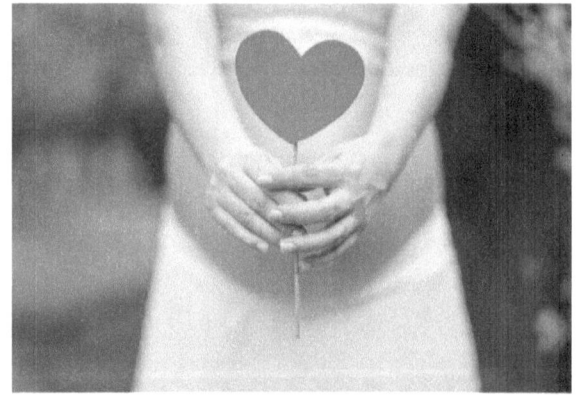

Kapitel 165. Ernährung und Schwangerschaft

Eine Schwangerschaft erfordert eine Reihe von besonderen Maßnahmen, darunter die Notwendigkeit einer gesunden Ernährung. Alles, was die Mutter isst, wirkt sich auf das Baby und seine normale Entwicklung aus, da die Nährstoffe, die es benötigt, über die Plazenta gelangen.

Eine unzureichende Ernährung erhöht das Risiko einer Frühgeburt, eines geringen Geburtsgewichts und angeborener Defekte. Im Gegenteil, die richtige Ernährung ist eine der Grundpfeiler des Wohlbefindens von Mutter und Kind.

Um mehr über dieses Thema zu erfahren, befragen wir Dr. Mario Vega Carbó, einen Endokrinologen, der für das Vega & Vado-Büro verantwortlich ist.

Doktor Mario,
1. Warum ist Ernährung in der Schwangerschaft so wichtig?

Eine gesunde und ausgewogene Ernährung ermöglicht es dem Körper, die Nährstoffe zu erhalten, die er zum Funktionieren und Wachsen benötigt. Dies beinhaltet Proteine, Kohlenhydrate, Fette, Vitamine, Mineralien und Wasser. Während der Schwangerschaft ist die Ernährung wichtiger denn je, da der Nährstoffbedarf steigt.

Ein Mangel an Kalzium, Eisen, Vitamin A oder Jod kann sowohl die Mutter als auch das Baby gefährden. Im Gegenteil, gesunde Ernährung hilft ihm, sich normal zu entwickeln.

2. Wie verändert sich die Ernährung während der Schwangerschaft?

In diesem Stadium muss die Frau mehr Folsäure, Eisen, Kalzium und Vitamin D konsumieren als vor der Schwangerschaft. Folsäure beugt bestimmten Geburtsfehlern vor. Eisen ist wichtig für das Wachstum und die Entwicklung des Gehirns des Kindes; Calcium reduziert das Risiko eines plötzlichen Bluthochdrucks und ist zusammen mit Vitamin D wichtig für die Bildung von Knochen und Zähnen.

Andererseits steigt während der Schwangerschaft auch der Bedarf an Eiweiß und Wasser, weshalb es wichtig ist, immer gut mit Feuchtigkeit versorgt zu sein.

3. Wie viele Kilo sollen während der Schwangerschaft zugenommen werden?

Dies hängt von der Gesundheit und dem Gesundheitszustand der Mutter ab, bevor sie schwanger wird. Wenn Sie ein normales Gewicht hatten, wird allgemein geschätzt, dass Sie zwischen 11 und 14 Kilo zunehmen sollten. Wenn sie sehr dünn war, sollte sie mehr klettern. Wenn Sie übergewichtig waren, sollten Sie weniger klettern.

Die Gewichtszunahme sollte während der Schwangerschaft allmählich erfolgen.

4. Welche Nahrungsmittel werden während der Schwangerschaft empfohlen?

Gut zu essen während der Schwangerschaft bedeutet nicht einfach zu viel zu essen. Es ist wichtig, auf Ihre Ernährung zu achten und stets nach gesunden Lebensmitteln zu suchen.

Angereichertes Brot und Vollkornprodukte sind wichtig, um genügend Folsäure zu erhalten. Auch Spinat, Salat, Orange, Zitrone, Mango, Tomate, Kiwi und Hülsenfrüchte, von denen einige auch Vitamin C liefern.

Obst und Gemüse enthalten neben Ballaststoffen verschiedene essentielle Vitamine und Mineralien, die die Verdauung unterstützen.

In der Zwischenzeit liefern Fleisch, Fisch, Schalentiere und Eier Eiweiß, Vitamin B und Eisen, während Milch und Milchprodukte Calcium liefern.

Ebenso liefern Fisch, Nüsse, Samen und Avocados gesunde Fette wie Omega-3. Auf der anderen Seite ist es ratsam, 3 Liter Wasser pro Tag zu trinken.

5. Welche Lebensmittel sollten vermieden werden?

In diesem Stadium ist es wichtig, Alkohol, Fisch mit hohem Quecksilbergehalt, verarbeitetes Fleisch wie Würste und Würste, Milch und nicht pasteurisierten Käse, rohe Eier und Koffein zu vermeiden.

6. Werden Nahrungsergänzungsmittel empfohlen?

In den meisten Fällen werden sie empfohlen, um sicherzustellen, dass die Ernährungsbedürfnisse während der Schwangerschaft gut gedeckt werden. Diese Nahrungsergänzungsmittel ersetzen jedoch keine gesunde Ernährung, sondern ergänzen diese.

Kapitel 166. Fettleibigkeit und Schwangerschaft

Fettleibigkeit während der Schwangerschaft kann die Gesundheit von Mutter und Kind ernsthaft beeinträchtigen. Übermäßige Ansammlung von Fett im Körper beeinträchtigt nicht nur die Fruchtbarkeit, sondern erhöht auch das Risiko für Bluthochdruck, Schwangerschaftsdiabetes und Fehlgeburten.

Andererseits können Kinder adipöser Mütter mit Übergewicht, angeborenen Defekten und Verletzungen bei der Geburt geboren werden. Eine richtige Ernährung, körperliche Bewegung und regelmäßige ärztliche Untersuchungen können dazu beitragen, diese Störungen zu vermeiden.

Um mehr über dieses Thema zu erfahren, interviewen wir Dr. Mario Vega Carbó, einen Endokrinologen mit mehr als 20 Jahren Erfahrung.

Doktor Mario,
1. Wann gilt jemand als fettleibig?

Fettleibigkeit ist eine chronische Krankheit, die durch übermäßige Ansammlung von Fett im Körper gekennzeichnet ist. Jemand gilt als fettleibig, wenn der Fettanteil bei Männern 25 Prozent und bei Frauen 33 Prozent des Körpergewichts übersteigt.

Fettleibigkeit kann auch nach Body Mass Index (BMI) klassifiziert werden.

2. Wie wirkt sich Fettleibigkeit auf die Fruchtbarkeit aus?

Diese Störung kann zum Auftreten von Ovulationsproblemen, unregelmäßigen Menstruationsperioden und spontanen Abtreibungen beitragen. Übergewichtige Frauen sprechen weniger auf Unfruchtbarkeitstherapien an, wie beispielsweise In-vitro-Fertilisation.

Andererseits hängt das Syndrom der polyzystischen Eierstöcke auch mit Übergewicht und Sterilität zusammen.

3. Wie wirkt sich diese Störung auf die Schwangerschaft aus?

Während der Schwangerschaft erhöht Fettleibigkeit das Risiko von Fehlgeburten und Geburten von toten Föten. Frauen mit dieser Störung leiden häufiger an Schwangerschaftsdiabetes, einer Erkrankung, bei der der Blutzuckerspiegel erhöht ist und die die Wahrscheinlichkeit erhöht, später an Diabetes mellitus zu erkranken.

Andere mögliche Komplikationen sind Präeklampsie, eine Art von Hypertonie im Zusammenhang mit Schwangerschaften, die wichtige Organe wie Leber, Nieren und den Eiweißverlust beeinflusst. Herzfunktionsstörung und Schlafapnoe.

Andererseits erschwert Fettleibigkeit die vaginale Entbindung und erhöht den Bedarf an einem Kaiserschnitt.

4. Wie wirkt sich Fettleibigkeit auf das Baby aus?

Die Kinder von Frauen mit dieser Störung werden normalerweise mit mehr Körperfett als normal geboren, was das Risiko für metabolisches Syndrom und Fettleibigkeit bei Kindern erhöht.

Sie können auch Neuralrohrdefekte aufweisen, bei denen sich das Gehirn oder die Wirbelsäule in den frühen Stadien der Entwicklung nicht richtig bildet. Herzprobleme oder Verletzungen bei der Geburt als Folge seiner größeren Größe.

5. Wie viele Kilo sollen während der Schwangerschaft zugenommen werden?

Dies hängt von der Gesundheit und dem Gesundheitszustand der Mutter ab, bevor sie schwanger wird. Bei übergewichtigen Frauen liegt die empfohlene Gewichtszunahme zwischen 5 und 9 kg.

6. Was wird einer fettleibigen Frau empfohlen, bevor sie schwanger wird?

Im Allgemeinen wird Ihnen geraten, eine Vorurteilsüberprüfung durchzuführen, damit Ihr Arzt eine spezielle Behandlung für gesunde Ernährung und körperliche Betätigung empfehlen kann. Auf diese Weise können Sie Gewicht verlieren, bevor Sie schwanger werden.

7. Was wird einer übergewichtigen Frau während der Schwangerschaft empfohlen?

In diesen Fällen ist es wichtig, dass ab Beginn der Schwangerschaft regelmäßige Kontrollen durchgeführt werden. Unter anderem kann der Arzt Tests zur Früherkennung von Schwangerschaftsdiabetes und obstruktiver Schlafapnoe empfehlen.

Auf der anderen Seite sind eine gute Ernährung, ein aktiver Lebensstil und die richtige Gewichtszunahme wichtige Faktoren, um eine gesunde Schwangerschaft zu fördern.

Während dieser Phase wird nicht empfohlen, Diäten abzunehmen, da sie die Nährstoffe reduzieren können, die das Baby benötigt, um sich normal zu entwickeln. Daher ist es wichtig, mit einem Ernährungsberater zu sprechen, um eine angemessene Mahlzeit zu erhalten.

Gleichzeitig ist es ratsam, sichere körperliche Übungen wie Gehen, Schwimmen, Radfahren oder Yoga zu absolvieren.

Kapitel 167. Diabetes und Schwangerschaft

Eine Schwangerschaft ist eine Zeit im Leben, in der Sie besonders vorsichtig mit dem Blutzuckerspiegel umgehen müssen. Unkontrollierter Diabetes kann zu schwerwiegenden gesundheitlichen Komplikationen während der Schwangerschaft und der Geburt führen, sowohl für die Mutter als auch für das Baby.

Neben der konventionellen Krankheit gibt es eine weitere Variante, die in diesem Stadium auftritt und als Schwangerschaftsdiabetes bekannt ist. Dieser Zustand beginnt, wenn der Körper nicht das gesamte Insulin produzieren oder verwenden kann, das er für die Schwangerschaft benötigt.

Um mehr über dieses Thema zu erfahren, interviewen wir Mario Vega Carbó, einen Endokrinologen mit mehr als 20 Jahren Erfahrung.

Doktor Mario,
1. Was ist Schwangerschaftsdiabetes und was verursacht ihn?

Es ist eine Erkrankung, bei der eine Frau, die noch nie Diabetes hatte, während der Schwangerschaft einen hohen Blutzuckerspiegel aufweist.

Es ist nicht sicher, was die Ursache ist, aber es ist bekannt, dass Plazentahormone, die zur Entwicklung des Babys beitragen, auch die Insulinwirkung blockieren und bewirken, dass sich Zucker leichter im Blut ansammelt. Schwangerschaftsdiabetes tritt normalerweise im letzten Stadium der Schwangerschaft auf.

2. Was sind die Symptome von Schwangerschaftsdiabetes?

Es hat normalerweise keine Symptome, wird aber während der Vorsorgeuntersuchungen festgestellt.

3. Wer hat mehr Risiken?

Frauen, die in einer früheren Schwangerschaft Schwangerschaftsdiabetes hatten; diejenigen, die Babys über 4 kg zur Welt gebracht haben; Personen mit Herz-Kreislauf-Erkrankungen, Bluthochdruck oder Fettleibigkeit; Diejenigen, die Verwandte mit Diabetes haben oder älter als 30 Jahre sind, leiden eher darunter.

Auch solche mit Störungen im Zusammenhang mit Insulinresistenz, wie z. B. das Syndrom der polyzystischen Eierstöcke oder Acanthosis Nigricans.

4. Was sollte eine Person mit Diabetes vor der Schwangerschaft tun?

Wenn die Person bereits an Diabetes leidet, ist es wichtig, dass sie die Krankheit beherrscht, bevor sie schwanger wird. Auf der anderen Seite sollten während der Schwangerschaft regelmäßige Untersuchungen und ein gesunder Ernährungsplan sowie sichere körperliche Aktivitäten und Behandlungen durch einen Facharzt durchgeführt werden. Es ist möglich, dass sich Diabetesmedikamente während der Schwangerschaft ändern.

5. Welche Störungen kann Diabetes während der Schwangerschaft verursachen?

Vorheriger Diabetes kann das Risiko für Fehlgeburten, angeborene Defekte und Präeklampsie erhöhen, eine Art von Bluthochdruck, der die Nieren schädigt und einen Proteinverlust verursacht

Bei Schwangerschaftsdiabetes ist der Schaden, wie er am Ende der Schwangerschaft auftritt, wenn sich der Körper des Babys bereits gebildet hat, gering. In beiden Fällen kann das Kind jedoch übermäßig groß sein (Makrosomie) und eine Vergrößerung der Organe, Schulterdystokie, Hypoglykämie, Atemprobleme und metabolische Komplikationen aufweisen.

Darüber hinaus besteht bei sehr großen Babys ein höheres Risiko, dass sie im Geburtskanal stecken bleiben, Geburtsverletzungen erleiden oder einen Kaiserschnitt benötigen. Diabetes kann Frühgeburten verursachen.

6. Was ist die Behandlung von Diabetes während der Schwangerschaft?

Im Allgemeinen ist das erste, was getan wird, einen angemessenen Ernährungsplan und eine Routine sicherer körperlicher Übungen wie Gehen, Schwimmen, stationäres Radfahren oder Yoga umzusetzen.

Die Verteilung der Kalorien ist sehr wichtig und Sie sollten Kohlenhydrate vermeiden, die einen hohen glykämischen Index haben und den Verzehr von Vollkornprodukten, Obst und Gemüse anregen. Es ist ratsam, das Essen den ganzen Tag zu verteilen. Darüber hinaus muss die Patientin lernen, ihren Blutzuckerspiegel zu messen und permanente Kontrollen durchzuführen.

Falls erforderlich, wird Insulin angewendet oder es werden blutzuckersenkende Medikamente wie Metformin und Glibenclamid empfohlen. Es liegen jedoch keine ausreichenden wissenschaftlichen Erkenntnisse vor, um die Sicherheit dieser Medikamente während der Schwangerschaft zu gewährleisten.

7. Welche anderen Komplikationen kann diese Krankheit mit sich bringen?

Bei Schwangerschaftsdiabetes normalisiert sich der Blutzuckerspiegel nach der Entbindung normalerweise wieder. Diese Frauen haben jedoch ein höheres Risiko, in Zukunft an Diabetes mellitus zu erkranken, weshalb sie mit der Pflege fortfahren sollten.

Während der Schwangerschaft steigt in der Regel die Produktion von Ketonen, Säuren im Blut. In schweren Fällen kann dies zuFlüssigkeitsansammlungen im Gehirn, Herzinfarkt und Nierenversagen führen. Daher muss dies überwacht werden.

Schließlich leiden Säuglinge von Müttern mit Schwangerschaftsdiabetes später auch häufiger an Adipositas und Diabetes mellitus.

Kapitel 168. Wiederholte Abtreibungen

Es wird als wiederkehrende Abtreibung definiert, wenn 3 oder mehr Fehlgeburten vor 20 Schwangerschaftswochen auftreten. Schätzungen zufolge leiden zwischen 1 und 3% der Paare im gebärfähigen Alter an dieser Störung.

In den meisten Fällen sind natürliche Fehlgeburten auf Chromosomenprobleme zurückzuführen, die dazu führen, dass sich der Fötus nicht normal entwickelt. Sie können auch eine Folge von unkontrollierten systemischen Erkrankungen wie Diabetes oder Hypothyreose sein.

Um mehr über das Thema zu erfahren, interviewen wir Dr. Mario Vega Carbó, einen Endokrinologen mit mehr als 20 Jahren Erfahrung.

Doktor Mario,
1. Was verursacht wiederkehrende Abtreibungen?

In vielen Fällen treten sie ohne ersichtlichen Grund auf, und dann gelingt es dem Paar, normal zu empfangen, ohne dass eine Behandlung erforderlich ist. In anderen Fällen können sie durch einen angeborenen Defekt des Fötus oder durch Chromosomenprobleme im Zusammenhang mit den Genen des Vaters oder der Mutter, durch die Exposition gegenüber bestimmten Umweltgiften, durch schwere Verletzungen, durch Infektionen oder durch strukturelle Anomalien der Fortpflanzungsorgane verursacht werden.

Andere mögliche Ursachen sind Übergewicht; Diabetes, Hypothyreose, Zöliakie oder eine unkontrollierte chronische Nierenerkrankung; hormonelle oder immunologische Probleme; Rauchen; und den Gebrauch von Drogen oder Alkohol.

2. Wie viel Prozent der spontanen Fehlgeburten treten auf?

Es wird geschätzt, dass ungefähr 50 Prozent der befruchteten Eier spontan sterben, normalerweise bevor die Frau entdeckt, dass sie schwanger ist. Bei den Anerkannten liegt der Prozentsatz zwischen 10 und 15 Prozent.

Die meisten natürlichen Fehlgeburten treten in den ersten 12 Schwangerschaftswochen auf.

3. Wer hat mehr Risiken, sie zu erleiden?

Frauen über 35 Jahre; diejenigen, die vorher Fehlgeburten erlitten haben; diejenigen mit Anomalien in der Gebärmutter, chronischen unkontrollierten Zuständen oder Übergewicht; und diejenigen, die rauchen, Alkohol trinken oder Drogen nehmen, leiden eher darunter.

4. Was sind Ihre Hauptsymptome?

Einige der häufigsten Anzeichen sind Schmerzen oder Krämpfe im Bauch und Blutungen, einschließlich Blutungen und Flüssigkeits- oder Gewebeaustritt aus der Vagina.

5. Wie wird es erkannt?

Durch eine Beckenuntersuchung kann ich feststellen, ob sich der Gebärmutterhals erweitert hat oder dünner geworden ist. Ein Ultraschall kann wiederum die Entwicklung des Babys und seinen Herzschlag überprüfen.

6. Was ist Ihre Behandlung?

Nach einer Fehlgeburt wird das Gewebe, das die Vagina verlässt, normalerweise untersucht, um Auffälligkeiten zu untersuchen. Es ist auch wichtig festzustellen, ob noch Reste der Plazenta und des Embryos in der Gebärmutter vorhanden sind. Wenn sie nicht auf natürliche Weise aus dem Körper entfernt werden, kann eine medizinische oder chirurgische Behandlung erforderlich sein, um sie zu entfernen.

Generell können Frauen im nächsten Menstruationszyklus nach einer spontanen Abtreibung wieder schwanger werden. Es wird ihnen jedoch empfohlen, gemeinsam mit ihren Partnern zu prüfen, ob sie physisch und emotional darauf vorbereitet sind.

7. Welche weiteren Komplikationen kann diese Störung mit sich bringen?

In einigen Fällen kann es zu einer so genannten septischen Abtreibung kommen, einer schweren intrauterinen Infektion. Zu den üblichen Anzeichen zählen Fieber, Schüttelfrost, riechender Vaginalausfluss und Bauchfellentzündung.

Andererseits empfinden manche Frauen nach einer spontanen Abtreibung normalerweise Traurigkeit, Angst, Schuldgefühle und Depressionen. Bei Bedarf wird eine therapeutische Unterstützung empfohlen.

8. Was ist bei wiederkehrenden Abtreibungen zu beachten?

Angesichts von zwei oder drei spontanen Fehlgeburten hintereinander ist es wichtig, Studien durchzuführen, um die Gründe zu ermitteln, die die Fehlgeburten verursachen, z. B. Chromosomenprobleme oder Anomalien des Uterus.

Wenn sie eine Folge einer systemischen Erkrankung sind, müssen sie kontrolliert und behandelt werden, bevor sie erneut schwanger werden. Auf der anderen Seite ist es in diesen Fällen ratsam, jede Art von Risikofaktor wie Alkohol- und Drogenkonsum, Koffein, Rauchen und Röntgenstrahlung zu vermeiden.

In den meisten Fällen, in denen es keine offensichtliche Ursache gibt, tritt der spontane Schwangerschaftsabbruch nicht wieder auf und die nächsten Schwangerschaften kommen zum Tragen.

Kapitel 169. Hypothyreose und Schwangerschaft

Hypothyreose ist eine Krankheit, bei der die Schilddrüse nicht genug Schilddrüsenhormon produziert. Diese Störung kann während der Schwangerschaft auftreten. Daher ist es wichtig, auf ihre Symptome zu achten, da sie bei Nichtbehandlung unter anderem Infektionen, Herzprobleme, Unfruchtbarkeit, spontane Abtreibung, Frühgeburten und Babys mit angeborenen Defekten verursachen kann.

Schilddrüsenerkrankungen treten besonders häufig bei Frauen im gebärfähigen Alter auf. Da die Symptome denen anderer Pathologien ähneln, kann eine Schilddrüsenunterfunktion manchmal unbemerkt bleiben.

Um über dieses Thema zu sprechen, haben wir Dr. Mario Vega Carbó interviewt, einen Endokrinologen, der für das Vega & Vado-Büro verantwortlich ist.

Doktor Mario,
1. Was sind die Hauptsymptome einer Hypothyreose?

Die häufigsten Anzeichen sind Verstopfung, Konzentrationsstörungen, blasse trockene Haut, Schwellung im Hals, Müdigkeit, spröde Haare und Nägel, unregelmäßige Menstruation, erhöhte Empfindlichkeit gegenüber Erkältung, Gewichtszunahme, Depressionen, Gelenkschmerzen und Muskelschwäche.

Unbehandelt kann es in schwereren Fällen zu einer Abnahme des Geschmacks- und Geruchssinns, Heiserkeit, Verdickung der Haut, langsamer Herzfrequenz und Schwellung von Gesicht, Händen und Füßen kommen.

2. Wie kann sich diese Störung vor und während der Schwangerschaft auswirken?

Vor der Schwangerschaft kann Hypothyreose die Ursache für Unfruchtbarkeit sein, da sie die Produktion von Eiern verhindert, Unregelmäßigkeiten im Menstruationszyklus verursacht und den Prolaktinspiegel erhöht.

Nach der Empfängnis steigt das Risiko eines spontanen Abbruchs, einer vorzeitigen Entbindung und einer Präeklampsie, einer Art Bluthochdruck, der die Nieren schädigt und einen Proteinverlust verursacht

3. Wie kann sich eine Hypothyreose auf das Baby auswirken?

In den ersten Monaten der Schwangerschaft ist das Baby darauf angewiesen, dass die Mutter Schilddrüsenhormone erhält. Diese spielen eine sehr wichtige Rolle für die normale Entwicklung des Gehirns und das Wachstum des Fötus. Daher kann der Mangel an diesen Hormonen Geburtsschäden verursachen und dazu führen, dass Kinder mit der Zeit einen niedrigen Intelligenzindex und andere Lernschwierigkeiten haben.

4. Wie wird eine Schilddrüsenunterfunktion festgestellt?

Eine körperliche Untersuchung und verschiedene Studien werden normalerweise durchgeführt, um den Schilddrüsenhormonspiegel, das Schilddrüsenstimulierende Hormon, Cholesterin und Glucose sowie einen Antikörpertest zu messen. Andere spezielle Tests der Drüse können ebenfalls erforderlich sein.

5. Was ist Ihre Behandlung während der Schwangerschaft?

Die Therapie ähnelt der bei Nichtschwangeren angewendeten und beinhaltet die Wiederauffüllung des im Körper fehlenden Schilddrüsenhormons mit Levothyroxin. Dieses orale Medikament stellt die richtigen Werte wieder her und kehrt die Anzeichen und Symptome der Krankheit um.

Andererseits sind regelmäßige Kontrollen während der Behandlung unerlässlich, da dieses Medikament bei der richtigen Dosis keine Nebenwirkungen hat.

Der Bedarf an Levothyroxin steigt im Allgemeinen während der Schwangerschaft, manchmal um 25 oder 50 Prozent.

6. Können vorgeburtliche Vitamine die Schilddrüsenunterfunktion beeinflussen?

Ja, sowohl vorgeburtliche Vitamine als auch Eisenpräparate und bestimmte Lebensmittel beeinträchtigen die Absorption des Schilddrüsenhormons. Daher wird empfohlen, Levothyroxin eine Stunde vor den Mahlzeiten auf leeren Magen einzunehmen und dann zwei Stunden zu warten, bis Vitamine oder Nahrungsergänzungsmittel eingenommen sind.

7. Werden auch Babys von Müttern mit Schilddrüsenunterfunktion mit der Krankheit geboren?

Diese Störung ist bei Säuglingen und Kindern sehr selten. Wenn es genetisch übertragen wird, manifestiert es sich im Allgemeinen erst, wenn die Person ein Erwachsener ist.

Kapitel 170. Hyperthyreose und Schwangerschaft

Hyperthyreose oder Überfunktion der Schilddrüse ist eine Erkrankung, bei der die Schilddrüse zu viel Schilddrüsenhormon produziert. Wenn es während der Schwangerschaft auftritt, kann es zu vorzeitiger Wehen und anderen Komplikationen kommen. Daher ist es wichtig, es richtig zu behandeln.

Da seine ersten Symptome mit den für die Empfängnis charakteristischen physiologischen Veränderungen verwechselt werden können, bleibt es manchmal unbemerkt oder wird zu spät diagnostiziert.

Der häufigste Grund für eine Schilddrüsenüberfunktion während der Schwangerschaft ist Morbus Basedow, eine Erkrankung, bei der das Immunsystem Antikörper produziert, die die Schilddrüse angreifen und schädigen.

Um über dieses Thema zu sprechen, haben wir Dr. Mario Vega Carbó interviewt, einen Endokrinologen, der für das Vega & Vado-Büro verantwortlich ist.

Doktor Mario,
1. Was sind die Hauptsymptome einer Hyperthyreose?

Die häufigsten Anzeichen sind Angstzustände, Nervosität, Müdigkeit, Konzentrationsstörungen, Durchfall, dünnes und zerbrechliches Haar, Zittern der Hände, Hitzeunverträglichkeit, gesteigerter Appetit, Schwitzen, Herzklopfen, Schlafstörungen und Gewichtsverlust.

Andere Symptome sind abnormale Schwellung oder Wachstum der Schilddrüse, Bluthochdruck, Augenreizung, Übelkeit, Erbrechen, heiße Haut und Rötung, Nagelveränderungen, Depressionen und Hautausschläge.

2. Wie wirkt sich diese Störung auf die Fruchtbarkeit aus?

Hyperthyreose kann Ihre Menstruationsperioden beeinflussen und dazu führen, dass sie unregelmäßig, nicht sehr häufig oder direkt vorhanden sind. Frauen mit dieser Krankheit brauchen länger, um schwanger zu werden, und haben ein höheres Risiko. Daher ist es ideal, sie vor der Empfängnis zu kontrollieren.

3. Wie wirkt sich Hyperthyreose auf die Schwangerschaft aus?

Wenn die Krankheit nicht richtig behandelt wird, kann dies die Wahrscheinlichkeit von Fehlgeburten, Frühgeburten, fetaler Tachykardie und Babys mit niedrigem Geburtsgewicht erhöhen.

Darüber hinaus kann es bei der Mutter zu weiteren Komplikationen kommen, wie Präeklampsie und in schweren Fällen zu einem Schilddrüsensturm, bei dem die Symptome einer Schilddrüsenüberfunktion akut zunehmen.

Letzteres kann als Folge von Stress, Infektionen, Operationen oder Wehen auftreten und erfordert sofortige Aufmerksamkeit, da es hohes Fieber, Durchfall, Tachykardie, Schock und Tod verursachen kann.

4. Wie wird Hyperthyreose während der Schwangerschaft behandelt?

Die Therapie hängt von der Ursache und der Schwere Ihrer Symptome ab. Wenn die Krankheit mild ist, ist keine Behandlung notwendig. Mittelschwere Fälle werden in der Regel mit Medikamenten gegen Schilddrüsenerkrankungen behandelt, wobei versucht wird, die geringstmögliche Dosis zu verwenden, um beim Baby keine Hypothyreose zu verursachen.

Andererseits können Betablocker bei Herzrhythmusstörungen, Zittern und Angstzuständen helfen, obwohl sie einige Wochen vor dem Ende der Schwangerschaft abgesetzt werden sollten.

Während der Empfängnis wird die Verwendung von radioaktivem Jod oder eine chirurgische Behandlung nicht empfohlen. In allen Fällen ist eine permanente Überwachung der Schilddrüsenwerte unerlässlich.

5. Kann die Therapie das Baby beeinflussen?

In engen und kontrollierten Dosen wirken sich Antithyreotika nicht oder nur vorübergehend auf das Baby aus, ohne dessen Entwicklung zu beeinträchtigen.

6. Wie wirkt sich eine Hyperthyreose auf ein Neugeborenes aus?

Die Mutter mit Hyperthyreose während der Schwangerschaft kann es auf ihr Kind übertragen. Die Symptome verschwinden jedoch in der Regel nach einigen Monaten. Ein Baby mit dieser Krankheit kann Reizbarkeit, schnellen Herzschlag, vorzeitiges Schließen der Fontanellen, geringe Gewichtszunahme, Fieber, Erbrechen, Durchfall, Kropf und intrakranielle Hypertonie aufweisen.

Kapitel 171. Prolaktinom und Schwangerschaft

Ein Prolaktinom ist ein nicht krebsartiger (gutartiger) Hypophysentumor, der normalerweise einen höheren Prolaktinspiegel im Blut verursacht. Dieses Hormon ist für die Stimulierung der Muttermilchproduktion nach der Geburt verantwortlich.

Diese Tumoren treten häufiger bei Menschen unter 40 Jahren auf und treten häufiger bei Frauen auf, die Galaktorrhoe, Brustempfindlichkeit, vermindertes sexuelles Interesse, Kopfschmerzen, Unfruchtbarkeit und Veränderungen des Menstruationszyklus und des Nervensystems aufweisen können Vision

Während der Schwangerschaft steigt die Östrogenproduktion. Dies kann zu einem Anstieg des Prolaktinoms und den damit verbundenen Symptomen führen.

Um mehr über dieses Thema zu erfahren, haben wir den kubanischen Arzt Mario Vega Carbó, einen Spezialisten für klinische Endokrinologie, interviewt.

Doktor Mario,
1. Was ist die Behandlung von Hyperprolaktinämie?

Wenn der Zustand durch ein Prolaktinom verursacht wird, verringern bestimmte Medikamente wie Bromocriptin oder Cabergolin die Produktion dieses Hormons und helfen, die Größe des Tumors zu verringern. Diese Medikamente können jedoch unter anderem Übelkeit, Erbrechen, verstopfte Nase, Kopfschmerzen und Schläfrigkeit verursachen.

Diese können abnehmen, wenn die Niedrigdosistherapie begonnen wird und die Pillen über Nacht mit der Nahrung eingenommen werden. In Fällen, in denen der Tumor aufgrund seines fortschreitenden Wachstums entfernt werden muss, kann eine Operation oder Bestrahlung durchgeführt werden.

2. Können Frauen mit Prolaktinom schwanger werden?

Ja, Medikamente zur Behandlung dieser Tumoren sind sehr wirksam bei der Wiederherstellung der Fruchtbarkeit. Es ist jedoch wichtig, die Konzeption mit ärztlicher Hilfe zu planen. Bei Makroprolaktinomen sollte eine Schwangerschaft erst zugelassen werden, wenn eine strikte Kontrolle der Prolaktinämie und der Tumorentwicklung vorliegt.

3. Wie ist die Behandlung von Prolaktinomen während der Schwangerschaft?

In Fällen, in denen der Hypophysentumor kleiner als 10 Millimeter ist, sollte die medikamentöse Behandlung während der Schwangerschaft abgebrochen werden, da das Risiko eines Prolaktinomwachstums minimal ist.

Falls älter, wird empfohlen, die Bromocriptin-Therapie fortzusetzen, deren Anwendung nicht mit Missbildungen des Fötus oder einer erhöhten Häufigkeit von Schwangerschaftsabbrüchen oder Mehrlingsschwangerschaften verbunden ist.

Derzeit gibt es keine Hinweise darauf, dass Cabergolin schädliche Wirkungen hat. Da jedoch viel weniger Erfahrung mit seiner Anwendung vorliegt, ist es ratsam, in dieser Zeit auf Bromocriptin umzusteigen.

Bei sehr großen Tumoren empfehlen einige Spezialisten eine Operation vor der Schwangerschaft.

4. Ist es möglich, während der Schwangerschaft eine Exzision durchzuführen?

Ja, in Fällen, in denen der Einsatz von Bromocriptin nicht funktioniert und der Tumor weiter wächst, ist eine transsphenoidale Resektion möglich.

Bisher durchgeführte Studien zeigen keinen signifikanten Anstieg des Risikos für Mutter und Fötus während der Operation.

5. Was passiert mit der Hypophyse während der Schwangerschaft?

Diese Drüse vergrößert sich während der Schwangerschaft, aber es ist normal, dass dies keine Unannehmlichkeiten verursacht. In den Monaten nach der Entbindung befällt die Hypophyse schnell und kehrt zu ihrer vorherigen Größe zurück.

6. Welche weiteren Aspekte sollten in diesen Fällen bei der Behandlung des Prolaktinoms berücksichtigt werden?

Frauen mit einem Prolaktin-sekretierenden Makroadenom solltenwährend der gesamten Schwangerschaft einer strengen Kontrolle unterzogen werden. Dabei sollten regelmäßige Messungen durchgeführt werden, um Gesichtsfeldanomalien zu beurteilen und eine Vergrößerung des Tumors durch Magnetresonanztomographie zu bestätigen.

Kapitel 172. Cushing-Syndrom und Schwangerschaft

Das Cushing-Syndrom ist eine Störung, die durch einen längeren Kontakt mit einem Überschuss des von den Nebennieren produzierten Hormons Cortisol verursacht wird. Unter anderem verursacht diese Krankheit normalerweise Unfruchtbarkeit und unregelmäßige oder nicht vorhandene Menstruationsperioden bei Frauen, so dass es nicht üblich ist, während der Schwangerschaft aufzutreten.

Wenn es jedoch gefährlich erscheint, steigt das Sterberisiko sowohl für die Mutter als auch für das Baby. Daher ist es wichtig, es rechtzeitig zu erkennen und es ordnungsgemäß zu kontrollieren.

Um mehr über dieses Thema zu erfahren, befragen wir Mario Vega Carbó, einen Endokrinologen mit mehr als 20 Jahren Erfahrung.

Doktor Mario,
1. Was verursacht das Cushing-Syndrom?

Die Ursache für diesen Zustand ist normalerweise ein gutartiger Tumor in der Hypophyse oder die chronische Anwendung von Glukokortikoiden und anderen Medikamenten zur Behandlung von entzündlichen Erkrankungen wie Asthma und rheumatoider Arthritis. Eine weitere Ursache sind Anomalien in den Nebennieren.

2. Was sind Ihre Hauptsymptome?

Die üblichen Anzeichen für diese Störung sind Fettleibigkeit im Mittel- und Oberkörper sowie das abgerundete und rote Gesicht. Andere Symptome sind dünne Arme und Beine, lila Streifen, dünne, empfindliche Haut, langsame Wiederherstellung von Schnitten und leichte Blutergüsse.

3. Wie wird diese Krankheit während der Schwangerschaft festgestellt?

Die Diagnose ist manchmal schwierig, da viele seiner klinischen Merkmale wie Bluthochdruck, Schwangerschaftsdiabetes und Ödeme mit den Veränderungen in der Schwangerschaft verwechselt werden.

In diesem Zusammenhang ist es wichtig, besonders auf dermatologische Manifestationen wie dicke violette Streifen, Akne, Hirsutismus, Alopezie und schlechte Heilung zu achten, die mit dem Cushing-Syndrom zusammenhängen, jedoch nicht so sehr mit der Schwangerschaft.

4. Wie wirkt sich diese Krankheit auf die Fruchtbarkeit aus?

Das Cushing-Syndrom kann bei beiden Partnern zu Sterilität führen. Bei Frauen beeinträchtigen hohe Cortisolspiegel die Funktion der Eierstöcke und können dazu führen, dass die Menstruationsperioden unterbrochen werden oder unregelmäßig verlaufen. Daher haben Patienten mit dieser Störung häufig Schwierigkeiten, schwanger zu werden.

5. Wie wirkt sich das Cushing-Syndrom auf die Schwangerschaft aus?

Diese Krankheit erhöht in gefährlicher Weise das Risiko für Mutter und Kind. In diesen Fällen gibt es mehr Möglichkeiten für spontane Abtreibungen und Frühgeburten.

Darüber hinaus steigt bei der Mutter das Risiko für Präeklampsie, Schwangerschaftsdiabetes, Lungenödem, Herzinsuffizienz und Infektionen mit langsamerer Wundheilung. Beim Baby kann es zu einer intrauterinen Wachstumsbeschränkung und einer postnatalen Infektion kommen.

6. Was ist die Behandlung während der Schwangerschaft?

Die Therapie hängt davon ab, was das überschüssige Cortisol im Körper verursacht. Wenn der Grund ein Tumor ist, wird in milden Fällen empfohlen, die Operation nach der Entbindung aufzuschieben. Falls erforderlich, wird es so schnell wie möglich durchgeführt, um die Risiken zu verringern.

Wenn das Syndrom durch ein Medikament verursacht wird, kann die Dosis gesenkt oder auf eine ähnliche Dosis geändert werden, die diese Symptome nicht hervorruft.

Es gibt verschiedene Medikamente zur Kontrolle der übermäßigen Produktion von Cortisol, die sowohl für die Mutter als auch für den Fötus unbedenklich wäre.

7. Wenn die Mutter während der Schwangerschaft ein Cushing-Syndrom hat, hat das Baby es auch?

Sehr selten erben Menschen eine Tendenz, Tumore in ihren endokrinen Drüsen zu erleiden, die den Cortisolspiegel beeinflussen und diese Krankheit verursachen.

Teil XII Endokrinologie in der Geriatrie

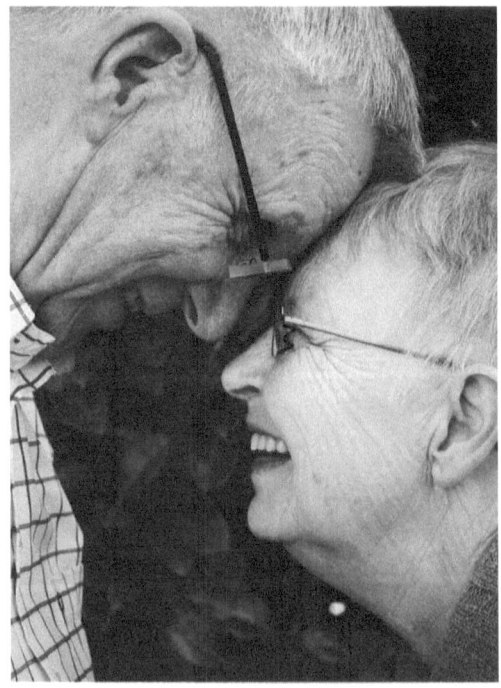

Kapitel 173. Endokrinopathien bei älteren Menschen

Altern ist ein allmählicher, heterogener und irreversibler Prozess, der eine Abnahme der Kapazität der verschiedenen Organe und Systeme des Körpers und einen allgemeinen physiologischen Rückgang zur Folge hat. Es beinhaltet eine Reihe von morphologischen, funktionellen, biochemischen und psychologischen Veränderungen, die sich auch auf die endokrinen Drüsen und deren normale Leistung auswirken.

Im Laufe der Jahre werden die Organe unempfindlicher gegenüber Hormonen und die Menge der produzierten Substanzen kann variieren. Dies kann zur Entstehung chronischer Krankheiten wie Diabetes, Hypothyreose, Hyperthyreose, Hypogonadismus, Sarkopenie und Fettleibigkeit führen, die schwere Gesundheitsschäden verursachen können.

Um mehr über dieses Thema zu erfahren, interviewen wir Mario Vega Carbó, einen Endokrinologen und Meister in zufriedenstellender Langlebigkeit mit mehr als 20 Jahren Erfahrung.

Doktor Mario,
1. Welche natürlichen Veränderungen treten mit dem Altern auf?

Mit zunehmendem Alter gibt es mehrere fortschreitende Veränderungen, darunter die Abnahme der Proteinsynthese; der Verlust von Muskelmasse und Kraft mit der daraus folgenden Abnahme der Kraft; verminderte Knochendichte und progressive Sklerose der Arterien und des Bindegewebes.

Dies führt zu einer größeren Fragilität des Körpers, was zu Immobilität, Ausbruch von Krankheiten und einer Zunahme der allgemeinen Anfälligkeit führen kann.

2. Wie verändert sich das Hormonsystem mit dem Alter?

Mit zunehmendem Alter leiden die endokrinen Drüsen und ihre hormonelle Produktion unter erheblichen Schwankungen. Die Hypophyse wird zum Beispiel kleiner und verringert geringfügig die Freisetzung von Wachstumshormon und Prolaktin.

Was die Schilddrüse betrifft, so nimmt der Stoffwechsel im Laufe der Jahre ab, während im Hypothalamus das Antidiuretikum ansteigt, was zu einer Hyponatriämie führt.

In Bezug auf die Bauchspeicheldrüse nimmt die Empfindlichkeit gegenüber der Wirkung von Insulin ab. Andererseits senken die Nebennieren die Produktion von Aldosteron, Cortisol und Glukokortikoiden, was zu Schwindel und dem Verlust der Belastbarkeit führt.

Währenddessen steigt der Parathormonspiegel tendenziell an, was zum Verlust von Knochenmasse und zur Erhöhung des Osteoporoserisikos beiträgt.

Schließlich senken die Geschlechtsdrüsen den Östrogen- und Testosteronspiegel, wodurch Menstruationsstillstand, Unfruchtbarkeit und verminderte erektile Kapazität bei Männern endgültig beseitigt werden.

3. Was sind die häufigsten endokrinen Störungen im Alter?

Am häufigsten sind solche, die mit der Bauchspeicheldrüse und der Schilddrüse zusammenhängen.

Schätzungen zufolge leiden mehr als 50 Prozent der über 80-Jährigen an einer Glukoseintoleranz. Neben der fortschreitenden Abnahme der Insulinsekretion tragen die Zunahme des peripheren Widerstands aufgrund körperlicher Inaktivität, die Zunahme des Bauchfetts und die Abnahme der Muskelmasse zur Verschlechterung Ihres Stoffwechsels bei.

Andererseits kommt es mit zunehmendem Alter häufig zu Funktionsstörungen der Schilddrüse. Darüber hinaus nehmen viele ältere

Menschen nicht genügend Kalzium auf und haben einen Vitamin-D-Mangel, was zu sekundärem Hyperparathyreoidismus in Verbindung mit Muskelschwäche führt, was das Sturzrisiko erhöht.

4. Welche endokrinen Erkrankungen verdienen bei älteren Erwachsenen besondere Aufmerksamkeit?

Einige zu beachtende Zustände sind unter anderem Diabetes, Hypothyreose, Hyperthyreose, Hypogonadismus, Schilddrüsenkrebs, Fettleibigkeit, Hyperparathyreose, Sarkopenie und Osteoporose.

5. Welche anderen Aspekte beeinträchtigen das Auftreten chronischer Erkrankungen bei älteren Erwachsenen?

Neben den genetischen und altersbedingten Faktoren sind auch andere wichtige externe Aspekte zu berücksichtigen, wie Ernährung, Bewegungsmangel, Alkoholkonsum und Rauchen, die das Auftreten von Pathologien begünstigen.

Kapitel 174. Ernährung bei älteren Erwachsenen

In allen Lebensphasen ist es wichtig, gut zu essen und regelmäßig Sport zu treiben. Im Alter wird es jedoch noch wichtiger, gesund und aktiv zu bleiben. Eine gesunde und ausgewogene Ernährung ist wichtig, damit der Körper die Nährstoffe erhält, die er braucht, um zu funktionieren.

Darüber hinaus hilft dies auch bei der Gewichtskontrolle und beugt Krankheiten wie Osteoporose, Bluthochdruck, Herzproblemen, Diabetes und einigen Krebsarten vor. Der Nährstoffbedarf ist jedoch nicht für alle Altersgruppen gleich.

Um zu erfahren, was ältere Menschen konsumieren müssen, befragen wir Dr. Mario Vega Carbó, einen Spezialisten für klinische Endokrinologie.

Doktor Mario,
1. Wie ändert sich der Ernährungsbedarf mit dem Alter?

Ältere Erwachsene benötigen weniger Kalorien als in den Vorjahren, dafür aber viele Nährstoffe. Daher sollten die Lebensmittel, die sie zu sich nehmen, reich an Vitaminen, Mineralien, Proteinen und Ballaststoffen sein, wobei der Schwerpunkt auf der Sorte liegt. Zum Beispiel ist es in diesem Stadium sehr wichtig, Kalzium und Vitamin D zu sich zu nehmen, um die Knochen zu pflegen, und Ballaststoffe, um Magen- und Darmproblemen vorzubeugen.

Auch von Eisen, da sein Mangel bei älteren Menschen sehr häufig ist und Anämie und andere Störungen verursacht.

2. Welche Arten von Lebensmitteln werden für ältere Erwachsene empfohlen?

Es wird empfohlen, Obst und Gemüse in die Ernährung aufzunehmen. Vollkornprodukte wie Hafer, Brot und Reis; Magermilch und

Milchprodukte; kalorienarmer Käse; Fisch, Schalentiere, mageres Fleisch, Geflügel und Eier; und Nüsse, Bohnen und Samen.

Andererseits ist es wichtig, dass sie Lebensmittel zu sich nehmen, die wenig gesättigtes Fett, Transfett, Cholesterin, Salz (Natrium) und zugesetzten Zucker enthalten. und genug Flüssigkeit trinken.

3. Wie viele durchschnittliche Kalorien braucht ein älterer Erwachsener pro Tag?

Die Menge der Kalorien hängt vom Alter, Geschlecht und Aktivitätsniveau der Person ab. Für eine Frau über 50 wird geschätzt, dass sie durchschnittlich zwischen 1.600 und 2.000 Kalorien pro Tag zu sich nehmen sollte, während sie bei einem Mann zwischen 2.000 und 2.800 variiert. Je aktiver Sie sind, desto mehr Kalorien benötigen Sie.

4. Was kann man mit älteren Menschen tun, die Probleme mit dem Essen haben?

Wenn der Patient Probleme beim Kauen hat, ist es wichtig, dass er von einem Zahnarzt untersucht wird. Wenn Sie einen Zahnersatz haben, passt dieser möglicherweise nicht richtig oder Sie haben möglicherweise ein verletztes Zahnfleisch.

Wenn Sie Probleme beim Schlucken haben, können Sie versuchen, viel Flüssigkeit mit dem Essen zu trinken. Ihnen können auch Pürees, Säfte, Cremes, Hackfleisch und weiche Nahrungsmittel im Allgemeinen angeboten werden.

Wenn Sie Ihren Geschmack und Geruch verloren haben, können Sie den Gerichten Farbe und Textur verleihen und zusätzliche Gewürze, Kräuter oder Zitronensaft verwenden, um mehr Geschmack zu verleihen.

Wenn Sie nicht hungrig sind, können Sie versuchen, Ihren Appetit anzuregen.

5. Welche Getränke werden für ältere Erwachsene empfohlen?

Ältere Menschen sind anfälliger für Austrocknung. Daher ist es wichtig, dass sie viel Wasser und Fruchtsäfte trinken, vorzugsweise außerhalb der Mahlzeiten und in kleinen Mengen. Trinken Sie auch Milch und Joghurt. Es wird empfohlen, den Konsum von Tee und Kaffee zu vermeiden, da diese den Schlaf verändern und harntreibend sind.

Wenn Sie Alkohol trinken, wird nur ein Glas Rotwein pro Tag empfohlen, wenn keine Medikamente eingenommen werden.

6. Wie wirkt sich eine schlechte Ernährung auf ältere Menschen aus?

Eine schlechte Ernährung schwächt das Immunsystem und erhöht das Infektionsrisiko. verursacht verzögerte Wundheilung; und erzeugt den Verlust von Muskel- und Knochenmasse, was unter anderem die Wahrscheinlichkeit von Stürzen und Brüchen erhöht.

7. Welche anderen Empfehlungen sind zu diesem Zeitpunkt wichtig?

Ältere Erwachsene sollten langsam essen und gut kauen. Auch wenn möglich, essen Sie mindestens 5 Mal am Tag.

Darüber hinaus ist es wichtig, dass sie aktiv bleiben und unter der Woche mindestens 150 Minuten Sport treiben. Die Aktivität kann mehrmals täglich in 10-minütige Sitzungen unterteilt werden.

Kapitel 175. Sarkopenie und Muskelschwäche

Sarkopenie ist ein fortschreitender und weit verbreiteter Verlust an Muskelmasse und Kraft, der während des Alterns auftritt. Obwohl die Schwäche und Erschöpfung der körperlichen Stärke eine normale Folge des Verstreichens der Jahre ist, kann dies auf andere Faktoren zurückzuführen sein, wenn sie beschleunigt auftritt.

Dieser Zustand betrifft hauptsächlich körperlich inaktive Menschen, obwohl er auch bei älteren Menschen auftreten kann, die regelmäßig Sport treiben.

Unter anderem kann Sarkopenie die Ausführung von täglichen Aufgaben behindern, die Geschwindigkeit von Bewegungen verringern und die Wahrscheinlichkeit von Stürzen und Verletzungen erhöhen.

Um mehr über dieses Thema zu erfahren, interviewen wir Mario Vega Carbó, einen Endokrinologen und Meister in zufriedenstellender Langlebigkeit mit mehr als 20 Jahren Erfahrung.

Doktor Mario,
1. Wie wird die Muskelmasse im Laufe der Jahre beeinflusst?

Die Muskelmasse nimmt nach dem 30. Lebensjahr schrittweise zwischen 3 und 8 Prozent ab, und nach dem 60. Lebensjahr beschleunigt sich der Prozess. Dies führt zu einem fortschreitenden Kraftverlust, der natürlich ist. Dieser Prozess geht in der Regel mit anderen körperlichen Veränderungen einher, wie z. B. einem Anstieg des Fettgewebes, der das Risiko von Bluthochdruck, Diabetes, Fettleibigkeit und Herz-Kreislauf-Problemen erhöht.

2. Wodurch wird Sarkopenie ausgelöst und von wem ist sie betroffen?

Die Gründe dafür sind vielfältig. Andere mögliche Ursachen sind neben dem Altern die eingeschränkte oder unausgewogene Nahrungsaufnahme, Bewegungsmangel, Bewegungsmangel und übermäßige Ruhezeiten. Es kann auch eine Folge genetischer Faktoren, hormoneller Probleme, Gewichtsverlust, anderer Krankheiten oder des Konsums bestimmter Medikamente sein.

Schätzungen zufolge sind 30 Prozent der über 60-Jährigen und 50 Prozent der über 80-Jährigen von Sarkopenie betroffen.

3. Wie wird diese Störung erkannt?

Angesichts der Symptome wird die Muskelmasse normalerweise anhand von Gewicht, Größe und Umfang gemessen und eine Bioimpedanzmessung durchgeführt, bei der die Menge an Wasser, Fett und Muskeln in einer Person bewertet wird. Zusätzlich werden Kraft- und Leistungsprüfungen durchgeführt.

4. Was ist Ihre Behandlung?

Normalerweise deutet die Therapie auf Veränderungen im Lebensstil des Patienten hin. Dies beinhaltet richtige Ernährung und programmiertes Krafttraining.

Die empfohlene Ernährung für eine Person mit Sarkopenie sollte ausgewogen sein, aber auch eine gute Menge an Protein enthalten, einschließlich Milchprodukten, Fleisch, Eiern und Fisch. Die Übung muss progressiv und individuell sein und darauf abzielen, hauptsächlich die unteren Extremitäten zu stärken.

Auf der anderen Seite werden Therapien mit Testosteron, Dehydroepiandrosteron und Wachstumshormon untersucht, obwohl deren Ergebnisse bei Kornblumen noch nicht ganz eindeutig sind und bestimmte unerwünschte Nebenwirkungen hervorrufen können.

5. Welche anderen Komplikationen kann diese Krankheit mit sich bringen?

Menschen mit Sarkopenie haben oft Schwierigkeiten, sich zu bewegen, vom Stuhl aufzustehen, Treppen zu steigen oder in einem leichten Tempo zu gehen, was das Risiko von Stürzen und Brüchen erhöht.

Komplikationen infolge eines Sturzes stellen die sechsthäufigste Todesursache bei Menschen über 65 Jahren dar, daher ist angemessene Vorsicht geboten.

Andererseits erhöht dieser Zustand normalerweise das Risiko, an anderen chronischen Krankheiten wie Osteoporose und Diabetes zu leiden.

Darüber hinaus kann Sarkopenie Behinderungen und funktionelle Unabhängigkeit hervorrufen und die Lebensqualität einer Person erheblich beeinträchtigen. Daher ist es wichtig, sie frühzeitig zu verhindern und zu erkennen.

6. Welche weiteren Aspekte sollten diese Patienten berücksichtigen?

Eine angemessene Ernährung und regelmäßige körperliche Aktivität, einschließlich Übungen zur Stärkung der Muskeln, sind unerlässlich, um Sarkopenie vorzubeugen, eine gute Form beizubehalten und aktiv zu bleiben. Dies gibt älteren Menschen mehr Unabhängigkeit und ermöglicht es ihnen, mit chronischen Krankheiten besser umzugehen, wenn sie an ihnen leiden.

Im Gegenteil, mangelnde körperliche Aktivität führt dazu, dass die Muskelmasse weiter abnimmt, was die Symptome verschlimmert.

Kapitel 176. Osteoporose bei älteren Menschen

Osteoporose ist eine Krankheit, die die Knochen verdünnt und schwächt, wodurch sie brüchig werden und leicht brechen. Bei älteren Erwachsenen kann diese Krankheit die Lebensqualität beeinträchtigen, indem sie die Ausführung der täglichen Aufgaben behindert, die Bewegungsgeschwindigkeit verringert und die Wahrscheinlichkeit von Stürzen und Verletzungen erhöht.

Es kann auch eine abnormale Krümmung der Wirbelsäule, einen Größenverlust und einen hervorstehenden Unterleib verursachen, zusätzlich zu akuten und chronischen Schmerzen, Atemnot, Depressionen und vermindertem Selbstwertgefühl. Osteoporose betrifft insbesondere die Knochen von Hüfte, Wirbelsäule und Handgelenk.

Um mehr über dieses Thema zu erfahren, haben wir Dr. Mario Vega Carbó konsultiert, einen Spezialisten für Endokrinologie und Familienmedizin, der für das Vega & Vado-Büro verantwortlich ist.

Doktor Mario,
1. Wer hat ein höheres Osteoporoserisiko?

Diese Erkrankung tritt häufiger bei älteren Frauen auf, die wenig Bewegung betreiben, wenig Milchprodukte konsumieren, rauchen und eine mit dieser Erkrankung in Zusammenhang stehende Familienanamnese haben. Auch bei Menschen, die bestimmte Medikamente wie Kortikosteroide, Heparin, Lithium oder Diuretika einnehmen, und bei Menschen, die an Nierenversagen und entzündlichen, rheumatischen, Leber- und endokrinen Erkrankungen leiden.

2. Wie wird die Muskelmasse bei älteren Erwachsenen bewertet?

Es wird durch klinische und körperliche Untersuchungen analysiert, unter anderem mit Tests der Gehgeschwindigkeit, des Gleichgewichts, des Hebens eines Stuhls und des Treppensteigens.

3. Welche Aspekte erhöhen das Frakturrisiko?

Die Wahrscheinlichkeit steigt, wenn nicht genügend Kalzium und Vitamin D aufgenommen werden oder wenn sie vom Körper nicht richtig aufgenommen werden. Die Risiken nehmen im Laufe der Jahre auch zu und gehen mit Alkoholkonsum, Rauchen, Bewegungsmangel und Körpergewicht, Mangelernährung, bestimmten Medikamenten wie Prednison und Cortison sowie Essstörungen einher.

4. Was sind die Folgen von Osteoporosefrakturen?

Diese Frakturen haben eine hohe Prävalenz bei älteren Menschen und erhöhen das Sterberisiko aufgrund von Krankheit, verursachen den Verlust der Unabhängigkeit, eine Verschlechterung der Lebensqualität und einen hohen Ressourcenverbrauch.

Darüber hinaus erhöht eine durch Osteoporose verursachte Fraktur das Risiko, im nächsten Jahr erneut zu erkranken, insbesondere an der Hüfte.

5. Welche Bedeutung hat Vitamin D für die Vorbeugung von Osteoporose?

Vitamin D verbessert die Muskelfunktion und verhindert das Risiko weiterer Stürze und Brüche.

6. Was verursacht Ihr Defizit bei älteren Erwachsenen?

Bei älteren Menschen kann dies durch Pigmentierung und Hautalterung verursacht werden, da nach 60 Jahren die Vitamin-D-Produktion um 70 Prozent abnimmt. Zöliakie, chronische Pankreatitis, Gastrektomie, Antikonvulsiva und Glukokortikoide.

7. Was ist die Behandlung von Osteoporose im Alter?

In einem ersten Schritt wird empfohlen, gesunde Lebensgewohnheiten beizubehalten, beispielsweise eine ausgewogene, kalziumreiche Ernährung und tägliche Bewegung, um Stöße und Stürze zu vermeiden. Darüber hinaus wird empfohlen, Tabak und übermäßigen Alkoholkonsum zu vermeiden.

Auf der anderen Seite benötigen ältere Erwachsene möglicherweise Kalzium- und Vitamin-D-Präparate sowie Medikamente, um die Knochen zu stärken. Zu letzteren zählen Bisphosphonate, Östrogen- und Östrogenrezeptormodulatoren, die den Knochenverlust verhindern. Andererseits stimuliert Teriparatid die Bildung von neuem Gewebe.

Wenn ein endokrines, Leber- oder anderes Problem vorliegt, das Osteoporose verursacht, sollte es ebenfalls behandelt werden.

8. Wie wichtig ist es, Stürzen bei älteren Menschen vorzubeugen?

Prävention ist lebenswichtig. Schätzungen zufolge fallen 35% der älteren Erwachsenen pro Jahr, was zu Taubheitsgefühl, Zerbrechlichkeit, Verlust der Unabhängigkeit und einer höheren Wahrscheinlichkeit führt, in eine Anstalt zu gelangen.

9. Welche Faktoren erhöhen das Sturzrisiko?

Einige Faktoren, die das Risiko erhöhen, sind Muskelschwäche, Stürze in der Vorgeschichte, Gangstörungen, Instabilität, visuelle oder kognitive Probleme, Depressionen, die Einnahme bestimmter Medikamente und das Alter über 80 Jahre.

10. Welche vorbeugenden Maßnahmen können ergriffen werden, um Stürze zu verhindern?

In Risikofällen ist es wichtig, zu Hause Sicherheitsänderungen vorzunehmen, um mögliche Hindernisse zu beseitigen und die Beleuchtung der Umgebung zu verbessern. und angemessenes Schuhwerk tragen. Auch sicher trainieren, gesund essen, Tabak und Alkohol meiden, gut schlafen und ausreichend Vitamin D zu sich nehmen.

Andererseits sollten die Polypharmazie und der Gebrauch von Psychopharmaka reduziert und Hüftprotektoren verwendet werden.

Kapitel 177. Fettleibigkeit bei älteren Erwachsenen

Fettleibigkeit ist eine zunehmende Erkrankung, die in jedem Alter auftritt und schwerwiegende gesundheitliche Probleme verursacht. Bei älteren Erwachsenen verringert übermäßiges Körperfett die körperliche Funktion und kann sie schwächer und zerbrechlicher machen, zusätzlich zu einem erhöhten Risiko für Krankheit und vorzeitigen Tod.

Es wird geschätzt, dass bei Menschen mit dieser Störung die Lebenserwartung im Vergleich zu Menschen mit normalem Gewicht zwischen 8 und 13 Jahren liegt. In den meisten Fällen beruht Fettleibigkeit im Alter eher auf einer Abnahme der körperlichen Aktivität als auf einer Zunahme des Kalorienverbrauchs.

Um mehr über dieses Thema zu erfahren, interviewen wir Dr. Mario Vega Carbó, einen Spezialisten für Endokrinologie und Familienmedizin mit mehr als 20 Jahren Erfahrung.

Doktor Mario,
1. Wie kommt es im Alter zu Übergewicht?

Unter den übergewichtigen älteren Menschen sind diejenigen, die ebenfalls jung und überlebt waren, und diejenigen, die diese Störung als Erwachsene entwickelten. Im Alter gibt es einige Veränderungen im Stoffwechsel und in der Körperzusammensetzung, die eine Gewichtszunahme begünstigen. Zum Beispiel sind ältere Menschen weniger in der Lage, Fette zu oxidieren und weniger körperlich aktiv zu werden, was die Ansammlung von Adipositas erleichtert.

Der sitzende Lebensstil macht ältere Erwachsene anfälliger für diese Pathologie.

2. Welche Probleme verursacht diese Störung bei älteren Erwachsenen?

Übergewicht verursacht eine Zunahme von Herz-Kreislauf-Erkrankungen, insbesondere Herzerkrankungen und Schlaganfall, und eine Verschlechterung der kognitiven Funktion. Es erhöht auch das Risiko von Atemwegserkrankungen; arterielle Hypertonie; Diabetes; Erkrankungen des Bewegungsapparates, insbesondere Arthrose; und einige Arten von Krebs, wie Brust- und Darmkrebs.

Andererseits kann es zu Osteoporose und einem fortschreitenden Verlust an Muskelmasse und -kraft sowie zu Problemen mit venösen, lymphatischen und Hautödemen kommen. Die Folgen von Fettleibigkeit werden mit zunehmendem Alter schwerwiegender.

3. Wie wirkt es sich auf sie im Alltag aus?

Übergewicht kann dazu führen, dass sie Schwierigkeiten haben, sich zu bewegen und ihre täglichen Aufgaben zu erledigen. Darüber hinaus neigen ältere Menschen dazu, schneller zu ermüden und fühlen sich möglicherweise kurzatmig.

Andererseits kann diese Störung zu sozialer Isolation, geringem Selbstwertgefühl und Depressionen führen.

4. Was ist die Behandlung von Fettleibigkeit bei älteren Menschen?

Die Therapie besteht hauptsächlich aus richtiger Ernährung und körperlicher Bewegung. Die Ernährung sollte reich an Vitaminen, Mineralstoffen, Proteinen und Ballaststoffen sein, wobei der Schwerpunkt auf der Abwechslung liegt. Im Gegenteil, gesättigte Fette, Transfette, Cholesterin, Salz und raffinierte Zucker sollten vermieden werden.

Was das Training betrifft, muss es progressiv sein und sicher ausgeführt werden. Es ist wichtig, dass sie während der Woche mindestens 150 Minuten Aktivität erreichen und diese mehrmals täglich in 10-minütige Sitzungen aufteilen können.

Andererseits ist nicht erwiesen, dass Medikamente zur Behandlung von Fettleibigkeit wie Orlistat und Sibutramin bei älteren Erwachsenen sicher sind. Über bariatrische Operationen wird bei Menschen über 65 Jahren nicht geraten.

5. Welche weiteren Aspekte müssen bei älteren Erwachsenen berücksichtigt werden?

Bei älteren Menschen kann ein übermäßiger Gewichtsverlust gefährlich sein und zu einer Verschlechterung der Gesundheit führen, wenn der Körper nicht die Nährstoffe erhält, die er zum Funktionieren benötigt.

Eine schlechte Ernährung schwächt das Immunsystem und erhöht das Infektionsrisiko. und erzeugt den Verlust von Muskel- und Knochenmasse, was die Wahrscheinlichkeit von Stürzen und Brüchen erhöht. Daher sollte die Verringerung der Menge der verbrauchten Kalorien nach einer ausgewogenen Ernährung erfolgen.

Kapitel 178. Diabetes bei älteren Erwachsenen

Schätzungen zufolge leiden zwischen 20 und 25 Prozent der über 65-Jährigen an Diabetes, und es wird erwartet, dass dieser Prozentsatz in den kommenden Jahrzehnten zunimmt. Dieser chronische Zustand verringert die Möglichkeit eines ruhigen Alterns, indem die Funktionsfähigkeit der Person verringert und das Risiko für Bluthochdruck, koronare Herzkrankheiten und Schlaganfall erhöht wird.

Andererseits leiden diese Patienten auch häufiger an Polypharmazie, kognitiven Beeinträchtigungen, Depressionen, Harninkontinenz und Stürzen.

Um mehr über dieses Thema zu erfahren, interviewen wir Mario Vega Carbó, einen Endokrinologen und Meister in zufriedenstellender Langlebigkeit mit mehr als 20 Jahren Erfahrung.

Doktor Mario,
1. Wie verändert sich der Diabetes-Ansatz bei älteren Erwachsenen?

In diesen Fällen ist die Behandlung sehr viel komplexer, da körperliche, geistige, funktionelle, familiäre, soziale und soziale Aspekte bewertet werden müssen. Es ist sehr wichtig, auf Komplikationen zu achten, die die Bewegungsfähigkeit der Person beeinträchtigen können, wie z. B. Sehstörungen und Störungen der unteren Extremitäten, und kognitive Beeinträchtigungen zu beschleunigen.

2. Warum haben ältere Menschen ein höheres Risiko, an dieser Krankheit zu leiden?

Dies ist auf eine kombinierte Wirkung von erhöhter Insulinresistenz und verminderter endokriner Pankreasfunktion zurückzuführen. Die Abnahme der Empfindlichkeit gegenüber Insulinwirkung ist wahrscheinlich eine Folge der Zunahme des Fettgewebes und der Abnahme der Muskelmasse, die mit einer schlechten Ernährung und einer geringen körperlichen Aktivität im Alter verbunden sind.

3. Wie wird Diabetes bei älteren Erwachsenen festgestellt?

Patienten können einen Anstieg von Hunger, Durst und Harndrang aufweisen; Infektionen; Übelkeit unzureichende Heilung und Kopfschmerzen.

Bei älteren Menschen kann die Krankheit auch atypisch auftreten, z. B. Harninkontinenz aufgrund von Hyperglykämie und Polyurie. und Stürze im Zusammenhang mit Neuropathie, kognitiven oder Verhaltensänderungen.

Daher ist für die Diagnose eine umfassende Bewertung erforderlich, die die Funktionalität, Fragilität und Sarkopenie, Depression, kognitive Beeinträchtigung, Komorbititäten, sozioökonomische Unterstützung, Ernährungsstatus, Gefäßkomplikationen, Hypoglykämie in der Anamnese und neurosensorische Veränderungen misst und analysiert.

4. Wie wirkt sich Diabetes auf die typischen Altersprobleme aus?

Komplikationen im Zusammenhang mit Diabetes können die Verschlechterung der Mobilität beschleunigen und zu Instabilität, Gangstörungen, Stürzen und Brüchen führen. Darüber hinaus können ältere Erwachsene mit dieser Krankheit ein erhöhtes Risiko für Polypharmazie, Muskelschwäche, Schlaganfall, motorische und sensorische Neuropathie, schlechte Blutzuckerkontrolle, Hypoglykämie, orthostatische Hypotonie und Sehstörungen aufweisen.

Andererseits ist Diabetes mit Veränderungen in der Großhirnrinde älterer Menschen verbunden, die zu einer größeren geistigen und motorischen Langsamkeit und einer zunehmenden kognitiven Beeinträchtigung führen können.

Es beschleunigt auch den Prozess des allgemeinen Alterns, was zum Auftreten von Harninkontinenz, Sarkopenie und größerer Zerbrechlichkeit führt, die gleichzeitig die Manifestation von Diabetes stimulieren und so einen Teufelskreis verursachen.

5. Was ist die Behandlung von Diabetes bei älteren Erwachsenen?

Bei der Beurteilung einer Therapie für eine ältere Person müssen bestimmte Faktoren berücksichtigt werden, wie z. B. ihre kognitive und Selbstversorgungsfähigkeit, das Vorhandensein anderer Krankheiten, ihre Anfälligkeit für Hypoglykämie und ihre Lebenserwartung.

In den Fällen, in denen der ältere Erwachsene seine kognitiven und funktionellen Fähigkeiten mit einem signifikanten erwarteten Überleben beibehält, muss er auf ähnliche Weise wie ein junger Mensch behandelt werden.

Andernfalls sollte die Therapie entspannter sein und auf die familiäre Betreuung abzielen, wobei der Schwerpunkt auf der Sicherheit und der Vermeidung symptomatischer Hyperglykämien liegt.

Schließlich sollte die Behandlung bei Menschen am Ende ihres Lebens darauf abzielen, die Schmerzen zu lindern, Austrocknung und Hypoglykämie zu vermeiden.

In Bezug auf die Verwendung von Medikamenten ist Vorsicht geboten, wenn diese Hypoglykämie, Verdauungsstörungen und Gewichtsverlust hervorrufen. Es wird empfohlen, einfache Verabreichungsschemata zu wählen, um Polypharmazie zu vermeiden und Wechselwirkungen zu bewerten.

6. Welche weiteren Aspekte sollten während der Krankheit berücksichtigt werden?

Da übermäßige Nahrungsaufnahme und Bewegungsmangel Ihre Risiken erhöhen, müssen Sie auch an einer speziellen Ernährung und an der Anpassung eines gesünderen Lebensstils arbeiten.

In diesem Sinne sollte die Ernährung reich an Vitaminen, Mineralstoffen, Proteinen und Ballaststoffen sein, wobei der Schwerpunkt auf der Sorte liegt. Im Gegenteil, gesättigte Fette, Transfette, Cholesterin, Salz und raffinierte Zucker sollten vermieden werden.

Was das Training betrifft, muss es progressiv sein und sicher ausgeführt werden. Körperliche Aktivität ist unerlässlich, um die Muskelmasse zu erhalten und Kraft und Gleichgewicht zu bewahren. Darüber hinaus trägt es zur Blutzuckerkontrolle bei, verbessert die Mobilität und beugt Stürzen vor.

Schließlich sollte der Konsum ausreichender Flüssigkeitsmengen gefördert werden, um eine Dehydrierung zu vermeiden.

Kapitel 179. Periphere Neuropathie und Taubheit von Händen und Füßen

Periphere Neuropathie ist eine Erkrankung, bei der die peripheren Nerven, die für die Verbindung von Gehirn und Rückenmark mit dem Rest des Körpers verantwortlich sind, nicht richtig funktionieren.

Dies kann auf die Schädigung eines oder mehrerer Nerven zurückzuführen sein, entweder aus erblichen Gründen, aufgrund von Dehnung, Druck oder infolge anderer Krankheiten. Eine Neuropathie ist recht häufig und kann je nach Ausmaß der Verletzung leicht oder schwer sein.

Es verursacht normalerweise Taubheitsgefühl, Kribbeln, Brennen oder Schmerzen, hauptsächlich in den Händen und Füßen, obwohl es überall im Körper auftreten kann.

Um mehr über dieses Thema zu erfahren, interviewen wir Mario Vega Carbó, einen Spezialisten für Endokrinologie und Familienmedizin mit mehr als 20 Jahren Erfahrung.

Doktor Mario,
1. Welche Krankheiten können eine periphere Neuropathie verursachen?

Periphere Nerven sind zerbrechlich und können leicht verletzt werden. Die häufigste Ursache ist Diabetes aufgrund des hohen Blutzuckerspiegels, der sie schädigt. Andere Krankheiten, die dazu führen können, sind Autoimmunerkrankungen wie das Sjögren- und das Guillain-Barré-Syndrom; Infektionen wie HIV, Herpes oder Hepatitis C; Mangel an bestimmten Vitaminen; eine Vergiftung; Tumoren; Stoffwechsel-, Nieren- oder Leberprobleme; und Rückenmarksstörungen.

2. Wie können sonst neurologische Verletzungen auftreten?

Bei einem Unfall oder beim Sport können die Nerven verletzt werden. Auch aufgrund übermäßigen Alkoholkonsums, der Einnahme bestimmter Medikamente oder der Exposition gegenüber kalten Temperaturen oder bestimmten Toxinen.

Andere häufige Ursachen sind übermäßiger Druck, wie dies beim Karpaltunnelsyndrom der Fall ist, und erbliche Neuropathien.

3. Was sind die Hauptsymptome dieser Erkrankung?

Die Anzeichen hängen vom beschädigten Nerv und der Schwere der Verletzung ab. Am häufigsten sind Kribbeln und Taubheitsgefühl, verstärkter Schmerz oder Taubheitsgefühl, Verlust der Fähigkeit, Temperaturänderungen zu erkennen, mangelnde Koordination und Gleichgewicht, Schwäche, Krämpfe und Muskelkrämpfe, Infektionen und Geschwüre an Füßen und Beinen.

Andererseits kann periphere Neuropathie übermäßiges Schwitzen, Probleme beim Schlucken und Verdauen von Nahrungsmitteln, Sodbrennen, Schwindel, Benommenheit, Ohnmacht und Blutdruckschwankungen verursachen.
Wie bei jedem Zustand chronischer Schmerzen treten häufig Depressionen, Angstzustände und damit verbundene Schlafstörungen auf.

4. Wie wird es diagnostiziert?

Im Hinblick auf ihre Symptome wird die Anamnese des Patienten analysiert und eine Reihe von neurologischen Tests durchgeführt, um den Grad der Nervenschädigung festzustellen. Dies kann Blut- und Wirbelsäulenflüssigkeitstests, Elektromyographen zur Überprüfung der Muskelaktivität und Nervenleitungsstudien umfassen, um festzustellen, wie Signale durch den Körper wandern. Es ist auch eine Nerven- und Hautbiopsie möglich.

5. Was ist die Behandlung?

Das erste, was zu tun ist, ist, die zugrunde liegende Ursache des neurologischen Schadens zu beheben und seine Symptome zu lindern. Wenn beispielsweise eine Neuropathie eine Folge von Diabetes ist, muss der Blutzuckerspiegel kontrolliert werden. Wenn es auf Alkoholkonsum oder die Einnahme bestimmter Medikamente zurückzuführen ist, sollten sie vermieden werden. Wenn die Ursache eine Infektion, eine Autoimmunerkrankung oder ein Hormonmangel ist, müssen sie behandelt werden.

Wenn ein Nerv unter Druck steht, kann eine Operation erforderlich sein, um ihn zu entfernen. Währenddessen ist es bei Muskelschwäche möglich, Bewegungen mit Physiotherapie zu verbessern.

Andererseits kann auch eine transkutane elektrische Nervenstimulation oder ein Plasmaaustausch und intravenöses Immunglobulin durchgeführt werden, um bestimmte Infektionen zu verbessern. Schmerzmittel können, wenn sie mild sind, mit Schmerzmitteln wie nichtsteroidalen entzündungshemmenden Medikamenten und mit krampflösenden Medikamenten behandelt werden. Darüber hinaus sind einige Antidepressiva auch wirksam bei der Verringerung von Beschwerden.

Bei starken Schmerzen sollte ein Fachmann konsultiert werden. Gegebenenfalls sind Schienen für Hände oder Füße, einen Spazierstock oder einen Rollstuhl erforderlich. Eine rechtzeitige Therapie kann jedoch dauerhafte Schäden verhindern. Im Allgemeinen wird die Ursache kontrolliert, und die Verletzungen bessern sich.

6. Was kann noch getan werden, um die Prognose zu verbessern?

Ein gesundes Leben zu führen, Sport zu treiben, viel Flüssigkeit zu trinken und gut zu essen, kann dazu beitragen, die Auswirkungen von Neuropathie zu verringern. Es wird auch empfohlen, Vitaminmangel zu beheben, Alkohol zu vermeiden und mit dem Rauchen aufzuhören, da Zigaretten die Symptome verschlimmern können.

Andererseits empfinden einige Patienten auch Erleichterung bei der Einnahme alternativer Medikamente wie Akupunktur und der Verwendung bestimmter Kräuter.

Kapitel 180. Reversible Demenz

Demenz ist ein Syndrom, das durch kognitive Beeinträchtigungen gekennzeichnet ist, die sich auf das Gedächtnis, die Denkfähigkeit, die Sprache, die soziale Entwicklung und das Verhalten auswirken. Gelegentlich können Ihre Symptome durch eine angemessene Behandlung behoben werden, wodurch das vorherige intellektuelle Niveau wiederhergestellt wird. In anderen Fällen kann eine teilweise Verbesserung erzielt oder der Fortschritt gestoppt werden.

Einige potenziell reversible Zustände sind Depressionen, Nebenwirkungen von Drogen oder Alkohol, Normaldruckhydrozephalus, Hirnläsionen oder -tumoren, Hypothyreose und Vitamin B12-Mangel.

Auch die Fälle, in denen die Krankheit durch bestimmte Medikamente verursacht wird und die einen metabolischen Ursprung in Bezug auf den Zucker-, Calcium- und Natriumgehalt im Blut haben.

Demenz tritt normalerweise bei Menschen über 60 auf, sodass das Risiko mit zunehmendem Alter zunimmt.

Um über dieses Thema zu sprechen, befragen wir Mario Vega Carbó, einen Endokrinologen und langjährigen Meister mit mehr als 20 Jahren Erfahrung.

Doktor Mario,
1. In welchen Fällen ist Demenz reversibel und in welchen Fällen nicht?

Wenn die Veränderungen im Gehirn degenerativ und progressiv sind, können sie im Allgemeinen nicht rückgängig gemacht werden. Dies ist unter anderem der Fall bei Erkrankungen wie Alzheimer, vaskulärer Demenz und Lewy-Körpern, der Huntington-Krankheit und der Parkinson-Krankheit.

Im Gegenteil, wenn es eine Folge von Infektionen und Immunstörungen, Stoffwechselproblemen und endokrinen Anomalien, Ernährungsdefiziten, Reaktionen auf Medikamente, subdurale Hämatome, Intoxikationen, Hypoxie, Hirntumoren, Normaldruckhydrozephalus oder psychiatrischen Erkrankungen ist, kann es behandelt werden und geheilt

2. Wie wird Demenz erkannt?

Im Allgemeinen werden zur Durchführung einer Diagnose eine vollständige körperliche Untersuchung sowie kognitive und neuropsychologische Tests durchgeführt, um unter anderem Gedächtnis, Argumentation, Sprache, Bewegungen, Sinne und Aufmerksamkeit zu bewerten.

Ein CT-Scan oder eine MRT-Untersuchung des Gehirns, Blut- und Urintests, die physische Probleme aufdecken, sowie eine psychiatrische Untersuchung können ebenfalls erforderlich sein.

3. Wie kann dieser Krankheit vorgebeugt werden?

Es gibt einige Faktoren, die nicht beherrschbar sind, wie das Altern und die Familiengeschichte. Es ist jedoch möglich, Demenz vorzubeugen, indem Alkohol- und Drogenkonsum vermieden, Herz-Kreislauf- und endokrine Erkrankungen kontrolliert, nicht geraucht und Depressionen und Schlafapnoe behandelt werden.

Auch richtig essen, genügend Vitamin D zu sich nehmen, den Geist aktiv halten und regelmäßig Sport treiben.

4. Welche Art von Drogen und Drogen können Demenz verursachen?

Einige Medikamente im Zusammenhang mit dieser Störung sind Benzodiazepine, Anticholinergika, trizyklische Antidepressiva, Neuroleptika, Antiepileptika, Antirrhythmika, Antihistaminika, Steroide und Antiparkinson. Polypharmazie kann das Risiko einer kognitiven Beeinträchtigung erhöhen.

5. In welchen Fällen kann Demenz auf Stoffwechsel- und Hormonstörungen zurückzuführen sein?

Erkrankungen wie Hypothyreose, Diabetes, Hyponatriämie, Hypoglykämie, Hypopituitarismus und Hyperparathyreose können zu neurologischen Manifestationen im Zusammenhang mit Demenz führen.

Einige mögliche Symptome im Zusammenhang mit diesen Störungen sind Orientierungslosigkeit, Apathie, Depression, langsames Denken, Schwierigkeiten bei der Lösung von Situationen, Gedächtnisprobleme, Halluzinationen, katatonische Zustände und Anfälle.

6. Wie wird Demenz behandelt?

Die Therapie hängt von der Ursache ab. Die Behandlung mit Antidepressiva kann Ihre Symptome verbessern. In Fällen, in denen eine Demenz auf eine andere Krankheit oder Störung zurückzuführen ist, können die Anzeichen verschwinden oder aufhören, wenn sie kontrolliert werden.

Kapitel 181. Hypothyreose bei älteren Erwachsenen

Hypothyreose ist eine Erkrankung, bei der die Schilddrüse nicht genügend Schilddrüsenhormon produziert. Schätzungen zufolge leiden zwischen 5 und 7 Prozent der über 65-Jährigen darunter, wobei Frauen etwas häufiger betroffen sind.

Die häufigste Ursache im Alter ist die Hashimoto-Krankheit oder die Autoimmun-Thyreoiditis. Es kann auch das Ergebnis einer früheren Drüsenoperation, einer Strahlentherapie und einer Behandlung mit radioaktivem Jod sein.

Die klinischen Manifestationen bei älteren Menschen sind in der Regel sehr unterschiedlich und unterscheiden sich in einigen Fällen von denen bei jungen, was die Diagnose manchmal schwierig macht. Im Allgemeinen geht die Schilddrüsenunterfunktion bei älteren Erwachsenen mit einer Depression einher. Der Grund dafür ist nicht ganz klar.

Um über dieses Thema zu sprechen, haben wir Dr. Mario Vega Carbó interviewt, einen Spezialisten für Endokrinologie und Familienmedizin, der als Endokrinologe im Santa Fe Medical Center und im Vega & Vado Office arbeitet.

Doktor Mario,
1. Was sind die häufigsten Symptome einer Hypothyreose im Alter?

Die häufigsten Anzeichen bei älteren Menschen sind Müdigkeit und Schwäche, obwohl eine breite Palette von Manifestationen auftreten kann. Einige von ihnen sind Unverträglichkeiten gegen Hitze, Schmerzen, Übelkeit, Verstopfung, Schluckbeschwerden, verminderte Libido, Gangstörungen, sexuelle Dysfunktion, Haarausfall, Gelenksteifheit und schwere Stimme.

Auch Persönlichkeitsveränderungen, Gedächtnisverlust, Reizbarkeit, Psychose und Depressionen.

2. Inwiefern unterscheiden sie sich von denen, die von jungen Menschen präsentiert werden?

Im Vergleich dazu nehmen ältere Menschen weniger zu, haben weniger Muskelkrämpfe, Kälteunverträglichkeiten und Parästhesien.

3. Wie wird diese Krankheit bei älteren Menschen festgestellt?

Aufgrund der Vielzahl der Symptome ist die Diagnose einer Schilddrüsenunterfunktion bei älteren Erwachsenen häufig kompliziert. Schwäche, Müdigkeit, Verstopfung, Gangstörungen, Depressionen und Gedächtnisverlust werden oft mit anderen Krankheiten verwechselt.

4. Welche Konsequenzen kann eine Hypothyreose bei älteren Erwachsenen haben?

Diese Krankheit kann zu Herzproblemen, peripherer Neuropathie, Depression und Unfruchtbarkeit führen. Auch bei älteren Menschen ist Comme Mixedematous eine schwerwiegende Komplikation der Hypothyreose, die das Leben des Patienten gefährdet.

Es kann durch eine Stresssituation wie Sepsis, Vergiftungen, Medikamente oder extreme Temperaturen ausgelöst werden. Die Symptome sind schwere Kälte- und Schläfrigkeitsunverträglichkeiten, gefolgt von tiefer Lethargie und Bewusstlosigkeit.

5. Wie ist die Behandlung von Hypothyreose im Alter?

Die Anwendung von Levothyroxin wird auch älteren Erwachsenen empfohlen. Die verwendeten Dosen sind aufgrund des geringeren Abbaus normalerweise niedriger als bei jungen Patienten.

Es ist wichtig, die verschriebenen Spiegel zu regulieren und zu kontrollieren, da eine Überdosis Herzkrankheiten, Angstzustände und Osteoporose verschlimmern kann.

Kapitel 182. Hyperthyreose bei älteren Erwachsenen

Hyperthyreose ist eine Erkrankung, bei der die Schilddrüse zu viel Schilddrüsenhormon produziert. Diese Störung ist bei älteren Menschen selten und bei Frauen häufiger als bei Männern.

Die Ursachen, die es im Alter verursachen, sind denen junger Menschen ähnlich, obwohl bei älteren Erwachsenen der toxische multinoduläre Kropf häufiger vorkommt als der Morbus Basedow. Darüber hinaus ist es in dieser Altersgruppe auch üblich, durch die Einnahme großer Mengen synthetischen Schilddrüsenhormons motiviert zu werden, was auf eine fehlerhafte Versorgung, eine unzureichende Indikation oder Verwirrung des Patienten zurückzuführen sein kann.

Weitere mögliche Ursachen für eine Hyperthyreose bei älteren Menschen sind eine Entzündung der Drüse aufgrund von Virusinfektionen, ein überaktives Adenom und ein übermäßiger Jodverbrauch.

Um über dieses Thema zu sprechen, haben wir Dr. Mario Vega Carbó interviewt, einen Spezialisten für Endokrinologie und Familienmedizin, der für das Vega & Vado-Büro verantwortlich ist.

Doktor Mario,
1. Was sind die häufigsten Symptome einer Hyperthyreose bei älteren Erwachsenen?

Bei einem Großteil der älteren Menschen sind die Anzeichen dieser Krankheit in der Regel vage und weniger genau als bei jungen Menschen. Sie haben geringere Raten von Müdigkeit, Schwäche, Nervosität, Schwitzen, Hitzeunverträglichkeit, gesteigertem Appetit und Durchfall.

Im Gegenteil, geistige Verwirrung und Herzmanifestationen wie Herzrhythmusstörungen, Herzinsuffizienz und Angina pectoris sind bei älteren Erwachsenen häufiger.

2. Welche Probleme hat Ihre Diagnose bei älteren Menschen?

Da es sich um die diffusesten Symptome handelt, wird die Diagnose häufig mit anderen Erkrankungen wie Herzerkrankungen, Demenz oder Magen-Darm-Problemen oder mit Veränderungen des Alters verwechselt.

3. Welche Folgen kann eine Hyperthyreose für ältere Erwachsene haben?

Bei älteren Menschen kann diese Krankheit Herzprobleme und Osteoporose verursachen. Überschüssiges Schilddrüsenhormon erzeugt einen niedrigen Schilddrüsenhormonspiegel, der das Risiko von Vorhofdefibrillation, Hüftfrakturen und neuropsychiatrischen Problemen erhöht.

Andererseits kann es auch zu einem Schilddrüsensturm kommen, einer akuten Zunahme der Symptome einer Schilddrüsenüberfunktion, die die Funktion der Organe und das Leben des Patienten gefährdet. Es kann durch Stress, systemische Infektionen, chirurgische Eingriffe, Einleitung von Anästhesie und Sepsis ausgelöst werden und hohes Fieber, Delirium, Hypotonie, Durchfall, Tachykardie, Schock und Tod verursachen.

4. Wie wird diese Krankheit bei älteren Menschen behandelt?

Die Therapie hängt von der Ursache der Schilddrüsenüberfunktion, der Schwere der Symptome und dem allgemeinen Gesundheitszustand des Patienten ab. Bei älteren Erwachsenen wird Morbus Basedow und toxischem multinodulärem Kropf geraten, sie mit radioaktivem Jod anstelle von Antithyroid-Medikamenten zu behandeln.

Wenn der Kropf dagegen eine Kompression hervorruft, wird eine Operation empfohlen. In den übrigen Fällen kann Methimazol in Kombination mit Betablockern angewendet werden, um Herzrhythmusstörungen, Zittern und Angstzustände zu lindern

Kapitel 183. Schilddrüsenkrebs bei älteren Erwachsenen

Schilddrüsenkrebs ist eine Erkrankung, deren Häufigkeit in den letzten Jahren bei älteren Menschen zugenommen hat. Schätzungen zufolge haben 90% der Frauen über 60 und 60% der Männer über 80 Schilddrüsenknoten. Obwohl Frauen häufiger betroffen sind, ist das Krebsrisiko bei Männern höher.

Innerhalb dieser Gruppe ist die Entwicklung normalerweise langsam und die Symptome sind ungewöhnlich, oft mit altersspezifischen Veränderungen verwechselt.

Um mehr über dieses Thema zu erfahren, befragen wir Mario Vega Carbó, einen Endokrinologen mit mehr als 20 Jahren Erfahrung.

Doktor Mario,
1. Was sind die Symptome von Schilddrüsenkrebs?

Ihre Anzeichen können je nach Art des Krebses variieren. Zu den häufigsten gehören Knoten oder Schwellungen im Nacken, Husten, Schluckbeschwerden, Vergrößerung der Schilddrüse, Stimmveränderungen mit erhöhter Heiserkeit, Halsschmerzen, Atemprobleme und geschwollene Lymphknoten.

2. Was sind die häufigsten Arten von Schilddrüsenkrebs bei älteren Menschen?

Das häufigste ist das papilläre Karzinom. Während es in der Regel gutartig ist, ist es in der Regel bei älteren Erwachsenen aggressiver. Andererseits ist der Follikel häufiger bei älteren Menschen und erhöht die Wahrscheinlichkeit einer Metastasierung.

Anaplastik ist eine seltene Krebsart, deren Häufigkeit jedoch nach 60 Jahren zunimmt. Es ist invasiv und wächst sehr schnell.

Schließlich treten Rückenmarkskrebs und Schilddrüsenlymphome seltener auf, die meisten treten jedoch im Alter auf.

3. Was ist Ihre Behandlung?

Die Therapie hängt von der Art des Schilddrüsenkrebses ab. Vor einem papillären Karzinom wird in der Regel eine Operation durchgeführt, bei der die gesamte oder fast die gesamte Drüse entfernt wird. Anschließend wird die Behandlung mit radioaktivem Jod fortgesetzt, um das Risiko eines erneuten Auftretens zu verringern. Nach der Operation sollte ein Leben lang synthetisches Schilddrüsenhormon eingenommen werden.

Gegen follikuläres Karzinom ist radioaktives Jod die Therapie, die für Fernmetastasen gewählt wird. Wenn sich der Tumor nicht richtig konzentriert, sollte die externe Strahlung ausgewertet werden.

Im Falle eines anaplastischen Karzinoms sollten zusätzlich zu einer radikalen Halsoperation eine Strahlentherapie und eine Chemotherapie eingeschlossen werden. Eine Operation wird für das Markkarzinom empfohlen, während für das Schilddrüsenlymphom eine externe Bestrahlung und eine Chemotherapie empfohlen werden.

4. Welche anderen Komplikationen kann diese Krankheit mit sich bringen?

Dieser Zustand kann Verletzungen des Kehlkopfes, Schädigungen der Stimmbänder und Heiserkeit nach der Operation, niedrige Kalziumspiegel durch versehentliches Entfernen der Nebenschilddrüsen und Ausbreitung von Krebs auf andere Körperteile verursachen.

Kapitel 184. Multiples Myelom und seine Erkrankungen

Das Multiple Myelom ist ein Krebs im Blut, der in den Plasmazellen des Knochenmarks beginnt. Diese Zellen sind Teil des Immunsystems und für die Sekretion großer Mengen von Antikörpern zur Bekämpfung von Infektionen und anderen Krankheiten verantwortlich.

Wenn dieser Zustand erzeugt wird, wachsen Krebszellen schnell und bilden Tumore in Bereichen fester Knochen, wodurch sie geschwächt werden. Sie ersetzen auch gesunde Zellen und produzieren abnormale Proteine, die verschiedene Arten von Komplikationen im Körper verursachen können.

Um mehr über dieses Thema zu erfahren, interviewen wir Mario Vega Carbó, einen Spezialisten für Endokrinologie und Familienmedizin mit mehr als 20 Jahren Erfahrung.

Doktor Mario,
1. Warum tritt Multiples Myelom auf und von wem ist es betroffen?

Die Ursache dieser Krankheit ist nicht bekannt, aber es ist bekannt, dass die Behandlung mit Strahlentherapie und die Exposition gegenüber industriellen oder landwirtschaftlichen Toxinen das Risiko erhöhen kann, daran zu leiden. Im Allgemeinen betrifft es Erwachsene über 60 Jahre und ist häufiger bei Männern. Diejenigen, die eine Familiengeschichte mit dieser Krankheit haben, haben auch eine größere Veranlagung, daran zu leiden.

2. Was sind die Hauptmerkmale?

Wenn Myelomkrebszellen vermehrt werden, verdrängen sie gesunde weiße und rote Blutkörperchen. Dies führt dazu, dass der Patient Müdigkeit und Kurzatmigkeit verspürt, häufiger an Infektionen erkrankt und anormale Blutungen aufweist.

Die Krankheit kann auch Knochenschmerzen verursachen, hauptsächlich in der Wirbelsäule, Hüfte und Brust; Übelkeit Verstopfung, Appetitlosigkeit; Abnehmen und übermäßiger Durst.

Wenn andererseits die Knochen geschwächt sind, besteht ein höheres Risiko für Brüche und Taubheitsgefühle in den Beinen.

3. Wie wird Multiples Myelom erkannt?

Angesichts der Symptome werden in der Regel eine körperliche Untersuchung sowie Blut- und Urintests durchgeführt. Unter anderem werden Albumin-, Calcium- und Gesamtproteingehalte analysiert und Nierenfunktionstests durchgeführt.

Auf der anderen Seite können Knochenröntgenaufnahmen zeigen, ob Knochenprobleme vorliegen.

Bei Verdacht auf ein Multiples Myelom wird eine Knochenmarkbiopsie durchgeführt und bei Bestätigung werden weitere Tests durchgeführt, um festzustellen, ob sich das Myelom ausgebreitet hat.

4. Was ist Ihre Behandlung?

Die Therapie hängt vom Grad des Fortschreitens der Erkrankung ab. In einigen Fällen entwickelt es sich langsam und es dauert Jahre, bis Symptome auftreten. In diesem Fall ist es nicht erforderlich, ein Verfahren einzuleiten, sondern lediglich permanente Kontrollen durchzuführen.

Wenn es bereits Anzeichen gibt, versucht die Behandlung, die Schmerzen zu lindern, die Komplikationen der Erkrankung zu kontrollieren und ihren Fortschritt zu verlangsamen. Bestimmte gezielte Medikamente bekämpfen Myelomzellen und deren Wirkung und verbessern das Immunsystem. Andererseits können zur Linderung von

Knochenbeschwerden oder zur Verringerung des Tumors Strahlentherapie und Chemotherapie in Kombination mit Steroiden eingesetzt werden.

Bei relativ jungen Patienten mit einem angemessenen Gesundheitszustand kann eine Knochenmarktransplantation entweder mit eigenen Stammzellen oder mit Stammzellen von Drittanbietern durchgeführt werden. Die Behandlung umfasst in der Regel eine Kombination all dieser Verfahren.

5. Wie ist die Prognose dieser Behandlung?

Ihre Ergebnisse hängen vom Alter des Patienten und dem Stadium der Krankheit ab. In einigen Fällen schreitet es sehr schnell voran und in anderen dauert es Jahre, bis es erscheint.

6. Welche anderen Komplikationen kann diese Krankheit mit sich bringen?

Diese Krankheit stört das normale Funktionieren des Knochenmarks, des Immunsystems und der Knochenerneuerungsmechanismen. Deshalb kann es zu Anämie, erhöhtem Infektionsrisiko, Knochenproblemen und Nierenversagen kommen.

Weitere Komplikationen des Multiplen Myeloms sind hohe Kalziumdosen im Blut und Bewegungsverlust aufgrund des Drucks des Tumors auf das Rückenmark. Seine Behandlung sieht auch die Behandlung dieser Symptome vor.

7. Welche weiteren Aspekte sollten bei der Behandlung des Multiplen Myeloms berücksichtigt werden?

Aufgrund des Stresss und der Besorgnis, die diese Krankheit verursachen kann, wird eine psychologische Unterstützung und Teilnahme an therapeutischen Gruppen mit Menschen, die an derselben Krankheit leiden, empfohlen.

Kapitel 185. Die Ausübung der Übung bei älteren Erwachsenen

Angemessene Ernährung und regelmäßige körperliche Aktivität sind für ältere Erwachsene unerlässlich, um Krankheiten vorzubeugen und in guter Verfassung zu bleiben.

Ältere Menschen, die Übungen durchführen, um Muskeln, Kraft und Gleichgewicht zu stärken, haben mehr Unabhängigkeit und bessere chronische Krankheiten, wenn sie leiden.

Das Training älterer Menschen muss fortschrittlich und sicher sein und unter Kontrolle erfolgen, um Stürze und Schläge zu vermeiden.

Um mehr über dieses Thema zu erfahren, interviewen wir Mario Vega Carbó, einen Endokrinologen mit mehr als 20 Jahren Berufserfahrung.

Doktor Mario,
1. Was sind die Hauptvorteile von Bewegung für ältere Erwachsene?

Die Ausübung körperlicher Aktivität trägt zur Verbesserung der allgemeinen Gesundheit, der Lebensqualität und des Schlafes bei. Darüber hinaus ermöglicht es die Aufrechterhaltung eines angemessenen Gewichts, wirkt bei der Bewältigung von Stress mit und verringert die Wahrscheinlichkeit, dass bestimmte Krankheiten wie Typ-2-Diabetes, Herz-Kreislauf-Probleme, Fettleibigkeit, Osteoporose, Gelenkschmerzen sowie Brust- und Dickdarmkrebs auftreten.

Bewegung trägt zur Blutzuckerkontrolle bei, verbessert die Mobilität; beugt Stürzen, psychischen Störungen und Depressionen vor; und stimuliert die Funktionsfähigkeit und das soziale Leben. Es hilft auch, den Appetit bei älteren Menschen anzuregen, die Probleme mit dem Essen haben.

2. Ab welchem Alter beginnt der natürliche Verfall des Körpers?

Der Rückgang der Muskelmasse und der Knochendichte beginnt im Allgemeinen im Alter von etwa 50 Jahren. Die Ausübung von körperlicher Aktivität hilft jedoch, diesen natürlichen Niedergang zu verzögern.

In diesem Sinne wird empfohlen, dass ältere Erwachsene mindestens zweimal pro Woche Muskelkraftübungen sowie Aerobic-Übungen durchführen, die es ihnen ermöglichen, länger aktiv zu bleiben.

3. Welche Vorteile bietet jede Art von Aktivität?

Aerobic- oder Widerstandsaktivitäten wie Gehen, Laufen, Tanzen, Schwimmen oder Radfahren erhöhen die Herzfrequenz und die Atemfrequenz und stärken Herz, Lunge und Blutgefäße. Sie verzögern oder verhindern auch viele Krankheiten, die bei älteren Erwachsenen häufig sind.

Auf der anderen Seite stärken Kraftübungen wie Gewichtheben die Muskeln, während Gleichgewichtsübungen wie Treppensteigen und Tai Chi Stürze verhindern können.

Flexibilität, wie Yoga, macht es schließlich möglich, sich zu dehnen, beweglich zu bleiben und den Körper entspannt zu halten.

4. Wie viel körperliche Aktivität wird älteren Erwachsenen empfohlen?

Es ist wichtig, dass die über 60-Jährigen unter der Woche mindestens 150 Minuten lang Sport treiben. Dies kann mehrmals täglich in 10-minütige Sitzungen unterteilt werden. Das Ziel ist es, jeden Tag mindestens 30 Minuten mäßig intensiven Widerstand zu leisten.

5. Was passiert mit Menschen, die das Alter erreichen, ohne trainiert zu haben?

Es ist nie zu spät, um mit dem Training zu beginnen, und auch wenn körperliche Aktivität nur minimal ist, ist sie besser als nichts zu tun. Diesen Patienten, die seit vielen Jahren inaktiv sind, wird geraten, mit geringem Aufwand zu beginnen und die Intensität schrittweise zu erhöhen. Für den Anfang wird zum Beispiel das Gehen und Schwimmen in einem angenehmen Tempo empfohlen.

6. Können Menschen mit Herzproblemen, Arthritis oder anderen Krankheiten sicher trainieren?

Die überwiegende Mehrheit der Menschen kann ohne Risiko eine kontrollierte körperliche Aktivität ausüben. Im Gegensatz zu dem, was gedacht wird, kann seine Praxis bei der Behandlung dieser und anderer Krankheiten helfen.

Zum Beispiel haben Menschen, die einen Herzinfarkt erlitten haben, ein geringeres Risiko, einen anderen zu bekommen, wenn sie regelmäßig Sport treiben.

7. In welchen Fällen ist die Ausübung von körperlicher Aktivität bei älteren Erwachsenen kontraindiziert?

Gegenanzeigen für diese Gruppe sind ähnlich wie bei jungen Menschen. Beispielsweise ist es bei Patienten mit akuten Beschwerden wie Fiebersymptomen, Brustschmerzen, unkontrolliertem Diabetes, Bluthochdruck, Asthma oder Herzinsuffizienz erforderlich, diese Situationen vor Beginn eines Trainingsplans zu lösen.

In ähnlicher Weise sollten bei Operationen, Hernien, Katarakten oder Muskel- oder Gelenkverletzungen einige Praktiken vermieden werden, bis das Problem behoben ist. Wenn Sie während des Trainings Schmerzen haben oder sich schwindelig fühlen, ist es wichtig, mit der Routine aufzuhören, bis Sie den Arzt konsultieren.

In der Regel ist es jedoch immer möglich, körperliche Aktivitäten mit geringer Intensität durchzuführen, um die Lebensqualität der Patienten zu verbessern.

8. Welche Maßnahmen können zur Vermeidung von Verletzungen ergriffen werden?

Wie bereits erwähnt, ist es beim Starten eines Trainingsplans wichtig, langsam und mit geringem Aufwand zu beginnen und die Intensität im Laufe der Zeit schrittweise zu erhöhen.

Es wird empfohlen, nach dem Essen mindestens zwei Stunden zu warten, um mit den Aktivitäten zu beginnen, geeignete Schuhe und Kleidung zu tragen, vor dem Beginn der Trainingseinheit einen warmen Eintritt zu machen und am Ende erneut zu dehnen und abzukühlen und vor, während und nach dem Training Wasser zu trinken jeder Übung. Außerdem sollten abrupte und abnormale Bewegungen immer vermieden werden.

Schließlich hilft die Vielzahl der Übungen, die Monotonie und das Verletzungsrisiko zu verringern.

Nachwort

In *Ich beantworte 1.500 Fragen zu Hormonen, Stoffwechsel und Ernährung"*,ein Endokrinologe mit mehr als 20 Jahren Erfahrung auf diesem Gebiet, auf die wichtigsten Fragen ein, die die Öffentlichkeit zu verschiedenen Krankheiten und Zuständen hat Sie beeinflussen die komplexen hormonellen Mechanismen, die den Stoffwechsel steuern und durch die Ernährung beeinflusst werden.

In diesem Buch werden 185 Kapitel in einem Frage- und Antwortdesign vorgestellt, das dem Leser die Möglichkeit gibt, die Erklärung zu finden, die er in Bezug auf eine Krankheit, ihre Ursachen, ihre Symptome und Behandlungsmöglichkeiten sucht.

Es wird in einer Struktur von Fragen zu bestimmten Themen präsentiert, die in Kapiteln zusammengefasst wurden. Die Kapitel zu einem bestimmten Thema (z. B. Diabetes, Hypophyse, pädiatrische Endokrinologie) sind wiederum in Teilen zusammengefasst, die Wissensgebiete in der Endokrinologie repräsentieren. Nahestehende Personen wurden in Abschnitte zu spezifischen Themen, Stoffwechsel, Endokrinologie, Reproduktion und Lebenszyklus gegliedert.

m ersten Abschnitt des **Stoffwechsels** klären wir die wichtigsten Zweifel an der Diät, kennen die verschiedenen Arten von Menüs und die Mythen und Realitäten, die damit verbunden sind; Es wurden auch Ernährungsfragen vorgestellt, die sich mit den wichtigsten Fragen in Bezug auf das Körpergewicht und dessen Abweichungen befassten. Abschließend sprachen wir über Diabetes und erklärten anhand einfacher Fragen, worum es bei dieser Erkrankung geht, welche Symptome es gibt, welche Arten sie hat, welche Ursachen sie hat und insbesondere, wie sie behandelt und kontrolliert werden.

Der zweite Abschnitt, **Endokrinologie**, befasste sich mit spezifischeren Fragen im Zusammenhang mit komplexen endokrinen Erkrankungen. Wir untersuchen die Schilddrüse, ihre Krankheiten, die Ursachen, die diagnostischen Methoden und die Behandlungen. In engem Zusammenhang mit dieser Drüse wurden der Kalziumstoffwechsel, seine Bedeutung im Körper und die Prozesse, die ihn regulieren, exponiert.

In diesem Abschnitt wurden Fragen gefunden, die helfen, Beschwerden zu verstehen, die die Nebennieren und deren Syndrome betreffen (Morbus Addison, Cushing-Syndrom); und es vertieft auch die Fragen über die Hypophyse, die als hormonelles Zentrum des Körpers angesehen werden kann.

Im dritten Abschnitt werden die Themen Stoffwechsel und Hormone im Zusammenhang mit Fortpflanzung und Lebenszyklus erläutert. Krankheiten wie das Syndrom der polyzystischen Eierstöcke, Störungen der weiblichen Geschlechtsidentität und Unfruchtbarkeit werden in einem Kapitel über die Eierstöcke behandelt. Für Männer werden auch Fragen zu Hypogonadismus, morphologischen Veränderungen der Geschlechtsorgane und Hormontherapien entwickelt.

In diesem letzten Abschnitt werden Themen der Endokrinologie in besonderen Lebensabschnitten behandelt, die entsprechenden Fragen werden in den Teilen der Endokrinologie in der Geburtshilfe, Pädiatrie und Geriatrie geklärt.

Das gesamte Buch ist eine Zusammenfassung der häufigsten Fragen, die die Bevölkerung zu Hormonen, Stoffwechsel und Endokrinologie hat.

Wir hoffen, dass Ihnen der Inhalt dieser Seiten gefallen hat und dass Ihre Zweifel geklärt wurden. Ziel ist es, qualitativ hochwertige Inhalte anzubieten, damit die Öffentlichkeit endokrinologische Erkrankungen besser verstehen kann.

Vielen Dank für den Kauf und das Lesen des Buches *"Ich beantworte 1.500 Fragen zu Hormonen, Stoffwechsel und Ernährung"*!

Der Befragte

Mario Vega Carbó

Kubanischer Arzt mit mehr als 20 Jahren Berufserfahrung, Facharzt für Endokrinologie und Familienmedizin.

Er wurde 1994 am Institut für Medizinische Wissenschaften von Havanna (ISCMH) aufgenommen und setzte seine Ausbildung mit einem Master-Abschluss in zufriedenstellender Langlebigkeit und diagnostischem Ultraschall sowie verschiedenen Spezialisierungen in höherer medizinischer Ausbildung fort, die er schließlich am Endokrinologischen Institut abschloss .

Seine Karriere begann am Municipal Health Office von La Lisa und setzte sich an der Latin American School of Medicine und dem National Institute of Endocrinology fort.

Seit 2014 arbeitet er als Endokrinologe im Vega & Vado-Büro in Managua, Nicaragua.

Er ist auch Professor für Medizinische Pathophysiologie und ein Liebhaber des Guten, der Familie und der Natur.

Autor mehrerer akademischer und pädagogischer Bücher zu seinem Fachgebiet, erhältlich in 10 Sprachen.

Soziale Netzwerke:

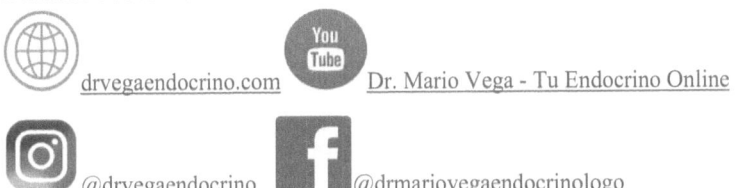

drvegaendocrino.com Dr. Mario Vega - Tu Endocrino Online

@drvegaendocrino @drmariovegaendocrinologo

Andere Bücher des Autors

1. Ein Ansatz zur natürlichen Endokrinologie
2. Endokrine Alarme: Leben retten
3. ABC des Endokrinologen für den Laien
4. Rezepte Ihres Hormons
5. Wo Hormonkönigin ... Kurzgeschichten
6. Essensmythen, Vision des Endokrinologen
7. S.O. Hormontoxine, nackte Wahrheiten
8. Vitamin D: Ein allgegenwärtiges Hormon?
9. Hormone, Übungen und Fitnesskörper
10. Fettleibigkeit, Diabetes, Schilddrüse und S.O.P.

¡Verfügbar in 10 Sprachen!

Das Interview führte:

Mario Enrique Vega Beltran
Journalistik-Student
Universität von Havanna

Inhaltsangabe

Ernährung, Fettleibigkeit, Diabetes, Osteoporose, Minderwuchs bei Kindern, frühe sexuelle Entwicklung, Menstruationsstörungen, Unfruchtbarkeit, erektile Dysfunktion, abnorme Cholesterin- und Triglyceridspiegel, Hypothyreose, Bluthochdruck, Drüsentumoren, spezielle Diäten ... und vieles mehr!

In *"Ich beantworte 1.500 Fragen zu Hormonen, Stoffwechsel und Ernährung"*, erklärt Dr. Mario Vega Carbó in einer einfachen und für alle Zielgruppen verständlichen Sprache die Ursachen der wichtigsten endokrinen Erkrankungen, ihre häufigsten Symptome, ihre Risiken und die Möglichkeiten von behandlung

Darüber hinaus enthält das Buch spezielle Abschnitte zu den wichtigsten hormonellen Störungen bei Kindern, schwangeren Frauen und älteren Menschen sowie ein spezielles Kapitel zu Diäten und Ernährungsratschlägen zur Vorbeugung und Bekämpfung verschiedener Erkrankungen.

Wir laden Sie ein, diese Seiten zu lesen und in die Welt des endokrinen Systems und seiner Drüsen einzutauchen, die für die natürliche Produktion von Hormonen verantwortlich sind, die unseren Körper regulieren.